JN331360

● 実践編 ●

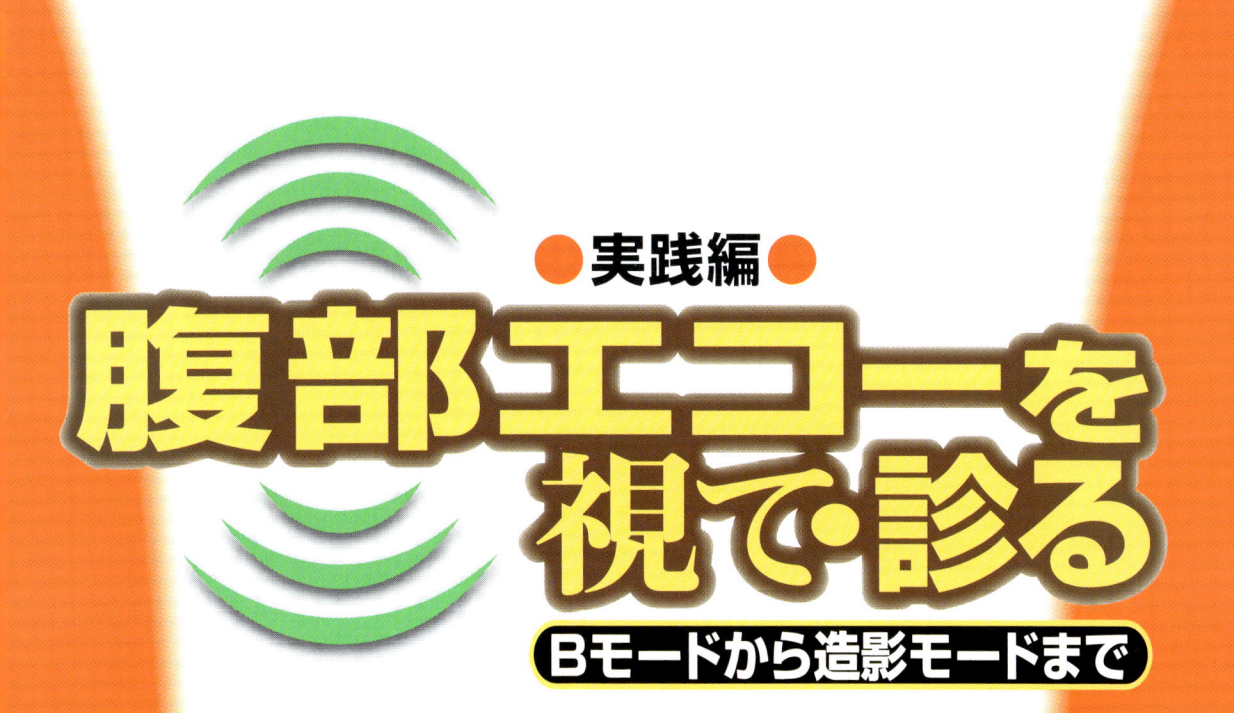

腹部エコーを視て・診る

Bモードから造影モードまで

● 監修 ●
荒川 泰行
日本大学医学部消化器肝臓内科 主任教授
日本大学板橋病院 院長

● 編集 ●
小野 良樹
日本大学医学部消化器肝臓内科 客員教授
後藤 伊織
日本大学医学部消化器肝臓内科 講師

● 著者 ●
小川 眞広
日本大学医学部消化器肝臓内科 講師
駿河台日本大学病院 超音波室 室長

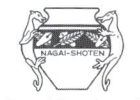

永井書店

●協　力●（敬称略）

日本大学医学部　消化器肝臓内科
　　荻原　章史（おぎはら　あきふみ）
　　高松　　靖（たかまつ　やすし）
　　古田　武慈（ふるた　たけしげ）
　　廣井　喜一（ひろい　よしかず）
　　藤根　里抄（とうね　りさ）
　　川畑真千子（かわばた　まちこ）
　　松本　直樹（まつもと　なおき）

日本大学医学部　泌尿器科学講座　講師
　　川田　　望（かわた　のぞむ）

日本大学医学部　病理学講座　教授（共同利用研究部門部長）
　　根本　規道（ねもと　のりみち）
同　講師
　　絹川　典子（きぬかわ　のりこ）

駿河台日本大学病院臨床検査部
　　尾山　彰子（おやま　あきこ）
　　滝口　好子（たきぐち　よしこ）
　　田島八重子（たじま　やえこ）
　　杉本　朝子（すぎもと　あさこ）

GE横河メディカル社
　　内倉　史朗（うちくら　しろう）
　　他GE横河メディカル社一同

駿河台日本大学病院外科一同
駿河台日本大学病院放射線部一同

序　　文

　　超音波診断装置の進歩は実に目覚ましい．一昔前は上空から雲を通して下界を見ているイメージと言われた時代がある．この時代に超音波診断に携わる人はきわめて少数であった．その後，電子スキャンで革命を起こした．雲が取れて下界が見えるようになったのである．こういう時期に呼応して超音波診断はまさしく第2の聴診器として広まってきた．さらに近年，肝臓のような低流速の血流診断にもドプラが使われるようになり，再度，革命を起こした．下界を流れる川の流れまでが診断できるようになったのである．加えて1999年には超音波造影剤が登場し，腫瘍の質的診断や肝血流診断が飛躍的に向上した．まさしく超音波診断はスクリーニングから精密検査にまで汎用されるようになったのである．これも革命といっても過言ではない．

　　本書は著者の小川君を中心に豊富な臨床症例を肝臓，胆道，膵臓，腎臓，消化管など腹部全般にわたり，スクリーニングから精密検査までを網羅したものである．特筆すべきは最新のCoded Harmonic Angio modeを駆使した腫瘍診断，3次元表示などは目を見張るものがある．このようなきわめて最新の診断テクノロジーに触れた成書はまだ少なく一見に値する書である．

　　本書の特徴は，血管造影，CT画像を併用診断し，症例に応じて手術標本，組織所見を挿入してある．これは進歩したとは言えども，超音波診断にのみ依存する危険性を回避した著者のポリシーである．是非，座右におき一読願いたい．

2003年1月

荒　川　泰　行

CONTENTS

I. 知っておきたい基礎知識	**1**
1. 検査を始める前に	2
2. 検査を行う際の注意点	3
3. 装置の正しい調節	6
(1) プローブ(探触子)の選択	6
(2) 周　波　数	6
(3) フォーカスポジション	6
(4) STC(sensitivity time control)	6
(5) Gain	6
(6) Dynamic Range	6
4. アーチファクト	8
5. 超音波解剖	9
文　　献	10
II. 腹部超音波検査のコツ スクリーニング走査編	**11**
スクリーニング走査法	11
1. 左腎, 脾(左肋間走査)	14
2. 肝左葉・脈管(正中縦走査)	15
3. 膵 (正中縦, 横走査)	16
4. 膵 (正中斜走査)	17
5. 胆嚢 (右肋弓下, 縦走査)	18
6. 胆嚢 (右肋間走査, 斜走査)	19
7. 肝 (心窩部横走査, 左肋弓下走査)	20
8. 肝 (右肋弓下走査)	21
9. 肝 (右肋弓下走査)	22
10. 肝 (右肋間走査)	23
11. 肝・腎 (右肋間走査)	24
文　　献	24
III. 超音波カラードプラ法	**25**
1. スペクトル表示	27

2. 速度表示 (Velocity mode, CFM mode)	28
3. PDI (Power Doppler Image)	29
4. PFD (Pulsatile Flow Detection)	30
5. 血流の3D表示	31
文　　献	32

IV. 造影超音波検査　　33

1. カラードプラ法による造影超音波検査	33
2. Bモード法による造影超音波検査	41
1) 肝 細 胞 癌	43
2) 肝 血 管 腫	47
3) 転移性肝癌	48
3. 最新の装置による造影超音波検査	51
1) 改良型CHA-modeによる造影超音波検査	51
2) 肝細胞癌の治療効果判定	52
(1) 肝動脈塞栓療法の治療効果判定	53
(2) ラジオ波熱凝固療法	53
3) 新しい造影modeによる造影超音波検査	55
4) 造影超音波検査による 3D Imaging	56
文　　献	58

V. び漫性肝疾患の超音波画像　　59

1) 肝の大きさ	59
2) 肝辺縁の評価	59
3) 肝表面・裏面の評価	61
4) 内部エコーの変化	61
5) 肝内脈管の評価	62
6) 肝外の随伴所見の評価	63
1. 脂　肪　肝	66
2. 急 性 肝 炎	69
3. 慢性肝炎・肝硬変症	71
4. アルコール性肝障害	73
5. 原発性胆汁性肝硬変症(Primary Biliary Cirrhosis : PBC)	73
6. 自己免疫性肝炎(Autoimmune hepatitis : AIH)	77
7. 馬 鈴 薯 肝(Potate liver)	78
8. 原発性硬化性胆管炎(Primary sclerosing cholangitis : PSC)	79
9. 寄生虫疾患（日本住血吸虫症）	80
10. 肝循環障害	81
1) うっ血 肝(congestive liver)	81
2) Budd-Chiari症候群	82

11．代謝性障害	85
1）ヘモクロマトーシス(hemochromatosis)	85
2）ウィルソン病（Wilson disease）	86
12．肉芽腫性肝疾患	87
1）肝　結　核 (hepatic tuberclosis)	87
2）肝サルコイドーシス (hepatic sarcoidosis)	87
文　　献	89

VI．肝悪性腫瘍　　　　　　　　　　　　　　　　　　　　　　　　　　91

I．肝細胞癌の超音波画像	91
1．単純結節型	92
2．びまん型 (diffuse type)	102
3．硬　化　型 (scirrhous type)	104
4．肝細胞癌の脈管浸潤	106
1）門脈浸潤	106
2）肝静脈浸潤	108
3）肝細胞癌の胆管浸潤	109
4）肝細胞癌の破裂	111
文　　献	113
II．肝細胞癌以外の肝悪性腫瘍の超音波画像	114
1．胆　管　癌 (cholangiocarcinoma)	114
1）肝内胆管癌	114
2）肝門部胆管癌	118
2．混合型肝癌 (Combined hepatocellular and cholangiocarcinoma)	121
3．転移性肝癌 (Metastalic liver tumor)	123

VII．肝良性腫瘍と腫瘍類似性疾患　　　　　　　　　　　　　　　　　　129

1．肝血管腫 (Hemangioma of liver)	129
2．肝　嚢　胞 (Hepatic cyst)	135
3．肝　膿　瘍 (Hepatic abscess)	137
4．限局性結節性過形成 (Focal nodular hyperplasia : FNH)	140
文　　献	144

VIII．胆嚢，胆管疾患の超音波画像　　　　　　　　　　　　　　　　　　145

1．胆　石　症 (gallstone)	147
1）コレステロール系結石 (cholesterol gallstone)	148
2）色素系結石(pigment stone)	149
3）その他の結石	149
2．胆　嚢　炎 (cholecystitis)	151
1）急性胆嚢炎 (acute cholecystitis)	151
2）慢性胆嚢炎 (chronic cholesystitis)	153

　　　　　（1）陶器様(磁器)胆嚢 ... 155
　　　　　（2）石灰乳胆汁 ... 155
　　　3）胆嚢腺筋症(adenomyomatosis) ... 156
　3．胆嚢隆起性病変 (胆嚢ポリープ) ... 159
　　　1）コレステロールポリープ (cholesterol polyp) ... 159
　　　2）胆嚢腺腫 ... 161
　　　3）胆嚢癌 ... 163
　4．胆管疾患 ... 169
　　　1）胆管結石 ... 168
　　　2）肝外胆管癌 ... 171
　　　3）先天性胆管拡張症 ... 173
　　　　文　献 ... 174

IX．膵疾患の超音波画像　175
　1．急性膵炎 ... 175
　2．慢性膵炎 ... 178
　3．膵嚢胞性疾患 ... 182
　　　1）単純性嚢胞 ... 182
　　　2）腫瘍嚢胞 ... 183
　　　　（1）漿液性嚢胞腫瘍 (Serous cystic tumors) ... 183
　　　　（2）粘液性嚢胞腫瘍(Mucinous cystic tumors : MCTs) ... 183
　　　　（3）膵管内腫瘍 (Intraductal tumors : ITs) ... 185
　　　　（4）Solid-pseudopapillary tumor ... 188
　4．充実性腫瘍 ... 190
　　　1）浸潤性膵管癌 (Invasive ductal carcinomas) ... 191
　　　2）内分泌腫瘍 ... 196
　　　　文　献 ... 199

X．脾疾患の超音波画像　201
　1．脾　腫 ... 201
　　　1）副　脾 ... 202
　　　2）脾梗塞 ... 202
　2．脾腫瘍性病変 ... 204
　　　1）脾嚢胞 ... 204
　　　2）脾リンパ管腫 ... 204
　　　3）脾血管腫 ... 206
　　　4）転移性脾腫瘍 ... 206
　　　　文　献 ... 207

XI．腎疾患の超音波画像　209
　1．嚢胞性疾患 ... 211

- 2. 腎腫瘍 ... 213
  - 1）腎細胞癌 ... 213
  - 2）腎盂腫瘍 ... 218
  - 3）血管筋脂肪腫 ... 218
- 3. 水腎症 ... 219
- 4. 尿路結石 ... 220
- 5. 腎不全 ... 221
  - 文献 ... 223

XII. 消化管疾患の超音波画像　225
- 1. 食道 ... 225
- 2. 胃 ... 227
  - 1）急性胃粘膜症候群(acute gastric mucosal lesion：AGML) ... 228
  - 2）胃潰瘍 ... 229
  - 3）胃癌 ... 230
  - 4）胃悪性リンパ腫 ... 232
  - 5）胃粘膜下腫瘍 ... 233
- 3. 十二指腸 ... 236
- 4. 小腸 ... 237
- 5. 大腸 ... 239
  - 1）急性虫垂炎 ... 239
  - 2）大腸憩室炎 ... 239
  - 3）炎症性腸疾患 ... 242
    - （1）虚血性腸炎 ... 242
    - （2）感染性腸炎 ... 243
    - （3）潰瘍性大腸炎 ... 244
    - （4）Crohn病 ... 245
  - 4）大腸癌 ... 246
  - 5）腸重積 ... 247
  - 文献 ... 248

著者あとがき ... 249

索引 ... 251

記事連動ムービーマーク

付録のCD-ROM(タイトル"ECHO")内の
START.HTMLのファイルを,インストール
されているブラウザでご覧下さい.
(推奨ブラウザ:Microsoft Internet Explorer)

I

知っておきたい基礎知識

The basic knowledge on the diagnosis of ultrasonography

　最近の医療部門における診断装置の発展は目覚しく，超音波診断装置においても同様のことが言える．特に超音波診断装置にカラードプラが搭載されるようになってからは，その血流感度の向上だけではなく，パワードプラの出現や，ティッシュハーモニックイメージ，3D表示などさまざまな機能が搭載されるようになり，さらには経静脈性超音波造影剤の認可により造影超音波まで施行されるようになった．しかしながら，これらの高性能な機能もB-modeでの存在診断の段階で見落としてしまっては宝の持ち腐れになってしまうため，今もなおB-modeの重要性は変わっていない．

　超音波検査はCT，MRIなどの他の検査と比較すると客観性に乏しいことが欠点であるが，特に検者により客観性ばかりか精度まで変わってしまうことが重要な点であると考えられる．つまり見落としをしないためには，適切な技術の習得が必要であり，さらには症例により条件が異なるためちょっとした工夫を行うことや，安易な妥協をしないことが精度を高めるためにも重要である．また，機種による解像度の差も生じるため，精度を高めるためにはある程度以上の診断装置も必要であることは付け加えておく．

　では，より良い超音波検査を施行するための注意点として次の7項目を挙げる．

①検者，被検者ともに正しい環境下で行う．
②正しく機械の調整を行う．
③超音波画像での解剖を理解する．
④常に死角があることを理解する．
⑤綺麗な画像を撮る(解剖学的位置が分かりやすい写真を撮る)．
⑥アーチファクトを理解する．
⑦一定の操作手順で行う．

1. 検査を始める前に

検査を施行するにあたって以下のポイントに注意をする．

（1）適切な環境下で検査を行う

超音波検査は非侵襲的検査であるため緊急時においても有用な検査法の一つである．しかし，通常の予約検査としては，消化管のガスの影響や食事による胆嚢の変化を避けるために，空腹時もしくは食後6時間以降に施行することが望ましい．

図1に食後の超音波像を示す．胃のガス像により膵臓などの背側の観察が不可能となっているばかりか(図1a)，あたかも胆石症のような像が得られることもある(図1b)．

また被検者だけではなく，検者も適切な環境下で検査を行うことは重要である．検査を何かの片手間で精神的に落ち着かないような状態で施行したりせず，ある程度の時間を割くことも必要である．

（2）正しくプローブを持つ

特に決まった持ち方はないが，2本指で持ったりせず，しっかりとプローブが固定できるようにし，圧迫の微調整も行えるように把持することが重要である．

図2に良い例と悪い例を示す．

（3）プローブを皮膚に密着させる

プローブが離れている部分があると観察範囲が狭くなるためできるだけプローブを皮膚に密着させる．この際ゼリーを適量使用しプローブと皮膚の間に隙間ができないように注意する．

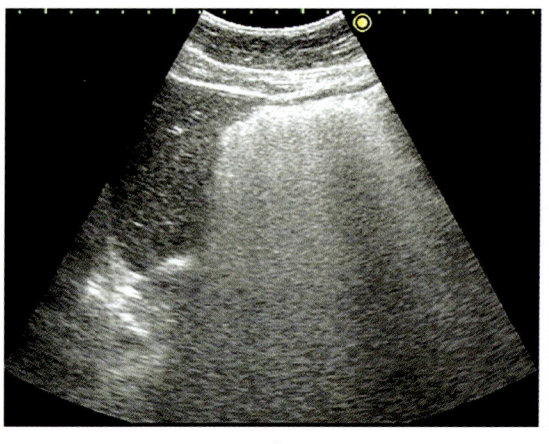

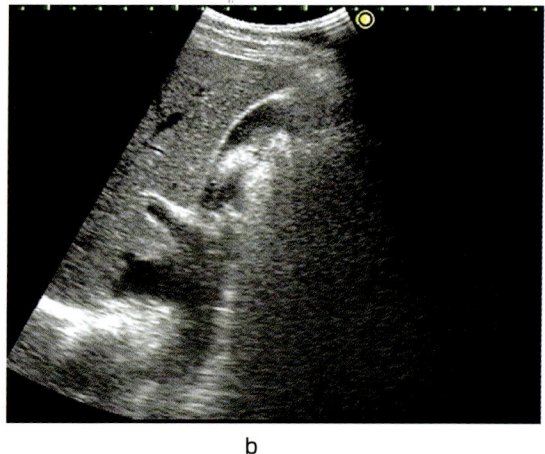

図1 食後の超音波像
a：正中縦走査像：胃内のガスによる多重反射により，その背部の観察は不可能となっている．
b：右肋間走査：胃および大腸ガスによる胆嚢の圧排によりあたかも胆石症のように写ってしまう．

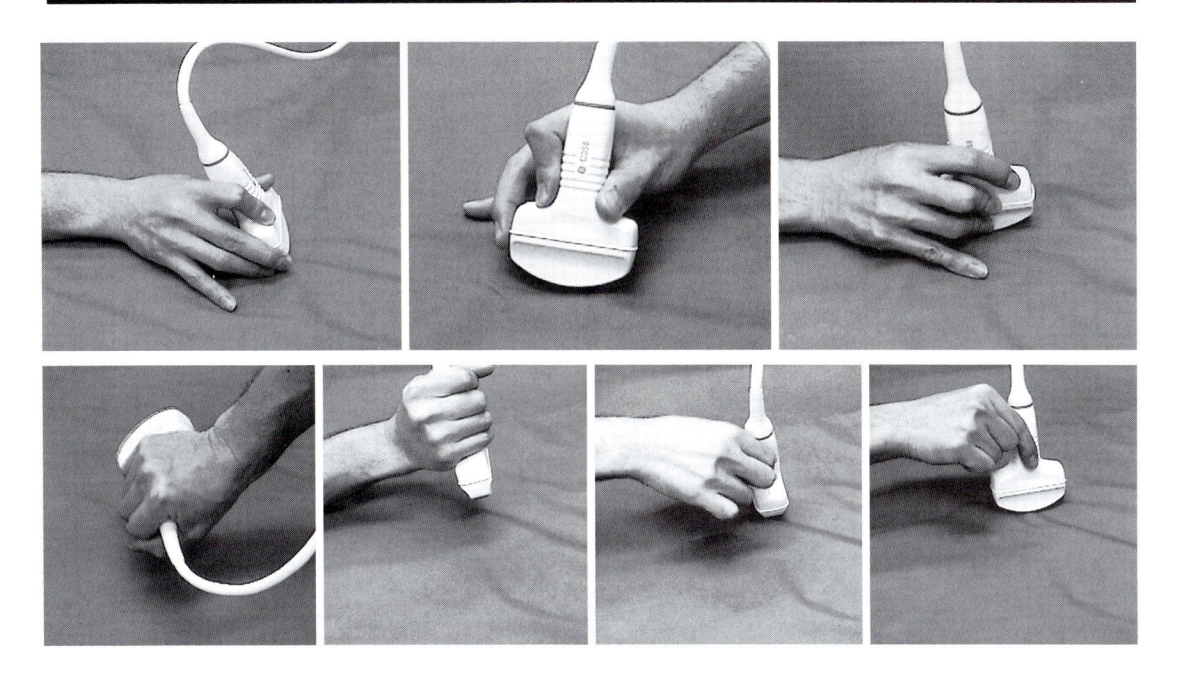

図2　プローブの持ち方
コンベックス型プローブの持ち方の良い例(上段)と悪い例(下段)を示す.
この持ち方が絶対ということではないが参考にして頂きたい.

2．検査を行う際の注意点

死角や見落としを減らすためには検査を行う際に以下のポイントを心がける.

①プローブのtilting(振り子様運動)を大きく行う(図3).
②プローブの適切な圧迫：臓器変形が来ない程度の圧迫で消化管のガスによるアーチファクトを避ける.
③呼吸を上手く使う：肺による多重反射を避けるだけではなく，肝臓などの臓器を肋弓下走査で観察しやすいようにする.
④肋骨を避ける：肋間走査を行う際，骨を避け正しく肋間に入れる(図4).
⑤体位変換：状況に応じ，側臥位や座位にして観察する（図5）.
⑥Acoustic windowの利用：肝臓越しに膵臓や胆嚢を観察したり，飲水させ(一度煮沸させ気泡を抜いてある水（脱気水）を使用したほうが良い)胃に水を貯めその背側の膵臓を描出すると観察しやすくなる（図6）.

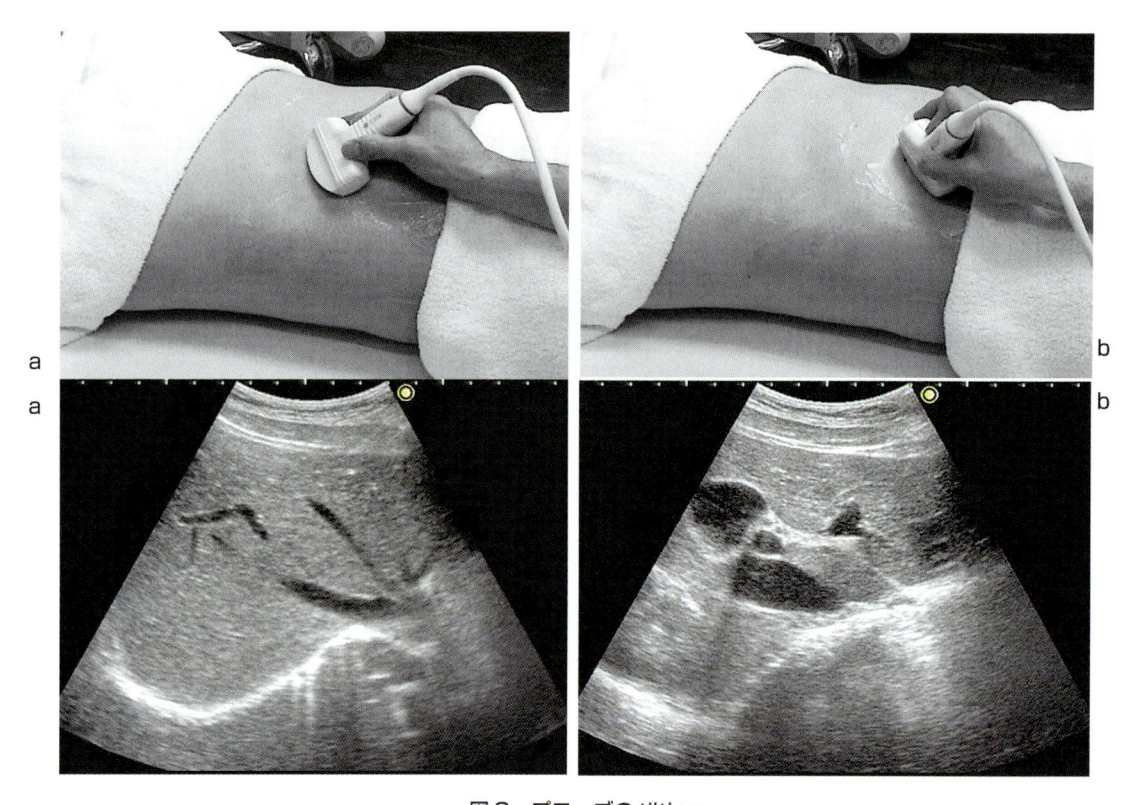

図3 プローブの tilting
a→bのように水平になるくらいにまでプローブを寝かせ，肝臓の端から端まで振り子様に大きく振ることがポイントである．

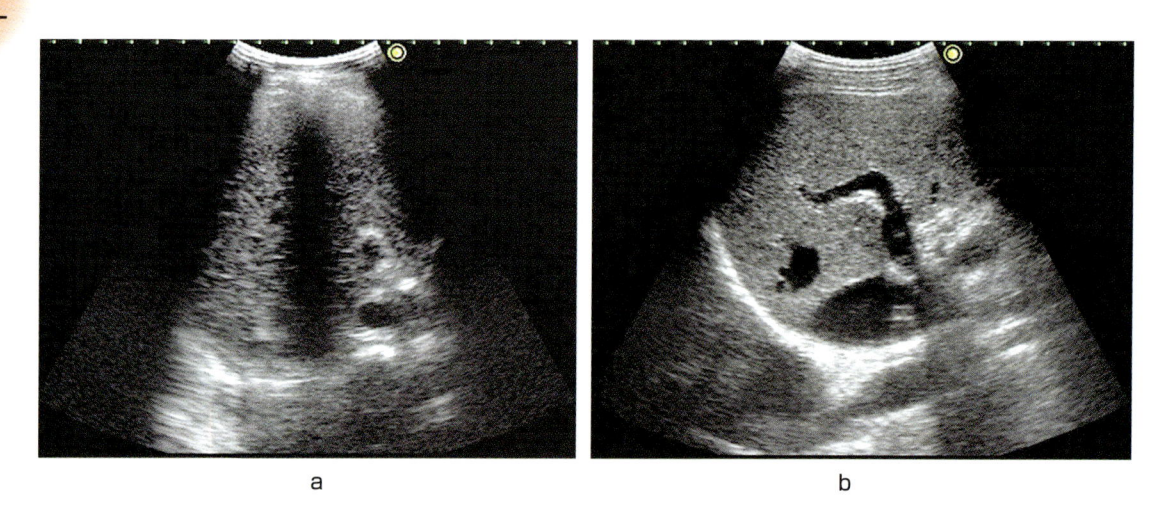

図4 右肋間走査の像
a：骨は超音波を通さないため Acoustic shadow が出てしまう．正しく肋間にプローブを入れないと肋骨の影響によりスリットの入ったような見にくい像となってしまう．
b：正しい肋間走査の像．肋間走査でも正しく肋間にプローブをあてることにより，視野の広い画像が得られるようになる．

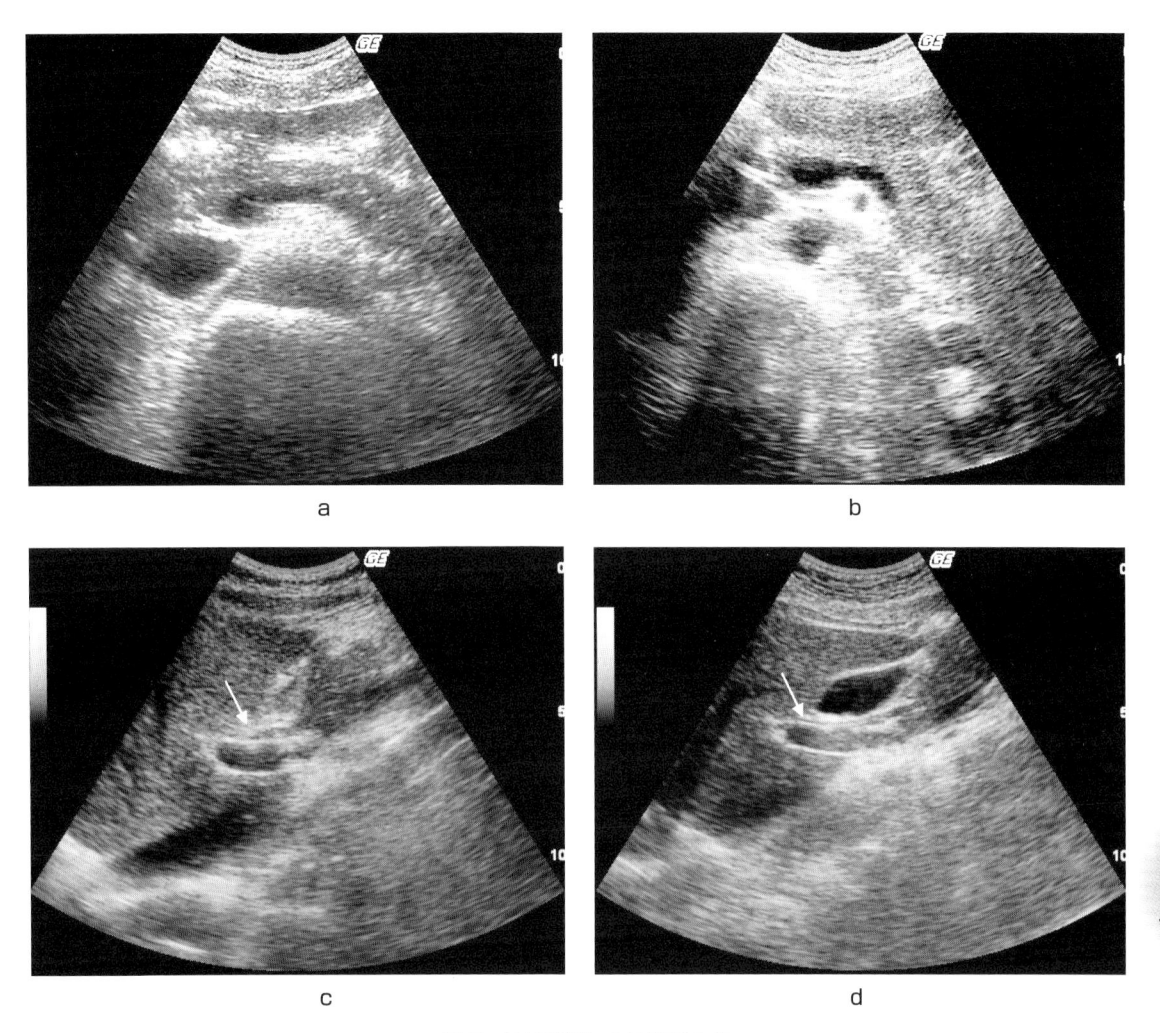

図5 体位変換による描出の差
a. 正中横走査（臥位）b. 正中横走査（半座位）c. 右季肋下斜走査（臥位）d. 右季肋下斜走査（左側臥位）
　a,bは膵臓を，c,dは総胆管（↓）を描出している像である．膵臓は半座位にすることで肝臓をAcoustic windowとして描出できるため，消化管の影響が少なくなることが多い．総胆管の場合も同様で左側臥位にすることで消化管ガスの影響を受けにくくなっており，総胆管が長く描出可能となっている．

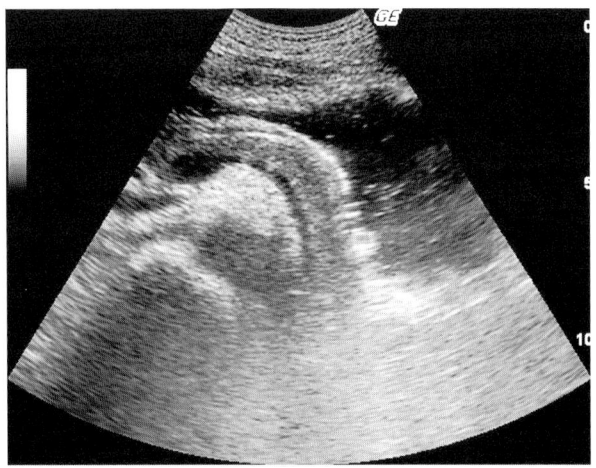

図6　脱気水を飲水させ胃をAcoustic windowとして利用した膵の描出
脱気水の飲水により胃内がecho freeとなっており，これにより膵尾部まできれいに描出されている．

3．装置の正しい調節

　機種の差により解像度の違いはあるものの，常に綺麗な画像を撮るように心がけることは見落としを減らすだけでなく，検者の目の疲労も少なくさせ，ひいては検査時間の短縮にもつながり大切なことと考えている．原理についての詳細は専門書にゆだねるが，通常簡単に調節が可能となっている装置の調節方法を簡単に述べる．ここで大切なことは表示画面全体がグレースケールで均一となる綺麗な像になるように調節することである．

（1）プローブ(探触子)の選択

　現在腹部の領域で最も用いられているのがコンベックス型のプローブである．コンベックスプローブは観察範囲が広く，適度な圧迫も施行しやすいため通常のスクリーニング検査ではこれを使用している．そのほかにも以前は腹部で使用されており，現在は主に体表臓器の検査に用いられるリニア型(腹部でも体表に近い部分の観察を行うときに使用する)，心エコーの際に用いられ腹部では狭い隙間から観察する場合に用いるセクタ型などがある．また腹部ではあまり使用されないが，経肛門・経腟用プローブや経内視鏡・血管内の細径プローブなど時代の進歩に伴いたくさんの種類があり，目的に応じて使い分けることが大切である．

（2）周　波　数

　2～10MHzを目的に応じて使い分ける．一般的には腹部臓器を対象とする場合には3～5MHzを用い，体表の検査を行う場合には7～10MHzを用いることが多い．周波数は高くなるほど分解能が上がるが，音波が減衰してしまうため深部に届かないという特徴がある．最近の装置ではこの深部減衰が少なくなってきているため，高周波プローブでも深部方向への観察範囲が広がっており，分解能の向上を認めている．

（3）フォーカスポジション

　最近の診断装置ではフォーカスの依存性が少なくなっていることや，数ヵ所にフォーカスポイントがあるようになっているため，あまり使用しなくても変化がないようになっているが，最も観察したい部位に中心フォーカスを合わせる．

（4）STC(sensitivity time control)

　深さによるエコーの強弱を調節する機能であり，通常浅部から深部にかけて数段階の調節が可能となっている．浅部から深部まで階調が均等になるように調節する(図7)．

（5）Gain

　エコーの強さを画像全体で調節する機能である．低いと暗く(黒く)，高いと明るく(白く)なる．白から黒までの階調が均一になるように調節する(図8)．

（6）Dynamic Range

　モニターに描出されるエコーの強弱の範囲を決める機能である．狭くなるほどコントラストのついたギラギラした像になる(図9)．全体の観察を行う場合(Dynamic Rangeやや広く) と腫瘍性病変を強調する場合(Dynamic Rangeやや狭く) で少し異なるので目的に合わせて調節を行うことが大切である．

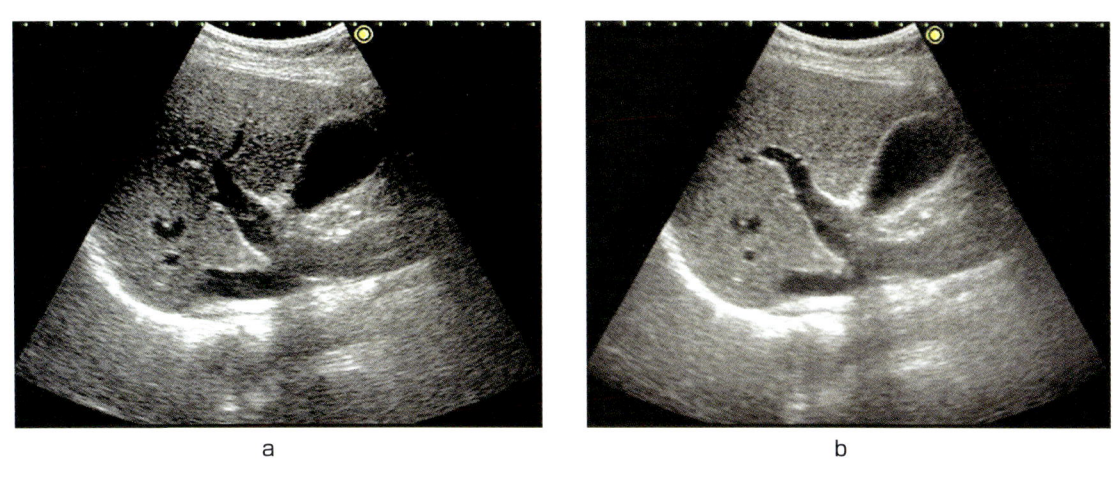

図7　STCの調整
a：図は中心の一部分のみ最も低くした(黒い部分)像である．これにより一つのツマミでの調節の幅が分かる．
b：適正なSTCの調整．
　表層から深部にかけて何段階に分けて調節が可能となっている．

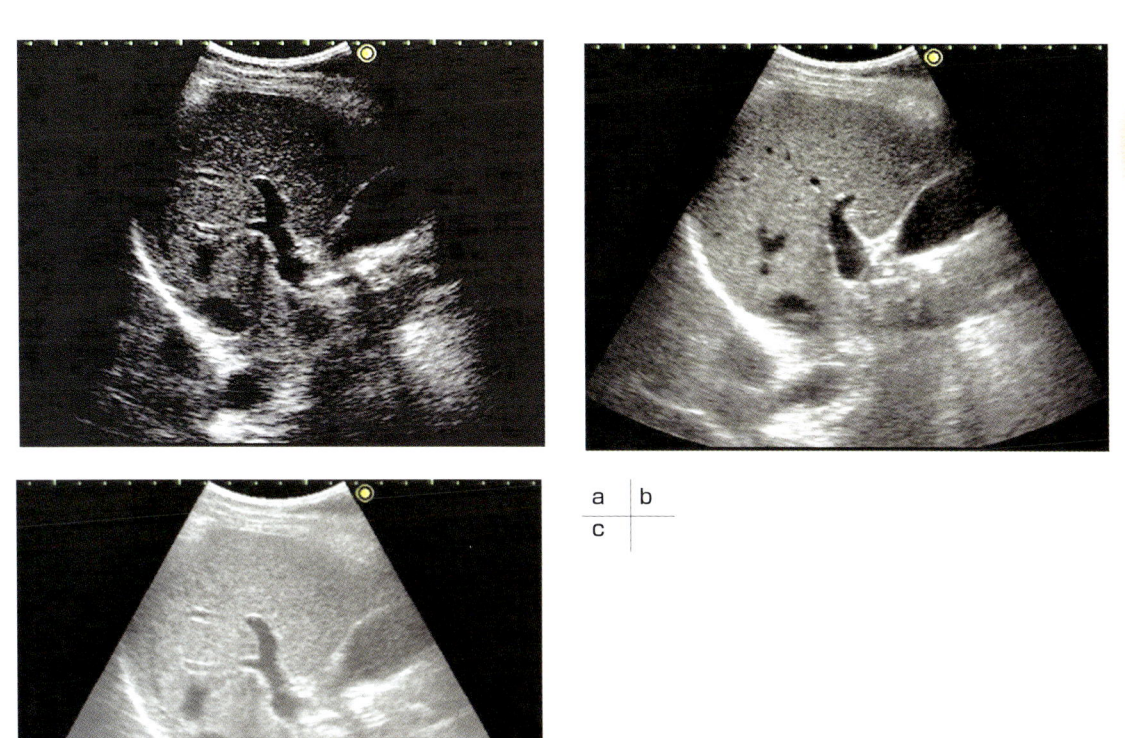

図8　Gainの調整
　a：Gainが低すぎるととこのように暗い像になる．
　b：適正なGain．
　c：Gainが高すぎるとこのように白い像になる．

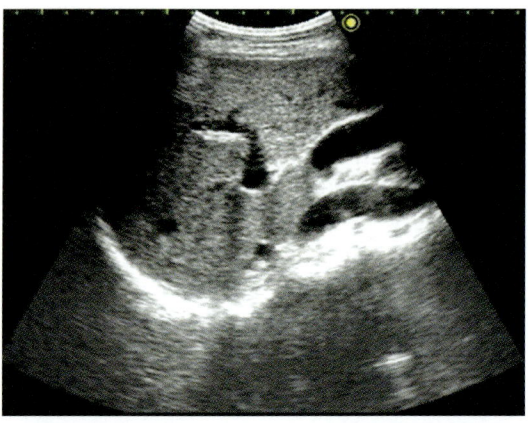

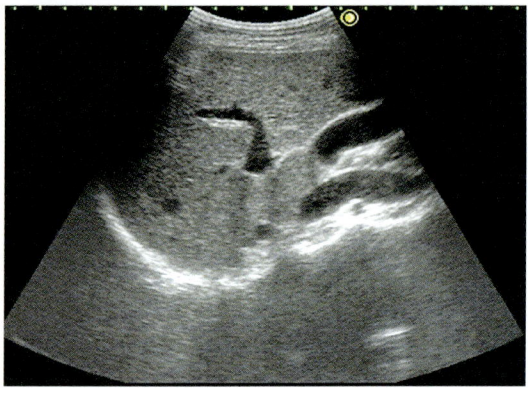

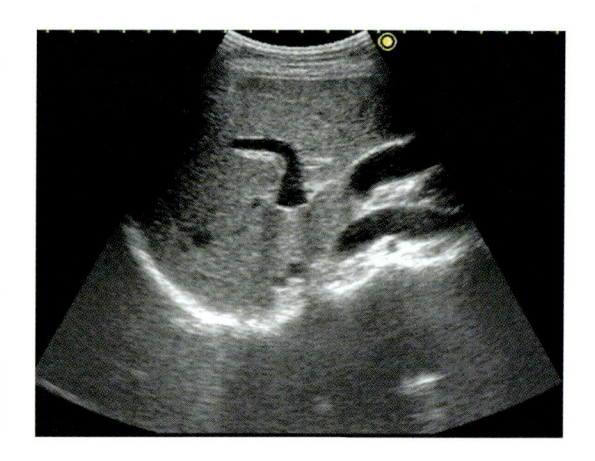

図9 Dynamic Range の調整
a：Dynamic Range を狭くしていくと，このようにギラギラした像になる．
b：適正な Dynamic Range．
c：Dynamic Range が広すぎるとコントラストのないのっぺりとした像になる．

4．アーチファクト

　超音波の反射，屈折という特性により色々な虚像を作る．超音波画像を理解するためにはこの知識が必要であり，時には誤診につながることもあり得るため注意を要する．
　主なものとしては，超音波が探触子と反射面の間で繰り返し反射し，反射面の後方に虚像が描出される多重反射や，探触子から出る直角に近いメインローブと斜めに出るサイドローブが重なってできる虚像(図10)，反射体からのエコーの干渉によってできるスペックルパターンなどが挙げられる．

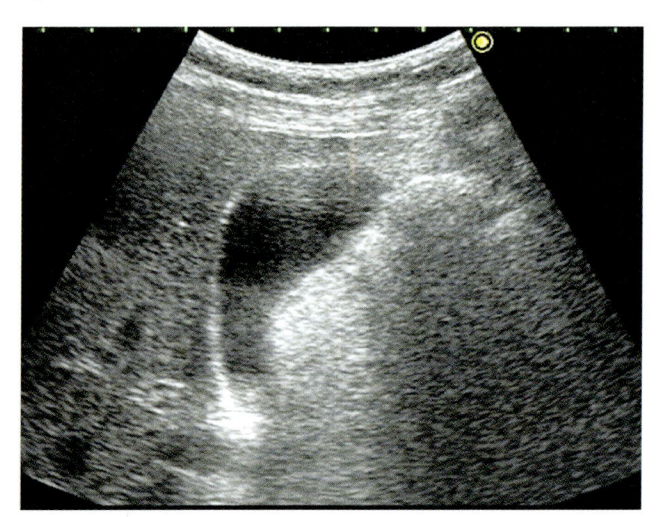

図10　胆嚢における多重反射とサイドローブによるアーチファクト
胆嚢底部は多重反射により，胆嚢頸部はサイドローブにより内部エコーが無エコーとなっておらず同部の正確な観察は困難である．

また胆石などに見られる結石の後方の無エコー帯である音響陰影(AS：Acoustic shadow)，肝嚢胞などで見られる後部エコーの増強(PEE：Posterior echo enhancement)，や側方陰影(LS：lateral shadow)もアーチファクトの一種である．

5．超音波解剖

検査を行ううえで正しく解剖を理解することは大変重要なことであるが，超音波検査は多断面の断層像であるため，特に立体的なイメージで理解することが大切である．

超音波検査では脈管が無エコーとして描出されるため，脈管が超音波解剖を理解するうえでは重要なポイントと考えられている．つまり肝臓では門脈や肝静脈，胆管，他臓器では大動脈，上腸間膜動脈，下大静脈，脾静脈，上腸間膜静脈などが目安となることが多い（図11）．肝臓では門脈の分枝による Couinaud の区域分類が一般的に用いられている．超音波画像は，肝臓の走査では肋弓下から見上げる像が多く，天地が逆で表示されるため，超音波を初めて施行する際，戸惑うことが多い．

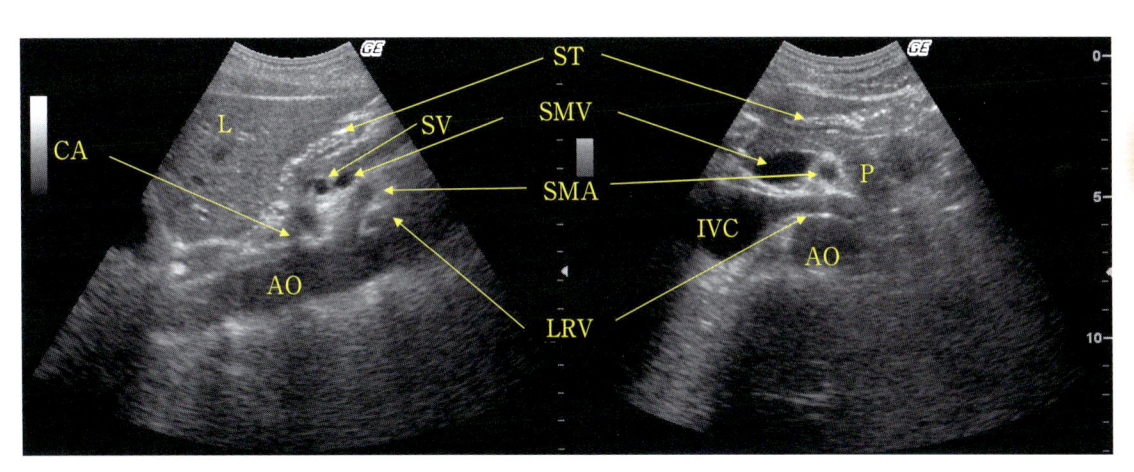

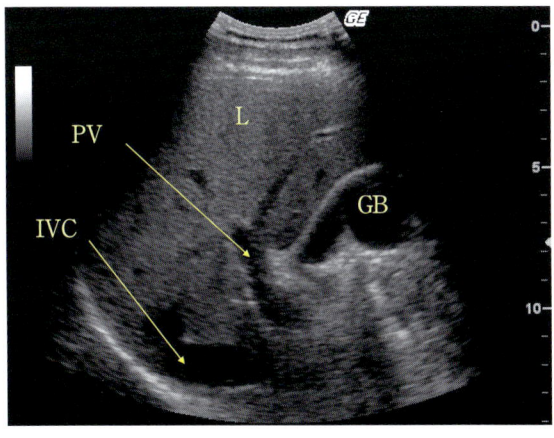

AO：大動脈，IVC：下大静脈，SMA：上腸間膜動脈，SMV：上腸間膜静脈，CA：腹腔動脈，SV：脾静脈，PV：門脈，LRV：左腎静脈，L：肝臓，P：膵臓，GB：胆嚢，ST：胃

図11
a．正中縦走査，b．正中横走査，c．右肋間走査
aとbはプローブを反時計回りに90度回転させた関係であり，縦走査で大動脈，下大静脈など長く長軸上に描出されているものは横走査で短軸上に，逆に上腸間膜動脈，脾静脈などの短軸上に描出されているものは長軸上に描出されている．まずこの関係をしっかり理解することが重要である．

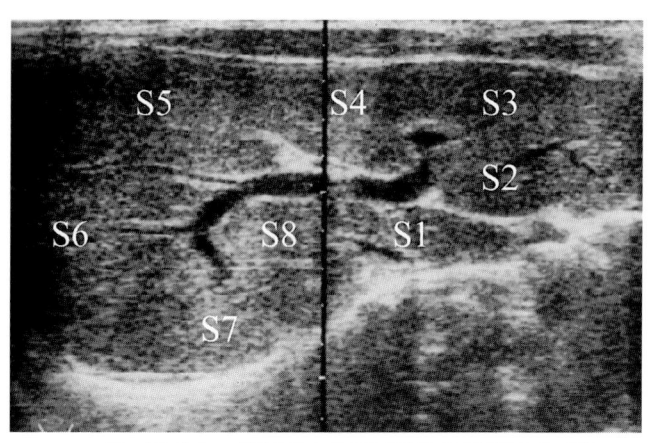

a：リニアプローブによる右肋弓下走査での肝臓の合成像 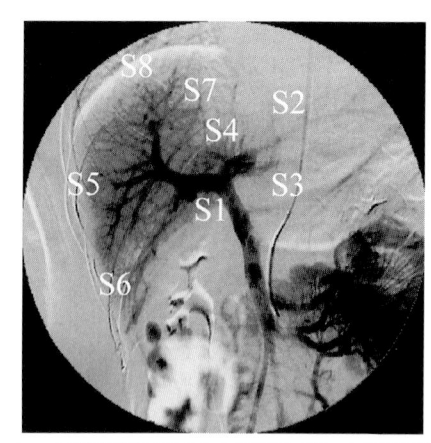　　　　b：上腸間膜動脈経由の門脈造影による門脈像

図12　超音波解剖

　図12に血管造影の時に行われた上腸間膜動脈経由の門脈造影の正面像と，右肋弓下走査で描出した肝臓の合成像の超音波画像を提示する．超音波解剖では肝臓を下から見上げているためモニター上 Couinaud の分類は S_1 から反時計回りに S_8 まで分類される．実際の正面から見た門脈造影と比較して，超音波像は上下が逆の形で表現されるので注意が必要となる．この2枚の画像を見比べて超音波解剖を理解する参考にして頂きたい．

文　献
・荒川泰行，ほか：初心者のための腹部エコーの撮り方と読み方．新興医学出版社，1994．

II

腹部超音波検査のコツ
スクリーニング走査編

The point of skills on the abdominal ultrasonic diagnosis ;
the screening scanning edition

　超音波検査は簡便で非侵襲的検査であるため，健診などのスクリーニングで用いられることも増えてきており，種々の疾患の発見契機となり早期発見に役立つことも多い．したがって，見落とされた場合には重大事となるため，最初のチェック機構としての超音波検査の果たす役割りは大きいと考えられる．特に超音波検査は，施行者により精度が変わってくるためしっかりとした技術を身につけることが重要である．
　前章では超音波検査を行っていくうえでの必要な基礎知識についての解説を行ったので，本章では実際に検査を行う際の注意点を当施設でのスクリーニング検査を例にとって解説する．

スクリーニング走査法

　通常のスクリーニング検査を行う場合，当施設では一定の走査法で検査を進めている．スクリーニング走査法を決めて検査を行う利点として以下の点を挙げる．

①撮影の順番が決まっているために見落としが減る．
②初心者でも超音波解剖が理解しやすい．
③検査がスムーズに施行できるため，検査時間の短縮につながる．
④各撮影場所でのピットフォールを理解することで死角の減少になる．
⑤画像に客観性を持たせ，画像所見を見直す時に役立つ．

　記録方式，データの保存方法，ランニングコストの問題などで多少施設により異なると思うが，重要なことは隅々まで丁寧に観察することである．当施設では，上腹部のスクリーニングの超音波検査を施行する際，肝臓，膵臓，胆嚢，脾臓，腎臓の5臓器を対象とし，二画面表示で合計11枚の静止画の記録を行っている（図1）．
　次に11枚の描出時のポイントを超音波画像とともに解説する．

腹部エコーを視て・診る

超音波スクリーニング走査法

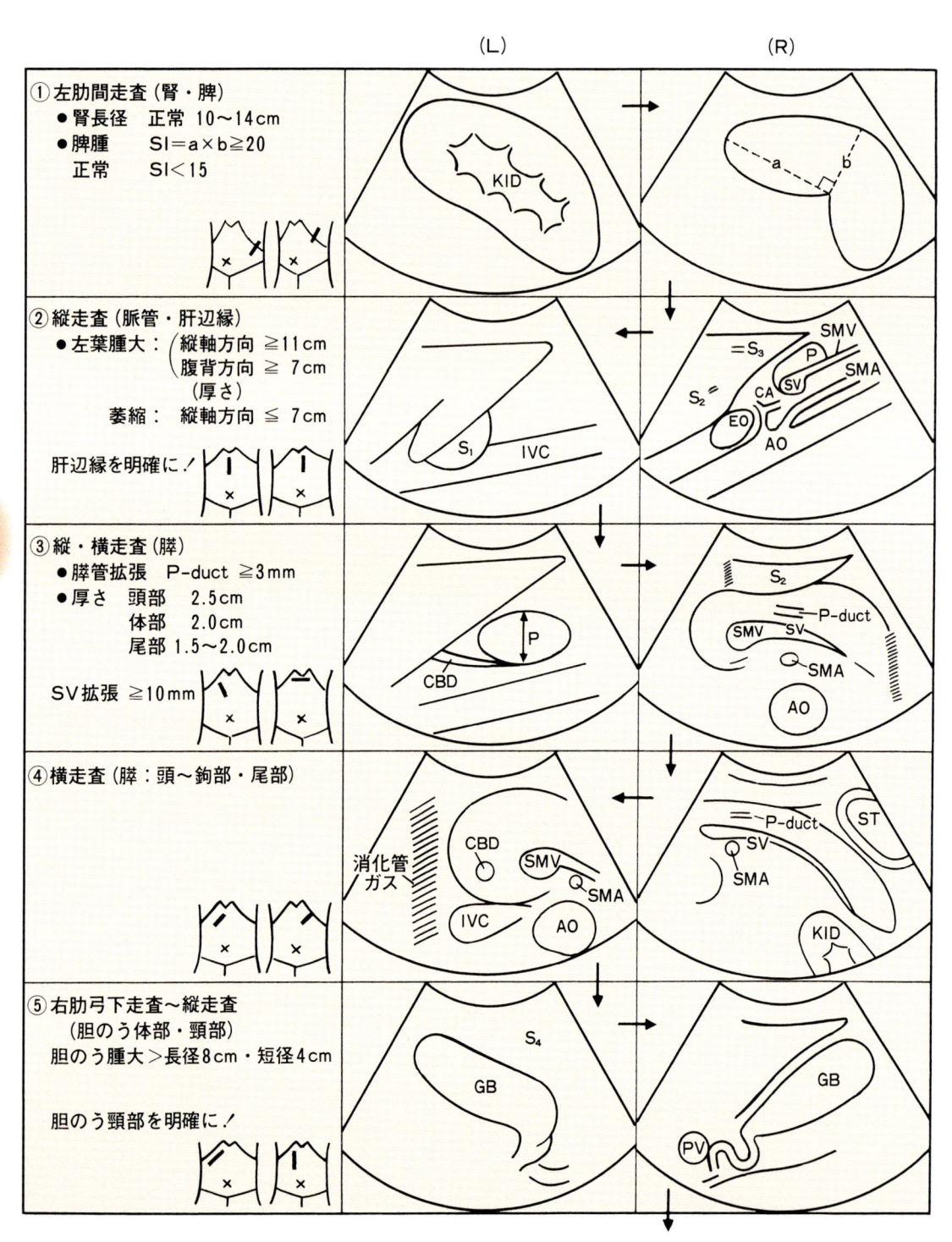

	(L)	(R)
① 左肋間走査（腎・脾） ● 腎長径　正常 10〜14cm ● 脾腫　SI＝a×b≧20 　　正常　SI＜15	KID	a, b
② 縦走査（脈管・肝辺縁） ● 左葉腫大：（縦軸方向　≧11cm 　　　　　　腹背方向　≧ 7cm 　　　　　　（厚さ） 　　萎縮：縦軸方向　≦ 7cm 肝辺縁を明確に！	S_1　IVC	S_3, P, SMV, SMA, S_2, CA, SV, EO, AO
③ 縦・横走査（膵） ● 膵管拡張　P-duct ≧3mm ● 厚さ　頭部　2.5cm 　　　　体部　2.0cm 　　　　尾部　1.5〜2.0cm SV拡張　≧10mm	P, CBD	S_2, P-duct, SMV, SV, SMA, AO
④ 横走査（膵：頭〜鉤部・尾部）	消化管ガス, CBD, SMV, SMA, IVC, AO	P-duct, ST, SV, SMA, KID
⑤ 右肋弓下走査〜縦走査 　（胆のう体部・頸部） 胆のう腫大＞長径8cm・短径4cm 胆のう頸部を明確に！	S_4, GB	GB, PV

図1-1

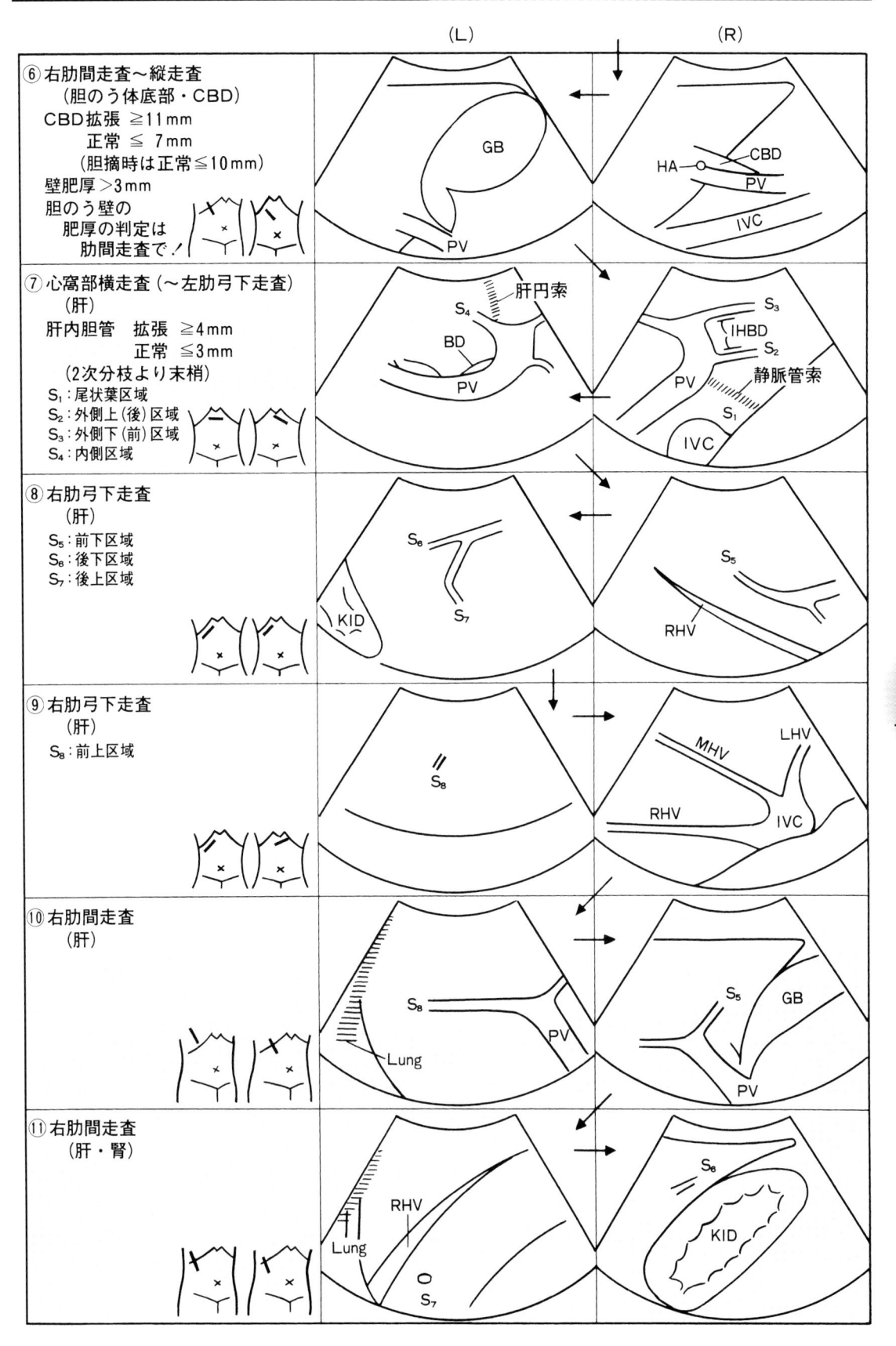

	(L)	(R)
⑥ 右肋間走査〜縦走査 （胆のう体底部・CBD） 　CBD拡張　≧11mm 　　正常　≦ 7mm 　　（胆摘時は正常≦10mm） 　壁肥厚＞3mm 　胆のう壁の 　　肥厚の判定は 　　肋間走査で✓	GB, PV	HA, CBD, PV, IVC
⑦ 心窩部横走査（〜左肋弓下走査） （肝） 　肝内胆管　拡張　≧4mm 　　　　　　正常　≦3mm 　（2次分枝より末梢） 　S₁：尾状葉区域 　S₂：外側上（後）区域 　S₃：外側下（前）区域 　S₄：内側区域	S₄, 肝円索, BD, PV	S₃, IHBD, S₂, PV, 静脈管索, S₁, IVC
⑧ 右肋弓下走査 （肝） 　S₅：前下区域 　S₆：後下区域 　S₇：後上区域	S₆, S₇, KID	S₅, RHV
⑨ 右肋弓下走査 （肝） 　S₈：前上区域	S₈	MHV, LHV, RHV, IVC
⑩ 右肋間走査 （肝）	S₈, Lung, PV	S₅, GB, PV
⑪ 右肋間走査 （肝・腎）	RHV, Lung, S₇	S₆, KID

図1-2

通常われわれは患者の右側に位置し検査を行っている．大体の超音波診断装置は二画面表示が可能であるため，所見がある場合を除き二画面表示で行っている．2枚の合成となるため原則として図2以外は(図2のみ頭尾側方向が逆のため)2枚の画像のうち左側・尾側にあるほうを画面の右側に，右側・頭側にあるほうを画面の左側に並べるようにしている．また肝臓の観察より先に膵臓，胆嚢の観察を行うようにしているが，検査で何回も呼吸をさせている間に消化管の動きが活発となってしまうため，アーチファクトを受けやすい臓器を先に観察する目的で優先させている．

1. 左腎，脾(左肋間走査，図2)

　この走査のみ右側臥位で行い，画面の右側が頭側，左側が尾側となっているので注意する．しかし施設によっては，画面の左側を統一して頭側とする場合もある．左側を頭側に撮影した場合，脾腫症例においてボディーマーク無しでは肝との区別がつかないような症例も存在するため，当施設では画像のみでも左肋間走査であると分かりやすいよう画面の右側を頭側としている．

図2a：腎臓
　長径で10～14cmを正常とする．腎嚢胞や腎癌の症例では病変部が外側へ突出している場合も多いため，中心だけでなく(最大割面だけでなく)，辺縁まで観察することが重要である．

図2b：脾臓
　脾門部を描出し，下極までの距離を a (cm)，a と直角の方向の距離を b (cm) の積を SI (Spleen Index) とし，SI＜15 を正常とし，SI≧20 を脾腫とする．脾腫の有無は，門脈圧亢進症の目安ともなり，脾腫のある場合には側副血行路の有無にも注意して観察する．ここでは脾腎シャントや短胃・後胃静脈の拡張が観察されることがある．この走査法を先に行う理由としては，肝臓を観察する前に門脈圧亢進の有無を確認することもあるが，この走査法のみ右側臥位で施行するために，体位変換や，他の走査に比べ走査範囲も狭くゼリーを拭く面積も少なくて済み時間短縮の理由も含まれている．

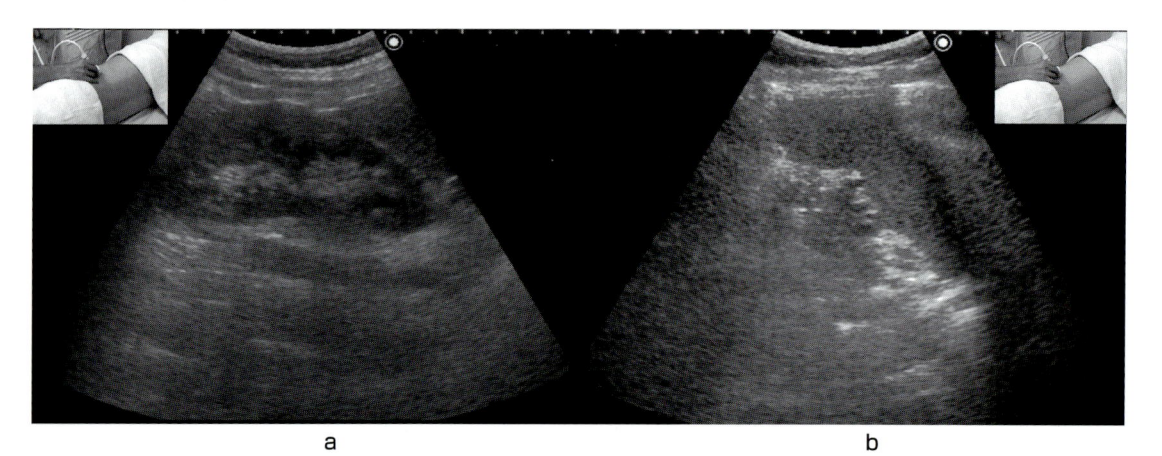

図2　左肋間走査：左腎，脾

2. 肝左葉・脈管(正中縦走査, 図3)

　症例により個人差があるため，まずこの走査法で大体の臓器の位置関係を把握することが大切である．

図3b：肝左葉(大動脈面)
　この大動脈面で左葉の大きさの判定を行う．頭尾側方向＞11cm，腹背方向＞7cmを腫大とし，頭尾側方向＜7cmを萎縮とする．また肝辺縁の描出を明確に行い，辺縁の鈍化の有無，肝表面の凹凸の変化などを観察し，びまん性肝疾患の有無の評価を行う．この際，最近ではコンベックスプローブが主流となっており圧迫により表面の評価がしにくいことがあり，肝裏面の評価も常に行うように注意する．さらにここでは大動脈が観察されるため，少しプローブを下方に下げ大動脈瘤などの大動脈疾患，側副血行路，大動脈周囲のリンパ節腫脹などの観察もここで行う．時に進行胃癌など消化器疾患もこの走査法で指摘されることもある．

図3a：肝左葉(下大静脈面)
　尾状葉は後に出てくる肋弓下走査では門脈臍部のアーチファクトの影響で見落としの多い場所なので，ここで丁寧に観察を行う．特に尾状葉に悪性腫瘍ができた場合には，大きな脈管に近いため，予後不良となることがあるので注意を要する．
　またここでは下大静脈の観察も行い，うっ血の有無なども確認するが，ここに膜様閉鎖や血栓が発見され Budd-Chiari 症候群が発見されることもある．

a　　　　　　　　　　　　　　　b

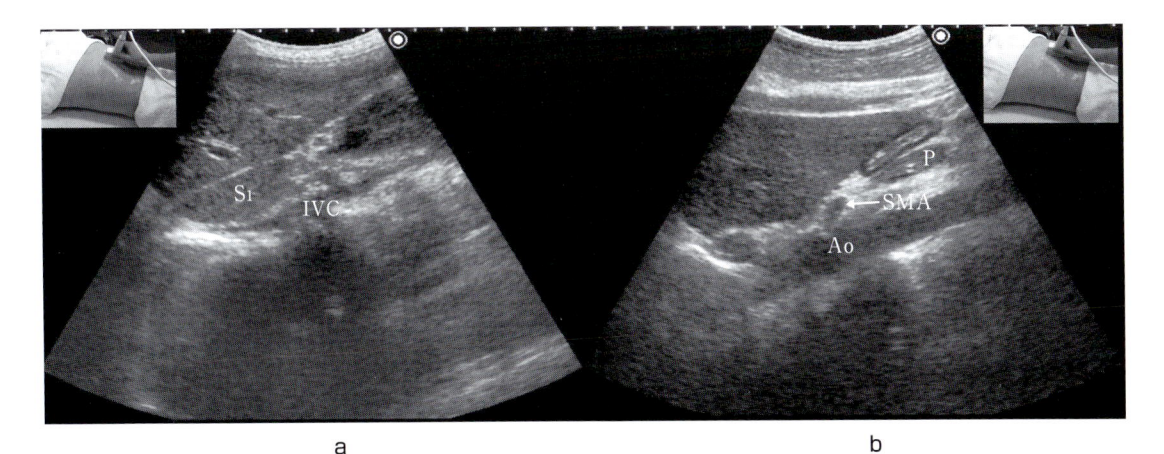

図3　正中縦走査：肝左葉・脈管
P：膵臓，SMA：上腸間膜動脈，IVC：下大静脈，S$_1$：尾状葉

3. 膵（正中縦，横走査，図4）

　初心者では膵臓の描出が苦手な人が多いが，比較的描出のしやすい脾静脈を目安にしてその腹側に位置していることを理解していれば描出に役立つ．しかし，膵臓はその解剖学的特長から（体表から深部であること，周囲にアーチファクトになる腸管が多いことなど）死角が多い臓器でもあり，4方向に分けて観察を行っている．膵臓の描出のポイントは，消化管のガスを避けるように適度な圧迫をすることであり，場合により体位変換を行い半座位にして肝臓をacoustic windowとして描出したり，飲水させ（一度煮沸させて空気を抜いた水（脱気水）をあらかじめ作っておいて利用するとよい），胃のガス像を減少させて撮影すると綺麗に観察できる．

図4a：膵鈎部
　図3の走査から少しプローブを被験者の右側にずらして観察を行う．鈎部では腹背方向で厚さ2.5cm以上を腫大とする．膵鈎部に膵癌が存在しても閉塞性黄疸とならず尾側に腫大する例もあるので，ここでは特に頭尾側方向の腫大に注意を要する．

図4b：膵体部
　プローブを縦走査から反時計方向に回転させる．ここでは膵臓のほぼ全体像が観察できるが，特に体部を中心に観察を行う．体部で2.0cm以上を腫大とする．ここでは主膵管もよく観察でき3mm以上を拡張とする．膵疾患は主病巣が発見できなくても膵管に二次的変化が出現し発見されることもあり，膵管をなるべく長く描出し，連続して観察できるように訓練することが重要である．また脾静脈の拡張は10mm以上とし，門脈圧亢進症の場合はここで後胃静脈や胃腎シャントが観察できることも頭に入れておく．さらにここでは図3と合わせると上腸間膜動脈や左腎静脈も観察可能である．

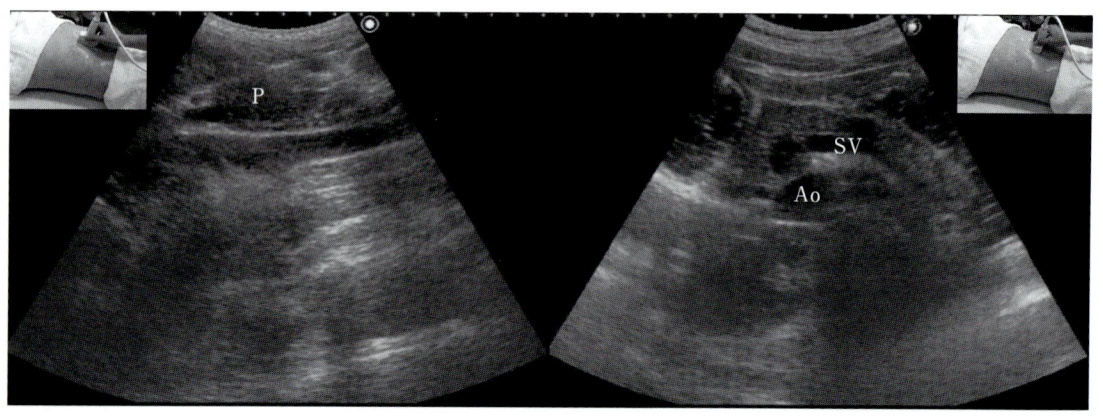

図4　正中縦・横走査：膵鈎部，体部
P：膵臓，SV：脾静脈，Ao：大動脈

4. 膵（正中斜走査，図5）

図5b：膵尾部
　プローブを横走査から右側を上げた斜走査に換えて尾部を丁寧に観察する．尾部では腹背側方向で2.0cm以上を腫大とする．尾部は死角が多く見落としも多いところであり，腎臓や脾臓が見えるぐらいまで観察するような癖をつけることが重要である．

図5a：膵頭部
　膵頭部から鉤部にかけて観察を行う．頭部では腹背方向で2.5cm以上を腫大とする．ここの走査では図3の写真と同じようにならないようにプローブの左側を下げ斜走査とし，頭部から鉤部にかけて長く描出することが重要である．

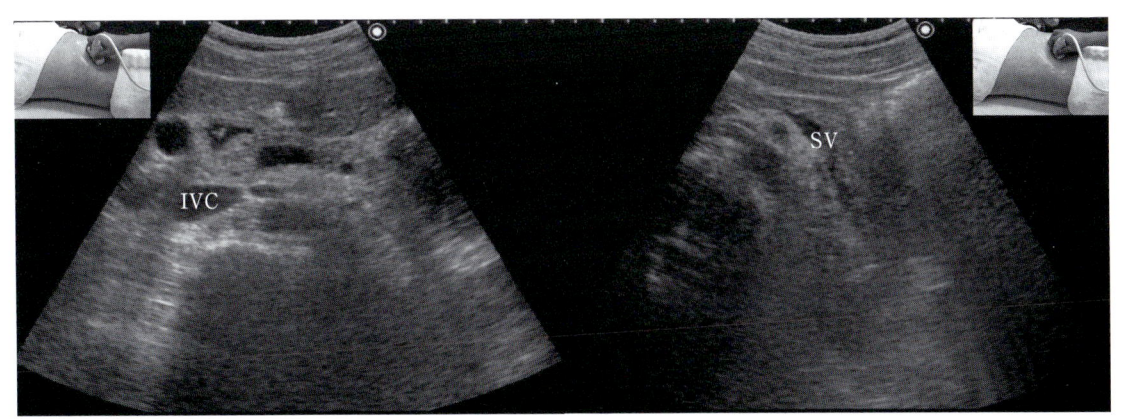

図5　正中斜走査：膵頭部，尾部
IVC：下大静脈，SV：脾静脈

5. 胆嚢（右肋弓下，縦走査，図6）

　胆嚢は3方向で観察を行い総胆管と合わせて4枚とする．胆嚢は呼吸による移動が大きいため呼吸をうまく使うことがポイントとなる．また胆嚢は腹壁に近いため圧迫を強くしすぎて胆嚢が変形しないような注意が必要である．さらに胆嚢底部や頸部は消化管の影響で死角が存在することも頭に入れて走査を行うことが重要である．

図6a：胆嚢体部
　通常は腹式呼吸(女性などでできない場合は吸気でも良い)で腹部をふくらませてもらうと肋骨が邪魔にならず上手く描出できる．長径で8cm以上，短径で4cm以上を腫大とする．

図6b：胆嚢底部〜頸部
　ここでは特に頸部の描出を丁寧に行うが，この走査法では消化管と胆嚢の関係がよく観察できるため，底部も可能な範囲まで観察を行うよう注意する．

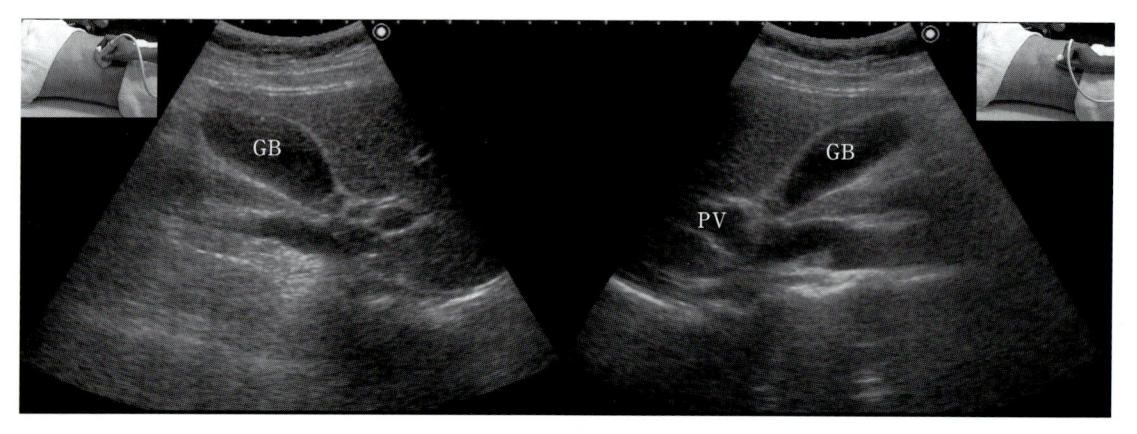

図6　右肋弓下・縦走査：胆嚢
GB：胆嚢，PV：門脈

6. 胆嚢（右肋間走査，斜走査，図7）

図7b：総胆管
　図6で胆嚢頸部を描出した後にプローブを反時計周りに少し回転させ斜走査にし，圧迫を加えると総胆管が描出される．総胆管がなるべく長く描出できるように心がける．正常を7mm以下とし，11mm以上を拡張とする．ただし，胆嚢摘出後の症例では10mm以下を正常としている．

図7a：胆嚢体部
　太った症例で肋弓下走査ではよく観察できない場合などはこの走査法に頼るところが大きい．胆嚢壁の肥厚は3mm以上とするが，症例ごとの格差を少なくするため，肝臓をacoustic windowとしたこの肋間走査で判定することが望ましい．

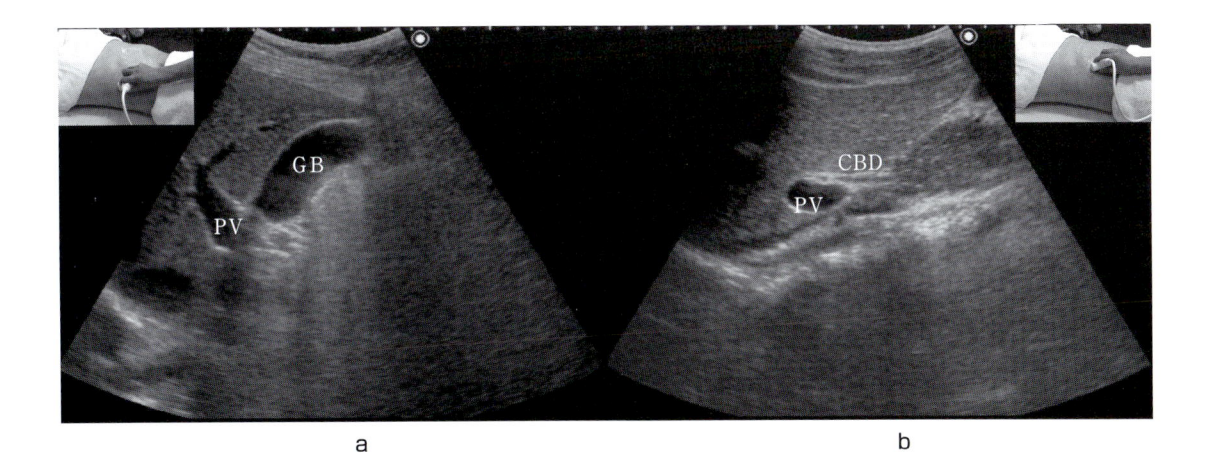

図7　右肋間走査・斜走査：胆嚢，総胆管
CBD：総胆管　　GB：胆嚢　　PV：門脈

7. 肝（心窩部横走査，左肋弓下走査，図8）

肝臓の観察はCouinaudの分類に従い，S_1～S_8の順に一区域ごとに観察を行っていく．

図8b：外側区域（$S_{1,2,3}$）
　肝左葉は，右葉と異なり，肋間走査が行えないため，この走査法で注意深く観察する必要がある（図3と合わせて観察していることを頭に入れておく）．注意点としては，横走査で門脈枝が出たところで観察を止めずに，左の肝静脈が描出されるくらいまで左肋弓下走査も加え観察することが重要である．肝内胆管（2次分枝より末梢）は3mm以下を正常とし，4mm以上を拡張とする．

図8a：内側区域（S_4）
　描出の際，門脈臍部がアーチファクトとなるので注意する．ここで門脈第一次分枝に腫瘍塞栓などの異常がないかの確認を行う．S_3，S_4の境界には門脈臍部から肝表面に伸びる索上の高エコーが描出されることがあり，これが肝円索である．肝円索は肝硬変症で傍臍静脈の拡張を認める場合，この中に脈管構造を認めることや，高エコーのため血管腫として間違われることもあることを頭に入れておく．また内側区域は横隔膜側が死角となりやすいのでプローブを寝かせ極力頭側まで観察するように心がける．

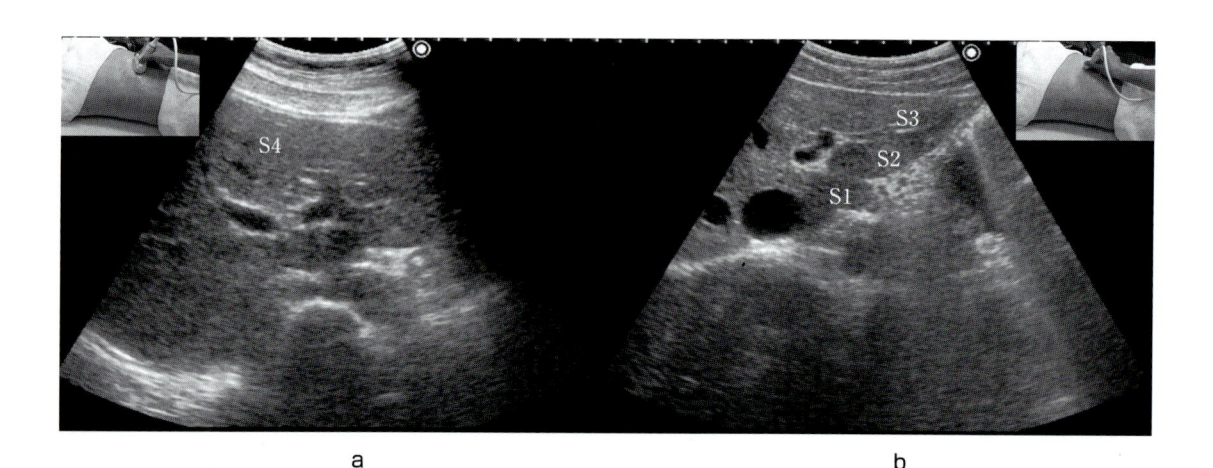

図8　心窩部横走査・左肋弓下走査：肝S_4・門脈本幹，S_1～$_3$
S_1：尾状葉，S_2：外側上（後）区域，S_3：外側下（前）区域，S_4：内側区域

8. 肝(右肋弓下走査, 図9)

肝表面近くは，超音波の近距離干渉帯となり死角となるので注意を要する．

図9b：前下区域(S_5)
　前区域は，胆嚢とIVCを結ぶCantlie線と右肝静脈で囲まれた部分であり，この肝前面寄りがS_5になる．浅部が死角になりやすく，フォーカスポイントを合わせたり，時には周波数を上げて観察を行うように心がける．

図9a：後下・後上区域($S_{6,7}$)
　S_6の肝表面近くは，死角となりやすく注意が必要で，また肝臓が完全に描出されなくなるまでプローブを下方に振り隅々まで観察を行うことが大切である．

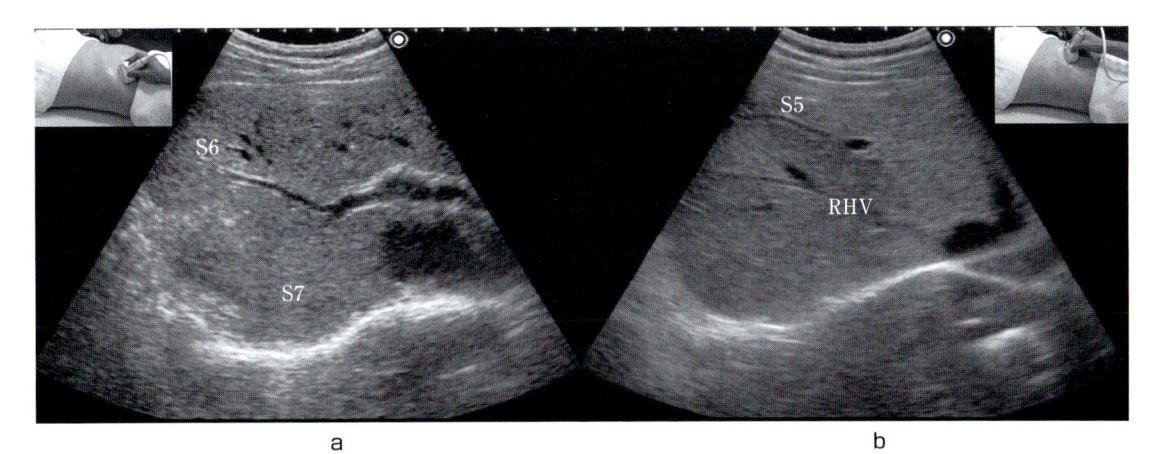

図9　右肋弓下走査：肝 S_6・S_7，S_5
S_5：前下区域，S_6：後下区域，S_7：後上区域，RHV：右肝静脈

9. 肝（右肋弓下走査，図10）

図10a：前上区域（S$_8$）
　S$_8$はドーム直下まで観察できるようにしっかりとプローブを寝かせることが重要である．特にS$_8$は肝腫瘍が多い部分でもあり，画面から横隔膜が上側に消えるくらいまでプローブを倒すことが大切で，イメージとしては肋弓下にプローブを潜り込ませるような感覚が必要である．

図10b：肝静脈
　S$_8$の観察からプローブを少し立てて背側の観察を行うと，右肝静脈，中肝静脈，左肝静脈が合流し下大静脈に合流しているところが観察される．右肝静脈は肝右葉の前区域と後区域の境界であり，中肝静脈は外科的右葉と左葉の境界であることを頭に入れておく．ここではうっ血の有無のほか，肝静脈系の疾患の有無を観察する．
　次に肋間走査に移るが，ここでもう一度図8～10の走査を繰り返し行い隅々まで観察するようにしている．何故かと言うと，最初の走査ではついつい門脈ばかりに目がいきやすく，特に初心者においては肝実質に目がいき届かないことがあるからである．二度目はダブルチェックのつもりで脈管を無視し，画面をフリーズせずに全体を流すように観察しており，このように二度繰り返すことで見落としがかなり減ると考えられる．

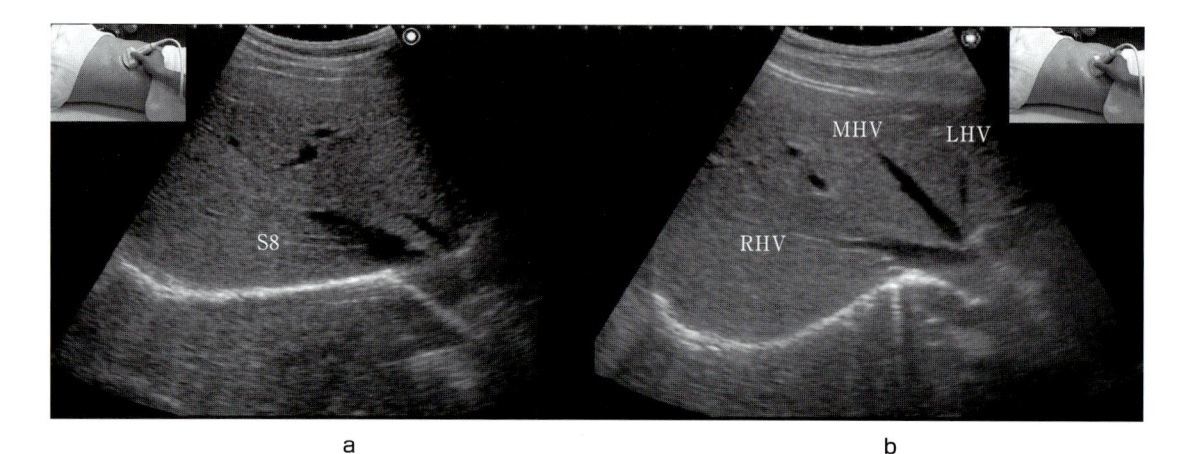

図10　右肋弓下走査：肝S$_8$，肝静脈
S$_8$：前上区域，RHV：右肝静脈，MHV：中肝静脈，LHV：左肝静脈

10. 肝（右肋間走査，図11）

　　肋間走査は，門脈の走行を立体的に捉えやすく，また太っている症例などで肋弓下走査の観察がしにくい場合にも重要となる．肋間走査は初心者では苦手な人もいるが，前回の基礎編でも述べたように，呼吸を上手く使うことと，肋骨を避け正しく肋間にプローブを入れることが大切である．肝右葉の腫大はこの肋間走査で行い，中腋窩線で観察し頭尾側方向で16cm以上を腫大とする（この時は肋骨を無視し縦走査で判定を行う）．

図11a：前上区域（S_8）
　　S_8は肺のすぐ下にあるため，呼吸をうまく使うことが大切である．特に呼気時に，肺の多重反射の影響を避け広く観察することが重要である．

図11b：前下区域（S_5）
　　図7で胆嚢は撮っているのでここでは胆嚢に捕われずにS_5を広く描出するように心がける．プローブをS_8の観察から下げる時に肋間からプローブが離れないように注意することが大切である．

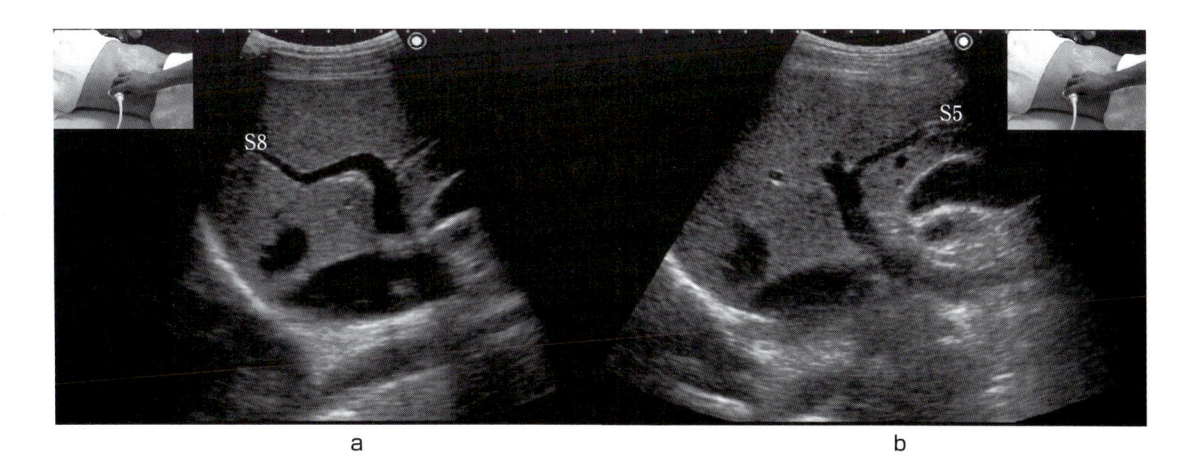

図11　右肋間走査：肝 S_8，S_5
S_8：前上区域，S_5：前下区域

11. 肝・腎（右肋間走査，図12）

図12a：後上区域(S$_7$)〜右肝静脈
　門脈（P$_7$）と右肝静脈（RHV）は方向が異なるため，P$_7$を長く描出するとRHVが輪切りとなり，RHVを長く描出するとP$_7$が輪切りとなる．S$_7$は深部のためビームが入りにくく見落としやすい部分であり，肋骨に沿って背部にまでプローブを回して観察するように心がけることが重要である．

図12b：後下区域(S$_6$)〜右腎
　S$_6$を観察した後に右腎の観察を行い，異常がなければ肝腎コントラストを確認し写真を撮る．

　以上，当施設でのスクリーニング検査法を用いて腹部超音波検査の描出のコツを解説した．最初にも述べたが，要は見落とさなければ良いのであって，特に型に固執する必要はないと考えている．しかしこのようにスクリーニング手順を決めて撮像することは，初心者にとっても，また超音波検査の客観性を高めるためにも重要であると思われ，今後の皆様の参考にして頂ければ幸いである．

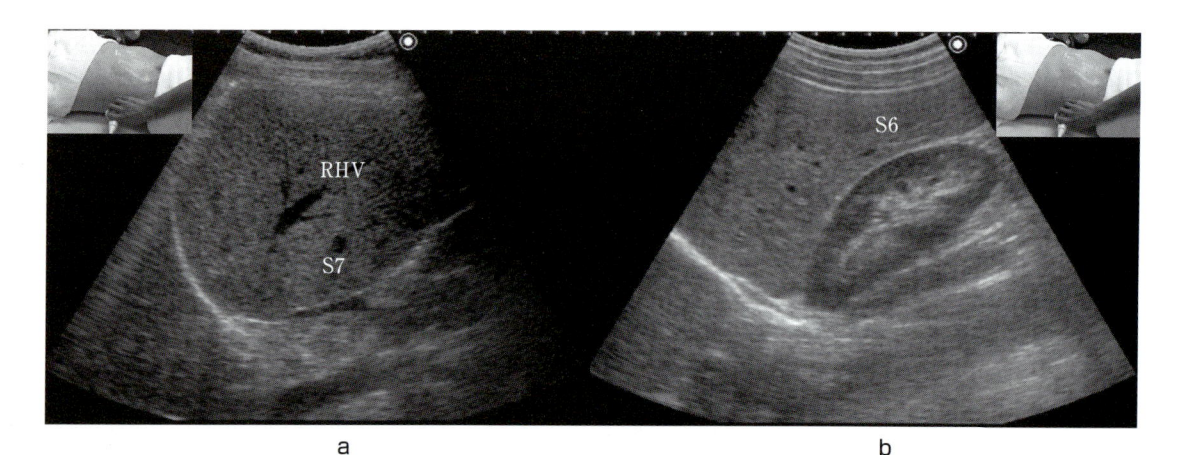

図12　右肋間走査：肝S$_7$，S$_6$・右腎
S$_7$：後上区域，S$_6$：後下区域，RHV：右肝静脈

文　　献

・荒川泰行，ほか：初心者のための腹部エコーの撮り方と読み方．新興医学出版社，1994．

III

超音波カラードプラ法

Doppler imaging

　本章ではカラードプラ法についての解説を行う．約25年前に超音波診断装置にカラードプラが導入されたが，当初は心臓で使用され腹部や体表などの遅い血流には対応できなかった．しかし，装置の進歩に伴い低流速の血流も表示可能になり，腹部でも使用されるようになった．さらに，近年では，血流の強さを表現するパワードプラが出現し血流感度も上昇し，微細な血流評価ができるようになり肝腫瘍の鑑別診断にも役立つようになった．また，最近ではPFD(Pulsatile Flow Detection)という拍動波を選択的に表示する手法まで出現し，カラードプラと一言で言っても多種多様になってきている．超音波診断装置にはたくさんの種類があり，表示方法などは統一されていないため，各メーカーにより若干異なると考えられる．

　そこで，実際にカラードプラを使用する場合，どのように使い分けたら良いのかがポイントとなるが，各modeの違いを十分に把握していないと有効な検査が行えないことになる．今回はそれぞれのmodeの長所と欠点について解説する．使用機種は，GE横河メディカルシステム社製LOGIQ 500である．

　まず，超音波検査のB-modeに加えてカラードプラを行うことでどんな利点があるかを挙げると，

　①生理的な血行動態をリアルタイムで観察，
　②血流の有無，血流方向の確認および流速の計測，
　③脈管の走行異常，動・静脈瘤，シャントなど血管性病変の観察，
　④腫瘍性病変の血流診断(腫瘍血流の有無，血管構築の把握，腫瘍による血管侵襲の有無，
　　血管病変との鑑別，治療効果判定など)
などがある．

　血流の表示能については，カラードプラの場合，関心領域(以下ROI)の設定位置によるところもあるが，診断装置の精度によるところが多く，血流感度は機械依存性が高いと言える．部位による差は，横隔膜のドーム直下などB-modeで描出しにくいところはもちろん，深部でも超音波

の減衰が強くなるため描出能が悪くなる．また心臓や太い脈管の近傍ではmotion artifactと言って拍動による雑音がカラー表示されてしまうため判定が困難となることがある．図1aにmotion artifactの例を示す．このようなartifactを減らすためにはColor Gainを下げれば良いが，そうすることで肝心の見たい部分の血流情報まで減少してしまうことになる．このような場合には図1bのように極力見たい部分にROIを絞ることが大切となる．

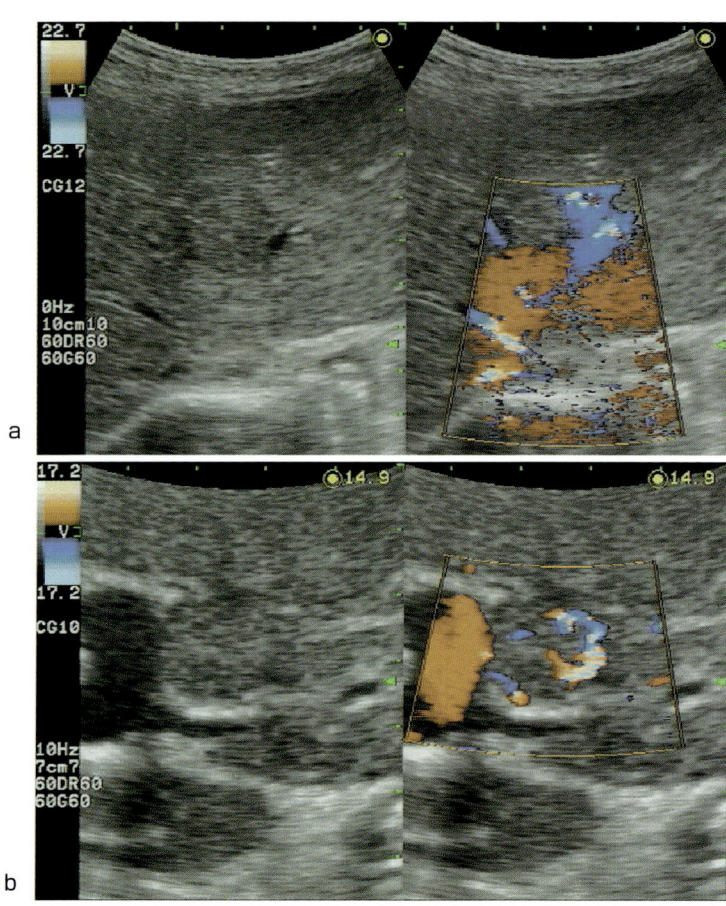

図1 motion artifactおよび正しいROI設定

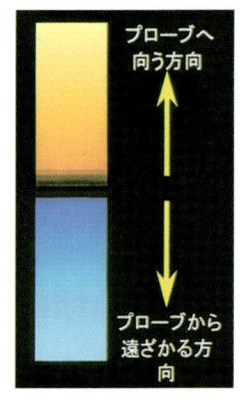

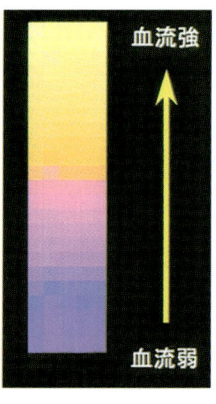

a：CFM mode　　b：PDI mode　　c：PFD（三色表示）　　d：PFD（二色表示）

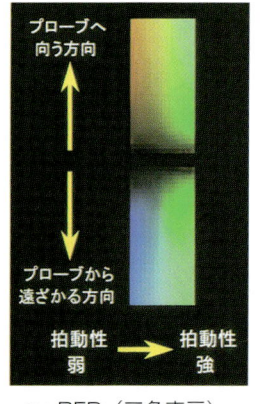

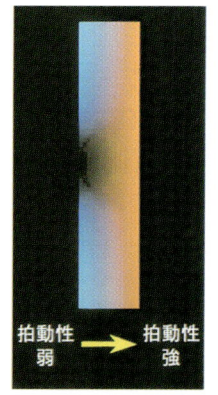

図2 各モードのColor mapping

次に現在ある代表的なドプラの表示モードを挙げると，

① スペクトル表示，

② Velocity mode(速度表示)，

③ PDI(Power Doppler Image)，

④ PFD(Pulsatile Flow Detection)，

⑤ 3D表示，

⑥ 超音波造影剤を用いたContrast color echo

などがあるが，それぞれの特性に合わせて使い分けることが重要である．造影超音波検査については次章（Ⅳ.造影超音波検査）に説明を行うが，ここでそれぞれの特徴を比較がしやすいように肝細胞癌の同一症例の画像を提示しながら解説を行う．

図2にこれから解説するカラードプラのColor mapを提示する．最近の装置ではこのようなmappingはいくつかの種類に変えられるようになっており，あまり色にとらわれることはないが，参考のため提示した．

1．スペクトル表示 (図3)

血流を波形で表す表示法である．その血流が動脈なのか静脈なのかを波形により判定する方法である．図3に肝動脈と門脈と肝静脈の波形を示す．このように門脈は定常流(図3a)を示し，動脈は拍動流(図3b)，肝静脈は心周期に伴い3相性の波(図3c)を呈している．さらにこの方法では，波形解析(FFT解析：Fast Fourier Transform)をすることで血流計測が可能であり，最大流速(Vmax)，最低流速(Vmin)，平均流速(Vmean)や，PI(pulsatility index)，RI(resisitive index)などの計測が行うことができる．

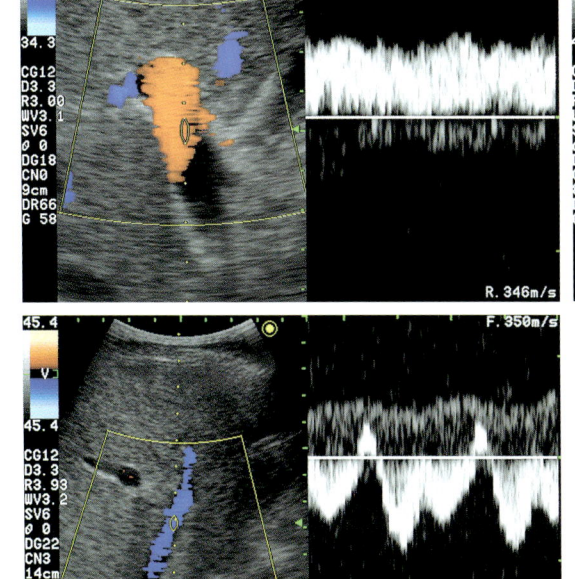

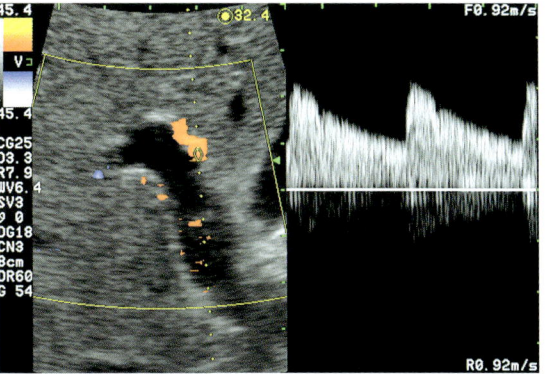

図3　FFT解析
 a：門　脈
 b：肝動脈
 c：肝静脈

2．速度表示 (Velocity mode，CFM mode, 図4)

　　速度表示はCFM(Color Flow Mapping)とも言われ，流速，血流方向によりカラー表示される方法である．カラードプラ法は，ドプラ効果を利用して，超音波装置から送信された超音波が流れている血球に反射した際に生じる元の音からの周波数の偏位を検知し，血流情報を得る方法である．図2aに示すように血流が探触子に向かうとき(この周波数の偏位が正のとき)には速度表示を赤系の色で，探触子から遠ざかるとき(偏位が負のとき)には青系の色で表すことで血流の方向性が示される．

　　また，血液内には様々な速度で赤血球が流れており，このため反射された超音波の周波数も多岐にわたるが，これらの周波数の平均値を血液の流速として表現している．さらに平均値が高いものを(流速が速いもの)明るい色で表示し流速を推し量ることができる．長所としては血流方向が分かるため異常血流が分かりやすく，フレームレートが比較的高いためにリアルタイム性が良いことなどが挙げられる．

　　図4に肝細胞癌の症例のB-mode(図4a)とCFM(図4b)を提示するが，短所としては，他のmodeと比較して，低流速の感度が悪く，特に直交する血流は表示されないことや，設定範囲より流速が早すぎると逆方向の色が付いてしまう(本来ならプローブに向う方向(赤)にもかかわらず，青に出てしまうなど)折り返し現象(aliasing)があることなどが挙げられる．

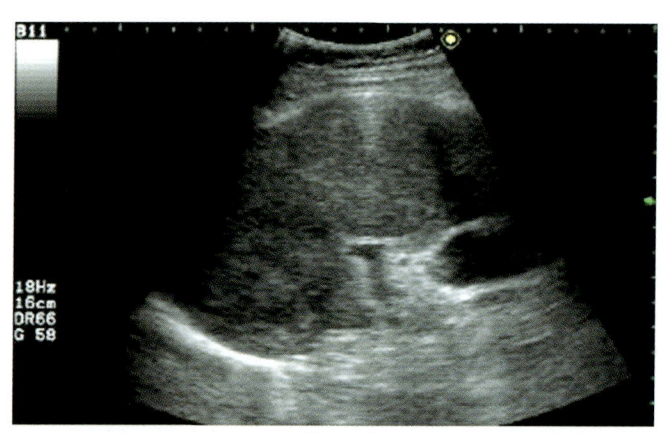

a : B mode

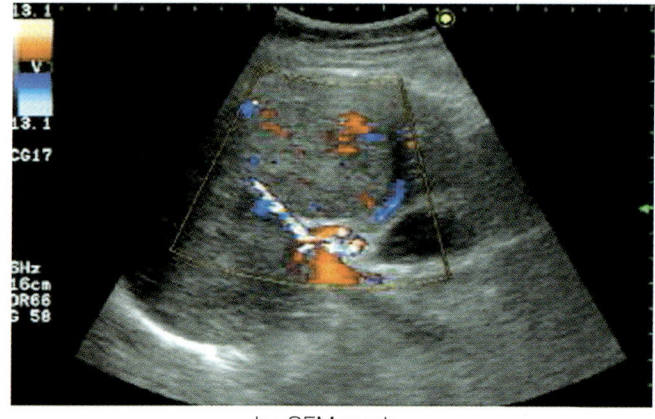

b : CFM mode

図4　肝細胞癌のB modeとCFM mode

3．PDI (Power Doppler Image, 図5)

　パワードプラ法は，カラードプラ法にみられる血流の方向性を感知せず，代わりに，血液内の複数の赤血球から得られる周波数の強度分布上の面積から，その血管に流れる赤血球数を感知する方法である．

　このことから，検査目標の血流分布を推し量ることができる．パワードプラ法ではパワーが大きいものほど明るい色で表示される．つまりPDIは血流信号の強さの表示する方法である．図2bに示すように血流の強いものを明るいオレンジに弱い方向を紫で表示している．

　図5に図4と同じ症例を示すが，長所としては，低流速の感度が良く，直交する血流も検出可能であるため血管の連続性を描出しやすい，折り返し現象がないなどが挙げられる．短所としてはフレームレートが低いためリアルタイム性が悪いことと，血流方向が分からないことが挙げられる(しかし最近の装置では方向性を表示できるものも出てきている)．またCFMと比較すると感度が良い変わりにmotion artifactなどのartifactが入りやすいことも欠点と言える．

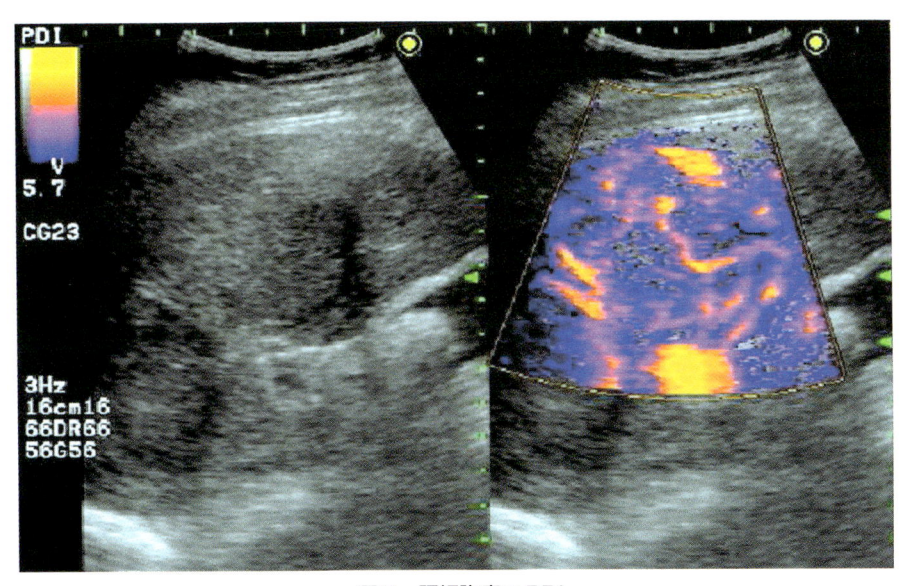

図5　肝細胞癌のPDI

4. PFD (Pulsatile Flow Detection, 図6)

　1999年リアルタイムで拍動流・定常流を識別するカラードプラ法の新しい表示法が，鈴木らにより[3]，Pulsatile Flow Detection(以下PFD)として開発され，拍動流の表示が可能となった．拍動流の検出は，基本的には，ドプラ信号のうち，各ピクセルごとの速度値の差を検出し，その差によって拍動性の強弱をつけている．実際には拍動性の強いものは動脈，弱いものは静脈を表すという理想を実現するため，分散やパワー値を統合して拍動流の検出を行っている．従来のCFMのColor Mapに加え，拍動性の強さに，ある閾値(pulse repetition frequencyと連動)を設け，一定以上の強さを持つ拍動流(≒動脈)を緑色で示す3色表示と(図2c)，拍動性の強いもの(≒動脈)を赤色で，拍動性の弱いもの(≒静脈)を青色で表示する2色表示(図2d)の二通りの選択が可能である[4]．われわれは，肝疾患の場合，動脈，静脈のほかに門脈があるため3色表示を，その他の部位では2色表示を使用するようにしている．今までは拍動波，特に動脈を証明するためにはFFT解析を行い確認していたが，PFDを用いることによりFFT解析なしに動脈を客観的に表示させることが可能となった．

　図6に図4，5と同じ症例を提示するが，PFDの利点としてはPDIとほぼ同じ感度で血流方向が分かり，動脈と門脈の関係が明確になることである．短所としては，PDIと同じで，リアルタイム性が悪いことや，PDIと比較し脈管が太く見えることなどが挙げられる．

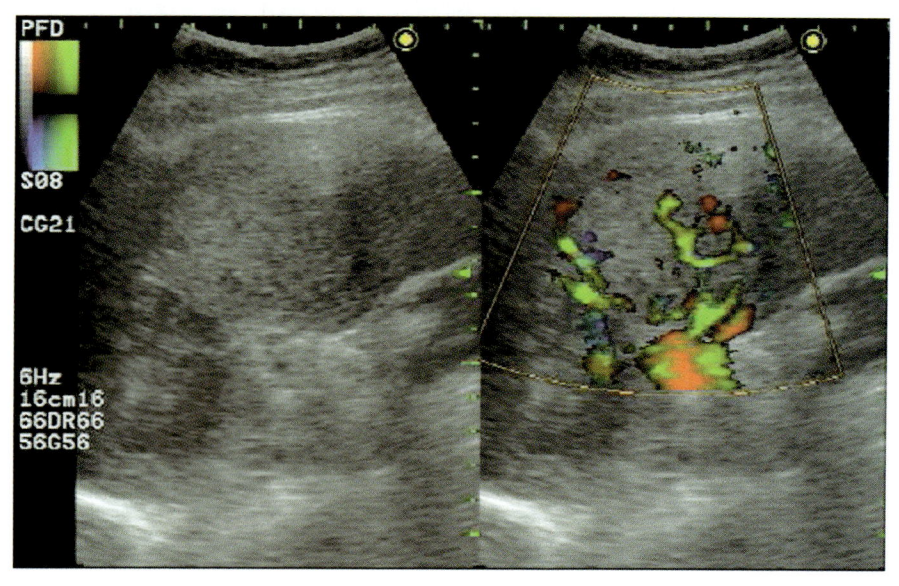

図6　肝細胞癌のPFD

5. 血流の3D表示 (図7)

　一定のscan範囲をvolume rendering法とMIP(maximum intensity projection)法を用いて脈管の3D構築をしたものである．

　図7a～cに同一症例のCT画像を，dに血管造影の腫瘍部拡大像を超音波像と同じ角度に回転したものを提示する．この像はCFMでの3Dであるが，3Dにすることで血管造影と比較して腫瘍血管の血管構築像が非常によく表現されている．実際には，画像が回転するようになっており，さらに立体的なイメージが得られるようになっている．長所としては，脈管の立体的な理解が挙げられるが，我々は通常の超音波検査ではなかなかできなかった血行動態を検者から第三者へ伝える客観的な表現方法として期待している．短所としてはBモード画像の欠如しており腫瘍性病変の場合にどこが腫瘍部なのかが分からないということが挙げられるが，最近の高性能の診断装置ではB-modeのついた3D画像も可能で再構築により任意断面も得られる装置も出現してきている．またartifactが入りやすいことや3D構築にかかる時間的問題も欠点と考えられる(図7eの像は約10～15秒程度で構築可能である)．

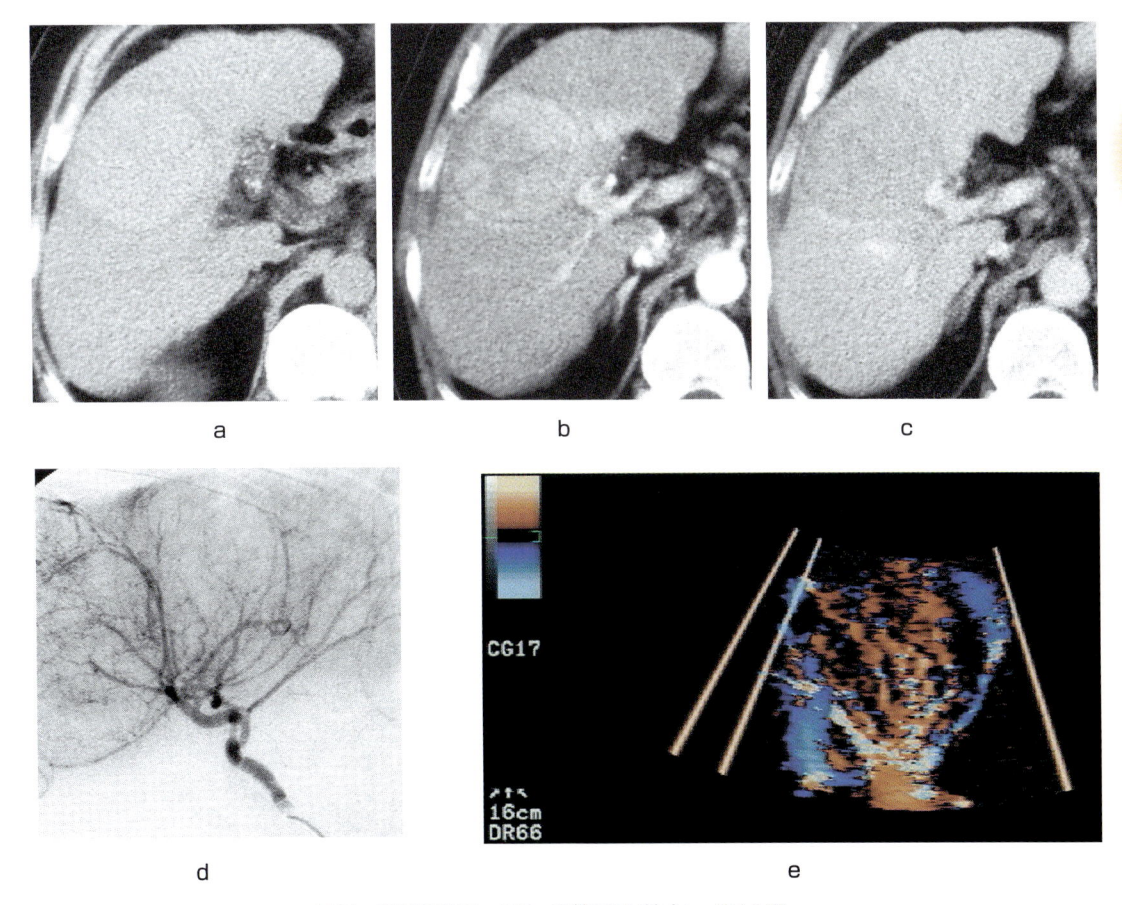

図7　肝細胞癌の，CT，血管造影(拡大)，3D-US
　　a～c：造影CT検査（a：単純，b：動脈優位相，c：門脈優位相）
　　　d：血管造影（右肝動脈造影拡大像）
　　　e：カラードプラによる3D像

以上，超音波カラードプラ法について解説を行った．最近ではこのほかに造影超音波検査などもあり，時間的な理由から毎回すべてのmodeで検査を行うわけにはいかない．各症例ごとに適したmodeを選択し，有効な血流評価を行えるようすることが大切である．

文　　献

1) 久　直史, ほか：腹部カラードプラ診断, カラードプラ法の基礎と原理. 金原出版.
2) 中村　實, ほか：腹部超音波検査の実践. 医療科学社.
3) 鈴木陽一, ほか：新しい超音波カラードプラの手法：リアルタイム拍動流表示 Pulsatile Flow Detection(PFD). 映像情報 MEDICAL. vol.31 No.12 通巻637号 677-681.
4) 羽木裕雄, ほか：新しい超音波カラードプラの表示法　リアルタイム拍動流表示 PFDの使用経験. 映像情報 MEDICAL Vol.31 No.22 通巻647号 1221-1227.

IV

造影超音波検査
Contrast enhanced ultrasonography

1. カラードプラ法による造影超音波検査

　ここでは1999年末に経静脈性超音波造影剤が認可されて以来，一般でも行えるようになった造影超音波検査について解説する．

　超音波診断装置の開発において，Bモード法に加えカラードプラ法により血流評価が可能となったことは，大きな歴史の1ページとなるが，超音波造影剤による造影超音波検査もまた，超音波診断のうえで大きな歴史の1ページとなる出来事と考えられる．特に，当初は単なるカラー感度の上昇目的として造影剤が開発されたが，Harmonic imaging技術の開発により精度の高い造影検査がここ数年で可能となってきており，今までとは異なるイメージが得られるようになっている．

　ここでHarmonic imagingについて簡単に解説する．Harmonic imagingには，contrast second harmonic imagingとtissue harmonic imaging(以下THI)がある．前者は，マイクロバブルが超音波に照射された際に出現する基本波成分以外の高調波(harmonics)成分のうち，2倍の高調波成分を受信しimagingする手法で，これによりカラードプラ法でのアーチファクトの軽減が可能となった．後者は超音波が組織内を伝搬する際に生じる高調波成分を捉える方法で，サイドローブなどBモード上のアーチファクトの軽減が可能となる[1]．

　図1に肝血管腫のB-mode画像(図1a)とTHI(図1b)の画像を提示する．THIのほうが腫瘍の境界がはっきりと描出されているのが分かる．このTHIは，造影剤の保険適応の認可が待たれている間に急速に発達し，これが現在B-modeでの造影検査が行えるようになった原動力と考えられている．

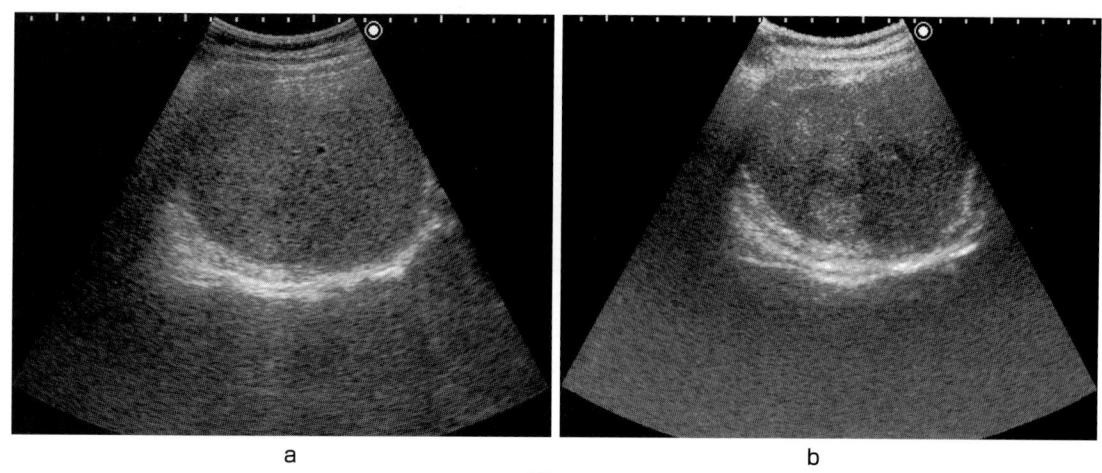

図1
a：肝血管腫のB-mode像：S₈直径25mmの高エコー腫瘤であるが，あまりはっきりしない．
b：肝血管腫のtissue harmonic imaging像：腫瘍の輪郭が比較的はっきりとしているので腫瘤性病変として指摘しやすい．

通常の超音波検査に加え造影超音波検査を行うことの有用性は，次のようなことが考えられる．

1）シグナル増強効果
　造影剤により血流の感度を上昇させることが可能となり，特に深部病変の感度不足を補い血流の評価をするのに役立つ．
2）腫瘍内部および周囲の血流の評価
　腫瘍内の動脈血流，門脈血流の評価とともに，腫瘍内部および周辺の血管構築を描出することで診断能の向上が期待できる．
3）腫瘍濃染の評価
　CTや血管造影等で見られるような腫瘍濃染像が超音波でも観察可能となるため，腫瘍濃染の有無や程度を観察する．
4）経時的な血流評価
　リアルタイムに観察が可能であるため腫瘍内部に入る血流の経時的な変化の観察が可能となる．また流入動脈や流出静脈の確認も症例により可能となる．
5）Kupffer imaginigを利用した検査
　現在使用可能な造影剤レボビストがKupffer細胞に取り込まれることに着目し，網内系を考慮した鑑別診断，存在診断が可能となる．
6）治療の効果判定，局所再発診断
　治療後に再度造影超音波検査を行うことで，術前と比較し腫瘍内の動脈，門脈の血流の有無で治療効果判定や局所再発の診断を行う．特に最近は超音波ガイド下の治療が多いため，超音波による効果判定，局所再発診断が重要視されている．

　このように超音波検査においても他の画像診断のような造影検査ができるようになったのは造影剤の開発とともに，診断装置の発達によるところが大きく，開発当時に考えていたドプラ感度の上昇のほかに，前述したような項目まで評価可能となったと考えられる．しかし，レボビストはその特殊性から診断装置により，造影効果にかなりの差が出てきてしまう．したがって，超音波診断装置のメーカーごとに各種モードを開発している現状では，すべての機械で同じ画像が表

現できるというわけではない．今後，次世代の超音波造影剤も出現することも考えると，症例を提示するうえで，造影剤の種類，濃度，投与方法，診断装置の種類，撮影モード(カラードプラ法，Bモード法，harmonic imagingの有無など)，撮影方法(撮影条件，MI値，送信方法(連続送信，間歇送信))などを明言すべきである．

　超音波造影剤には現在開発治験が行われているものも含めると数種類あり，数年後にはその目的や診断装置に合った造影剤が選択されるようになると考えられるが，現在われわれが日々の診療で使用できるのは，レボビストのみである．ここでレボビストについて簡単に解説をする．

　レボビストの成分は生体内物質であるガラクトースとパルミチン酸の混合物であり，平均径約1.3μmの粒子の気泡を，超音波の反射体として用いるもので，全身の血管を循環し，尿中に排泄される．主な副作用としては，注入部の疼痛，ほてり，などであり全体を合わせても7.6%程度で特に重篤な副作用は報告されていない．

　今回，われわれが提示する症例は，造影剤はレボビスト®2.5g(1バイアル)を用い1ml/sの速度で静脈内投与を行ったものである．撮影方法は，静脈内投与後約2分までを血管相（vascular phase），約5分以降を肝実質相（post-vascular phase）とし，腫瘍内に造影剤が流入するまで連続送信（流入が確認されない場合には40秒後まで），以後0.5～20秒の間歇送信で2分まで観察を行う．その後3分間休止し約5分後より1.0～2.0秒の間歇送信で肝全体をscanするようにsweep scanを行うようにしている．

　使用診断装置はGE横河メデイカル社製LOGIQ500 pro seriesである．撮影モードについては各症例のところで解説する．

　まず初めに通常のCFM modeで撮影した造影超音波の一例を提示する（図2a～j）．C型肝硬変症および肝細胞癌の治療後経過観察中に超音波検査でS$_5$(前下区域)に異所性再発を指摘された症例である．B-modeで直径15mmの低エコー腫瘤として描出されている(図2a)．背景に肝硬変症があること，周囲の結節と比較的はっきりと区別できていること，定期的に検査を行い新しく発見された腫瘤であることなどからBモードのみでも肝細胞癌と診断可能と考えられる．しかし，通常はこのような結節に対し他の画像診断を行い，血流診断を加えることで再生結節や腺腫様過形成，肝細胞癌などの鑑別診断を行う必要がある．また肝細胞癌と診断した場合でも，動脈血流や門脈血流の有無はその腫瘍の分化度(高分化型，中分化・未分化型)を診断するうえでも重要な因子であると考えられる．

　同症例のCFM像を図2bに示す．腫瘍の辺縁に血流シグナルを認める．しかしこの像のみでは(特に静止画)動脈血，静脈血，門脈血かは不明である．このような時，今までは図2cのようにFFT解析を行い動脈波の証明をして，動脈優位の腫瘍，すなわち肝細胞癌(中分化型の成分を含んだ)と診断していた．つまり，カラードプラといっても造影CTのように濃染像が認められるわけではなく，このような一部の血流を見て他の画像で得られる濃染像を想像して診断を行っていたに過ぎない．

　同症例に対し造影超音波検査を行ったものを図2d～gに示す．このように造影剤を用いることでCTの動脈優位相のイメージに近い腫瘍濃染像が得られ，診断においても，また客観性を上げるという意味でも重要と考えられた．

　図2h～jに同症例のCTを提示するが動脈優位相で濃染像を認めている．

　この症例は汎用診断装置で撮影したものであるが，有効な造影を行うためのコツがあるので解説する．

まず腫瘍を的確に捕え、できればzoomなどを用い関心領域を絞る。次にカラーのROIを設定するがあまり大きく取りすぎるとアーチファクトが入ってしまうため、ある程度絞ることがポイントとなる。ここから造影を開始するが、レボビストは超音波を当て続けると壊れてしまい造影効果が弱くなってしまうため、間歇的に超音波を送信するようにする。つまりこのような機種で間歇送信を行うには、Freezeボタンを自分で押し間隔を空ける必要がある。例えば、腫瘍濃染像が弱いか、もしくはない場合には、この間隔を長くして造影剤を貯めてから超音波を当て非腫瘍部との造影効果を比較するようにしている。本症例は1～2秒の間歇送信を行い腫瘍内に強い血流シグナルを認め有効な腫瘍濃染像が得られた。しかし、右手でプローブの操作を行いながら、左手で時間を気にしながらFreezeのon, offを繰り返すことは、画面に集中することができなくなるとともに造影検査自体が煩わしくなり造影検査を避ける原因ともなり得る。

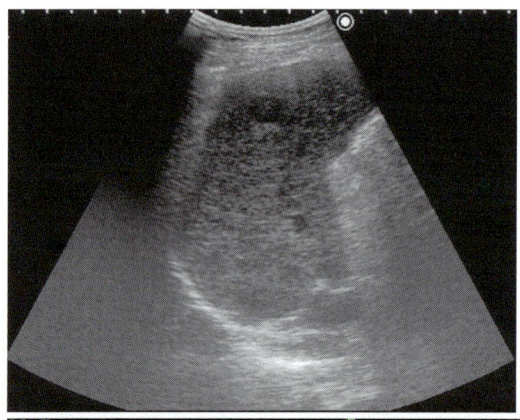

図2a 肝細胞癌のB-mode像
 S₅に直径15mmの比較的境界の明瞭な低エコー腫瘤を認める。非腫瘍部は、肝裏面の凹凸不整で、内部エコーも不均一なことから肝硬変症であることが分かる。

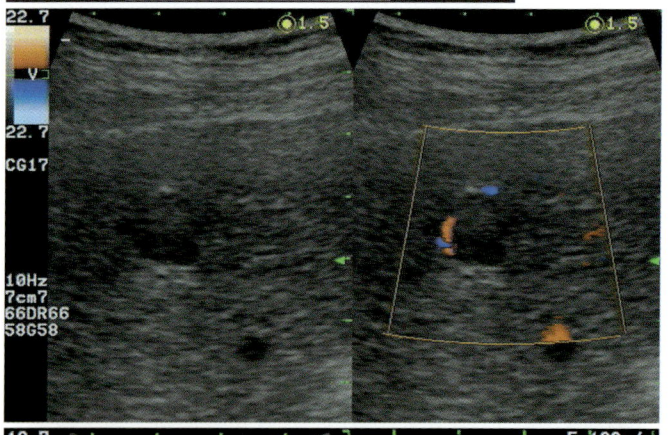

図2b 同症例CFM像
 腫瘍の辺縁に血流シグナルを認める。

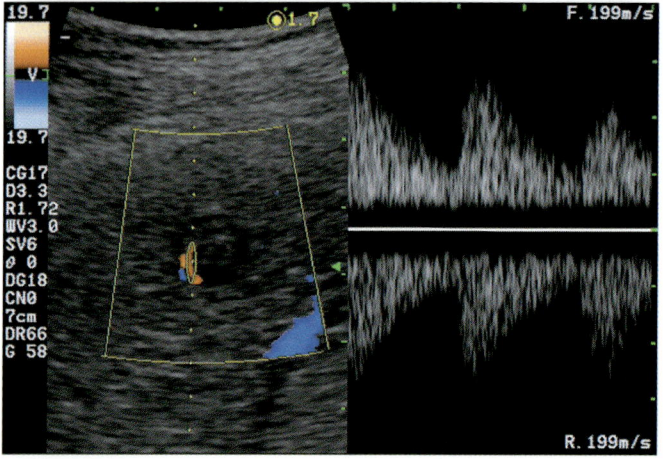

図2c 同症例のFFT解析
 腫瘍辺縁に認めた血流シグナルのFFT解析である。波形が拍動波であり、動脈血流であることが確認された。

IV. 造影超音波検査

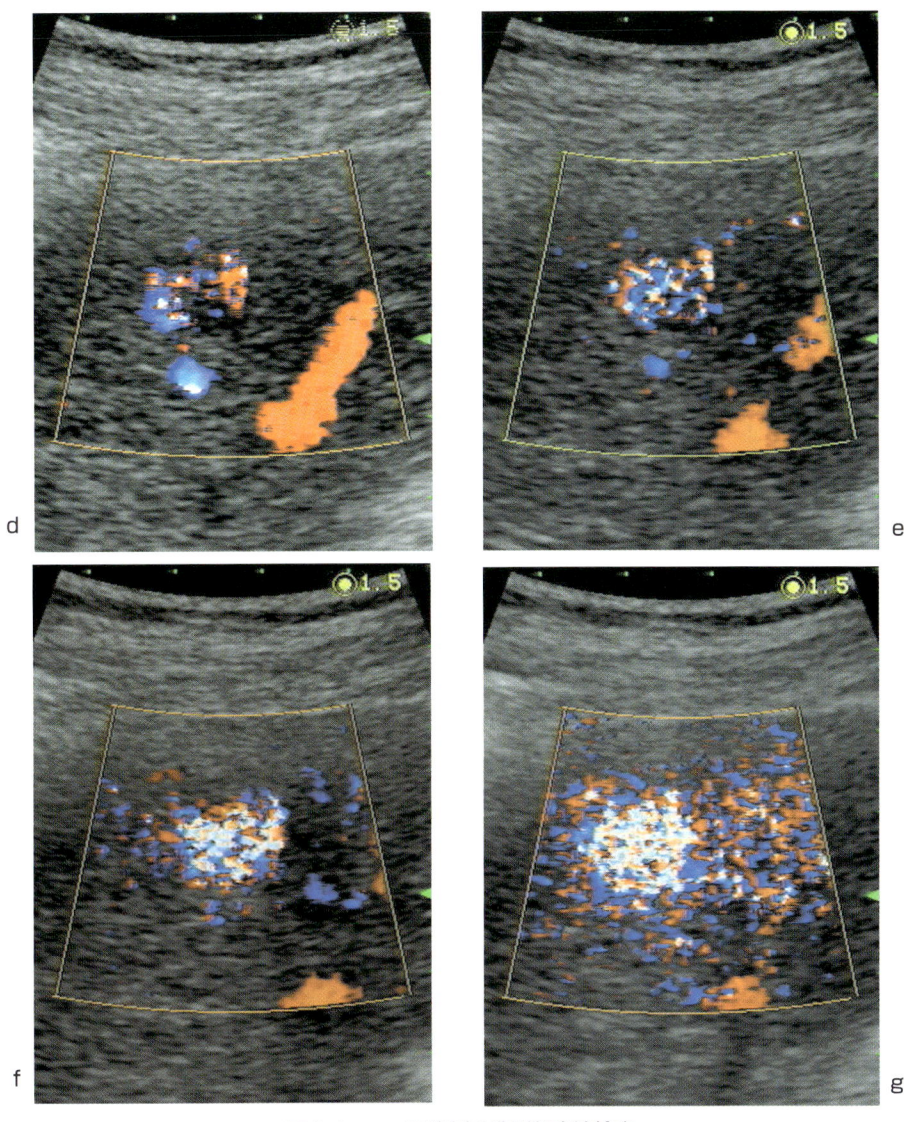

図2 d〜g 同症例の造影超音波検査
手動の2秒間歇送信で撮影を行っている。約16秒後より腫瘍内に造影剤の流入が認められ、約50秒後には腫瘍のほぼ全体が造影された。
　d：造影16秒後，e：造影20秒後，f：造影40秒後，g：造影50秒後

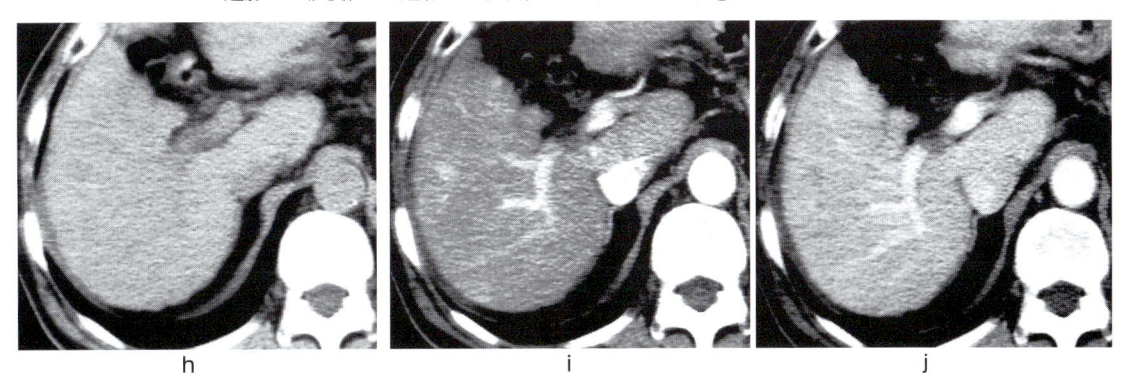

図2 h〜j 同症例の造影CT検査
動脈優位相に腫瘍濃染像を認めている。
　h：単純，i：動脈優位相，j：門脈優位相

そこで最近，造影超音波検査に対応するため，現在の普及型診断装置をバージョンアップすることにより検査が施行しやすくなり有効な造影ができるようになった．バージョンアップにより改良されたところは次の通りである．

1) 自動間歇送信が0.5秒から0.5秒きざみで設定が可能となった．
2) 二画面表示で造影が可能であり，一画面が造影用の高音圧(MI(Mechanial Index)値：約1.0)とし，もう一画面をレボビストが壊れないような低音圧(MI値：0.2〜0.4)とし病変を逃さないように連続して観察ができるようになった．
3) ワンタッチで通常のモードとTHIの切り換えが可能となった．

これにより，有効な造影が汎用機でもある程度可能となった．THIは前述した通り，非常に有効な手法であるが，B-modeのTHIでは，まだ本装置では高性能機種と比較し脈管の血管構築までは観察できず，また浅部，深部での画像が悪くなるTHIの弱点が強く出てしまうため，当施設では血管相では2分間は PFD mode や PDI mode （30頁参照）で観察し，約5分後の肝実質相で肝全体をスキャンする時には B-modeのTHIで行っている．

バージョンアップした装置で撮影した肝細胞癌症例を図3に提示する．造影剤注入後，約19秒からの写真(図3a〜d)と約5分後に行ったTHIの像である(図3e)．造影剤注入後より腫瘍内に造影剤が流入してくるまでは0.5秒で観察し，以後2秒の間歇送信を行っている．今までの造影検査の画像と異なり，綺麗な腫瘍濃染像が得られるようになったばかりでなく，ある程度血管構築も分かるようになっている．図3eに同症例の造影CT動脈優位相の写真と，図3fに右肝動脈造影の像を超音波像に合わせ回転させた写真を提示する．

図3　肝細胞癌症例 ▶

a〜d：造影超音波検査
　（a：造影19秒後，b：造影24秒後，c：造影28秒後，d：造影30秒後）
　門脈に併走して緑色の動脈が腫瘍内に流入しているのが分かる．内部が均一な腫瘍濃染像を認める．
e：造影超音波検査のTHI像．造影5分後にTHIで肝全体をscanした像である．画面左のHigh MIの像で綺麗なコントラストのついた像が得られている．
f：造影CT
g：血管造影．

IV．造影超音波検査

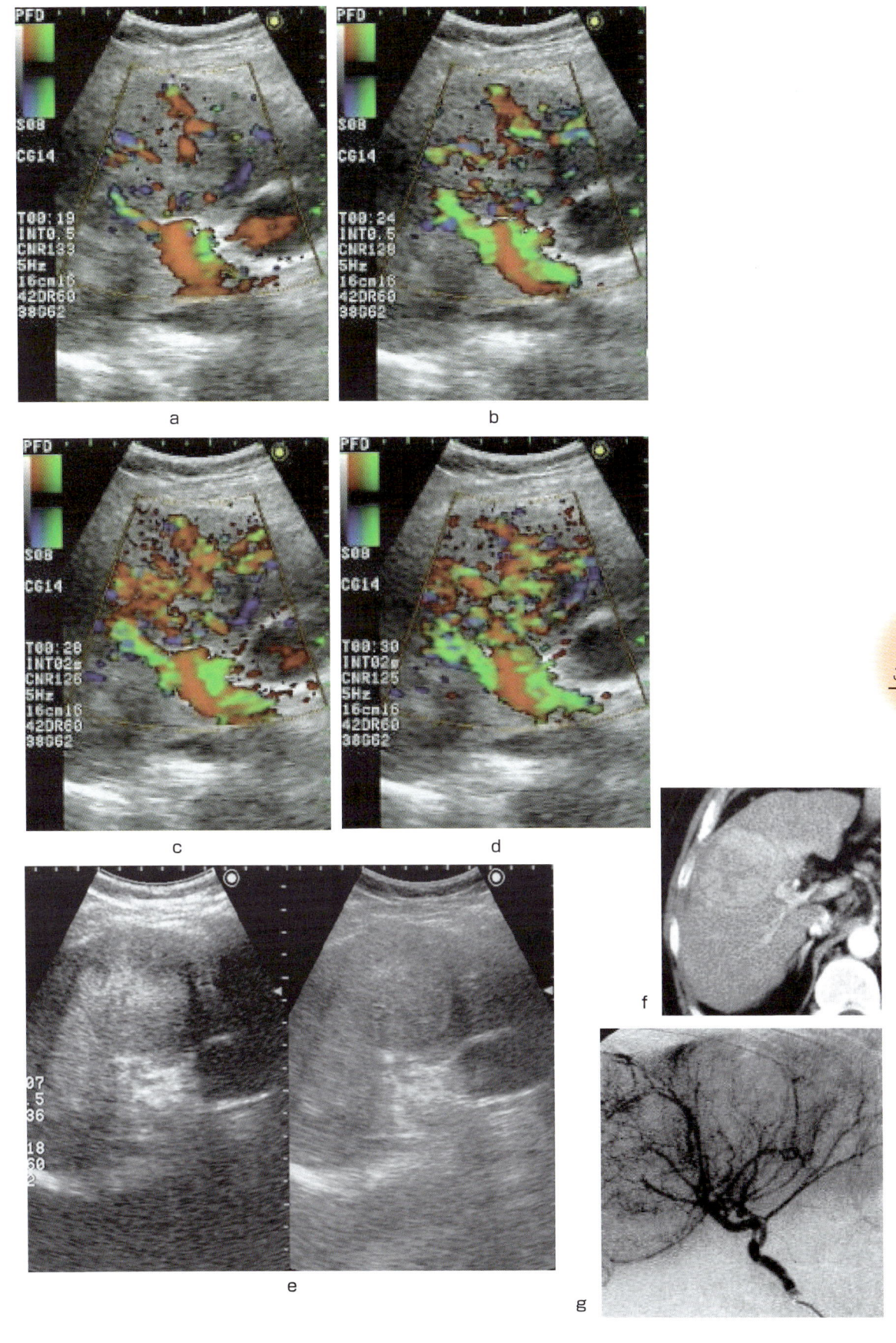

39

次に肝血管腫の症例を提示する(図4).前の症例と同じ方法で造影すると,腫瘍辺縁に不整形の血流シグナルを比較的長い時間認めている(図4c〜f).肝細胞癌の症例と比較し経時的変化で観察すると造影パターンが異なっているのが分かる.このように造影検査においては濃染の有無だけを見るのではなく,経時的な変化も診断に加味することが重要である.

図4g〜jに同症例の造影CTを提示する.

本章では,汎用診断装置による造影超音波検査のみを解説した.少し手間はかかるが,ちょっとした工夫で有効な造影検査が可能となるので,初めは上手く行かなくてもある程度慣れてくれば上手く造影できるようになるので,回数を重ねることも重要なポイントと考えられる.

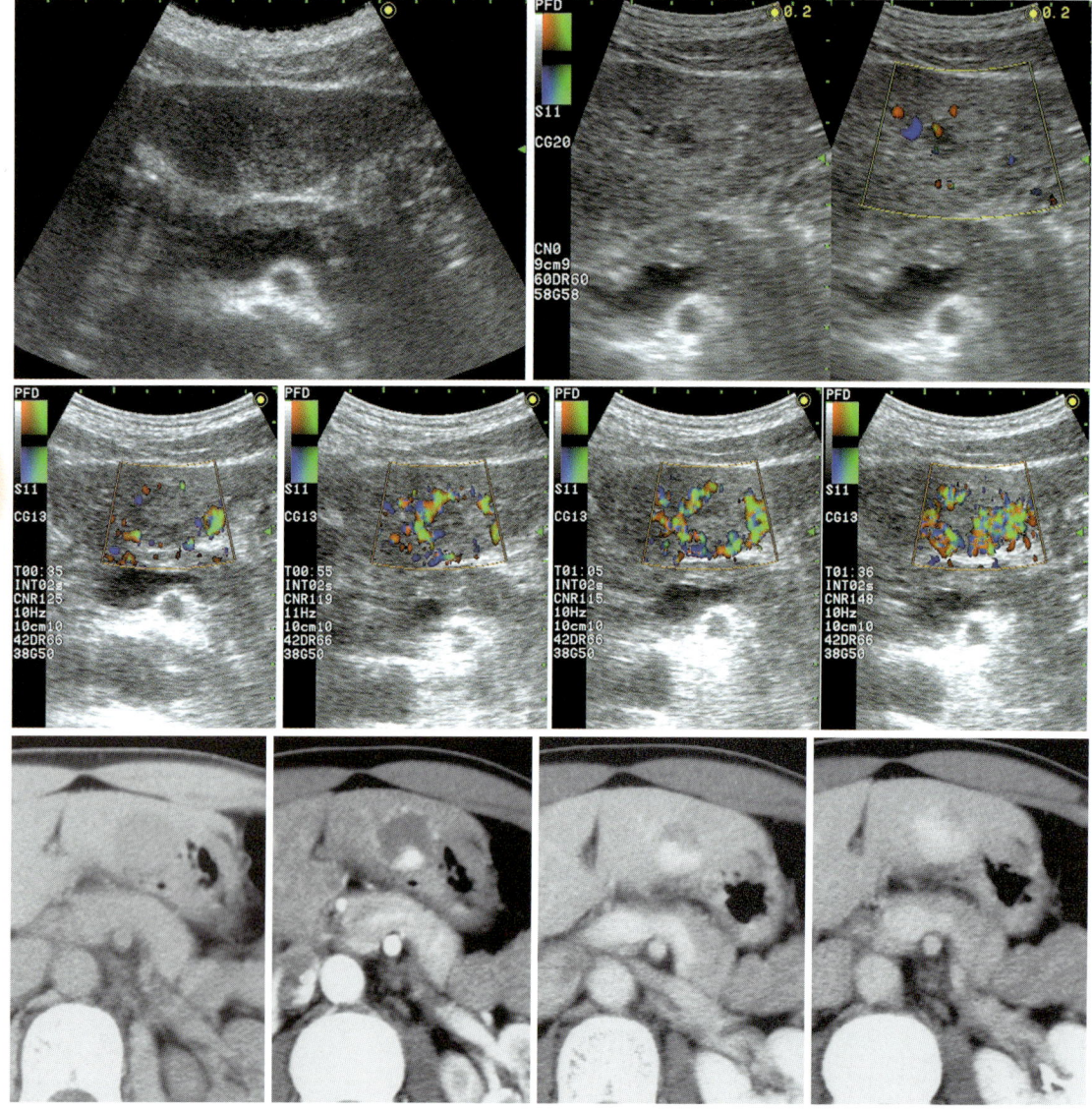

図 4

a〜b:(a. 肝血管腫のTHIのB-mode,b. PFD像)S₃直径26mmの高エコー型の腫瘤を認める.PFDでは,腫瘍内部および辺縁に点状の血流シグナルを認める.
c〜f:造影超音波検査(c:造影35秒後,d:造影55秒後,e:造影65秒後,f:造影96秒後).腫瘍の周囲を中心とした斑状の血流シグナルを約2分後まで認めた.
g〜j:造影CT検査(g:単純,h:造影30秒後,i:造影80秒後,j:造影130秒後)造影後期にかけて,腫瘍周囲より中心に向かう濃染像を認める.

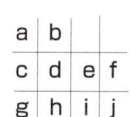

a	b		
c	d	e	f
g	h	i	j

2．Bモード法による造影超音波検査

　造影超音波検査は大きく分けると，B-mode法とカラードプラで行う方法の2つに分かれる．前章では，普及型診断装置でのカラードプラ法の造影超音波検査について解説したので本章ではB-mode法での造影超音波検査について解説する．

　経静脈性超音波造影剤が開発される以前は，造影超音波検査と言えば血管造影下に行うCO_2 Angio-USのことを意味し，その有用性は高く評価されていた．B-mode法で行う造影検査の最も優れた点は経静脈的な造影でも，このCO_2 Angio-USのImageに近いイメージが得られるようになった点である．

　造影超音波検査の利点は前章で述べたが，B-modeで行うことの利点としては，
　①motion artifactなどのartifactを受けにくい，
　②明確な腫瘍濃染像が得られる，
　③腫瘍の血管構築が把握できる，
　④血管のはみ出しがない，
　⑤腫瘍部・非腫瘍部の境界が明瞭である，
　⑥リアルタイム性が良い，
などが挙げられる．

　欠点としては，
　①装置依存性が高い，
　②静止画で見た場合，血管の方向性が分からない，
　③レボビストの性質にもよるがfocus依存性が高い，
などが挙げられる．最大の欠点はどの診断装置でも行えるわけではなく高性能の機種でしか検査が施行できない点にある．

　各メーカーでも種々の方法でB-modeの造影を行えるようになってきているが，われわれの施設では，GE横河メデイカル社製LOGIQ 700 Expert Seriesを用いて検査を行っているため本装置でのB-mode造影超音波検査を解説する．

　この装置で有効なB-modeの造影検査が可能となったのは2000年春からでありCoded Technologyを駆使した新しい造影超音波検査用のHarmonic ImagingであるCoded Harmonic Angio mode(以下CHA mode)が搭載されてからである．ここでこの技術の原理について簡単に解説をする．Harmonic Imagingによって造影剤からの高調波信号を得ることができるようになったが，CO_2バブルによる動注イメージと比較し，細い血管の描出や実質染影は不十分であった．これは，静注型造影剤がCO_2バブルに比べて径が小さいために反射強度が弱いこと，超音波信号を照射すると多くが壊れてしまい長時間の観察ができないこと，そしてHarmonic成分が組織からも発生しており，造影剤からの信号と区別ができないことなどに原因があった．CHAは，GE独自のCoded TechnologyとPhase Inversionを応用して，これらの問題を解決して，造影剤からのHarmonic成分を効率良く取り込む手法である．

　CHAにおける信号処理手順を図5に簡単に示す．通常の広帯域信号を送信すると，組織および造影剤から基本周波数成分の反射信号とその整数倍の高調波成分の信号が返ってくる(図5，step 1, 2)．Phase Inversionによって高調波信号を取り出すが，この信号には組織と造影剤からの

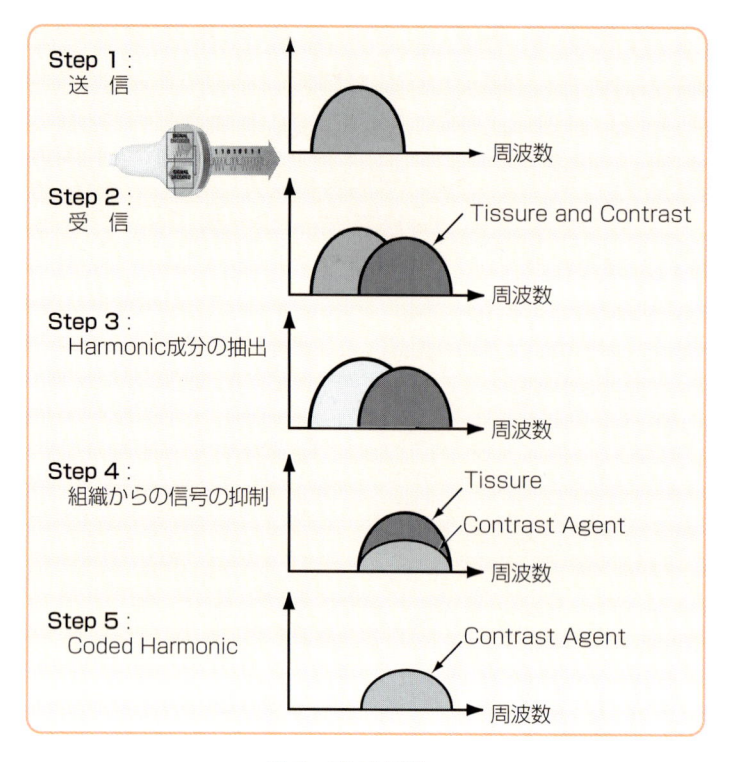

図5　CHA原理
CHAの信号の処理手順

信号が含まれている（図5，step 3，4）．そして時間的に変化の少ない組織からの信号を抑圧することで，造影剤からの高調波信号のみを描出できるようになった（図5，step 5）．このような技術革新に伴いこれから症例を提示するような画像が得られるようになったが，初めに断っておくがここに述べたように，血流信号を強調する手法であるためにB-modeの像が暗く写る特徴がある．B-modeで腫瘍が描出できなくなるような場合には問題が生じるが，それ以外の場合には血管の描出能はこのほうが優れており，ある程度の慣れは必要と考えている．

　当施設では撮影はCHA modeで行い，実際の撮影を次のように行っている．レボビスト®2.5g（1バイアル）を1ml/秒で静注し，静注後約2分までを血管相（vascular phase），約5分以降を肝実質相（post vascular phase, parenchymal phase）とし，観察を行う．vascular phaseは造影剤の流入が確認できる約20秒後より約50秒までを動脈優位で観察が行えるためearly arterial phaseとし，腫瘍内および腫瘍周囲の血管の血管構築を連続送信で観察を行い，以後約2分までをlate vascular phaseとし，腫瘍濃染の有無を中心に0.5〜2秒の間歇送信で観察している．post vascular phaseは肝実質の染影像であるために，連続もしくは0.5〜1秒の間歇送信で肝全体をsweep scanを行うようにし，網内系を考慮した存在診断を行っている（図6）．Focus pointは1ヵ所とし，極力腫瘍の下端に設定するようにして行っている．

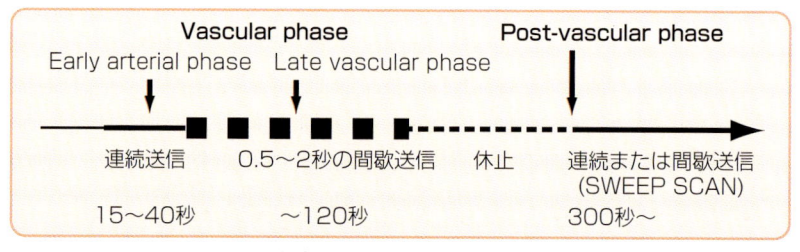

図6　投与スケジュール

1）肝細胞癌

　C型肝硬変症に合併した，S5の直径約4cmの古典的な肝細胞癌症例を提示する(図7)．B-modeでもhalo，mosaic patternを示し，典型的な超音波像を呈している．CHAによる造影超音波検査では，造影後，約15〜20秒過ぎより腫瘍周囲の動脈に造影剤が流入してくるのが観察され，腫瘍辺縁より内部に向かう不整血管と腫瘍濃染像が認められる．

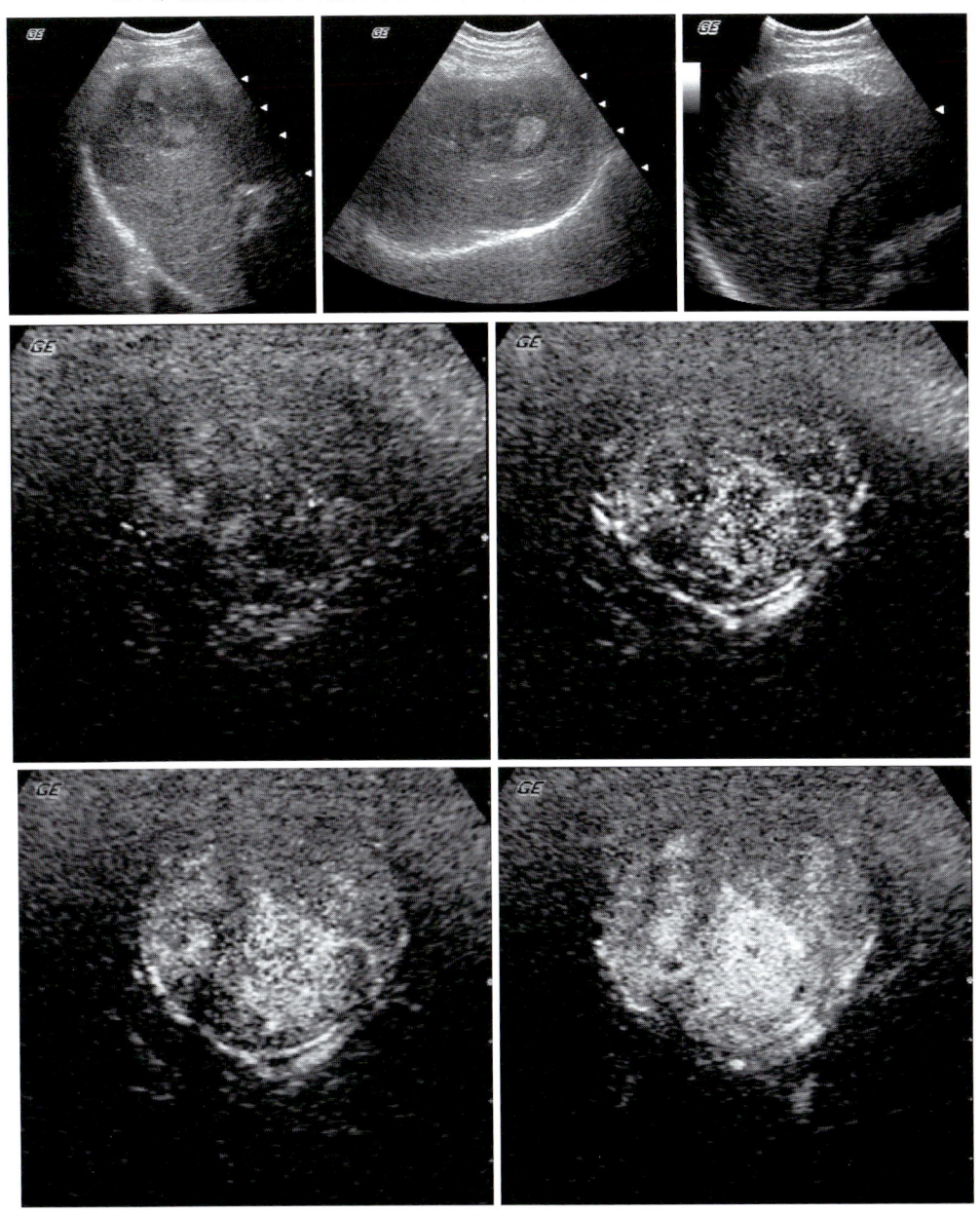

図7　古典的肝細胞癌症例(1)

a〜c：B-mode像（a：肋間走査，b：肋弓下走査，c：肋間走査拡大像）．S$_{5〜8}$にかけてhalo，mosaic patternを呈する腫瘍を認める．
d〜g：CHA造影超音波像（d：造影16秒後，f：造影19秒後，f：造影21秒後，g：造影31秒後）．造影16秒後より造影剤が確認され，鮮明な腫瘍濃染像が得られている．
h〜j：CT（h：単純，i：動脈優位相，j：門脈優位相）．腫瘍濃染像を認めている．
　k，l：血管造影像．血管造影でも腫瘍濃染像を認めている．

a	b	c
d	e	
f	g	

h	i	j
k	l	

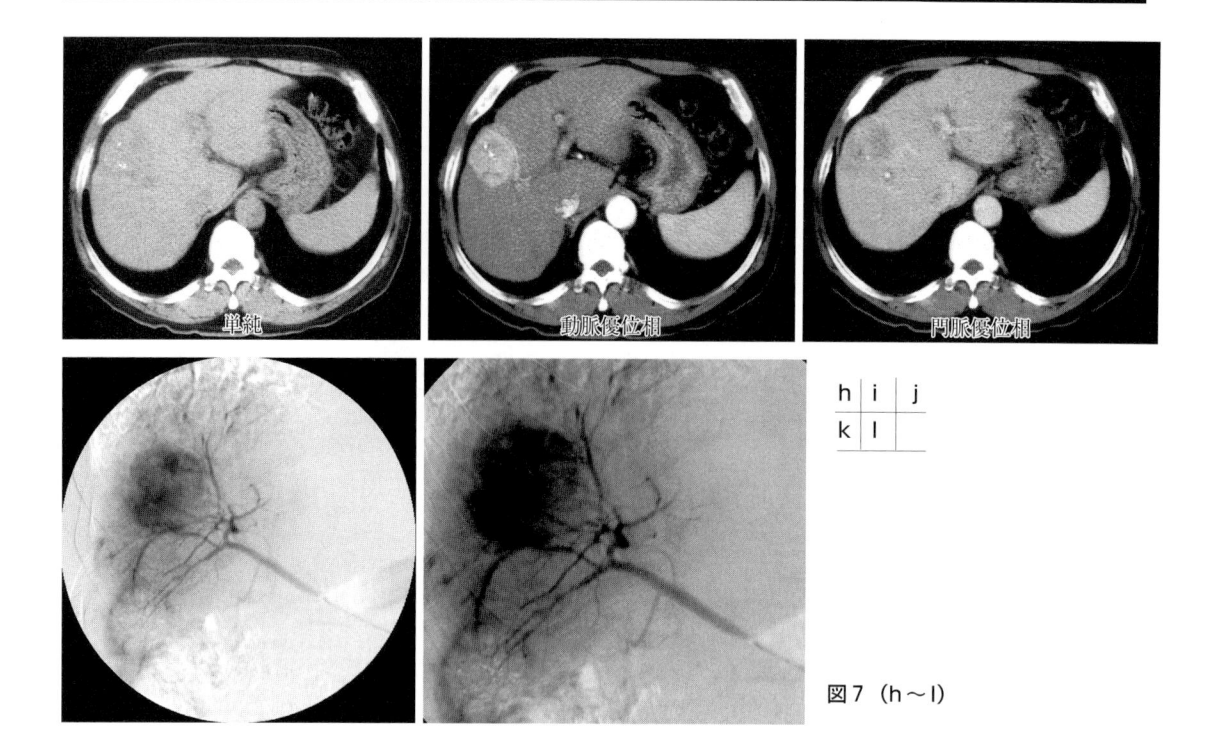

図7 (h〜l)

　同症例のCTおよび血管造影像(図7h〜l)に示す．前医で肝動脈塞栓療法が行われているため一部リピオドールの集積を認めているが，CTや血管造影で得られる腫瘍濃染イメージが造影超音波検査でも得られることが確認された．今までの超音波検査でもカラードプラを用いれば腫瘍内の動脈血流の有無を把握することは可能であったが，このような経時的な変化を含めた腫瘍血管の血管構築および腫瘍濃染像は得られず，今までの超音波検査にはなかったイメージであり診断に非常に有用である．

　もう一例古典的な肝細胞癌症例を提示する(図8)．

　S₂の直径約5cmのhalo，mosaic patternを伴った大きな腫瘍である．このように大きな症例であってもPDI(Power Doppler Image)では，図8c〜eに示すように心臓のmotion artifact

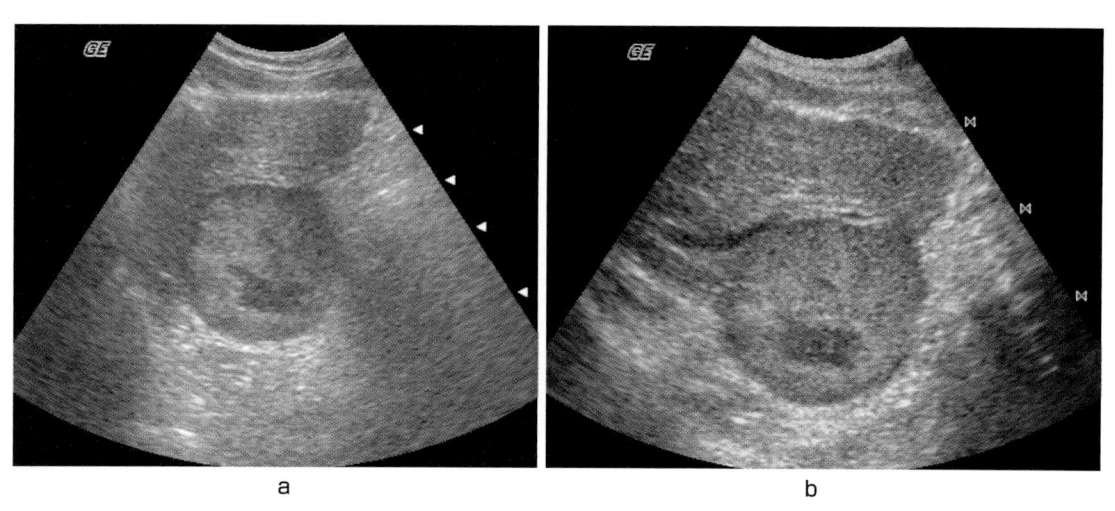

図8　古典的肝細胞癌症例 (2)(a〜b)
　a, b：正中横走査のB-mode像（a：B-mode像，b：THI像）．S₂にhalo，mosaic patternを呈する腫瘍を認める．

により的確な血流評価が行えないことがあったが，CHA造影では，このようなartifactを受けにくいため確実な腫瘍濃染像を得ることが可能である(図8 f～i).

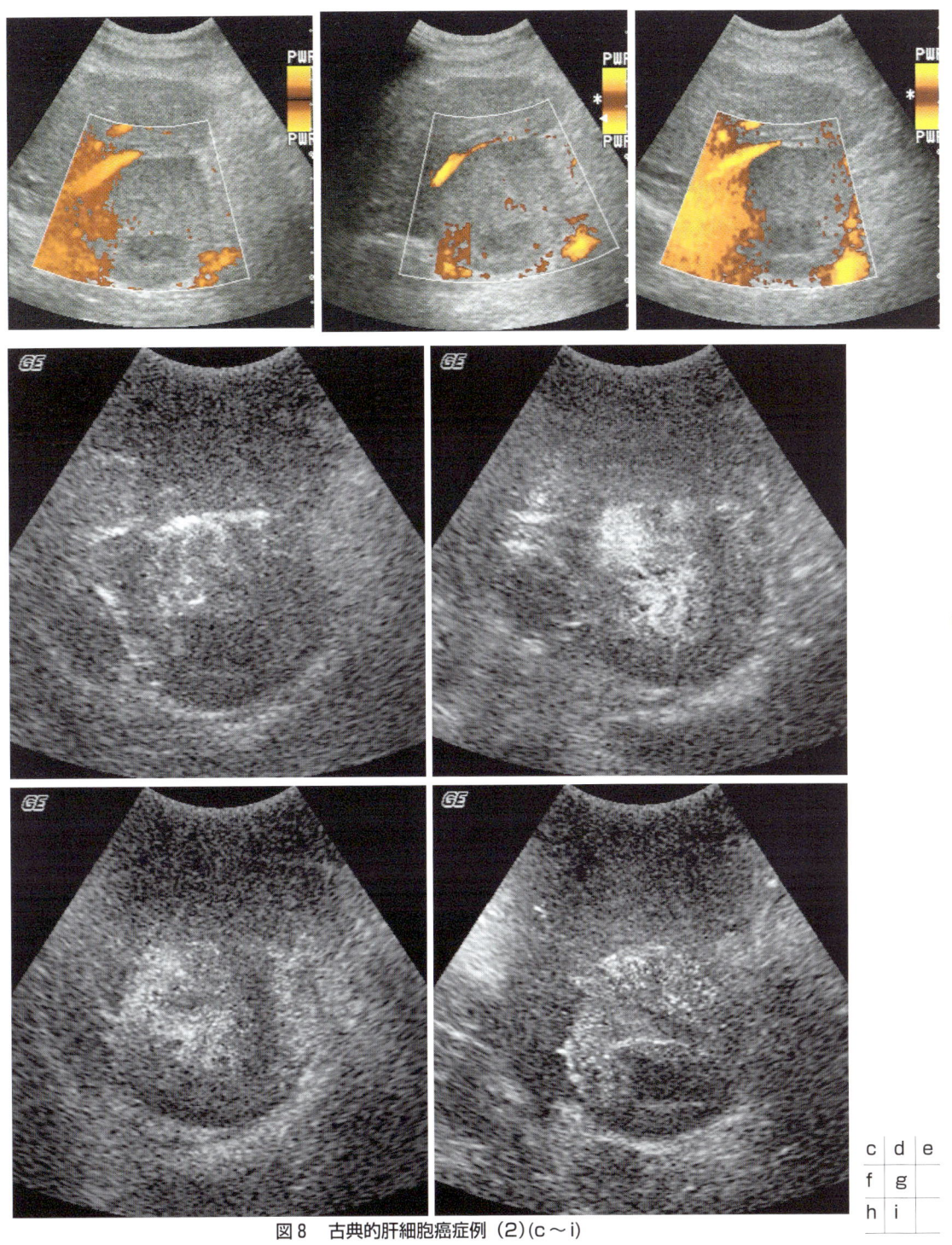

図8　古典的肝細胞癌症例 (2)(c～i)

c～e：PDI像．心臓のmotion artifactにより色がついてしまい，腫瘍内の血流評価を行うことは困難である．

f～i：CHA造影超音波像 (f：造影20秒後，g：造影30秒後，h：造影65秒後，i：造影92秒後).
　　CHA造影ではmotion artifactの影響は少なく，明確な腫瘍血管および腫瘍濃染像が得られている.

次に小さな結節の症例を提示する．

C型肝硬変症および肝癌に対し肝動脈塞栓療法で治療を行い，経過観察中の超音波検査で異所性再発を指摘された症例である．S_8に約10mmの低エコー結節として描出されている(図9a,b)．このような小さな結節の場合，動脈血流の有無が肝細胞癌とその境界病変との鑑別診断において重要となる．CHAではこのような小さな血流の評価も可能で動脈血流が存在する場合には腫瘍血管や腫瘍濃染像の観察が可能である(図9c,d)．

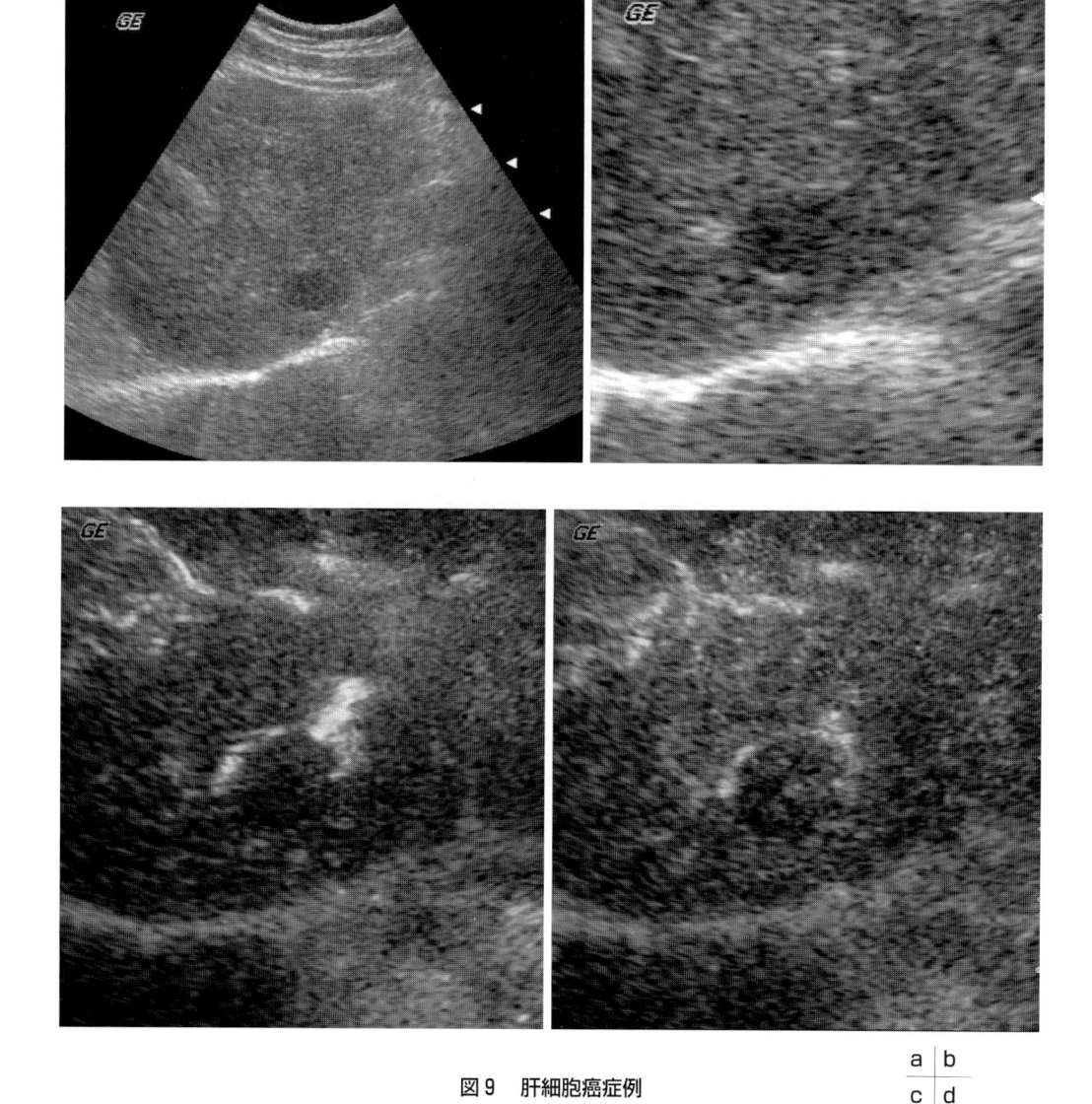

図9　肝細胞癌症例

a	b
c	d

a, b：右肋弓下走査のB-mode像（a：全体像，b：拡大像）
c, d：同症例のCHA造影超音波像（c：造影20秒後，d：造影30秒後）．腫瘍周囲の血管と淡い腫瘍濃染像を認めている．

2）肝血管腫

　　肝血管腫は，日常の検査において遭遇する機会の多い良性腫瘍であり，肝腫瘍診断では肝細胞癌との鑑別が重要となる．S₅直径約 2 cmの血管腫の症例を提示する．B-modeでは辺縁の不整形な低エコー腫瘤として描出されている(図10 a)．同症例のPDIでは腫瘍辺縁に血流シグナルを認めるのみで腫瘍内には血流表示を認めない(図10 b)．

　　同症例のCT(動脈優位相)を提示する(図10 c)．このように比較的小さな症例ではCTで典型的な肝血管腫の所見が得られないこともある．同症例のCHA造影では，周囲から徐々に腫瘍全体へと斑状の濃染部が広がっているのが分かり肝血管腫と診断可能である(図10 d〜g)．このような経時的な変化の観察も血管腫の診断には重要であると思われる．肝細胞癌の症例と比較すると腫瘍内部の不整血管がないことや，このような濃染パターンが異なることが特徴であると考えられる．

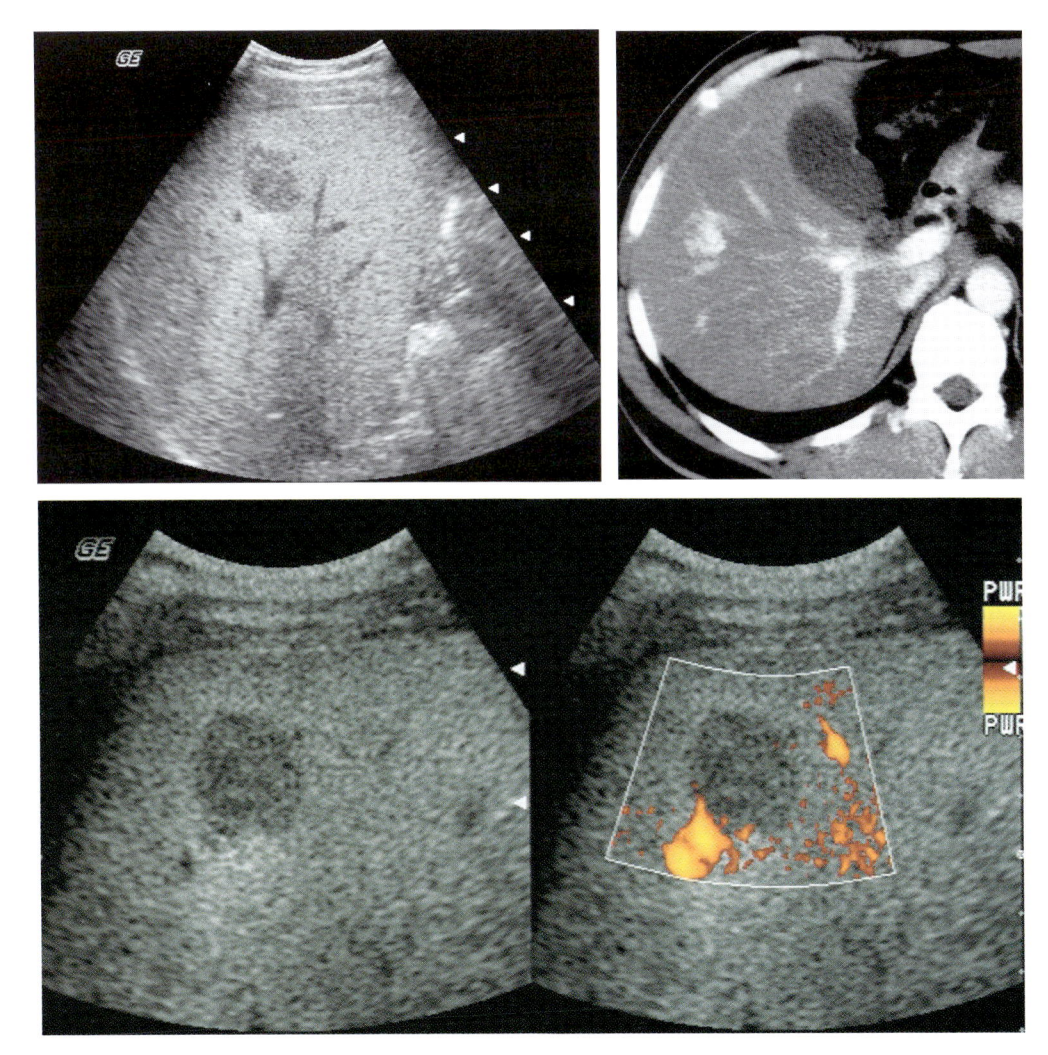

図10　肝血管腫症例(a〜c)
a：B-mode像．S₈に直径約 2 cmの辺縁不整な 低エコー腫瘤を認めている．
b：PDI像．腫瘍辺縁にわずかに血流表示を認めるのみである．
c：造影CT検査（動脈優位相）

図10 肝血管腫症例(d〜g)

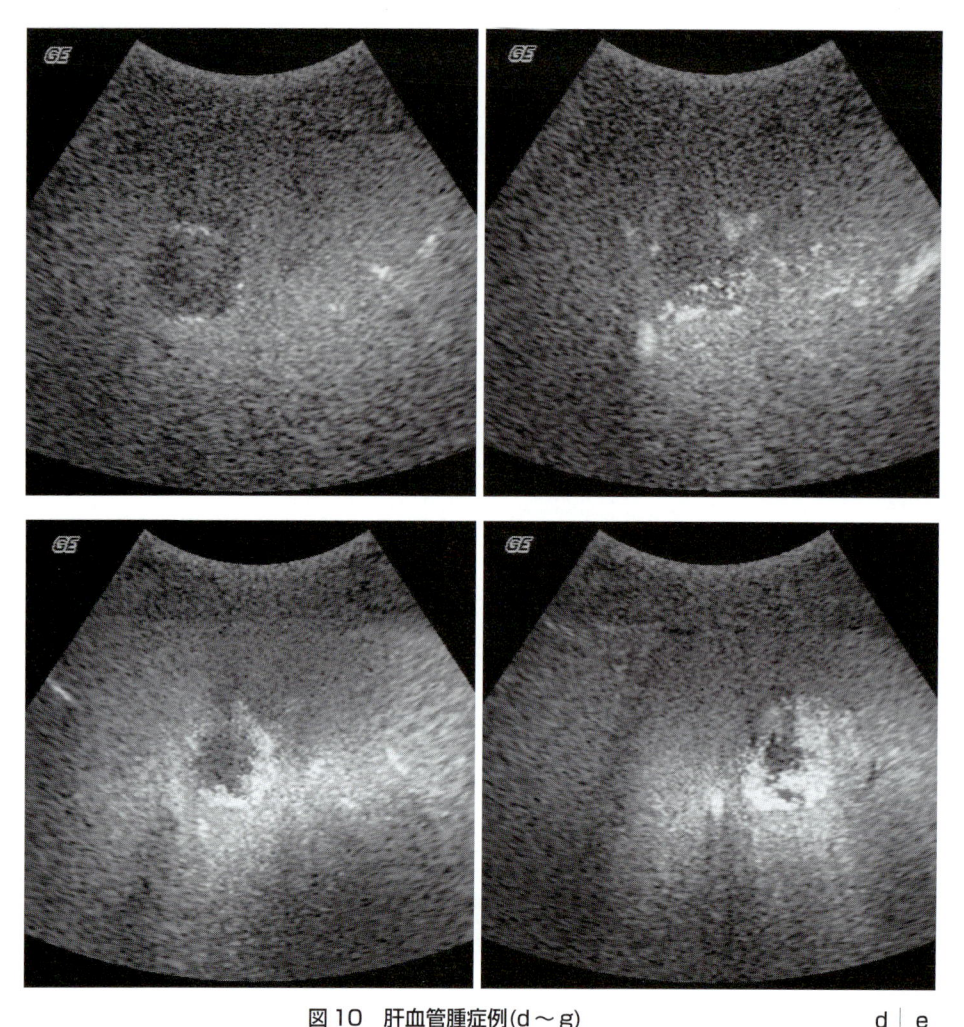

d〜g：同症例のCHA造影超音波像（d：造影40秒後，e：造影50秒後，f：造影60秒後，g：造影90秒後）腫瘍周囲より中心に向かう斑状の腫瘍濃染像を認めている．

d	e
f	g

3) 転移性肝癌

　転移性肝癌の場合は，その原発疾患や転移経路により，色々な形を呈するために典型例はないとも言われる．しかし，造影CTでリング状に造影される症例は多く，造影検査を行うことでより正確に診断が可能となる．

　図11に大腸癌からの転移性肝癌の症例を提示する．転移性肝癌の場合，超音波B-modeでは指摘困難な症例も多く，特に小さな結節に関しては，その他の画像診断で腫瘍の場所が分かっていても描出できない症例もある．このような症例に対しては，特にCHAの造影約5分後の，post vascular phaseの撮影が存在診断に有効であり，ここで初めて腫瘍が指摘されることもある．本症例の右葉の腫瘤はB-modeでS$_7$に約3cmの辺縁不整の等エコー結節として描出されている（図11c）．同症例のPDIでは辺縁にわずかに血流シグナルを認めるのみであった（図11d）．CHA造影では，動脈相から門脈相まで，腫瘍部の中心にはほとんど血流を認めず周囲に造影効果を認めるのみであった（図11e, f）．造影5分後の肝全体のSweep scanでは，同腫瘍の輪郭がはっきりとしただけでなく（図11g〜i），肝左葉にある結節もきれいに描出されている．

IV．造影超音波検査

　以上，肝細胞癌，肝血管腫，転移性肝癌の代表例を提示し，Harmonic imagingを用いたB-modeによる造影超音波検査について解説をした．超音波検査においても造影検査が始まり，今回のCHA-modeのように今までの超音波診断にはまったくなかったような血流情報のイメージが得らるようになった．超音波診断でより詳細な血流情報が得られることは，患者さんにとってもわれわれ医療従事者にとっても大変有益なことと考えられ，さらなる進歩を期待するが，高性能の診断装置は高額であるために普及しがたいと考えられることや，各種メーカーにより，画像のイメージや診断方法，分解能の差があり，一般的な理解を得るためには，このような点の改善も必要であると考えている．

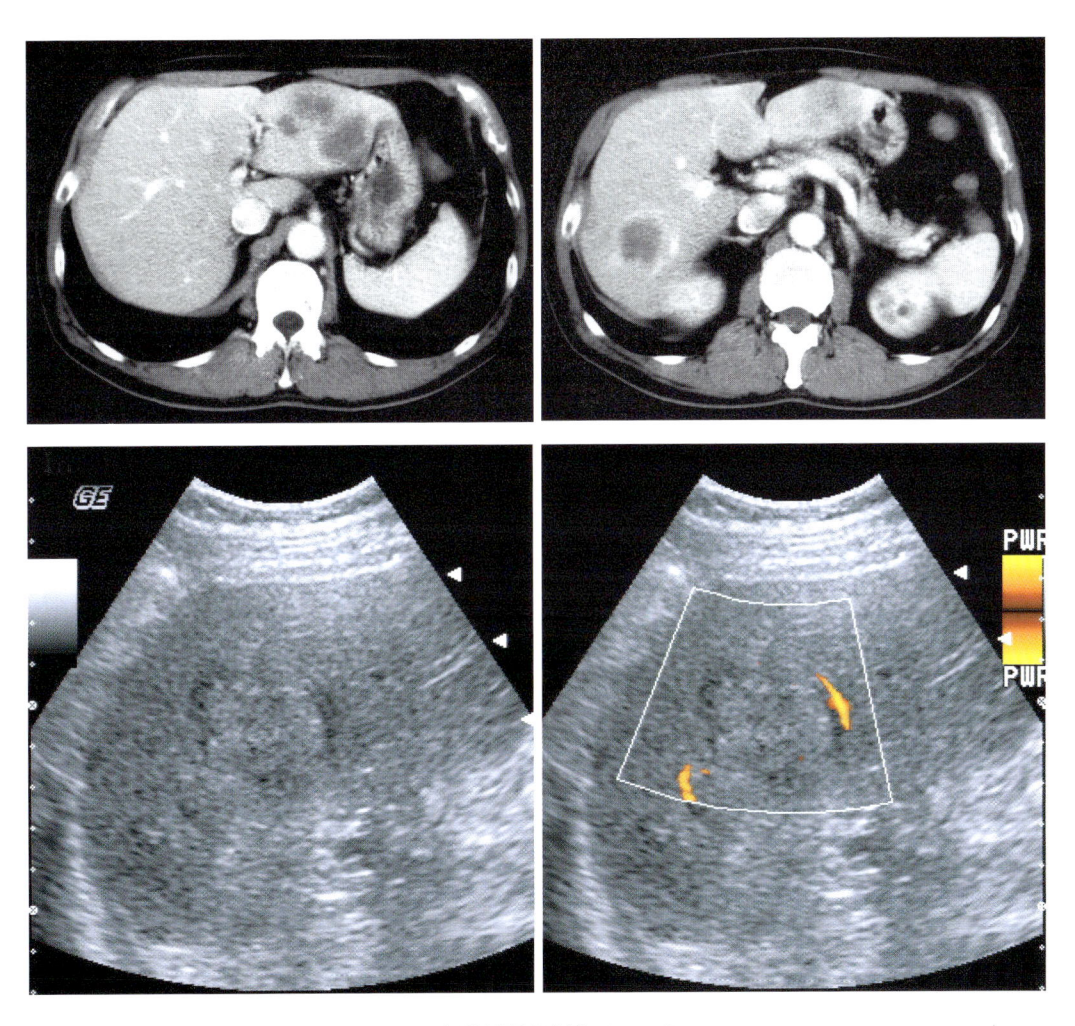

図11　転移性肝癌症例（a～d）

a, b：造影CT（門脈優位相）．肝両葉にリング状に造影効果を示す腫瘍を数個認めている．
　c：B-mode像．やや不明瞭な等エコー腫瘍として描出されている．
　d：PDI像．辺縁に血流表示を認めるのみである．

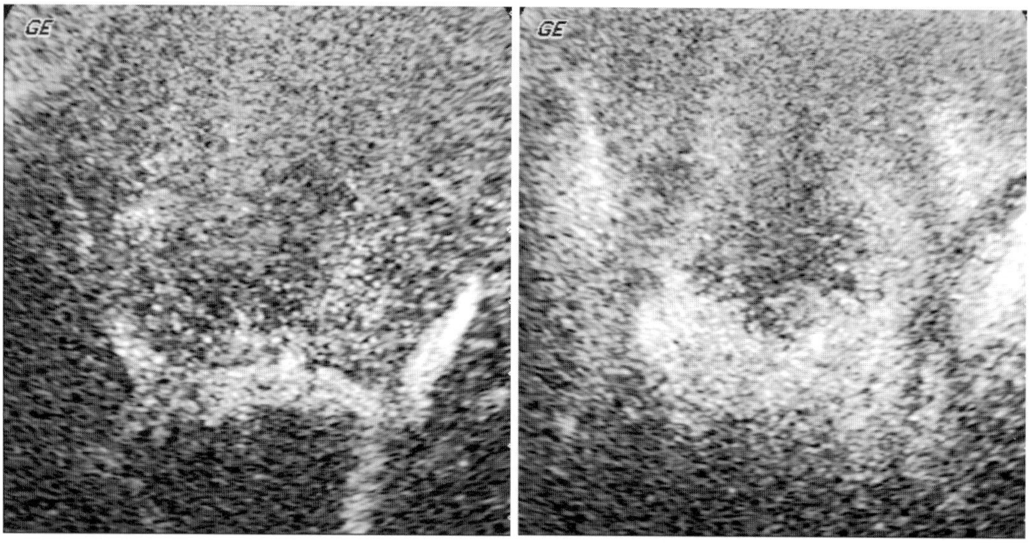

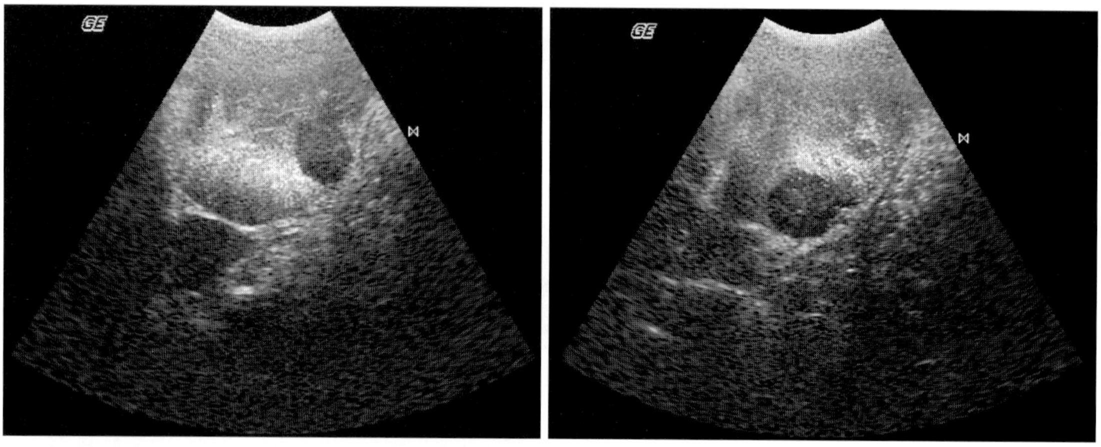

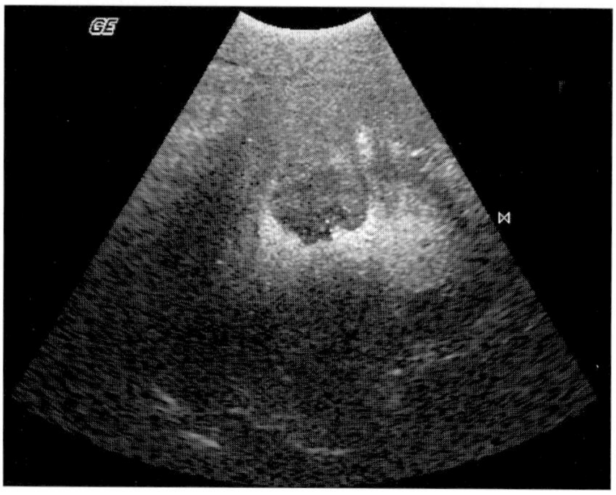

e	f
g	h
i	

図11 転移性肝癌症例（e～i）
　e, f：CHA造影超音波像（e：造影20秒後, f：造影50秒後）．腫瘍辺縁に造影効果を認めるのみで中心には認めていない．
　g～i：CHA造影超音波像（造影5分後のsweep scan, g, h：左葉, i：右葉）．
　非腫瘍部に造影剤が貯留しているため腫瘍部が明瞭に描出されているだけでなく，B-modeでは抽出されない小さな腫瘍も描出可能である．

3．最新の装置による造影超音波検査

これまで述べてきたように造影超音波検査により，超音波検査においても他の画像診断同様に腫瘍濃染像が得られるようになったことはご理解いただけたことと思う．さらに装置の進歩は目覚しく同じB-modeのTissue Harmonic ImagingであるCHA-modeも改良された他，新しい造影modeや装置内臓の3D modeを利用した造影超音波検査による3D Imagingなどが出現し造影検査も多様化してきているのが現状である．そこでここでは最新の装置による造影超音波検査について実際の症例を呈示して解説を行う．使用装置はGE横河メディカルシステム社製LOGIQ700の後継機種にあたるLOGIQ 7である．

1）改良型 CHA-mode による造影超音波検査

これまでCHA-modeは優れた血流の描出力はあるものの，B-mode像の信号を落として造影剤の信号を強調した手法であるために，造影modeのB-modeが見え難く腫瘍の描出が困難となることや，Focusの依存性が強く広範囲に観察が出来ない，肝硬変症においては肝実質染影像（Post vascular phase）での有効な造影ができないなどのいくつかの問題点があった．しかしこれらの点も新しいCHA-modeでは超音波のpowerが上昇している他いくつかの点で改良がなされ臨床的にも有用となっている．B-modeに関してはBackgroundのB-modeのon/offが可能となり造影modeのB-modeであっても腫瘍の描出が容易になった（図12）．

a	b
c	

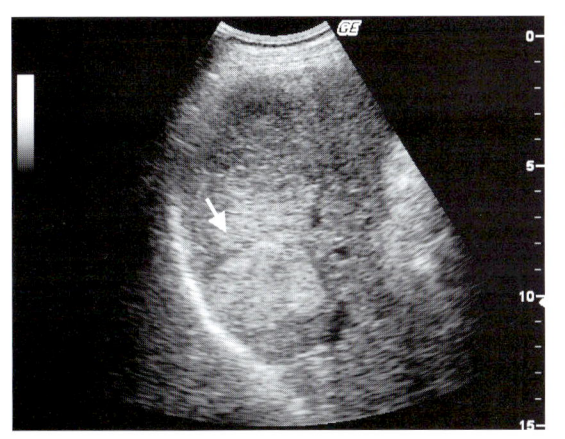

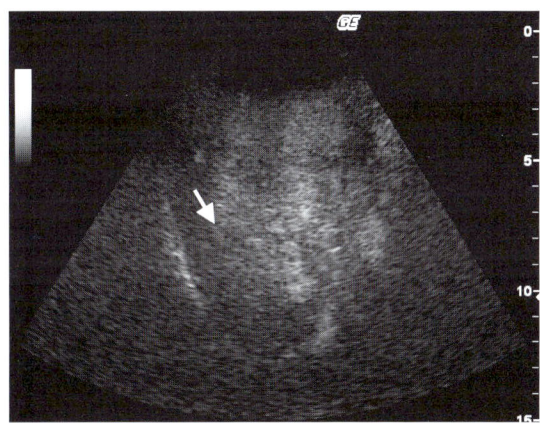

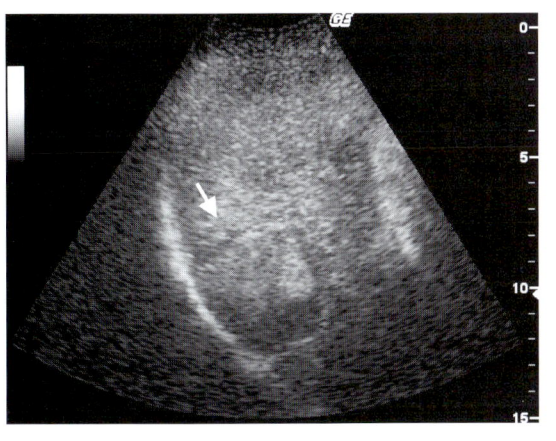

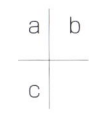

図12　CHA-mode の Background の on/off
　a：B-mode，b．Background off，c：Background on S_7 の肝細胞癌の症例を提示する（矢印）．三段階のBackgroundが選択可能でBackgroundのonにより腫瘍の描出もしやすくなっている．

また，Focusの依存性が少なくなり造影範囲が拡大され，さらに肝硬変症においても確実なpost vascular phaseが得られるようになったため造影における各時相による画像の差もより明瞭に出るようになった（図13，CD動画）．このことは腫瘍内の血流の有無を観察するのみではなく，経時的な変化を踏まえた血行動態が観察可能となるため，肝腫瘍の質的診断や存在診断の向上や次に述べる肝細胞癌の局所治療における治療効果判定に非常に役立っていると考えられる．

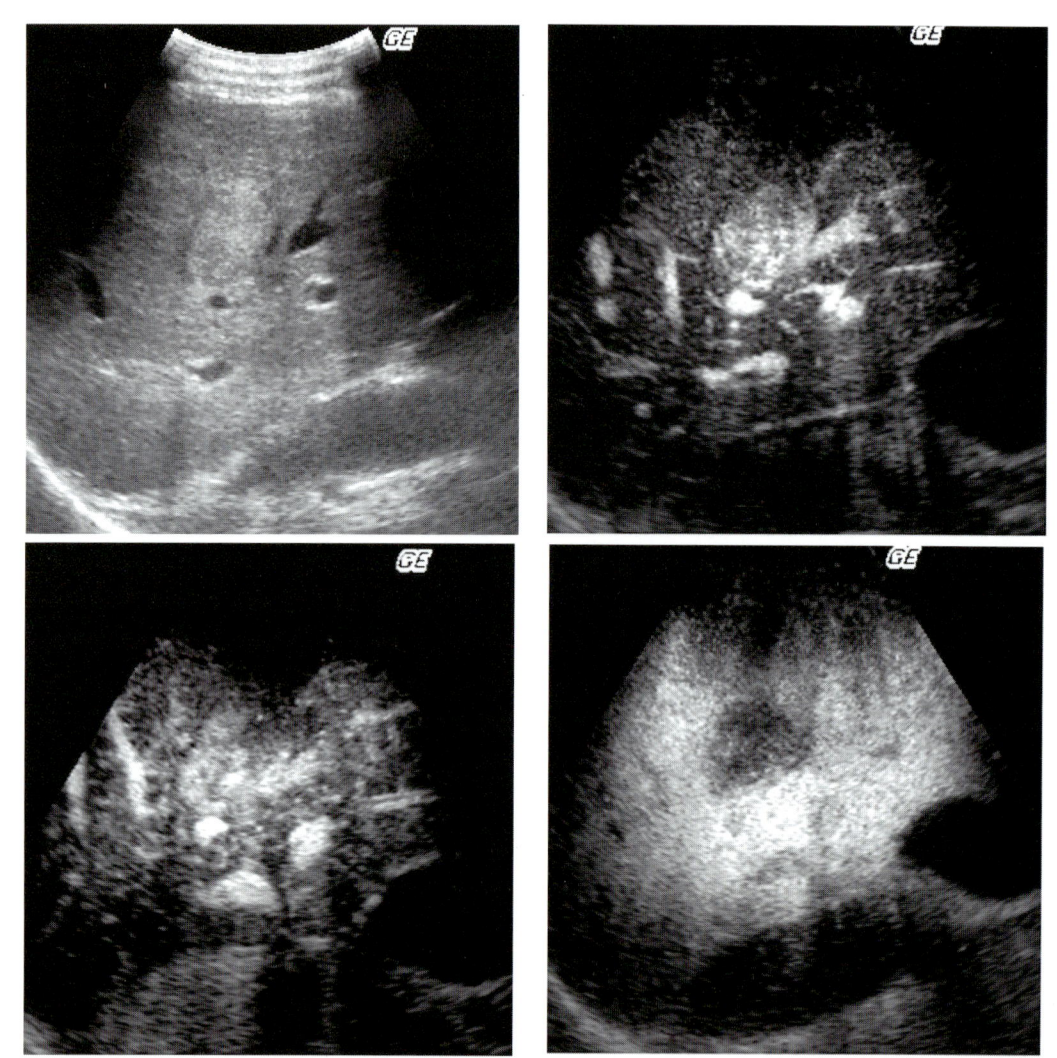

図13 CHA-modeによる造影超音波検査での時相による差（肝細胞癌症例）
a：B-mode像，b：early arterial phase，c：late vascular phase，d．post vascular phase

a	b
c	d

S_6 直径約30mmの肝細胞癌症例である．各時相でFocus position付近のみならず広範囲の造影が得られている他，経時的な変化も観察しやすくなっている．

2）肝細胞癌の治療効果判定

肝細胞癌の内科的治療法も多様化しているが，ここでは代表的な肝動脈塞栓療法とラジオ波熱凝固療法についての治療効果判定について述べる．

（1）肝動脈塞栓療法の治療効果判定

　肝動脈の血流を遮断する治療法であるため，効果判定ではこの血流の遮断された範囲を判定するわけでありやはり造影剤を用いた検査が中心となる．しかし，CTでは治療にリピオドールという造影剤を用いられることが多いために，治療後数日では効果が十分に判定できないこともあり，MRI検査とともに造影超音波検査が有用な手法であると考えられる．施設の都合にもよるが頻回にMRI検査を施行するわけには行かず，今までは肝動脈塞栓療法に対しては，1ヵ月後の造影CTにより治療効果判定を行い追加治療の有無を決定していた．この点，造影超音波検査ではリピオドールの影響を受けないため治療後数日でも効果判定が施行でき，しかも高い感度で腫瘍内血流の有無を判定可能である．このことは追加治療の必要の有無など早期に治療計画が立て直せるため非常に臨床的に役立っており今後，造影超音波検査が中心的な手法となると考えられる（図14　CD動画）

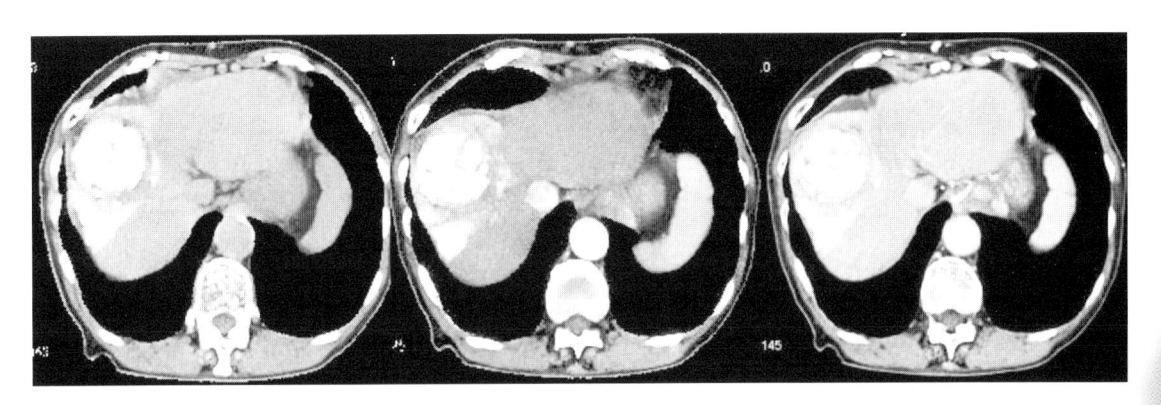

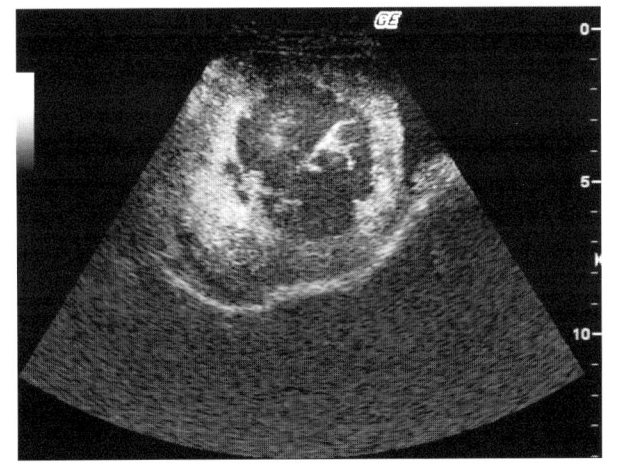

a	b	c
d	e	

図14　肝細胞癌に対する肝動脈塞栓療法の治療効果判定（治療6日後）
　a～c：CT検査（a.単純，b.動脈優位相，c.門脈優位相）
　d：造影超音波検査CHA-mode（造影60秒後）．
　S₈直径約60mmの肝細胞癌症例である．CT検査ではリピオドールの集積により内部の血流情報は判断不可能であるが造影超音波検査では内部にまだ血流が残っていることが確認される．

（2）ラジオ波熱凝固療法

　ラジオ波熱凝療法の治療効果判定のポイントは大きく腫瘍部の残存と焼灼範囲の判定である．本治療法を施行する肝細胞癌はほとんどがhyper vascularな腫瘍であることが多く，腫瘍部の残存の判定については肝動脈塞栓療法の時と同様造影超音波検査が有用である．特に超音波ガイド下で治療を行うことが多いため追加治療を行う場合には，穿刺部位を決定するうえでも超音波検査での治療効果判定が重要であると考えられる．一方焼灼範囲の決定に際しては，治療後の腫瘍の辺縁がわかり難くなることもあり，腫瘍周囲の凝固域を含めたいわゆるsafety marginも合わせた治療効果判定は，造影超音波検査で行うことは困難でありCT検査で判定するのが一般的と

なっている．これは超音波造影剤レボビストが非常に脆弱なbubbleで一度しかscanできないことや，CTと比較すると超音波検査は検者による差があり客観性が低いことが原因と考えられるが，最新の装置ではcine modeとして動画で装置に記録できるようになったことや，有効なpost vascular phaseも得られるようになったことで，術前の検査と同じ条件（同じ走査部位，同じ拡大率，Focus positionなど）で撮影することによりかなりの部分まで判定可能となりつつある．したがって超音波で観察可能な部位であればCTとの判定の差は少なくなってきていると考えられる．そこで，CTと超音波像は断層面が違うためimageの差が生じることも原因の一つと考えられるため，マルチディテクターCTを超音波とほぼ同じ断層面を再合成し比較してみると同じimageが得られていることがわかり，造影超音波検査もCTと同様有用な手法であることが確認できる（図15）．

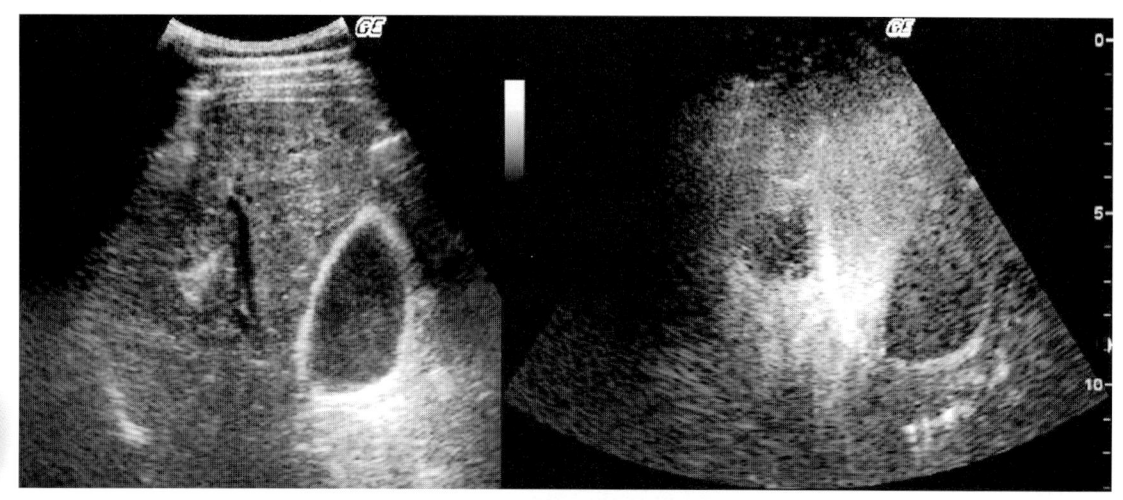

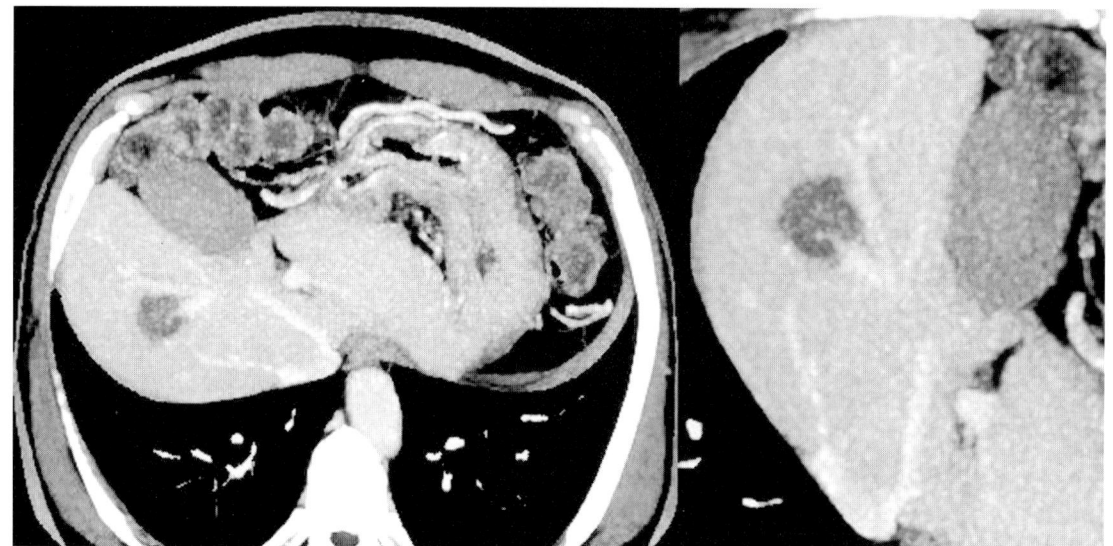

図15 肝細胞癌に対するラジオ波熱凝固療法の治療効果判定（治療4日後）

a	b
c	d

a：B-mode像，b：造影超音波検査CHA-mode（造影60秒後），c：造影3DCT MIP像，d：cの超音波に合わせた回転像

　S₅直径約15mmの肝細胞癌症例である．ラジオ波熱凝固療法後の効果判定は，B-modeのみでは焼灼範囲は境界も不明瞭であるために分からないことが多く，造影超音波検査でより明瞭となっている．マルチディテクターCTによる3D再構成画像と比較すると造影超音波検査とほぼ同じimegeが得られていることが確認される．

3）新しい造影 mode による造影超音波検査

　　現在の造影modeの欠点は，B-modeが見え難いという点と，レボビストの特殊性により適切な造影位置にあわせるまでのscanによりバブルが壊れてしまうという点である．特に造影超音波検査はある程度時間がかかり呼吸などによりインターバルがあるため最初の呼吸停止の間は上手くいくものの以後は上手くいかないことも多い．特に肝実質染影像（post vascular phase）で有効な造影を行うためには無駄なFlashを避けることが重要な点と考えられる．また造影modeのB-modeも改良され見やすくなっているもののやはり通常のB-modeと比較すると見え難く，造影modeと並列して病変部の造影効果を評価可能となれば臨床的に有用であると考えられる．そこで，このような点の改善を目指し，Full time で B-modeと並列して造影検査が施行できる機能を持ち合わせているTruAgent Detectionという新しいmodeも登場している．2画面表示で検査が可能で，一画面がレボビストの造影にほとんど影響を与えない低いパワーのB-modeでReference modeとして用いることが可能で，もう一画面を造影modeとしてROIを任意に設定しこの部分の造影を行う形をとっている（図16　CD動画）．またこのmodeの利点としては，B-modeが常にあるために造影がしやすくどの部位が造影されているかが良く分かること，B-modeの造影では苦手とされてきた高エコー結節にも有用であること，造影剤のみを映像化できるために肝細胞癌の治療効果判定に有用であることなどが挙げられる．さらに種々のパラメーターを変更することが可能であり，一画面表示，造影modeのon/off，造影modeのcolorの変更，Backgroundのon/offが随時変更できる他，装置に動画画像を保存し，検査終了後にもパラメーターの変更が可能となっているのが大きな特徴とである（図17　CD動画）．この様に新しいmodeの出現により，症例に応じて適した造影を施行することができるようになり，造影超音波検査の適応が拡大されていると考えられる．

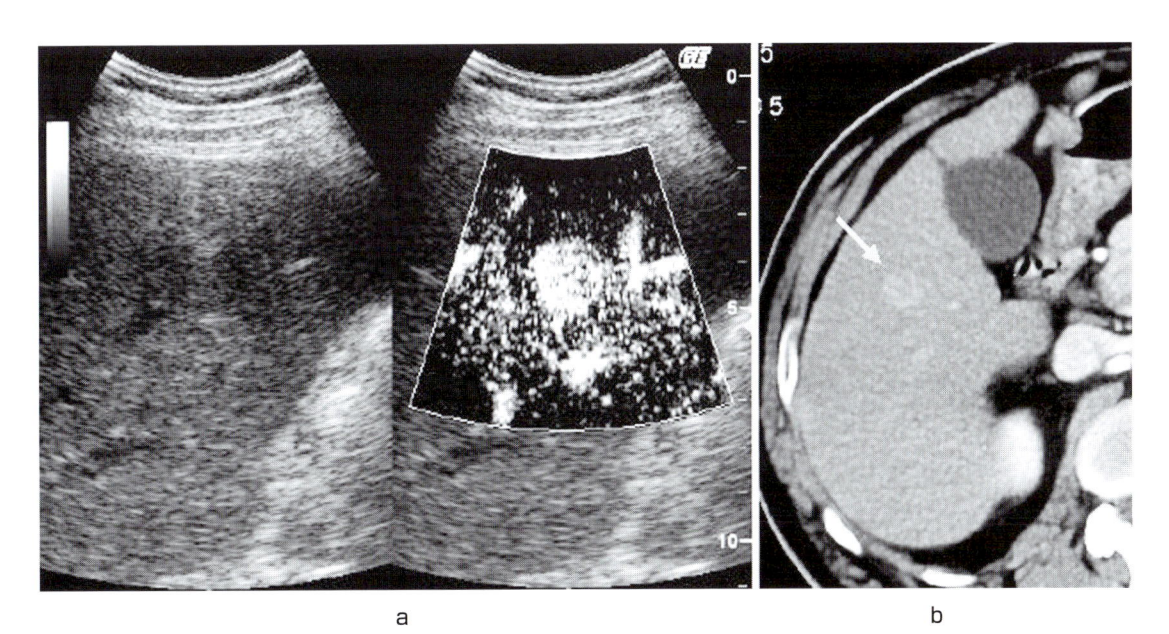

図16　新しい造影 mode による肝細胞癌の造影超音波検査
　a：TruAgent Detection（造影22秒後），b：造影CT（動脈優位相）
　S₅直径18mmの肝細胞癌症例である．B-modeと並列して造影modeがあるため造影部分が判定しやすい他，Full time でB-modeがあるため造影際のscanが容易となっている．

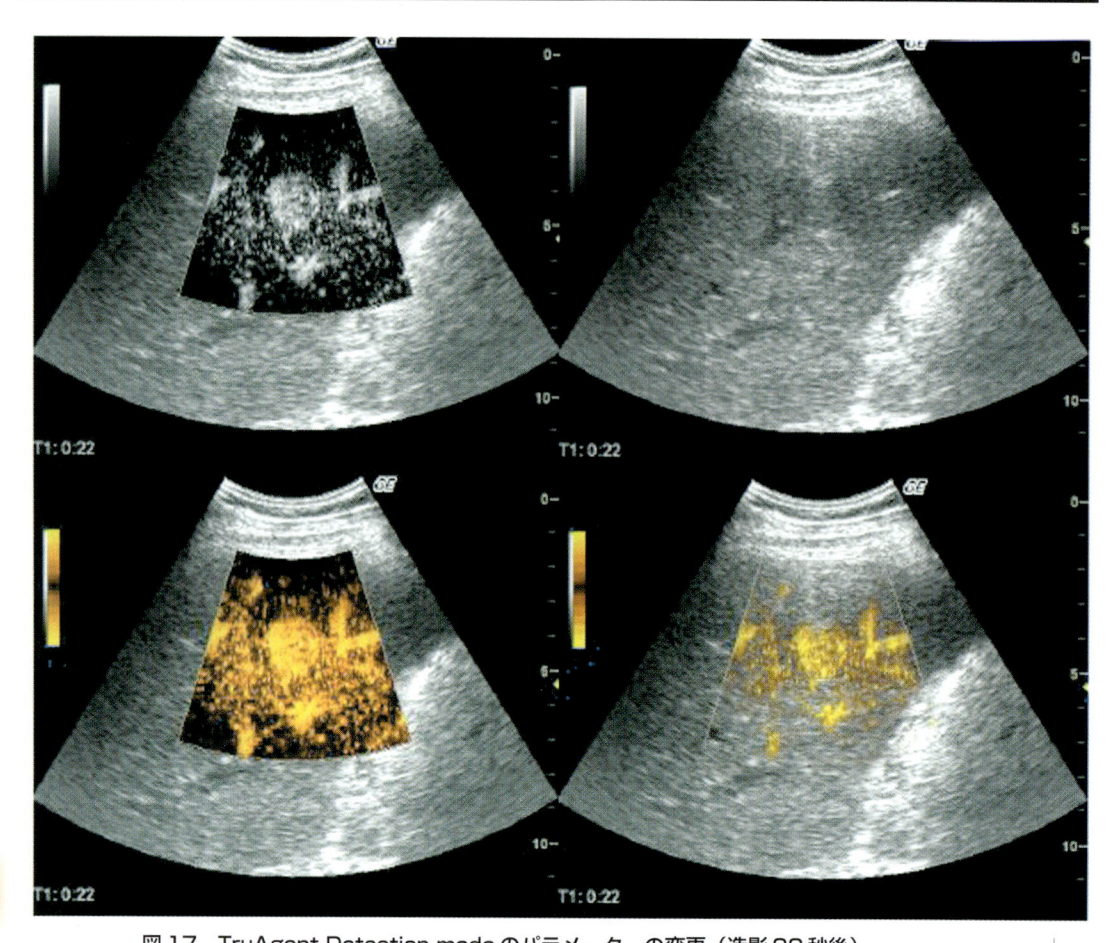

図17 TruAgent Detection mode のパラメーターの変更（造影22秒後）
a：1画面表示，b：造影modeのoff，c：造影modeのcolor表示の変更，d：Backgroundのoff
撮影中，撮影後でも装置上で状況に合わせて種々のパラメーターの変更が可能となっている．

a	b
c	d

4）造影超音波検査による3D Imaging

　　　　コンピューターの高速化に伴い最近の診断装置では装置内臓のmodeでもかなり精度の高い3D構築が可能となっている．造影超音波検査においてこの機能を用い3D構築を試みると血管構築や腫瘍濃染像などが綺麗に表現され，客観性の向上に役立っている（図18　CD動画）．またこれらのmodeは，scanした範囲の超音波像をBox状に厚みを持って再構成できるため，任意断面の画像も作成可能となっており脈管との関係や腫瘍辺縁の観察も有用であると考えられる（図19）．

　以上最新の装置による造影超音波検査の解説を行った．ここに呈示したように，日常のコンピューター製品同様超音波診断装置も日々改良されているのが現状である．今後次世代造影剤の出現により一言に造影超音波検査といってもますます複雑になることも予想されるが，確実に重要な医療情報も得られるようになってきているの事実であり，装置による長所・短所を理解し症例ごとに使い分ける柔軟性が重要であると考えられる．

IV. 造影超音波検査

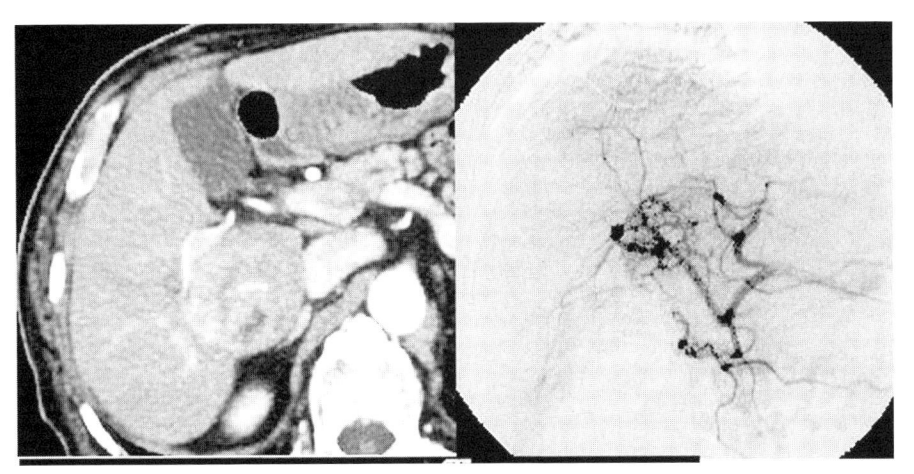

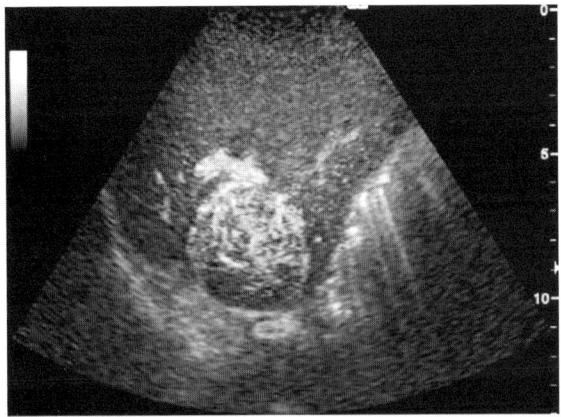

a	b
c	
d	e

図 18　肝細胞癌の造影超音波検査の 3 D mode
　a：CT 動脈優位相，b：右肝動脈造影（DSA），
　c：造影超音波検査 CHA-mode（造影 22 秒後），
　d：造影 20 秒後，e：造影 30 秒後
　S_7 直径約 40mm の肝細胞癌症例である．3D 表示により腫瘍内の不整血管や，周囲の動脈門脈との関係が立体的に分かりやすく表現されている．

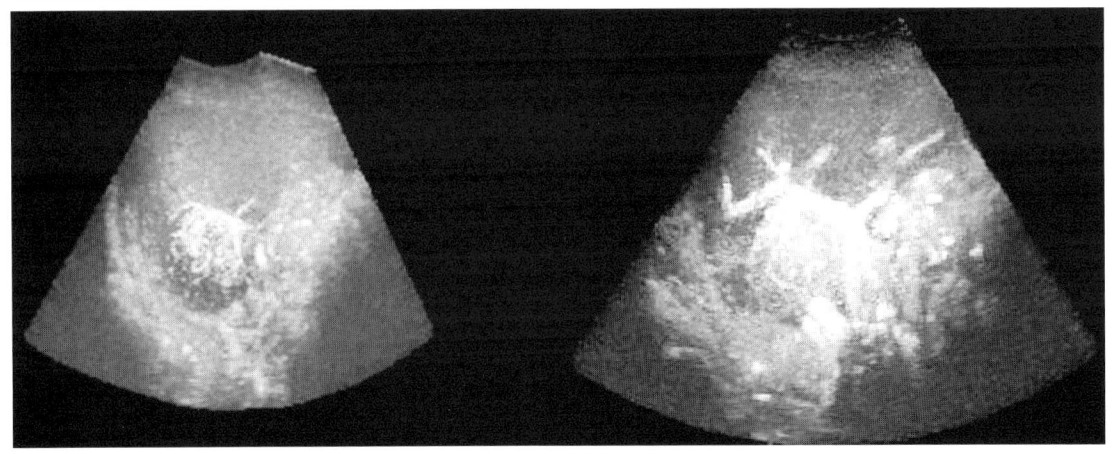

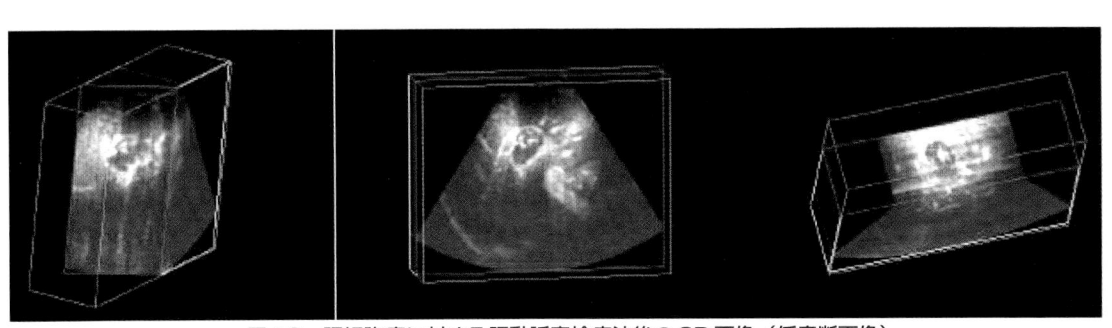

図 19　肝細胞癌に対する肝動脈塞栓療法後の 3D 画像（任意断面像）
scan 範囲内をこのように Box 状に再構築可能であり，容易に任意断面の情報が得られる．

文　献

1) 久直　史, 大熊　潔, 平井都始子：腹部カラードプラ診断, 金原出版株式会社.

び漫性肝疾患の超音波画像

The ultrasound image of chronic hepatic disease

　本章ではび漫性肝疾患についての説明を行う．肝臓のスクリーニング検査を行う場合，特に初心者ではついつい肝腫瘍の存在診断ばかりに関心が行ってしまうが，肝臓全体の評価もび疾患を拾い上げるという意味から重要である．また，かりに肝腫瘍性病変が存在した場合でも，肝細胞癌にはhigh risk groupがあるため，背景肝の適切な評価が鑑別診断を行う上でも大切となる．ここでは脂肪肝，急性肝炎，慢性肝炎，肝硬変，アルコール性肝障害，原発性胆汁性肝硬変症，自己免疫性肝炎，原発性硬化性胆管炎，寄生虫疾患（日本住血吸虫症），肝循環障害，肝代謝性障害，肝肉芽腫性疾患についての解説を行う．

　まず始めにびまん性肝疾患の超音波検査を行ううえでのポイントを挙げる．軽度の肝障害から肝硬変症に至るまで様々な変化があり，原因疾患によっても異なる像を呈する．肝臓の形態的な変化は，組織学的な変化を反映して出現してくるため，特に次の点に注意して観察を行い，総合して肝障害の程度を評価することが望ましい．

1）肝の大きさ

　急性肝炎では肝両葉の腫大，肝硬変症では右葉の萎縮と左葉の腫大，さらに肝硬変末期になると両葉の萎縮などの変化がある．通常肝の大きさの指標は，左葉が正中縦走査で頭尾側方向11cm以上，腹背方向で7cm以上を腫大とし，頭尾側方向で7cm以下，腹背方向で5cm以下を萎縮とする．右葉では，右の中腋窩線の付近で描出し頭尾側方向で16cm以上を腫大，9cm以下を萎縮としている[1]．またアルコール多飲者などで見られることがあるが，尾状葉のみが腫大する場合があり，このような症例では腫瘍性病変のようにも見えるため注意が必要である（図1）．

2）肝辺縁の評価

　健常者では鋭角であるが，慢性肝障害では鈍角になる．初期ではほとんど気づかないこともあるが，肝障害が持続し線維化が進むにつれ肝辺縁は鈍化し，さらに肝下面が下方に凸となっていくためにその角度が広がっていくのが特徴である（図2）．

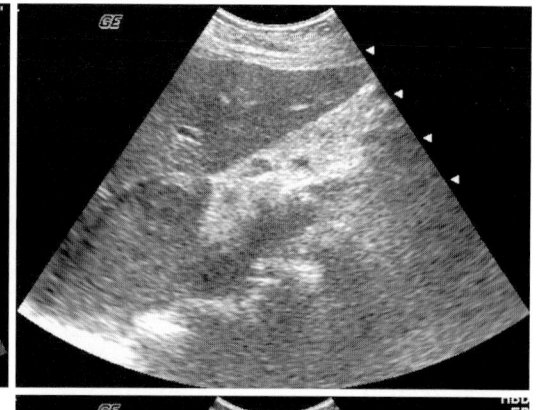

図1 尾状葉の腫大
a：多飲酒者，B-mode 像(正中縦走査)
b：肝細胞癌症例．B-mode 像(正中縦走査)
c：癌部拡大像．
多飲酒者ではこのように尾状葉のみ腫大する症例があるがbのような腫瘍性病変との鑑別がつきにくいことがあるので注意を要する．

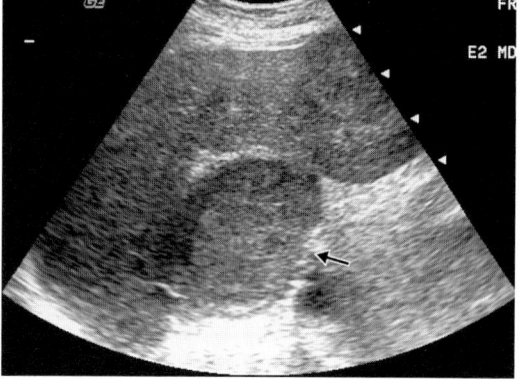

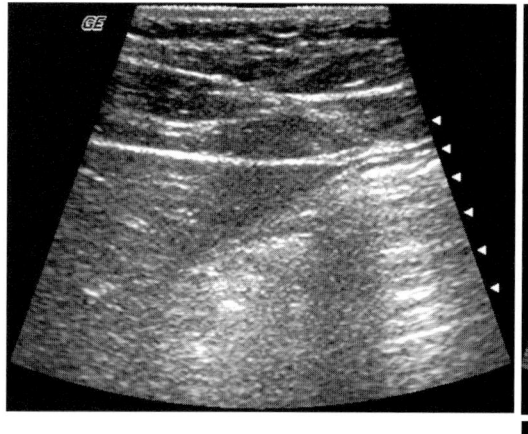

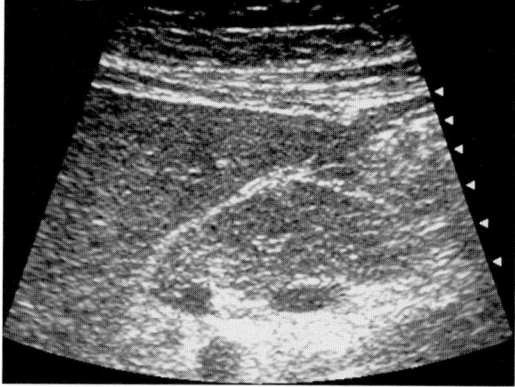

図2 肝辺縁の鈍化
a：健常者(正中縦走査)
b：慢性肝炎(正中縦走査)
c：肝硬変(正中縦走査)．
健常者に比べ肝障害が進むにつれ辺縁が鈍化しているのが分かる．

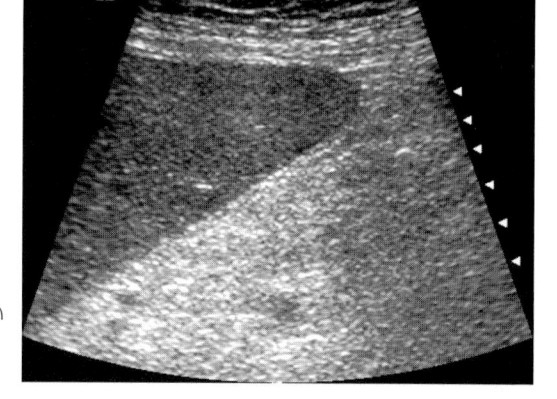

3）肝表面・裏面の評価

　健常者では肝表面も裏面も平滑であるが，線維化の程度により凹凸となる．凹凸は肝表面が結節状になったことを示すが結節の大きさにより様々な変化を示す(図3)．通常びまん性肝疾患の場合，肝表面も裏面も同じような変化をするはずであり，肝表面の評価だけでも良いと思われるが，通常スクリーニング検査で使用するプローブの周波数は3.5MHzであるため肝表面は浅部で評価がしにくく，また，コンベックスプローブを用いて観察を行うため圧迫により肝表面が正しく描出されないことなどがあり，肝裏面にも注目し正しく評価を行うことが望ましい(図4)．

　なお，肝表面あるいは肝表面近傍に存在する腫瘍性病変の観察には高周波プローブを使用するのを常としたい．

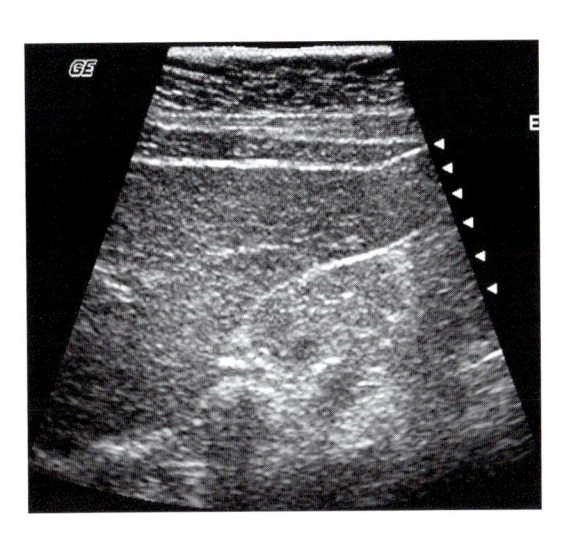

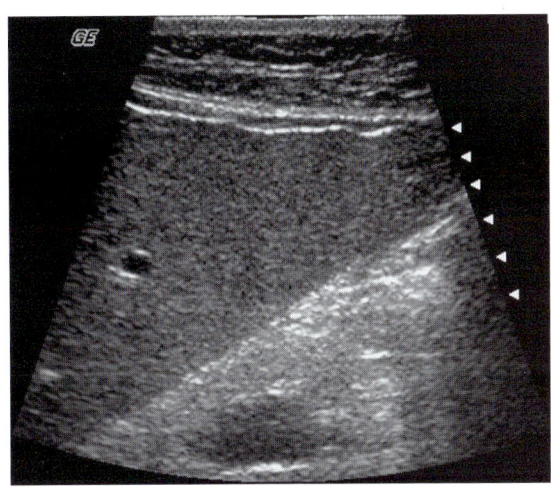

a：慢性肝炎(正中縦走査)　　　　　b：肝硬変(C型，正中縦走査)

図3　肝表面の変化
慢性肝炎ではほとんど凹凸はないが，肝硬変症では明らかに肝表面が凹凸になっているのが分かる．

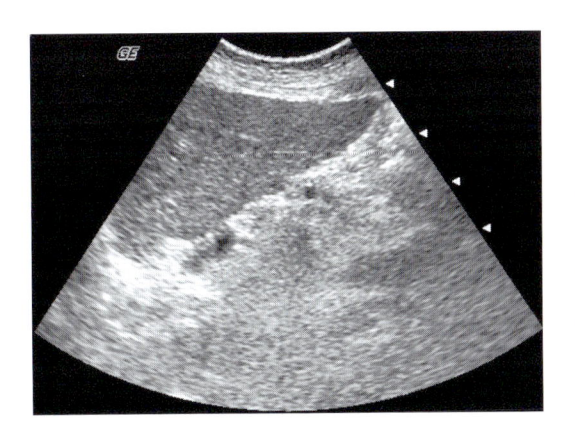

図4　肝裏面の評価
　肝硬変症(正中縦走査)，コンベックスプローブを用いて観察する場合，肝表面の状態は，圧迫の影響も加わりこの症例のように評価しにくいことが多い．このような場合でも肝裏面の凹凸不整はよく観察可能であり評価可能である．

4）内部エコーの変化

　内部エコーの観察は，エコーレベルとエコーパターンに関して評価を行う．エコーレベルは高エコー，等エコー，低エコーの三段階に通常評価するが，目安として腎臓の実質は脂肪沈着がな

いために腎と比較して同じレベルを等エコーとしていることが多い．エコーパターンは，大きく均一(homogeneous)か，不均一(heterogeneous)に分類されるが，これならばhomogeneous，これならばheterogeneousという定義はなく，主に検者の経験による主観的な要素で評価を行っているのが現状である．しかし，ある程度経験をつめば，慢性肝炎から肝硬変症になるに従い不均一となることや，重症化すると不均一になることなどはすぐ分かるようになる．また，最近の装置では高周波プローブでも深部減衰が少なく肝の観察が行えるようになっており，内部エコーの差も分かりやすくなってきている．

図5に10MHzのリニアプローブで肝右葉を描出した像を提示する．正常像と比較しC型肝硬変症例のほうが明らかに内部エコーが不均一で粗造であることが確認できる．エコーパターンは肝実質の線維化，胆汁のうっ滞，門脈・動脈の血流の程度など，様々な要因により超音波の伝播が不均一になるために現れる変化であり，背景因子によってもエコーパターンは異なることを頭に入れておく必要がある．

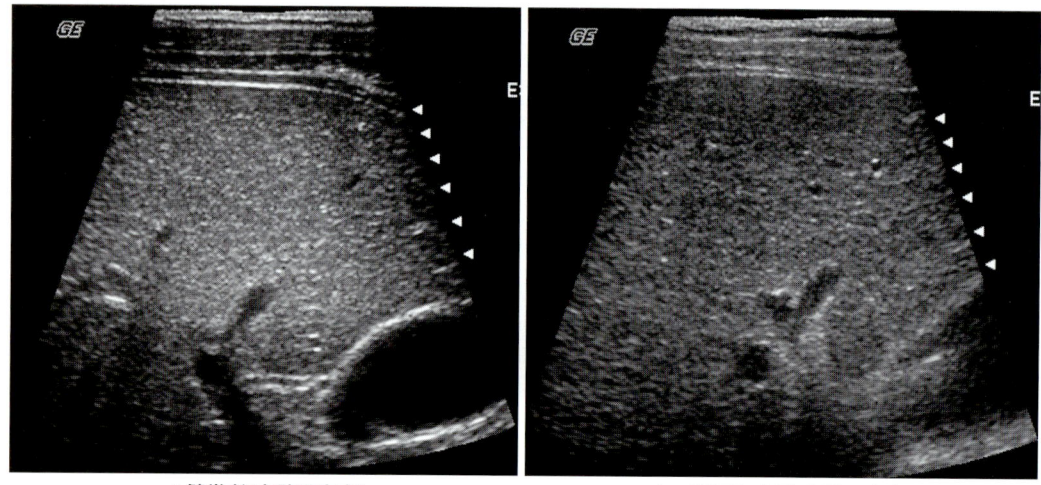

a：健常者(右肋間走査)　　　　　　　　b：肝硬変症例(右肋間走査)
図5　肝の内部エコーの評価
健常者と比較し，肝硬変症では内部エコーは不均一であり，内部の組織構造がより複雑であることが分かる．健常者のような均一なエコーパターンをhomogeneousと呼び，肝硬変のような不均一なものをheterogeneousと呼ぶ．

5）肝内脈管の評価

肝内の脈管は門脈，肝動脈，肝静脈であるが肝動脈はほとんど肝門部でしか観察できないため通常は門脈と肝静脈の観察になる．特に肝静脈は壁が薄いため周囲の硬さによる変化が出やすく壁の不整の有無で評価が可能となる(図6)．門脈血流は最近ではドプラ検査で流量も測定されるようになったが，門脈血流の増加する状態を経て肝硬変の進行とともに門脈血流が減少し，さらに肝外に側副血行路が出現するようになると門脈径は細くなり門脈の描出が非常に困難となることもある(図7)．

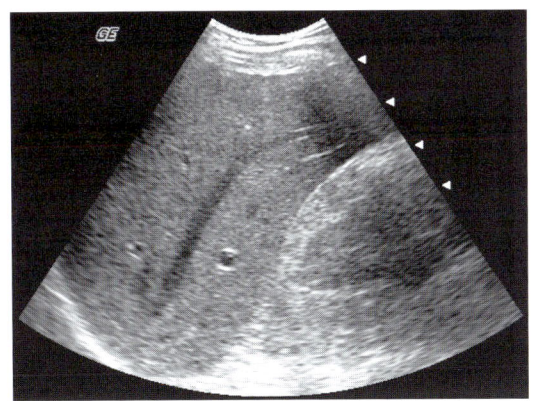

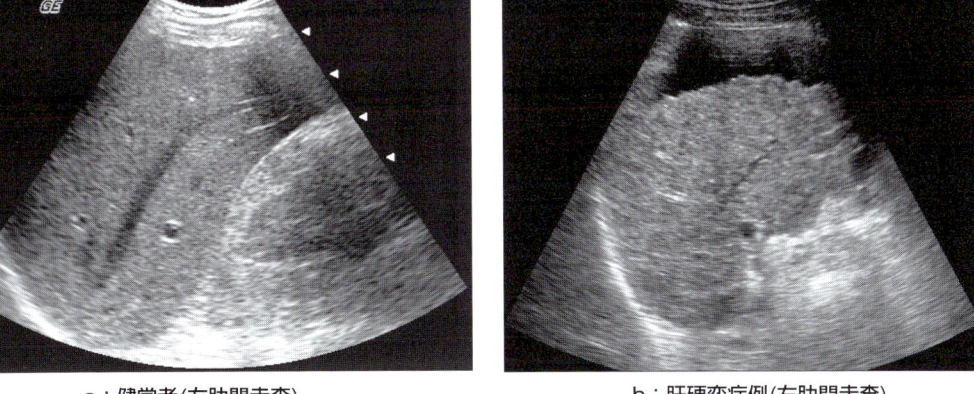

a：健常者(右肋間走査)　　　　　　　　b：肝硬変症例(右肋間走査)
図6　肝静脈の評価
右肝静脈を描出しているが，健常者と比較し肝硬変症では，肝静脈の壁の不整が目立ち狭小化も認めており周囲組織が硬いことが推測できる．

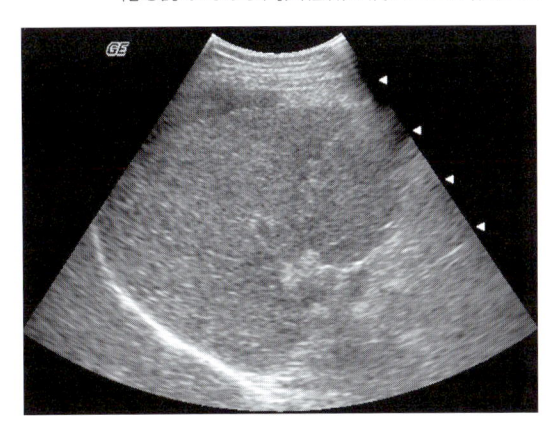

図7　肝硬変症(右肋間走査)
肝門部の門脈が細くなっており描出不良となっている．肝硬変症も末期になると門脈圧亢進により門脈径が細くなり描出が悪くなることもある．

6) 肝外の随伴所見の評価

　　肝内の評価も大切であるが，肝硬変になり門脈圧亢進症状を呈するようになると肝以外にも変化が起こるため，肝内の所見のみではなく肝周囲の観察も同時に行うことも大切である．観察すべき項目としては，腹水の有無，脾腫，側副血行路，胆嚢壁の肥厚，肝門部のリンパ節の腫大などである．

　　腹水は，腹腔内にecho free spaceとして描出されるため診断は容易であるが，少量の場合にはモリソン窩などの背側や肝下縁にわずかに認めるのみで見逃されることも少なくない．またecho free space内に点状エコーのような内容物があるときは，出血や感染も疑う必要がある．

　　脾腫は基本走査編でも述べたが，spleen indexで20以上を腫大としているが脾臓の大きさと肝障害の程度が必ずしも一致しているわけではない．側副血行路は，腹部のスクリーニング検査で観察できるものは，傍臍静脈(Para umbilical vein)，左胃静脈(left gastric vein)，短胃静脈(short gastoric vein)，脾腎短絡(splenorenal shunt)などであるが，健常者では見られない部分に数珠状の脈管を確認することで発見できる(図8)．

　　左胃静脈が発達する症例では食道静脈瘤の合併が多く胃静脈瘤がある場合は噴門近くにあることが多い．これに対し短胃静脈が発達している症例では，胃の穹窿部への静脈瘤を合併している症例が多い．また短胃静脈の近くに腎静脈への短絡が観察される症例もある．

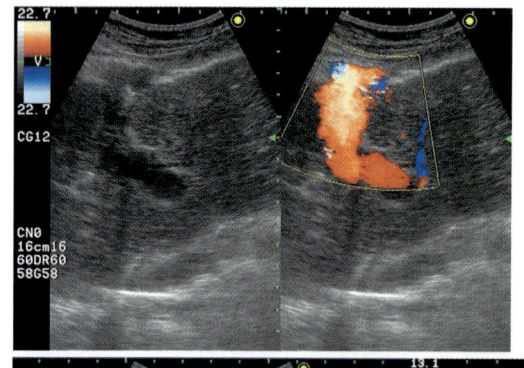

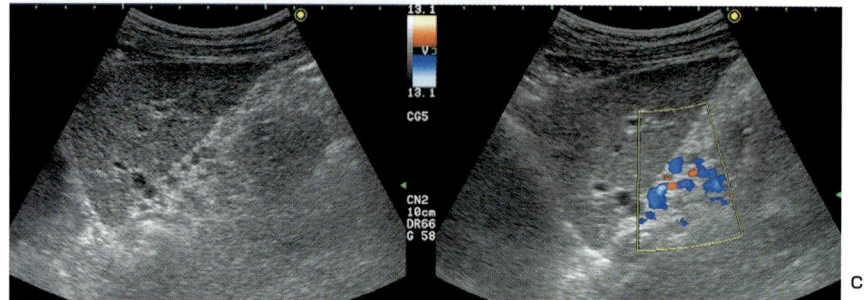

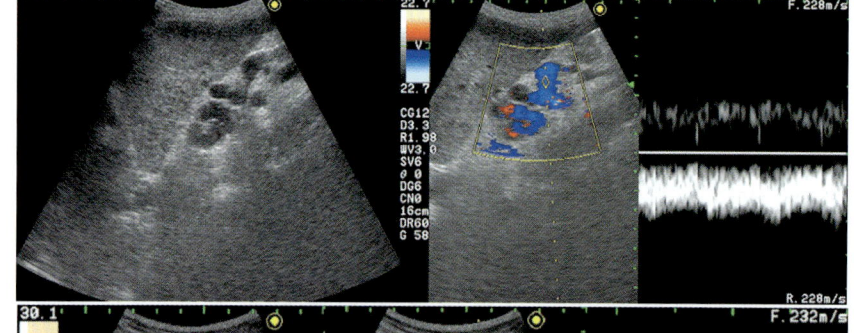

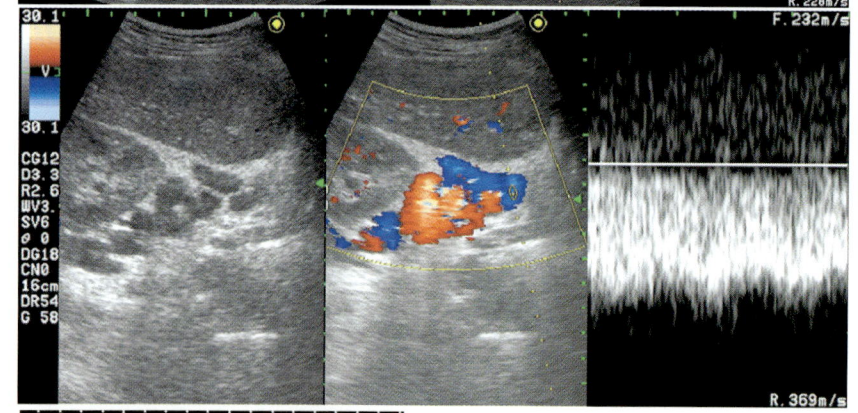

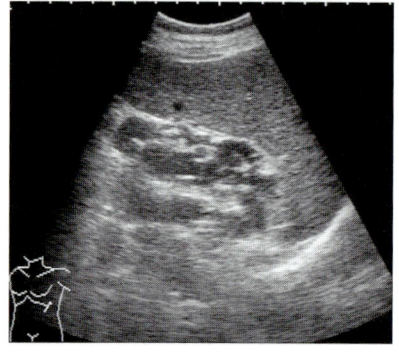

図8 門脈圧亢進症における側副血行路
　　a：傍臍静脈の拡張（B-mode，CFM）
　b, c：左胃静脈の拡張（軽度）（b：B-mode，c：CFM）
　d, e：左胃静脈の拡張（著明な拡張）（d：B-mode，e：FFT解析）
　　f：短胃静脈（B-mode，CFM，FFT解析）
　　g：脾腎shunt

通常の走査では見られない部分に数珠状の脈管の拡張を認めることで側副血行路と診断できる．カラードプラを使用することで脈管であることが確認できるほか，FFT解析により定常流を確認すればより確実となる．意識すればbのように比較的早期より超音波検査でも指摘できるようになる．

胆嚢壁の肥厚は，胆嚢静脈の排泄経路が一部門脈となっているために，門脈圧亢進による胆嚢静脈がうっ滞して起こるが，低蛋白血症で腹水が生じた場合にも起こる(図9).

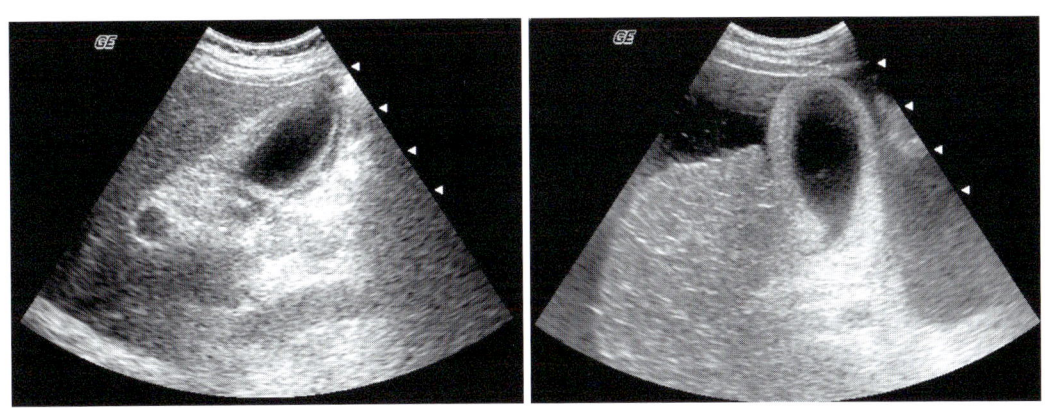

a：代償期　　　　　　　　　　b：非代償期

図9　肝硬変症の胆嚢
腹水の有無にかかわらず門脈圧の亢進に伴い胆嚢壁の肥厚を認めるようになる．

リンパ節の腫大は，日本肝癌研究会原発性肝癌全国追跡調査(第14報)[2]によるNo 8，12の腫大が慢性肝障害で観察されることがある．これは特に病期の進行に応じて出現するものではなく，比較的初期の慢性肝炎でも生じることがある．悪性疾患によるリンパ節転移とは形態が異なり動脈に沿って扁平な形を呈していることが特徴である(図10).

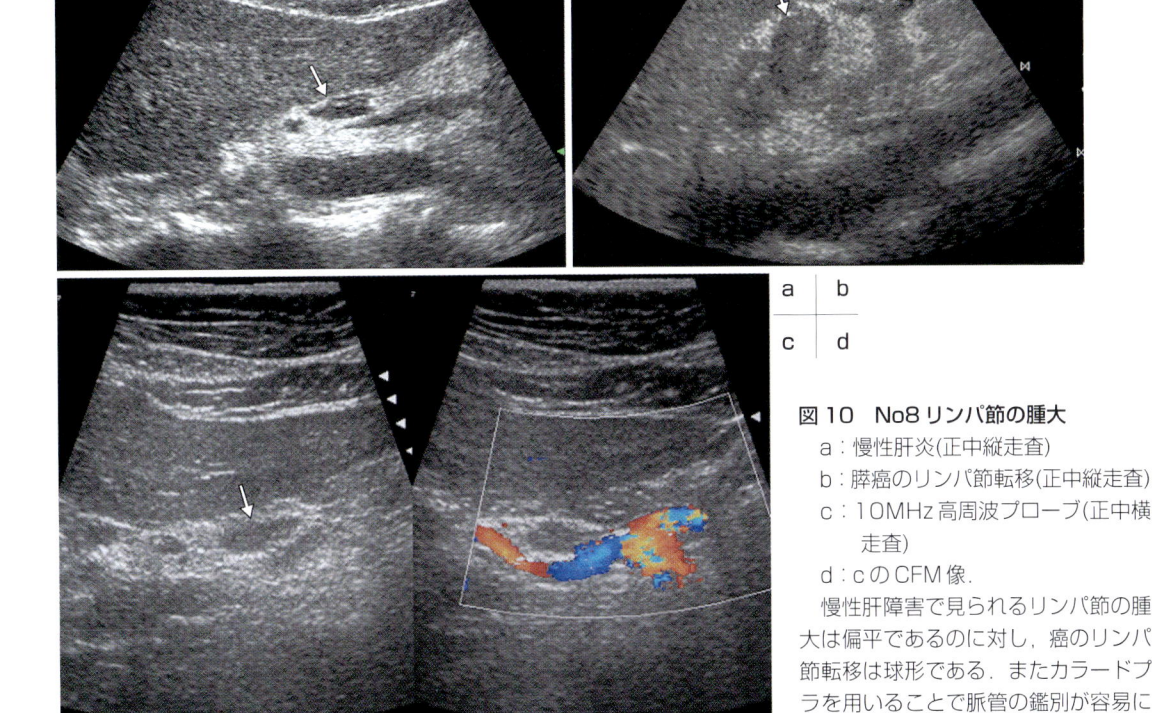

a	b
c	d

図10　No8リンパ節の腫大
a：慢性肝炎(正中縦走査)
b：膵癌のリンパ節転移(正中縦走査)
c：10MHz高周波プローブ(正中横走査)
d：cのCFM像．
慢性肝障害で見られるリンパ節の腫大は偏平であるのに対し，癌のリンパ節転移は球形である．またカラードプラを用いることで脈管の鑑別が容易につく．

次に実際の症例についての解説を行う．

1. 脂 肪 肝

最近の食文化の変化とともにドック健診などで頻繁に遭遇する疾患である．脂肪肝は中性脂肪の肝への過剰蓄積でなり，原因として，過栄養，飲酒，栄養障害，薬剤，他疾患との合併などがある．組織学的には肝小葉の30％以上に脂肪滴を認めるものとしている．

通常脂肪肝の超音波診断は，内部エコーのBrightness，肝腎コントラストの上昇，深部減衰，脈管の不明瞭化の4項目がそろった時に行う．

図11に脂肪肝の典型例の超音波像とCT，組織所見を提示する．内部エコーの輝度上昇は，微細で均一なスペックルパターンが特徴であり，肝組織に沈着した脂肪滴により超音波が多重反射

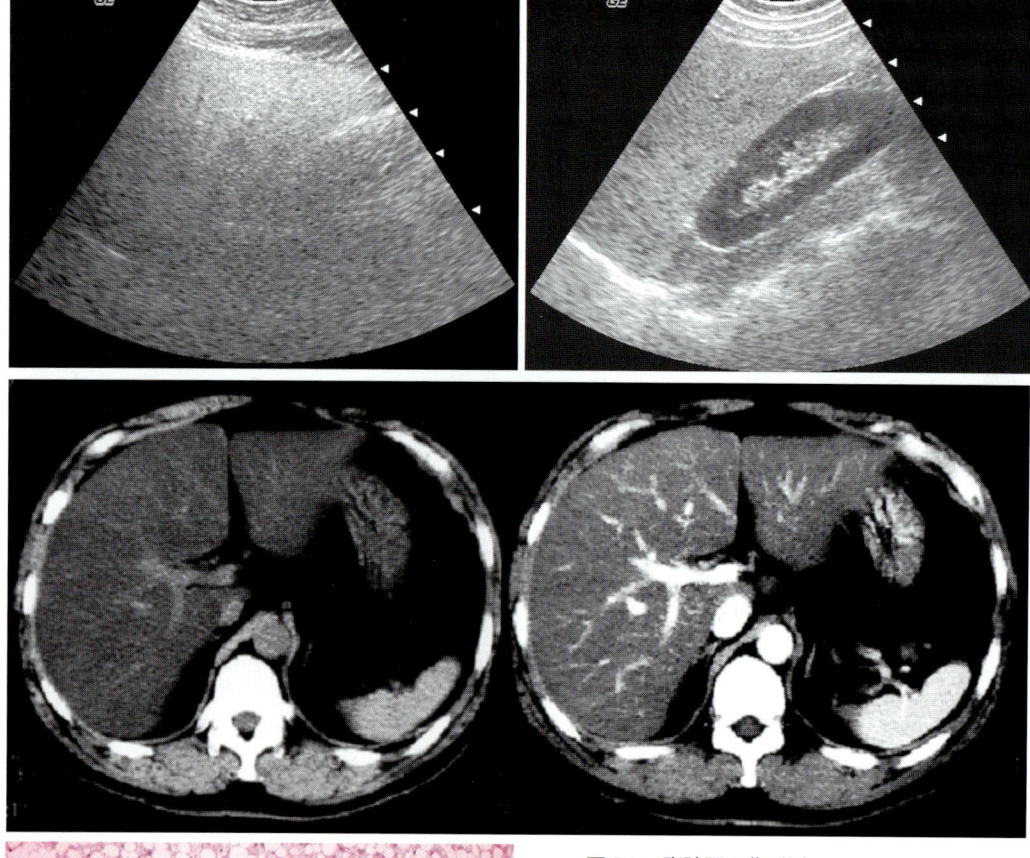

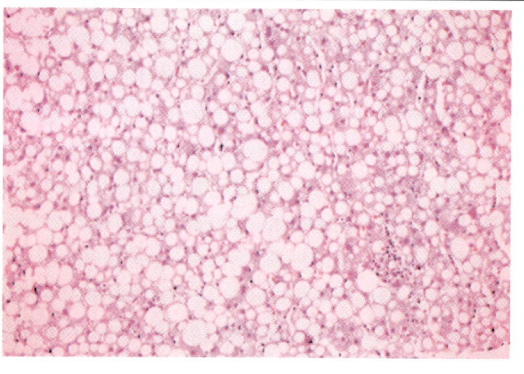

図11 脂肪肝の典型例
 a：B-mode（正中縦走査）
 b：B-mode（右肋間走査）．内部エコーのBrightness，肝腎コントラストの上昇，深部減衰，脈管の不明瞭化を認める．深部減衰が強い場合にはビームが届かなくなるために深部の観察は不可能となる．
 c, d：CT（c：単純，d：門脈優位相）．脂肪を多く含む組織は低吸収域となっており，単純CTがあたかも造影CTのように描出される．
 e：組織所見．脂肪滴を一面に認めている．この脂肪滴に超音波が反射し画面上Brightnessとして表現される．

を起こすために生じる．脂肪沈着のない腎臓実質とエコーレベルを客観的に比較したものが肝腎コントラストの上昇で，実質の輝度上昇と深部減衰により肝臓と腎臓の境界の線状高エコーが消失することも特徴の一つである．腎臓との評価を行う際には，肝と腎の関心領域を同じ深さに描出して比較することが大切となる．

　実質エコーの深部減衰は，脂肪滴による超音波の反射・散乱により生じる．脈管の不明瞭化もほぼ同じ原理により生じるが，それだけではなく肝細胞が脂肪化により膨大し脈管を圧排するために生じる．以上の4項目がそろった時に超音波検査では脂肪肝と診断するが，Brightnessの上昇のみで安易に脂肪肝と診断してしまう検者もいるので注意が必要である．

　このような脂肪肝の特徴は脂肪滴による深部減衰が肝臓の観察を妨げるわけであり，高度の脂肪肝は，どの装置で観察しても前述した所見が得られ脂肪肝と診断されるが，以前のアナログの装置と比べ最近のデジタルビームフォーマーや多送信プローブを備えた装置では深部減衰が少なく軽度の脂肪化では異常所見として観察されないこともあり装置間での差が生じるほか，皮下脂肪の厚い症例では皮下組織で超音波が減衰してしまうこともあることを頭に入れておく必要がある．

　以上のような脂肪肝の診断は比較的容易と思われるが，脂肪肝でも脂肪沈着が均一でない非典型例では腫瘍性病変との鑑別が重要となることがある．最も多いものは門脈周囲や胆嚢周囲に脂肪沈着をしない部分があり，周囲のBrightnessが上昇しているために相対的に低エコー腫瘤のように観察される部分であり，spared areaとも言われる(図12)．

a	
b	c

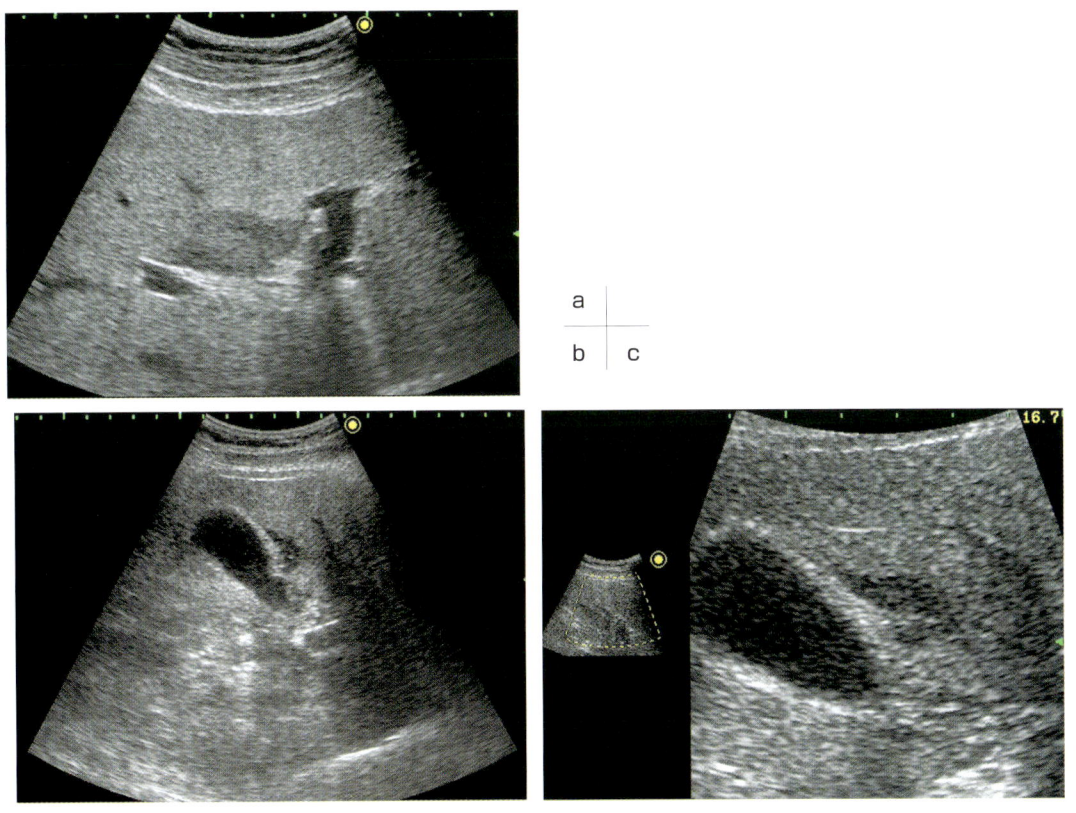

図12　spared area
　a：門脈周囲(右肋弓下走査)　　b：胆嚢周囲(右肋弓下走査)　　c：拡大像(右肋弓下走査)．
　門脈本幹周囲および胆嚢周囲に脂肪の沈着を認めない部分があり相対的に低エコー腫瘤のようにも見えてしまう．しかしよく観察すると同部のエコーレベルおよびエコーパターンは正常肝と同じパターンを呈している．

これは，門脈以外の血流で栄養されている部分がこのようになると言われており，門脈周囲は右胃静脈，胆嚢周囲は胆嚢静脈の影響を受けていると言われる[3)4)]．

このほかの領域にも低エコー腫瘤として描出される場合もあるが，これらは脂肪化が不均一に沈着しているまだら脂肪肝として扱われている．脂肪の沈着程度により区域性になるものや(図13)肝全体が不均一になるものもある(図14)．

さらに塊状型の腫瘤性病変のように観察されてしまう症例もあるが(図15)，よく観察すると，区域性の場合は肝静脈により脂肪沈着部が分かれていることが多いことや，そのほかの場合でも腫瘤のように見える部分は健常部であるため，内部に肝静脈や門脈，胆管が走行していることで鑑別が可能となる．

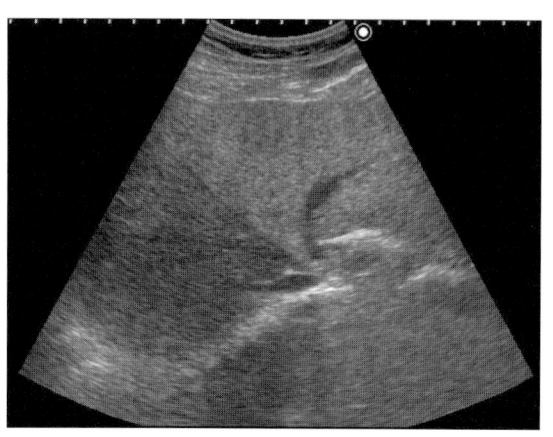

図13 まだら脂肪肝(区域性，右肋弓下走査)
中肝静脈のところで脂肪沈着の部分が区切られている．

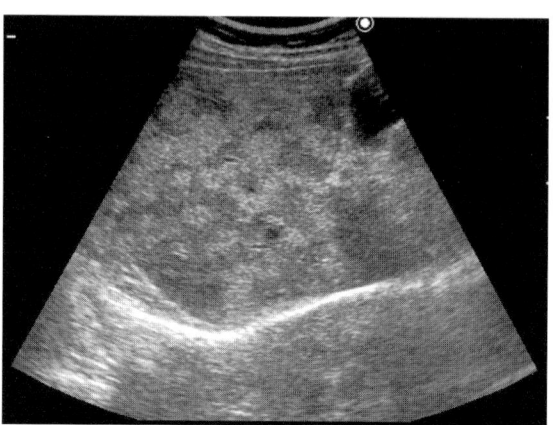

図14 まだら脂肪肝(多発例，右肋弓下走査)
肝全体に不均一な脂肪沈着部と非沈着部が混在しており転移性腫瘍との鑑別が重要となる．

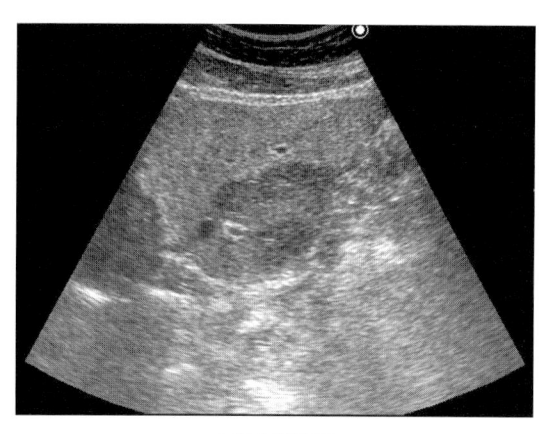

a：正中横走査

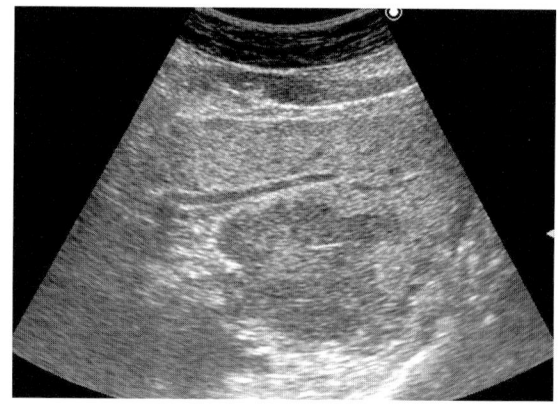

b：正中縦走査（拡大像）

図15 まだら脂肪肝(塊状型の腫瘍との鑑別が重要となる症例)
図12のような部分以外にも脂肪の非沈着部が存在することがある．この場合，あたかも塊状型の腫瘍のように見えてしまうが，よく観察すると通常の門脈をはじめとする脈管が正常に走行している．

逆に脂肪が限局性に沈着すると肝血管腫や血管筋脂肪腫のような高エコー腫瘤との鑑別が問題となることもある(図16)ほか，アルコールの多飲者で見られるような高エコー結節が多発し転移性の肝癌との鑑別が問題となる症例もある(図17).

脂肪肝は，超音波検査において安易に診断されることの多い疾患であるが，実際にはこのように多種多様の像を呈することがあることを頭に入れておく必要がある．

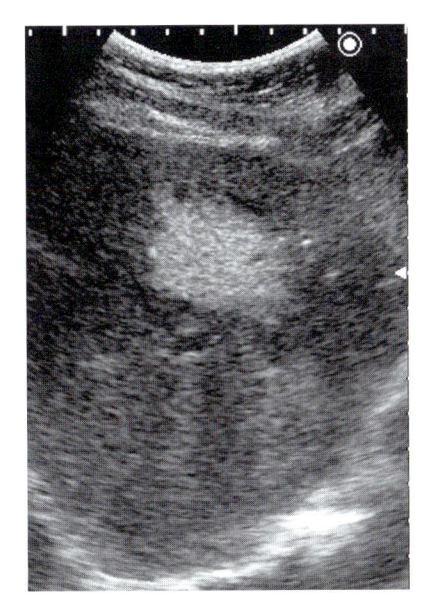

図16 限局性脂肪沈着(右肋弓下走査)
限局性に脂肪が沈着し肝血管腫を始めとする高エコー腫瘤との鑑別が問題となることもある．

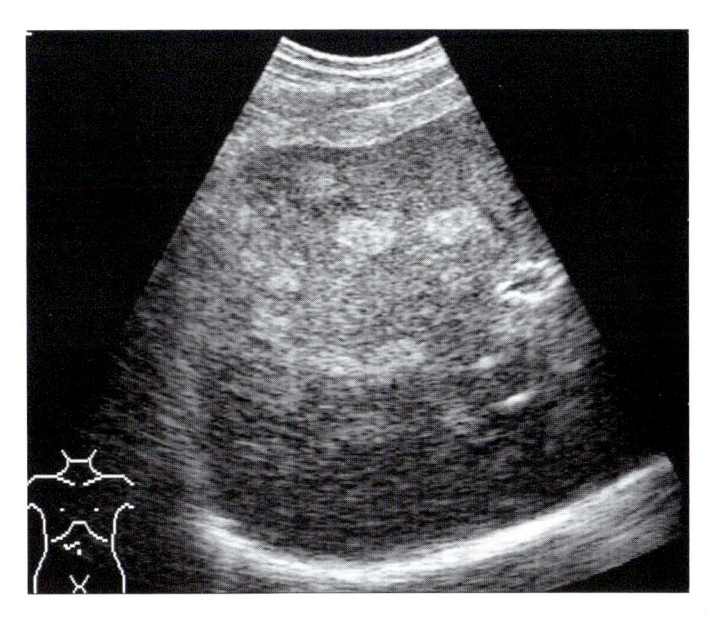

図17 アルコール性のまだら脂肪肝(右肋弓下走査)
あたかも肝内に高エコー腫瘤が散在しているように見え転移性肝腫瘍との鑑別が重要となる．

2．急性肝炎

急性肝炎も原因や程度によりほとんど形態変化を示さない軽症型から劇症肝炎のような重症型まであり幅広い．劇症化して肝の萎縮が生じるような場合を除けば，基本的な所見としては肝両葉の腫大，内部エコーの不均一化，胆嚢壁の肥厚である．発症後すぐには内部エコーが均一な症例もあるが，重症度に応じ不均一となり，特に門脈周囲に炎症が多いために抹消の門脈壁が強調され線状高エコーが散在するのが特徴である(図18).

胆嚢壁も肥厚するが前述したように門脈圧や胆汁のうっ滞を反映するため，厚さは重症度と相関するといわれている(図19).

重症肝炎や劇症肝炎になると内部エコーの不均一化は際立ち，斑状の高エコーや地図状のエコー像を呈するようになり(図20)，胆嚢の内腔はほとんど消失する．この時期を過ぎると肝の萎縮が著明となり，腹水も認めるようになる．

図18 急性肝炎
a：正中縦走査　　b：右肋弓下走査　　c：高周波プローブ(10MHz)による正中縦走査．
門脈周囲の輝度が亢進しており門脈壁がキラキラしているように観察される．

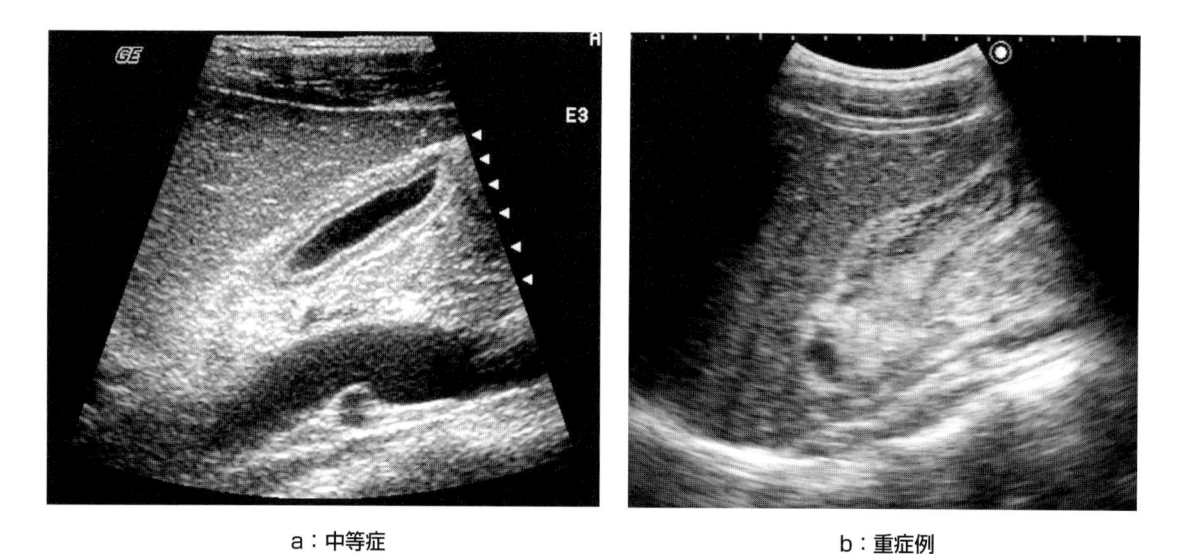

a：中等症　　　　　　　　　　　　　　　　　b：重症例

図19　急性肝炎時の胆嚢壁(右肋弓下縦走査)
両者共にA型急性肝炎症である．胆嚢壁の全周性の肥厚を認めるが，重症例ではほとんど内腔が消失するほどに肥厚していることが分かる．

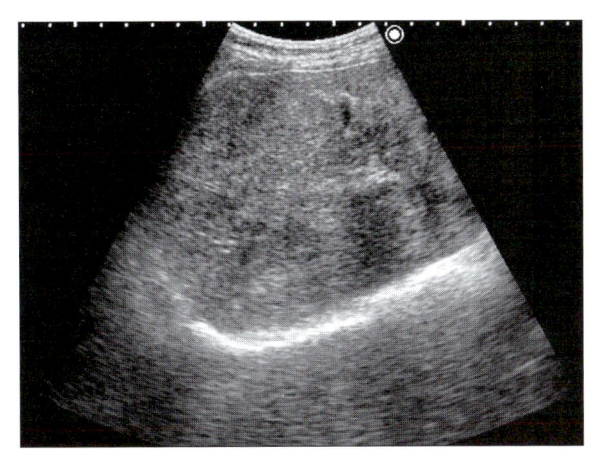

図20 重症肝炎
重症化すると肝の内部エコーも不均一となりさらに進行すると実質内の出血や腹水も認めるようになる．

3．慢性肝炎・肝硬変症

　超音波所見で慢性肝炎と肝硬変症は明確に分けることはできないが，慢性肝炎が進行するにつれ肝硬変症としての超音波所見が描出されるようになるため総合的に判断することが望ましい．原疾患によっても形態が異なるのでここではウィルス性肝炎についての解説を行う．
　図21にC型の慢性肝炎症例の超音波像を示す．本症例はインターフェロン目的に入院し肝生検で組織学的にも新犬山分類のⅡaと確認されているが，超音波所見では内部エコーもhomogeneousであり，肝表面裏面も平滑でほとんど健常者との区別はつきにくい．

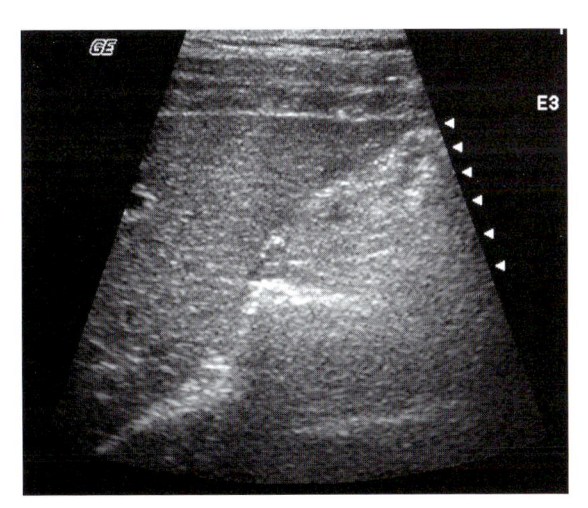

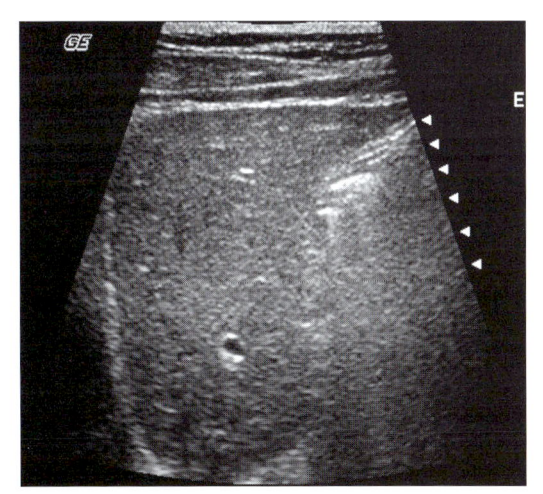

a：健常者 B-mode 像（正中縦走査）　　　　b：慢性C型肝炎 B-mode 像

図 21
10MHzの高周波プローブで観察しているが，慢性肝炎初期ではほとんど形態的な変化は認めない．

これに対し，図22にC型の肝硬変症で腹水が貯留した症例を示す．同症例は肝の変形が強く，肝表面も凹凸不整で，内部エコーもheterogeneousであり肝硬変症の特徴がよく現れている．

このように極端な症例を呈示したが，初期であれば超音波所見のみでは確定診断には至らない症例も多い．しかし，病期の進行に応じ確実に組織学的な変化を反映し超音波画像に表れてくることも事実であり，B型，C型肝炎ウイルスを原因とした慢性肝障害は肝細胞癌のhigh riskであることを考えると肝硬変の状態を的確に把握し拾い上げることは，肝癌を早期に発見するとともに重要であると考えられる．

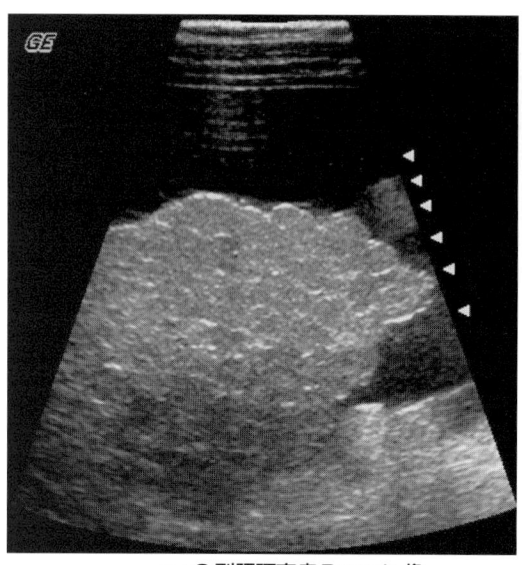

a：C型肝硬変症 B-mode 像

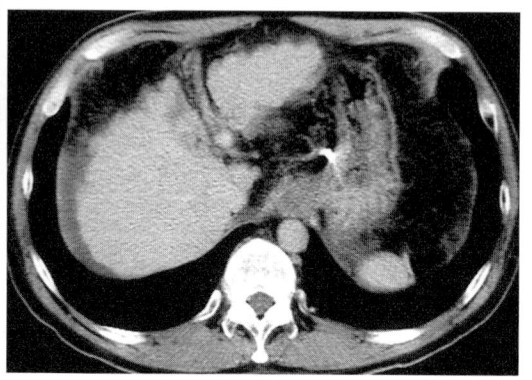

b：CT(門脈優位相)

図 22
C型肝硬変症の非代償期で腹水が貯留した症例である．表面裏面の凹凸が著明で内部エコーも不均一であり線維化が強いことが推測できる像である．

肝硬変への進展に伴うエコー像の変化は，前述したのでここではB型の肝硬変とC型の肝硬変症の症例を呈示する．C型症例と比較しB型では粗大結節となることが多く，特に小さな網目状のエコー像を呈するものをmesh patternと呼んでいる．このように同じ肝硬変でもよく観察すると，原因疾患や障害程度により異なる超音波像を呈することがある(図23)．

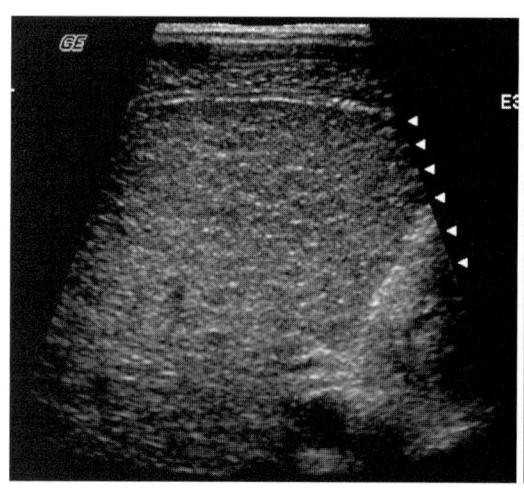

a：B型肝硬変症

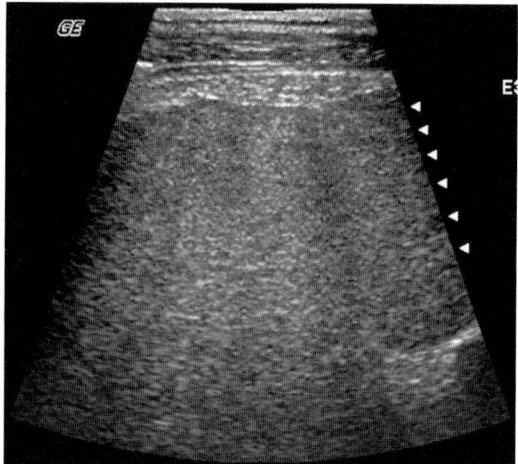

b：C型肝硬変症．

図 23
B型の肝硬変症の内部エコーは細い線上高エコーが観察され，これがmesh patternと呼ばれている．内部エコーもよく観察すると原因疾患によりエコーパターンが異なることがある．

4．アルコール性肝障害

　アルコール性肝障害は肝細胞周囲や肝静脈周囲の微細な線維化が中心であるため組織的には肝硬変の症例でも画像所見としては乏しいこともあり，アルコール性の脂肪肝は分かっても，肝線維症や肝硬変症への移行を的確に捉えることはできない．

　超音波像の特徴としては，肝腫大，内部エコーの上昇などであるが脈管の不明瞭化や深部減衰は認めないことが多くこの点が脂肪肝と異なる(図24)．

　また，大酒家がさらなる飲酒量の増加に伴い発症するアルコール性肝炎では肝動脈が拡張することもあると言われており，住野らはpseudo parallel channel signと呼んでおり[5]，特に$S_{2,3}$で高頻度に観察されるとしている．

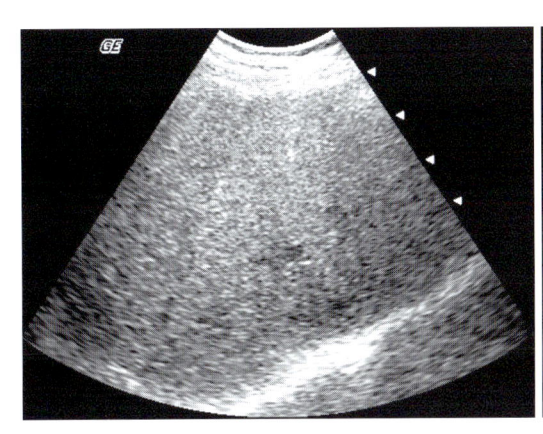

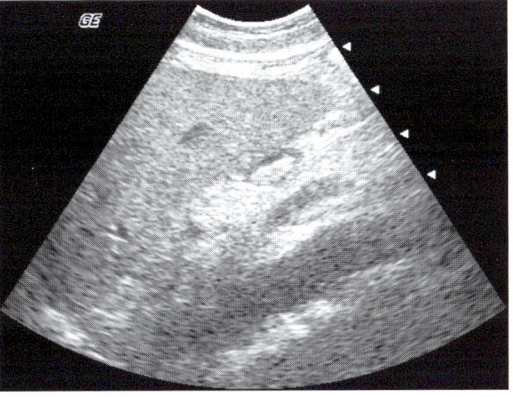

　　　a：右肋弓下走査　　　　　　　　　b：正中縦走査
　　　　　　　図24　アルコール性肝硬変症
　肝両葉の腫大，辺縁の鈍化は認めるがウィル性肝硬変症ほどの形態的変化は少ない．内部エコーも比較的均一であり，エコーレベルは若干上昇しているものの深部減衰は認めていない．

5．原発性胆汁性肝硬変症(Primary Biliary Cirrhosis：PBC)

　PBCは中年以降の女性に好発する肝内の胆汁うっ滞を主病変とする疾患で皮膚掻痒感の有無により，症候性と無症候性に分けられる．PBCは組織学的には中等大の小葉間胆管ないし隔壁胆管に慢性非化膿性破壊性胆管炎(chronic nonsuppurutive destructive cholangitis：CNSDC)あるいは，胆管消失を認めるものとしており[6]，通常Scheuerの病期分類を用いることが多い．
　Scheuerの病期分類は，

　I 期：慢性非化膿性破壊性胆管炎(the florid duct lesion)，
　II 期：細胆管増生期(ductular proliferation)，
　III 期：瘢痕期(scarring)，
　IV 期：肝硬変期(cirrhosis)

としている[7]．PBCは初期には画像所見は乏しいが，病期の進行に伴い種々の像を呈するように

なる．PBCは他のウイルス性肝炎と比べ，比較的均一な背景因子のため，重症度の評価や，予後予測式などがすでに作成されており，重症例では肝移植の適応ともなり得るため超音波診断で病期の進行度を推察することは重要なことと考えている[8]．

PBCの超音波像の変化は，無線維化期にはほとんど形態的変化は認めないが(図25)，軽度の線維化が生じてくると肝辺縁の鈍化を呈するようになる(図26)．

さらに線維化が高度になり線維性の架橋を呈するようになると形態的変化は明瞭となり，肝辺縁の鈍化のほかに，肝表面，裏面の微細な不整を呈するようになる(図27)．特に肝表面や裏面の不整は病期の進行をよく表すと言われている．

肝硬変期になるとウイルス性の肝硬変症と同様に左葉腫大や脾腫も出現し，内部エコーも不均一となり肝静脈も描出不良となってくる(図28)．

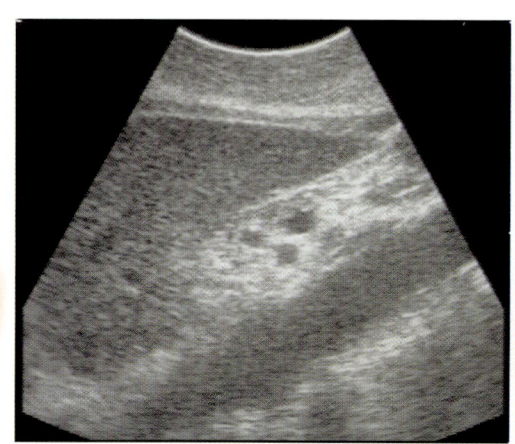

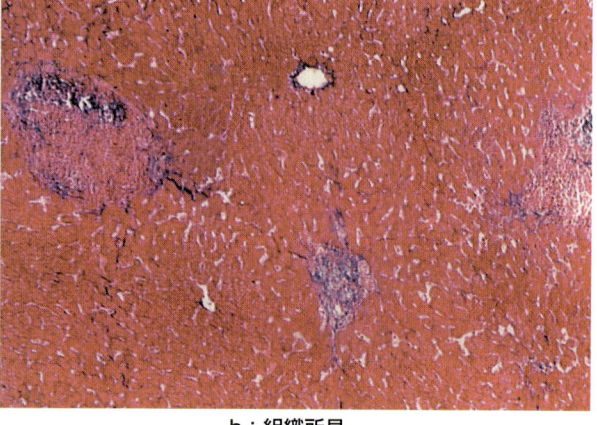

a：正中縦走査　　　　　　　　　　　　　b：組織所見
図25　PBC無線維化期の超音波像
超音波像も健常者と比較しほとんど変化を認めず，組織上もほとんど線維化を認めない．

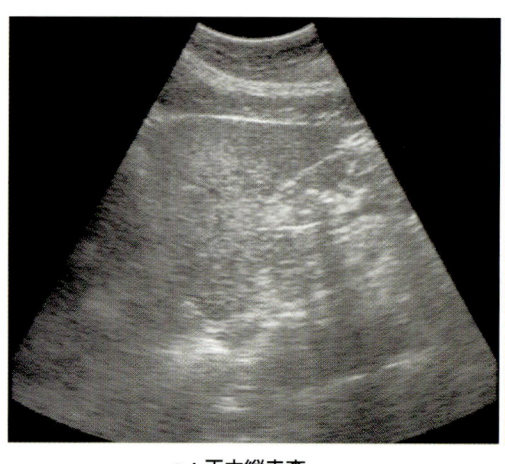

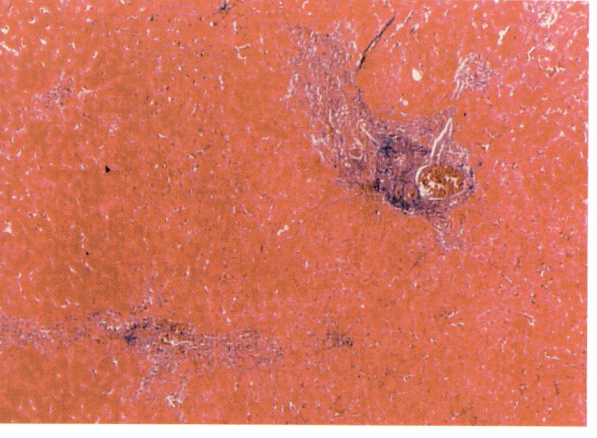

a：正中縦走査　　　　　　　　　　　　　b：組織所見
図26　軽度の線維化を伴うPBCの超音波像
肝辺縁の軽度の鈍化は認めるがその他には大きな変化は見られない．組織像では軽度の線維化を認めている．

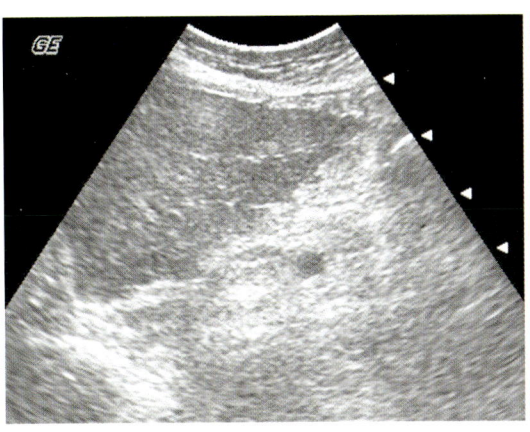

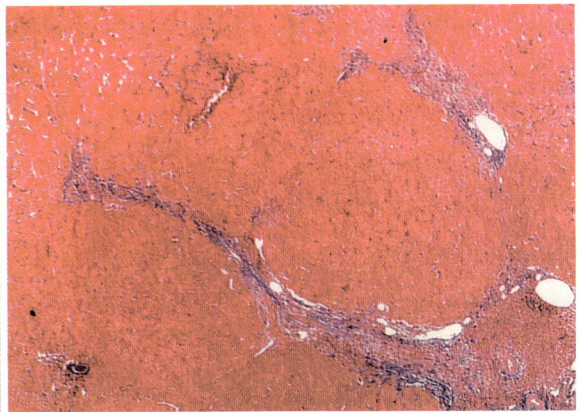

V. び漫性肝疾患の超音波画像

a：正中縦走査　　　　　　　　　　　　　b：組織所見

図27　中等度の線維化を伴う PBC の超音波像
　肝辺縁の鈍化のほかに肝表面，裏面の凹凸不整を認めるようになり，内部エコーも粗造となってくる．
組織像は線維性の架橋形成を認めている．

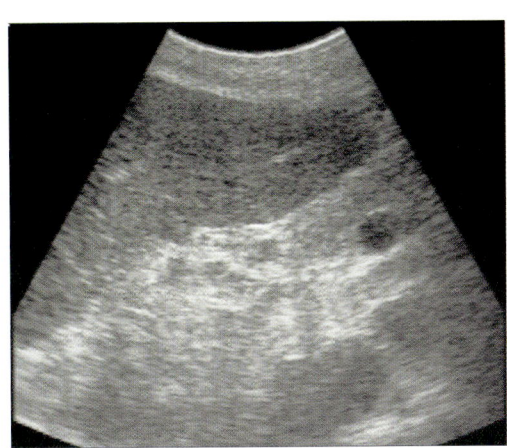

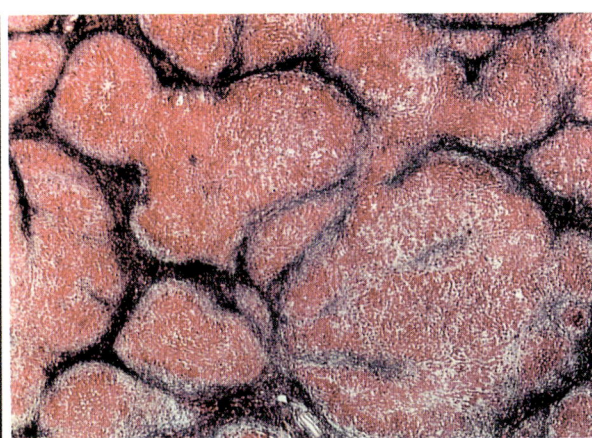

a：正中縦走査　　　　　　　　　　　　　b：組織所見

図28　肝硬変期の PBC の超音波像
　肝硬変期になると肝の形態変化も強くなり，内部エコーも不均一となり肝静脈の狭
小化も認める．組織像では偽小葉の形成を認めている．

PBCにおける他の肝硬変との違いは、肝表面、裏面の凹凸不整の様式が結節性ではなくゆるやかな波状である点と(図29)、他の肝硬変症で見られる斑状高エコーとは異なり、微細点状の高エコーを呈する点である．後者を当教室ではglittering patternと呼んでおり、静止画では分かりにくいが、リアルタイムで観察すると肝実質内が「キラキラ」したイメージが得られることを指している(図30)[9]．

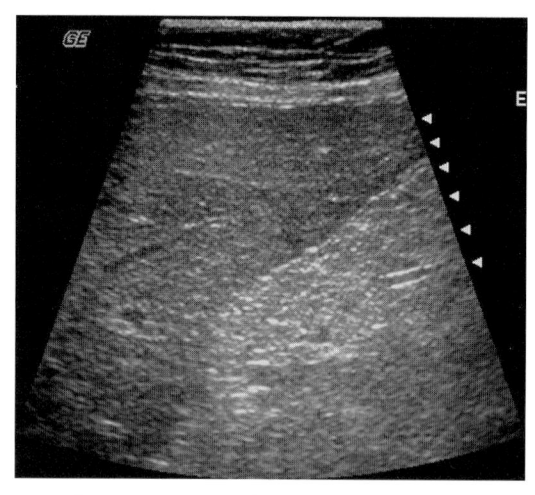

図29 PBCの肝表面の変化(B-mode像)
10MHzの高周波プローブで観察しているが、肝表面の変化は結節状ではなくゆるやかな凹凸である．

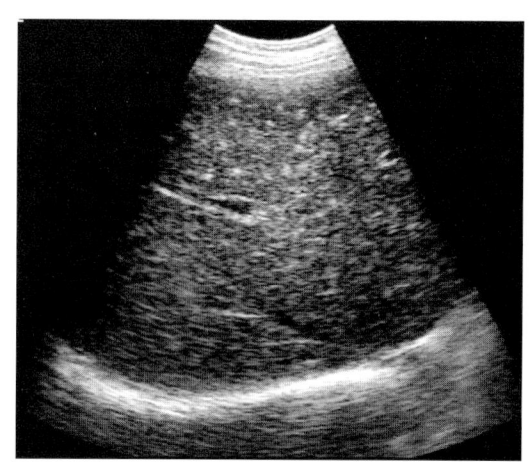

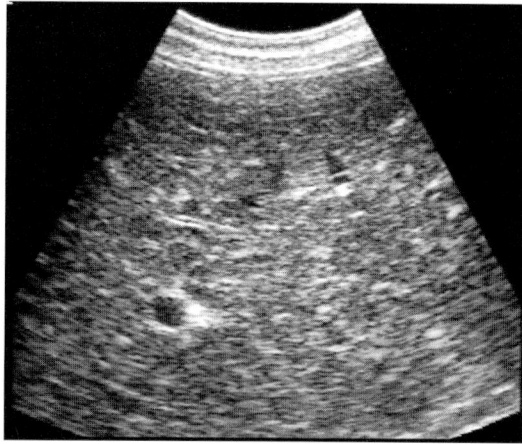

a：B-mode像（右肋弓下走査）　　　B-mode像（拡大像）

図30 PBCの内部エコー
キラキラした内部エコーで glittering pattern ともいわれる．

6. 自己免疫性肝炎(Autoimmune hepatitis：AIH)

　若年から高年の女性に好発する自己抗体の出現を始めとする自己免疫現症を伴う原因不明の慢性肝疾患である．高力価の抗核抗体，IgG，γグロブリン高値などが特徴で，組織学的には，門脈域や肝実質での壊死炎症反応のほかに，癒合性の壊死が多発することや，形質細胞浸潤が目立つことが特徴とされるが，組織像のみから他の慢性肝炎との鑑別は困難である．
　AIHの病態としては，しばしば急性増悪が繰り返されることがあり，比較的大きな肝の形態的変形を伴うことが多く，この点が超音波診断に役立つ．図31にAIHの症例を呈示するが他の臨床症状が少ないわりには肝の形態的変化が強く，特に太い線維化があるのが特徴である．この線維化により肝実質が大きく結節状に区切られていることがあり，あたかも肝腫瘍のように見えることがあるので注意が必要である(図32)．このような際にはその部分が他の部分と肝実質のエコー

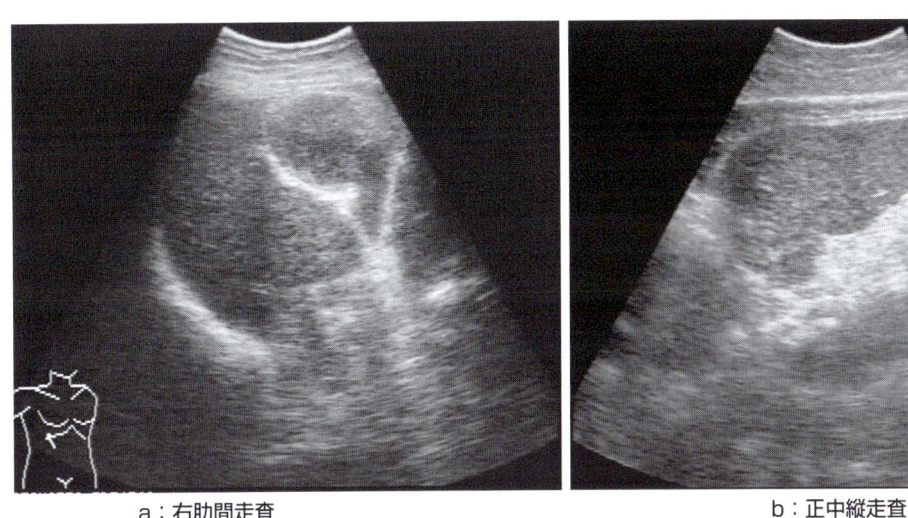

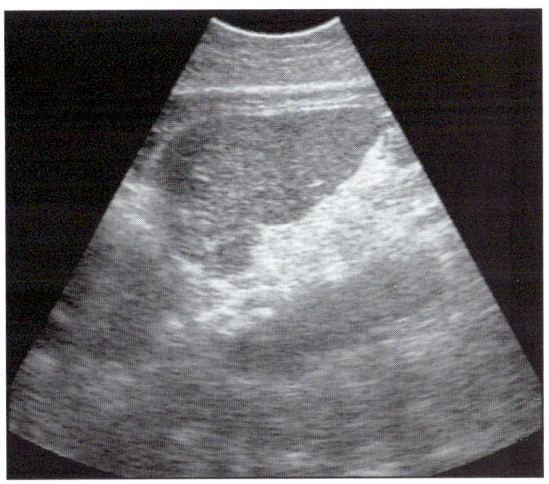

a：右肋間走査　　　　　　　　　　b：正中縦走査

図31　AIHの超音波B-mode像
PBCと比較し肝の大きな形態変化がみられる．時に肝表面も結節状の変化を認めることもある．

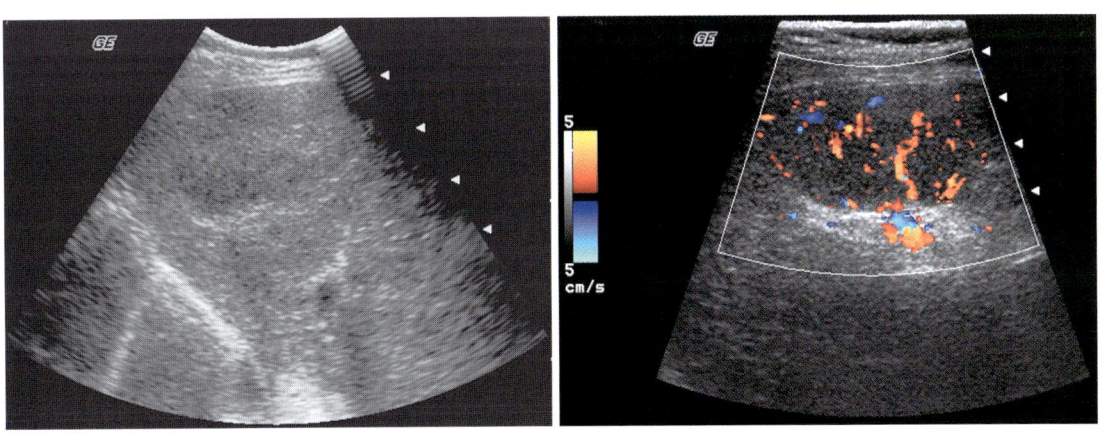

a：右肋間走査　　　　　　　　　　b：CFM像(10MHz)

図32　AIHの超音波B-mode像
肝変形に伴い結節状の部分を認め，一見肝腫瘍のように見えるが内部のエコーパターンは他の部位と同じである．カラードプラで観察すると通常の門脈枝が走査しているのが分かる．

レベルやエコーパターンが同じかどうか，同部の門脈や胆管の走行を確認することである程度判断が可能となる．

7. 馬鈴薯肝(Potate liver)

馬鈴薯肝はKalk[10]により提唱された腹腔鏡分類のうちの真性瘢痕肝，大結節性瘢痕肝を指し，広範な急性肝壊死により生じる瘢痕と再生肥大により肝の一部がジャガイモのような形態を呈した状態のことを言う．肝障害が一過性である症例もあり，スクリーニング検査で発見されるなど原因不明の症例も多いが，自己免疫性肝炎や薬剤性肝障害が原因となり得るとの報告もある[11]．

診断は従来腹腔鏡で行っているが，その形態的な変化が特徴的であるために超音波を始めとする画像診断でも馬鈴薯肝をある程度診断することは可能である．超音波検査は肝全体を一画面で評価できないために馬鈴薯肝のイメージをつかみ難いことはあるが，肝辺縁や肝表面裏面の観察を丁寧に行うことで把握できるようになる．

超音波所見としてはそのpotato様の形態的な変化とともに，幅の広い帯状の高エコー像として描出される瘢痕部と結節状の再生肥大が特徴となる．再生肥大部は一見肝腫瘍のようにも見えるが実質エコーが正常肝とほぼ同じであることで鑑別を行う．

図33に馬鈴薯肝の症例を提示する．

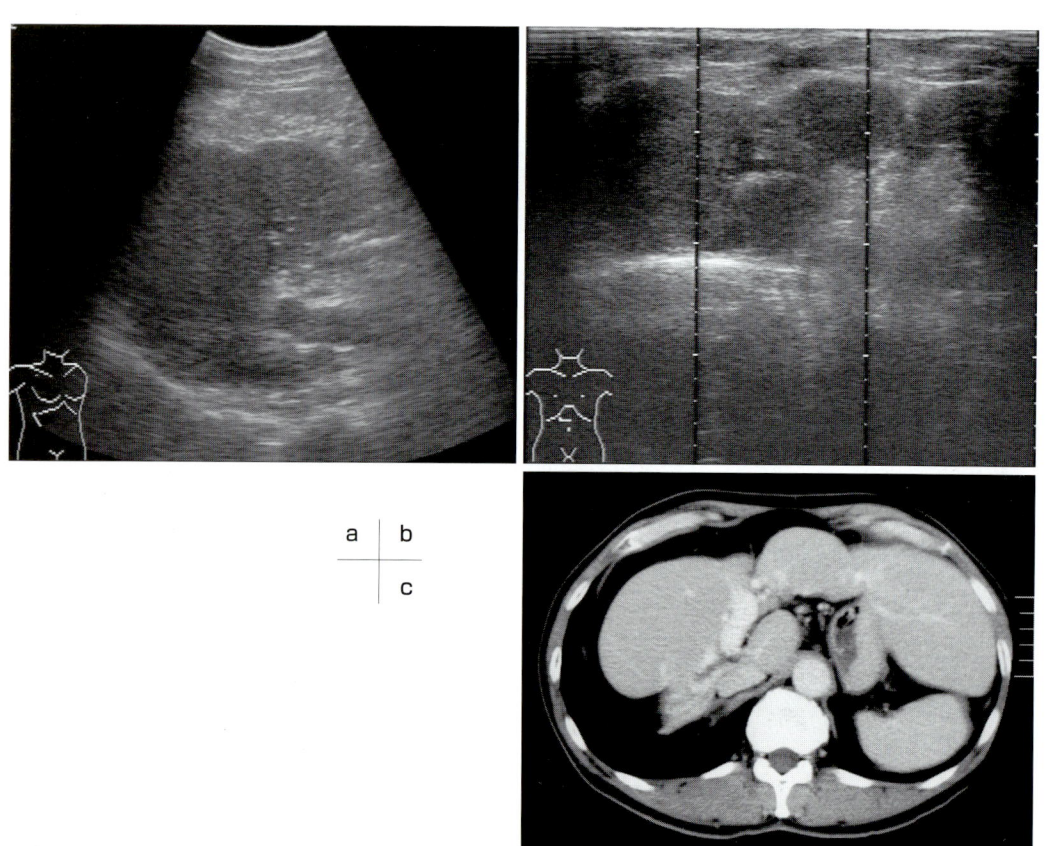

図33　馬鈴薯肝
超音波B-mode像(a：右肋間走査，b：正中横走査．リニアプローブの合成像)
c：造影CT像(門脈優位相)
肝の変形が強く，大きな結節が連なっているような形態を呈している．

8. 原発性硬化性胆管炎(Primary sclerosing cholangitis：PSC)

　PBCが肝内の小型小葉胆管の障害であるのに対し，PSCは比較的大型の肝内胆管，隔壁胆管が障害される疾患である．肝内・肝外の胆管の線維化，拡張，狭窄，消失が特徴であり，臨床的には胆管造影で枯枝状の胆管像により診断されることが多い．組織学的には胆管周囲の輪状の線維化と非特異的な炎症細胞浸潤を認める．胆管炎は感染や循環障害によって二次的にも発症するが，特に原因不明のものをPSCとしている．小児～青年期に発症する症例では，活動性が強いとされ，また潰瘍性大腸炎と合併する症例もある．

　超音波所見としては，肝内胆管の不整像や部分的な肝内胆管の拡張が挙げられるが，これに加え胆汁うっ滞により内部エコーも粗造となることが多い．

　図34に潰瘍性大腸炎に合併したPSC症例を呈示する．

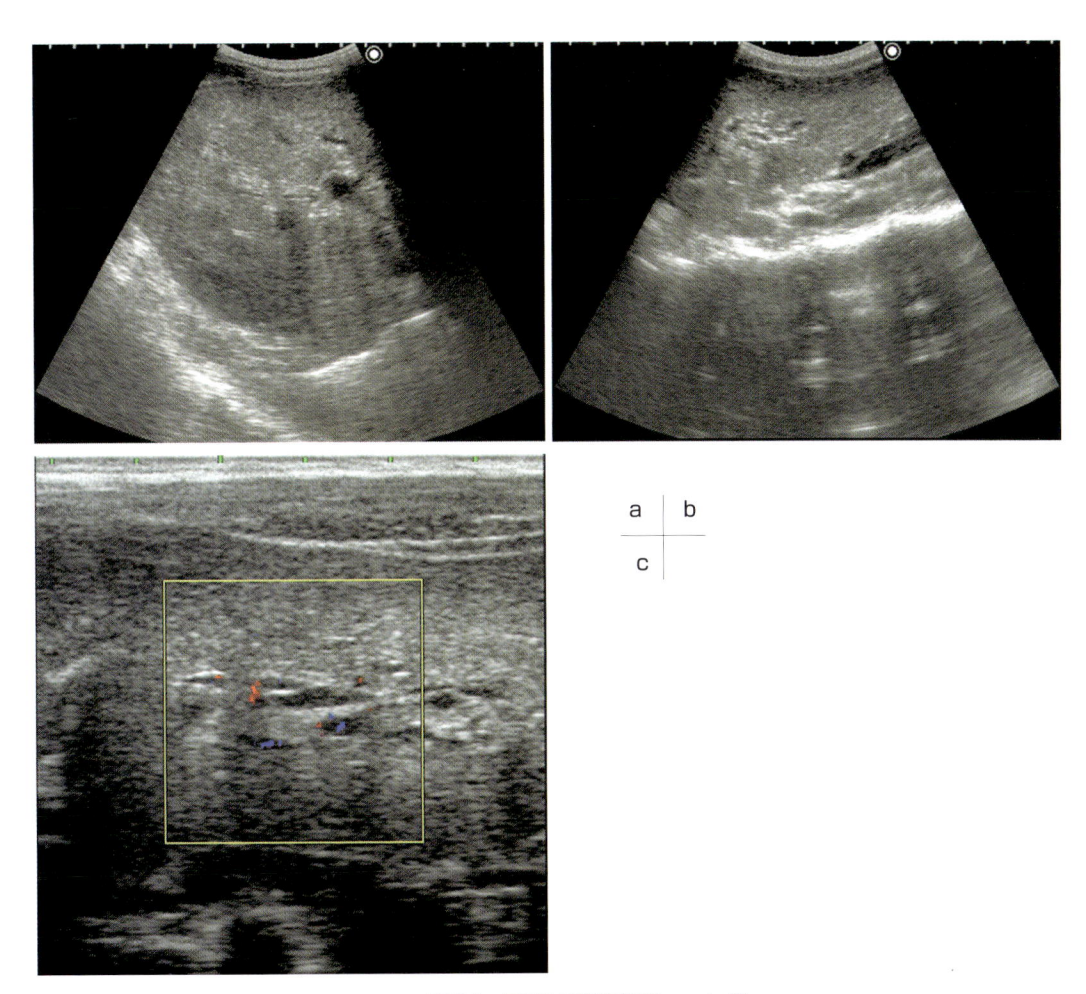

図34　PSCの超音波B-mode像
　a：右肋弓下走査，b：正中横走査，c：CFM像
　肝の内部エコーも不均一であるが，よく観察すると肝内胆管の不整や部分的な拡張も認める．

9．寄生虫疾患

　肝寄生虫疾患は肝内で寄生虫が成育することにより起こるが，虫体そのものの反応のみでなくその代謝性物質や虫卵による反応，胆管・門脈の物理的圧排など様々な要因から肝細胞性の障害を起こす疾患である．わが国では減少傾向にあるものの食文化の多様化や国際化に伴い多種の寄生虫疾患も発見されるようになっている．わが国の肝寄生虫疾患としては，日本住血吸虫，肝吸虫，肝蛭，肝エキノコックス，有棘顎口虫などが挙げられる．ここでは自覚症状に乏しく，肝膿瘍などとは異なりびまん性の変化として現れ，他の慢性肝疾患の鑑別において重要となる日本住血吸虫症の解説を行う．

日本住血吸虫症

　日本住血吸虫症(schistosomiasis japonica)は，東南アジアに広く見られる血管内寄生虫疾患である．日本では山梨県，広島県，北九州の筑後川領域に多いといわれているが，その他の地方でも発生が確認されている．特に重要な点は慢性の日本住血吸虫症が多数存在し，肝硬変や肝癌の合併があることである．人には中間宿主ミヤイリガイで形成された成虫セルカリアが皮膚より侵入して感染する．門脈経由で肝に成虫として寄生し，多数の虫卵により門脈の閉塞やアレルギー反応を起こし，組織学的に肉芽腫，線維化，石灰化などの変化が生じると言われている[12]．
　超音波像は，これらの変化を反映し網目状の内部エコーを呈し，network patternとも呼ばれ

a	
b	c

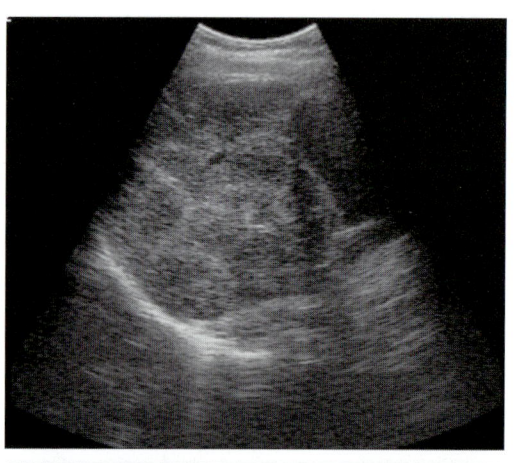

図35　日本住血吸虫症のB-mode像(a)と肝癌合併症例
　(a：右肋間走査，b：右肋間走査，
　c：正中縦走査)
　肝実質エコーが網目状でありnetwork patternと呼ばれる．肝癌も合併することもあり肝腫瘤性病変との鑑別も重要である．

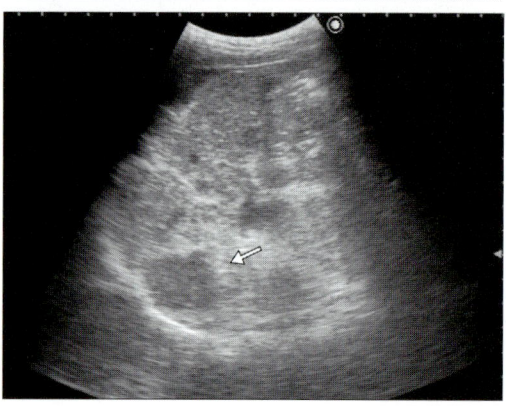

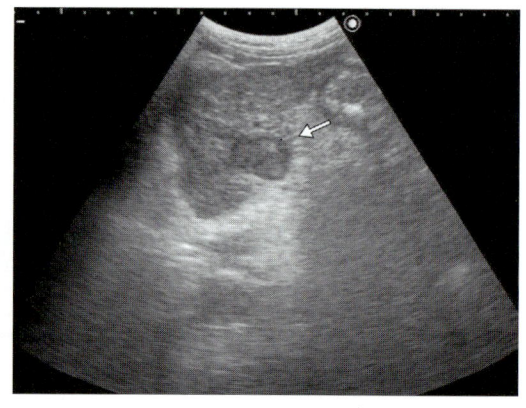

ている．これらのパターンには特に大きさの決まりはなく，症例により大小さまざまであるがB型肝硬変症で見られるmesh patternと比較すると大きく亀甲状を呈し，超音波像が特徴的であり一度見たら忘れられないような像である．図35に日本住血吸虫症の症例と肝癌合併例を提示する．

10. 肝循環障害

　肝臓には肝動脈，肝静脈，門脈の脈管があり，これらの循環障害によってもび漫性の肝障害を起こす．ここでは肝静脈系の循環障害によるうっ血肝とBudd-chiari症候群について解説する．

1) うっ血肝(congestive liver)

　右心機能の低下に伴い肝静脈から右房への流入がうっ滞して引き起こる病態である．超音波像の所見としては，肝両葉の腫大，肝静脈および下大静脈の著明な拡張が特徴である(図36)．肝静脈や下大静脈はうっ滞してくると静脈径が太くなることはもちろんであるが，吸気時と呼気時での径の差がなくなってくるのも特徴である(正常例では，吸気時に静脈径は細くなり，呼気時には太くなる)．

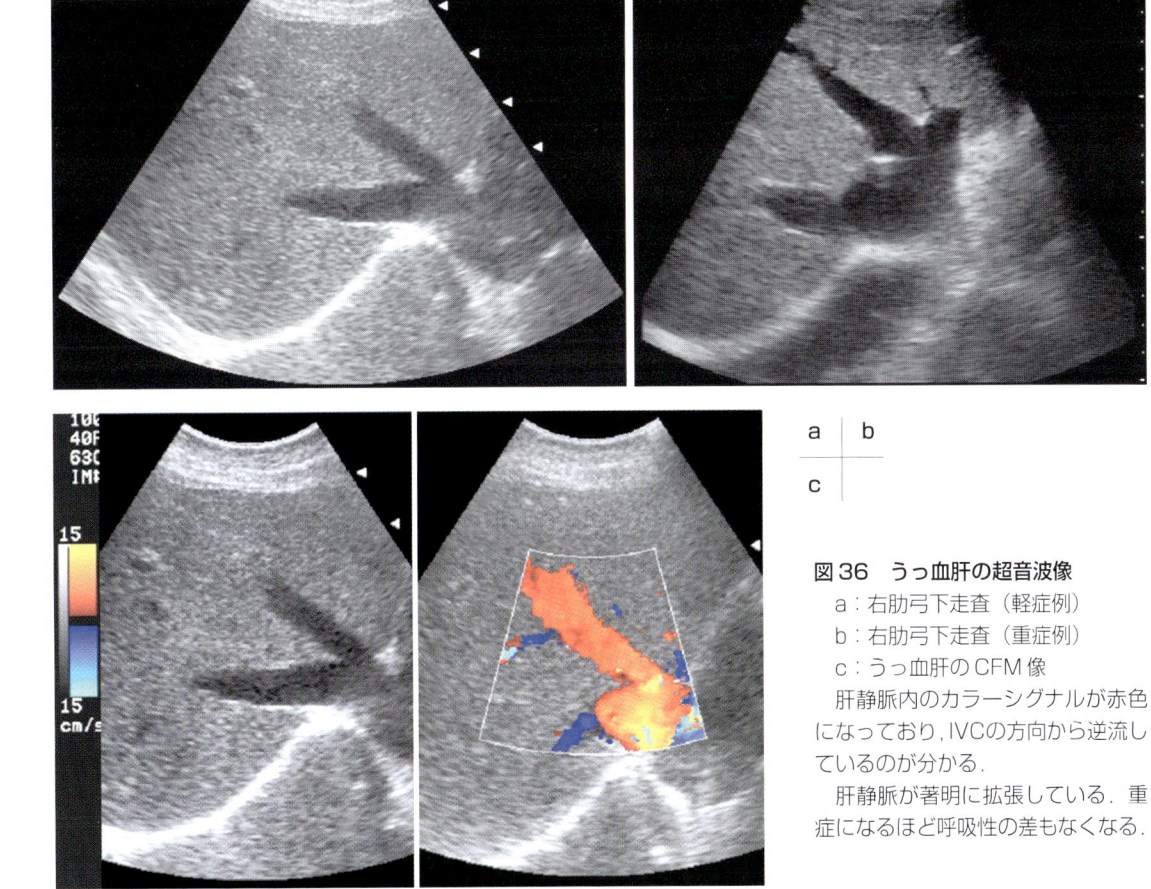

a	b
c	

図36　うっ血肝の超音波像
　a：右肋弓下走査（軽症例）
　b：右肋弓下走査（重症例）
　c：うっ血肝のCFM像
　肝静脈内のカラーシグナルが赤色になっており，IVCの方向から逆流しているのが分かる．
　肝静脈が著明に拡張している．重症になるほど呼吸性の差もなくなる．

またカラードプラを用いると肝静脈が通常と異なり逆流していることも観察できる(図36c).通常うっ血肝の肝腫大は肝辺縁も比較的鋭角であり,肝表面や裏面も平滑であるが,慢性心不全などで長期間うっ血を持続している症例ではこのような部分にも形態的変化が出現してくる.

2) Budd-Chiari症候群

Budd-Chaiari症候群は,肝部下大静脈,肝静脈の閉塞,狭窄による肝静脈のうっ滞に伴う症候群である.わが国では肝部下大静脈の閉塞がほとんどであるが,肝静脈のみに閉塞を伴うものも存在する.

本症は,超音波検査が発見契機となることも多く超音波所見の特徴をしっかり理解しておく必要がある.肝静脈の循環障害が特徴であるため,超音波検査の特徴も肝静脈の異常が共通した所見である.肝部下大静脈の完全閉塞で下大静脈内に血栓が生じる症例などは発見が容易であるが(図37),部分閉塞であると指摘しにくいこともある.

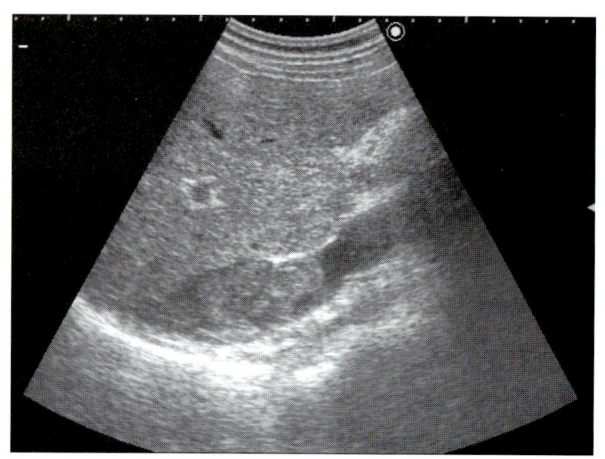

図37 Budd-Chiari症候群肝部下大静脈閉塞例(B-mode)
下大静脈内に血栓が存在するため発見は容易である.しかし,血栓の中枢側が膜様閉塞の部分であるがそれ自体は描出できないこともある.

また側副血行路が生じる症例もありこのような症例では肝機能も比較的保たれている場合が多く,画像診断で初めて本症であると診断されることも少なくない.特にカラードプラを用いれば,血流の有無の確認だけでなく逆流などの方向性が分かるため,このような循環障害の症例では非常に有用である.

図38に奇静脈に副血行路を伴った症例を提示する.また図39のように肝内の肝静脈の閉塞のみの症例では,肝静脈の描出不良のみで本症を指摘しなければならず,すでに肝の変形や内部エコーの乱れも伴うために他の肝疾患との鑑別が困難なこともある.

V．び漫性肝疾患の超音波画像

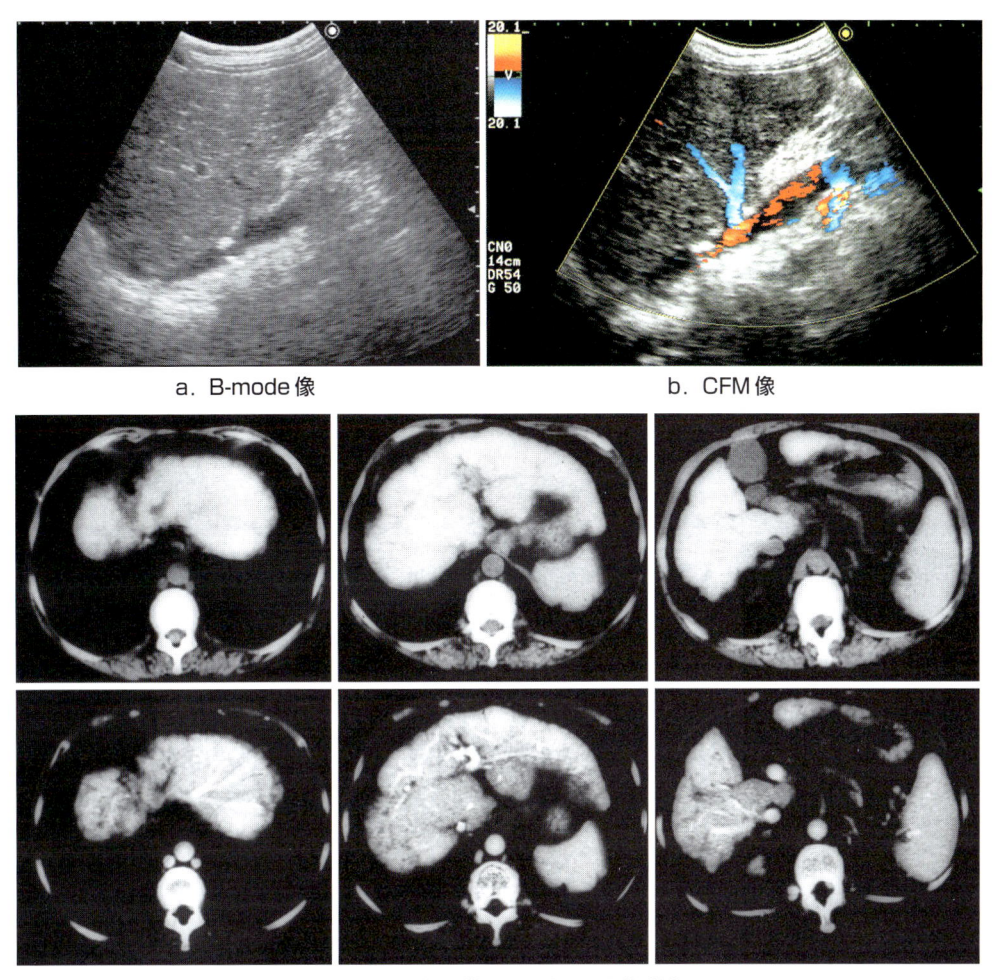

a．B-mode像

b．CFM像

c．造影CT(上段：単純，下段：門脈優位相)

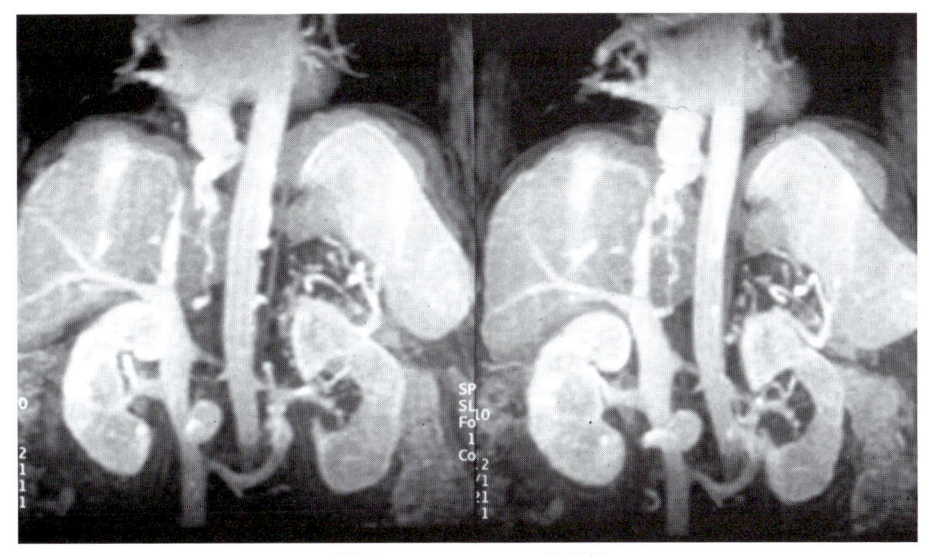

d．造影MRI(MR Angio前額断)

図38 Budd-Chiari症候群肝部下大静脈部分閉塞例

肝部下大静脈の石灰化，右下肝静脈の拡張を認める．カラードプラで観察すると下大静脈内を逆流して奇静脈系に側副血行路ができていることが分かる．CT，MRIでも同じ所見が得られるが，超音波検査は血流の方向性が分かるという利点がある．

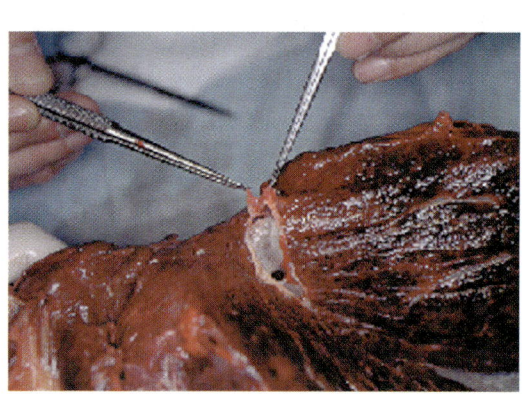

図39 Budd-Chiari症候群,肝内静脈閉塞例

a:正中縦走査B-mode像,b,c:右肋間走査CFM像,d:造影CT(動脈優位相),e:手術所見
肝静脈が描出されないほか,肝内脈管の走行異常を認める.内部エコーも不均一であり広範な壊死を伴う.本症例は生体肝移植を行い肝内の肝静脈の膜様閉鎖が確認された.

11．代謝性障害

　種々の代謝障害により肝組織に沈着し障害を起こす疾患があるが，ここでは代表的なヘモクロマトーシス，ウィルソン病について述べる．

1）ヘモクロマトーシス(hemochromatosis)

　鉄はヘモジデリンとフェリチンの形で体内に貯蔵されるが，ヘモクロマトーシスは先天的な代謝障害や，鉄の過剰摂取や過剰吸収により肝細胞にヘモジデリンが沈着して発症する．一般的にヘモジデリンの沈着はあるが組織の破壊のないものをヘモジデローシス，組織破壊のあるものをヘモクロマトーシスとしている．組織学的には肝細胞壊死の目立たない線維化が生じる．超音波検査では，鉄の沈着程度や期間により異なるとは思うが，肝実質はやや粗大で低エコーとなる．
　しかし，鉄の沈着によるエコーレベルの変化は明らかではなく，むしろCTやMRI検査のほうが鉄の成分を反映し特徴的な所見を呈する．図40にヘモクロマトーシスの症例を呈示する．

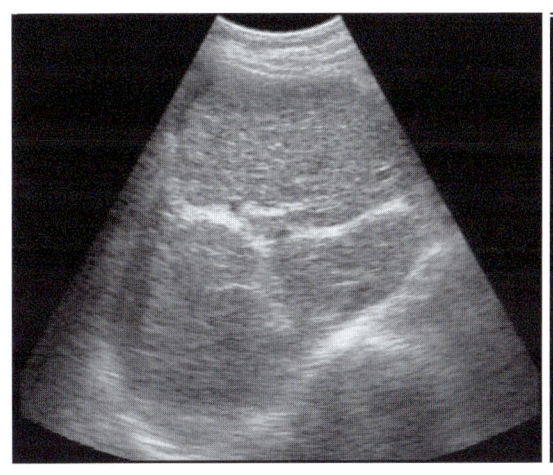

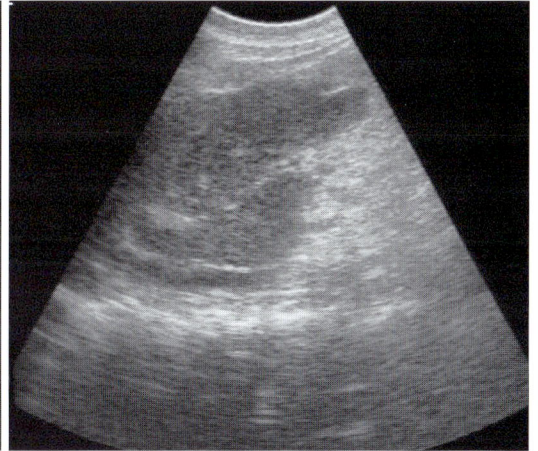

a：超音波像 B-mode 像（右肋間走査）　　　b：超音波像 B-mode 像（正中縦走査）

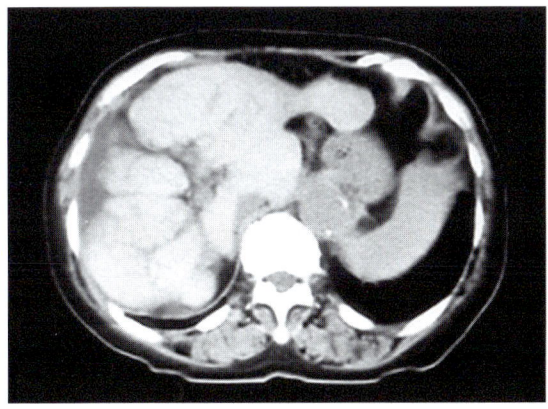

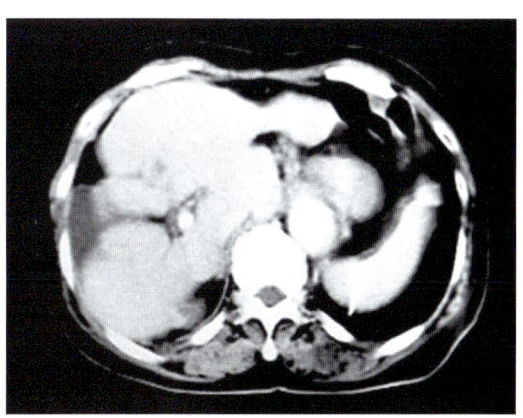

c：CT（単純）　　　d：CT（門脈優位相）

図40　肝ヘモクロマトーシス（解説は次頁）

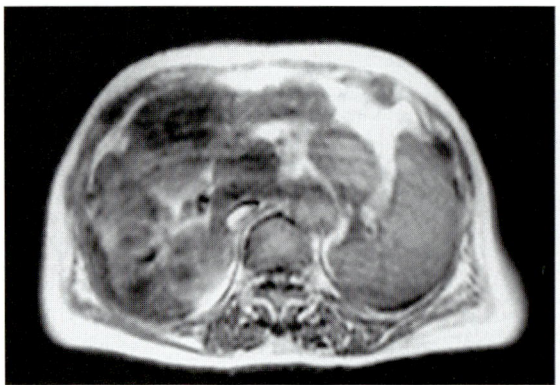

e：MRI(T₁強調像) 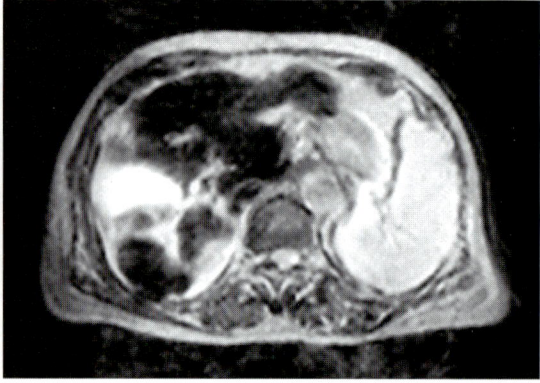　　　　　　　　　　　f：MRI(T₂強調像)

図40　肝ヘモクロマトーシス
本症例は肝の形態変化が強く慢性変化が強い症例であり内部エコーも粗大で低エコーを呈している．CTでは鉄の沈着を反映しlow densityとなることが多いが本症例ではあまりはっきりとしない．しかし，MRIでは肝実質がT₂強調像で著明なlow intensityとなっている．

2）ウィルソン病（Wilson disease）

銅の遺伝性代謝異常で肝臓やその他の臓器に銅が沈着し発生する．多くは5歳以上の小児で発生するが成人になってからでも発症する．病期により急性肝炎，重症肝炎，慢性肝炎，肝硬変に分けられる．成人例において，超音波検査で病期をある程度推定することは可能であるが，Willson病に特異的な所見はない．

図41に成人症例の症例を呈示する．

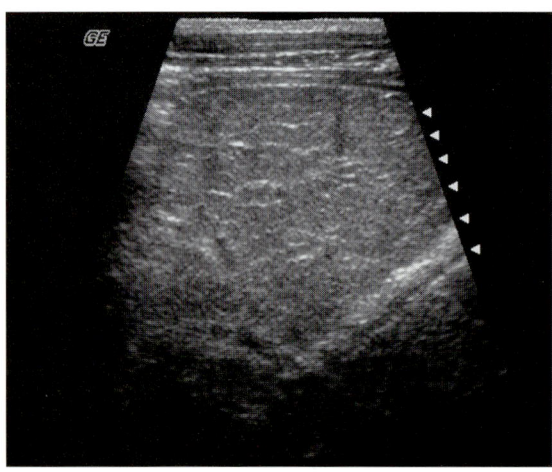

a：超音波B-mode像（右肋間走査） 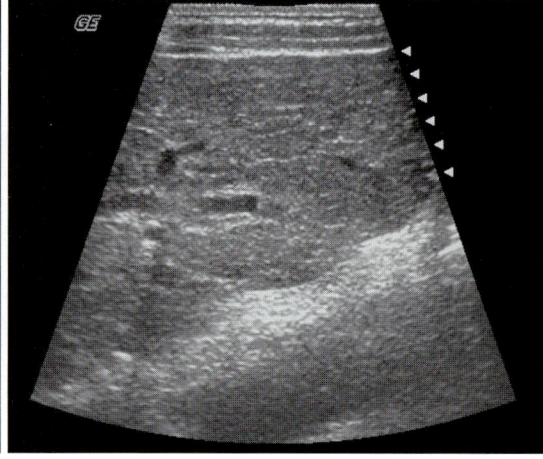　　　　　　b：超音波B-mode像（正中横走査）

図41　Wilson病(成人例)
内部エコーが非常に不均一であり，粗大結節状になっており肝硬変期であることが分かる．

12. 肉芽腫性肝疾患

　　比較的頻度は少ないが肝にも肉芽腫性病変が存在することがあり，ここでは肝内に腫瘍性類似性病変として発見され診断されることのある肝結核と肝サルコイドーシスについての解説を行う．

1) 肝　結　核 (hepatic tuberclosis)

　　通常肺結核に続発して発症することが多く，肝結核にも結節を呈するものと，粟粒結核でびまん型に広がるものがある．後者は超音波像でも指摘できないことが多く，画像診断で発見されるのは結節型である．肝結核も肝膿瘍と同様に急性期から肉芽腫を形成する時期などその時々により異なる画像を呈するが，超音波のスクリーニング検査で発見される自覚症状のない症例は図42に示すような石灰化を伴う陳旧性の結節腫であることが多い．

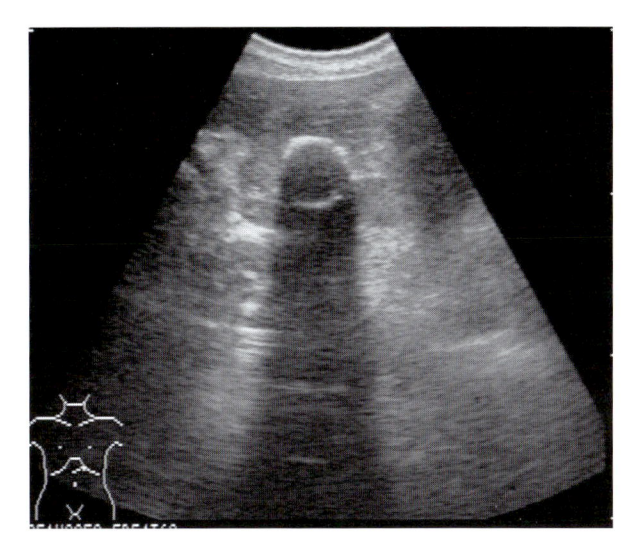

図42　肝結核腫(B-mode像)
結節型の超音波像であるが，石灰化を反映しASを伴っており陳旧性の結核腫であることが分かる．

2) 肝サルコイドーシス (hepatic sarcoidosis)

　　原因不明の乾酪壊死を伴わない類上皮細胞肉芽腫症で全身の臓器に出現する．サルコイド結節は脾臓で発見されることが多く，造影CTでまだら模様に濃染されるのが特徴とされているが，超音波像ではあまり変化を伴わないことも多い．肝のサルコイド結節の場合もその特徴的な所見はなく，境界のやや不明瞭な低エコー結節として描出される．実際には画像診断では確定診断にいたらず組織生検によって診断が下されることが多い．

　　図43（次頁）に慢性C型肝炎経過観察中に発見された肝サルコイドーシスの症例を提示する．

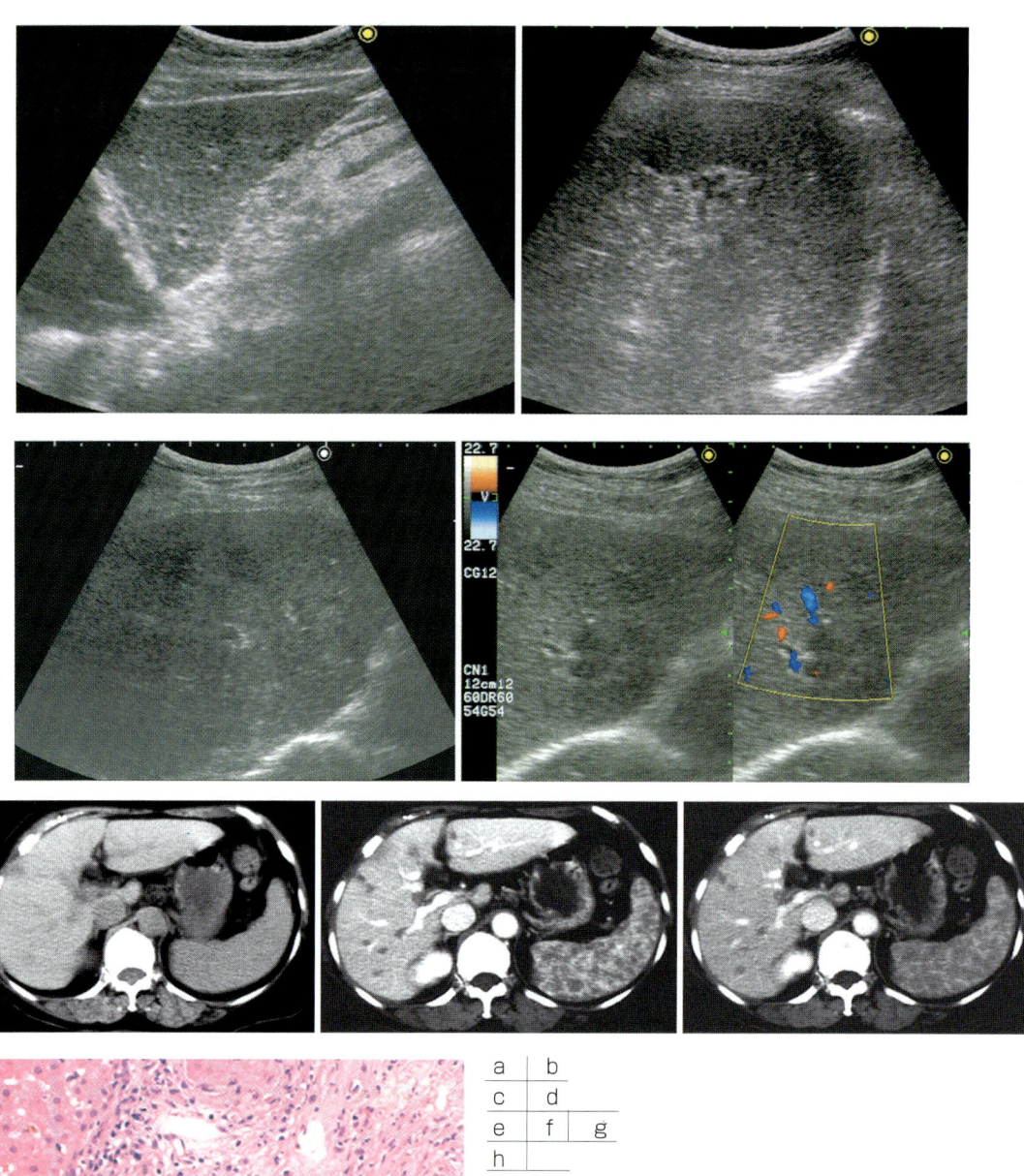

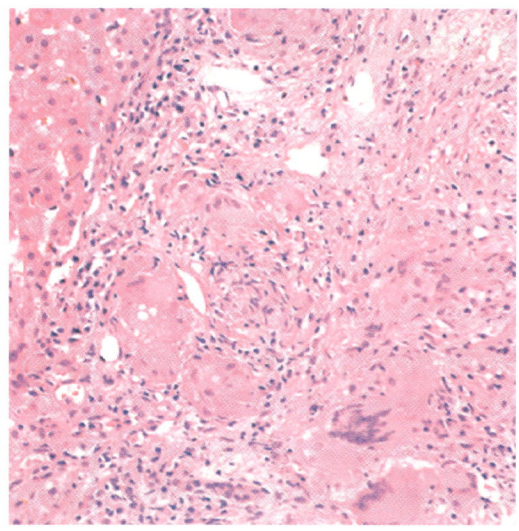

図43 肝サルコイドーシス

a, b：超音波B-mode像(a：正中縦走査, b：左肋間走査(脾臓))
c：B-mode. 右肋弓下走査
d：右肋弓下走査(CFM像)
e～g：CT像(e：単純, f：動脈優位相, g：門脈優位相)
f：組織所見.

B-modeでは，肝辺縁の鈍化と境界やや不明瞭な不整形の低エコー腫瘤を数結節を認めた．また軽度の脾腫も伴っていた．カラードプラでは，腫瘤内に血流信号の増強は認めない．CTでは，肝内，脾内に境界明瞭な，造影効果を認めないlow density areaとして描出される．組織所見では，肝内に類上皮細胞とラングハンス型多核巨細胞を含む非乾酪性肉芽腫を認め，肝サルコイドーシスと診断された．

以上，びまん性肝疾患についての解説を行ったが，超音波像は組織学的な変化を反映しており，慢性疾患においても原因により様々な特徴があることが分かる．今後，診断装置の改良に伴いさらに細部の変化まで映し出されるようになると，細かな鑑別診断も可能になると考えられるため，日頃より肝実質の変化にも気を止めて観察することが大切である．

文　献

1) 大藤正雄：医学のあゆみ 127：1339，1983．
2) 日本肝癌研究会：原発性肝癌取扱い規約．第4版．
3) Gabata T, Matui O, Kadoya M, et al：Aberrant gastric venous drainage in a focal spared area of segment Ⅳ in fatty liver：demonstration with color Doppler sonography. Radiology 203：461-463, 1997.
4) 栃尾人司，岡部純弘，富田周介，ほか：脂肪肝に伴う胆嚢床の spared area と肝内胆嚢流出血流との関係：カラードプラ法による検討．超音波医学 24：1651-1661，1997．
5) 住野泰清：その他のびまん性肝疾患．実践エコー診断 s123-125，2001．
6) 石川栄世，ほか：外科病理学第3版．文光堂，1999．
7) 厚生省「難治性の肝炎」調査研究班，1992, Scheuer, P. J. and Lefkowitch, J. H.：Liver biopsy interpretation. 5th ed. 38-61, W. B. Saunders, London, 1994.
8) 原発性胆汁性肝硬変の診断基準，重症度判定．臨牀消化器内科 11：1447-1454，1996．
9) 横川隆美：原発性胆汁性肝硬変の超音波画像の研究．日大医学会雑誌 51(4)：372-382，1992．
10) Kalk H：Biopsy findings during and after hepatic coma and after acute necrosis of the liver. Gastroenterology 36：214-218, 1959.
11) 中島弥生：瘢痕肝の臨床的検討・特にその成立機序に関する考察．Gastroenterol Endosc 28(11)：2529-2537，1986．
12) 川島哲也，関谷千尋：感染症，肝日本住血吸虫症．肝・胆道系症候群　肝臓編(上巻)：97-99，日本臨牀社，1995年

VI

肝悪性腫瘍
I. 肝細胞癌の超音波画像
Liver malignant tumors : I. The intrasonogram of the hepatocellular carcinoma

　本章では肝悪性腫瘍の各疾患における超音波画像について解説を行う．表1に肝腫瘍の組織学的分類を示す[1]が，超音波検査を施行し腫瘍性病変を認めた場合，この中から鑑別を行って質的診断を下せば良い．しかし，実際にはあまり遭遇しない疾患も多く含まれており，肝腫瘍を大きく，悪性腫瘍，良性腫瘍・腫瘍類似性病変に分け，比較的頻度の高い疾患の超音波像の解説を行う．

　本章では，原発性肝悪性腫瘍の中で最も頻度が高い肝細胞癌の解説をする．

　肝細胞癌の組織学的な分類は，分化度を細胞・構造異型より高分化型(well-differentiated hepatocellular carcinoma)，中分化型(moderately differentiated hepatocellular carcinoma)，低分化型(poorly differentiated hepatocellular carcinoma)，未分化型(undifferentiated carcinoma)に分類し，組織構造により，索状型(trabecular type)，偽腺管型(pseudoglandular type)，充実型(compact type)，硬化型(scirrhous type)に分類している．さらに，細胞学的性状より多形性(pleomorphic)，淡明細胞(clear cell)，好酸性細胞(oncocyte-like cell)，紡錘型細胞(spindle cell)，糖原(glycogen)，脂肪(fat)，胆汁産生(bile production)，細胞形質内封入体(intracytoplasmic inclusion bodies)に分類される．このような組織学的な変化が画像診断上の違いとなって現れてくるが，超音波診断は，断層像のため，切除標本の肉眼形態により分類されることが多く，原発性肝癌取り扱い規約の肉眼分類に[1]準じることが多い．

　2001年，第4版として改訂され肉眼分類は，小結節境界不明瞭型small nodular type with indistinct margin，単純結節型simple nodular type，単純結節周囲増殖型simple nodular type with extra nodular growth，多結節癒合型confluent multinodular type，浸潤型infiltrative typeの5型に分類され，これらに分類できない場合で癌部，非癌部の境界が不明瞭でかつ不規則な大型の結節を塊状型，肝臓全体が無数の小さい癌結節により置換され，肉眼的に肝硬変と鑑別することが困難なものをびまん型とするとしている．

表1　肝腫瘍の組織学的分類 (WHO, 1994)[1]

I. 上皮性腫瘍　Epithelial tumours
　A. 良　　性　Benign
　　1. 肝細胞腺腫　Hepatocellular adenoma(liver cell adenoma)
　　2. 肝内胆管腺腫　Intrahepatic bile duct adenoma
　　3. 肝内胆管嚢胞腺腫　Intrahepatic bile duct cystadenoma
　　4. 胆管乳頭腺腫　Biliary papillomatosis
　B. 悪　　性　Malignant
　　1. 肝細胞癌　Hepatocellular carcinoma(liver cell carcinoma)
　　2. 肝内胆管癌　Intrahepatic cholangiocarcinoma(peripheral bile duct carcinoma)
　　3. 胆管嚢胞腺癌　Bile duct cystadenocarcinoma
　　4. 混合型肝癌（肝細胞癌と胆管細胞癌の混合型）　Combined hepatocellular and cholangiocarcinoma
　　5. 肝芽腫　Hepatoblastoma
　　6. 未分化癌　Undifferentiated carcinoma
II. 非上皮性腫瘍　Non-epithelial tumours
　A. 良　　性　Benign
　　1. 血管筋脂肪腫　Angiomyolipoma
　　2. リンパ管腫およびリンパ管腫症　Lymphangioma and Lymphangiomatosis
　　3. 血管腫　Hemangioma
　　4. 小児性血管内皮腫　Infantile haemangioendothelioma
　B. 悪　　性　Malignant
　　1. 類上皮性血管内皮腫　Epithelioid haemangioendthelioma
　　2. 血管肉腫　Angiosarcoma
　　3. 未分化肉腫　Undifferentiated sarcoma(embryonal sarcoma)
　　4. 横紋筋肉腫　Rhabdomyosarcoma
　　5. その他　Others
III. 種々混成の腫瘍　Miscellaneous tumours
　　1. 限局性線維性腫瘍（限局性線維性中皮腫，線維腫）　Localized fibrous tumours(localized fibrous mesothelioma, fibroma)
　　2. 奇形腫　Teratoma
　　3. 卵黄嚢腫瘍　Yolk sac tumour(endodermal sinus tumour)
　　4. 癌肉腫　Carcinosarcoma
　　5. カポジ肉腫　Kaposi sarcoma
　　6. Rhabdoid tumour
　　7. その他　Others
IV. 分類不能腫瘍　Unclassified tumours
V. 造血およびリンパ性腫瘍　Haematopoietic and lymphoid tumours
VI. 転移性腫瘍　Metastatic tumours
VII. 上皮性異常　Epithelial abnormalities
　　1. 肝細胞ディスプラジア　Liver cell dysplasia
　　2. 胆管異常　Bile duct abnormalities
VIII. 腫瘍類似病変　Tumour-like lesions
　　1. 過誤腫　Hamartomas
　　　I) 間葉性過誤腫　Mesenchymal hamartoma
　　　II) 胆管性過誤腫　Biliary hamartoma(microhamartoma, von Meyenburg complex)
　　2. 先天性胆管嚢胞　Congenital biliary cysts
　　3. 限局性結節性過形成　Focal nodular hyperplasia
　　4. 代償性肝葉肥大　Compensatory lobar hyperplasia
　　5. 肝紫斑症　Peliosis hepatis
　　6. 異所発生　Heterotopia
　　7. 結節性再生性過形成　Nodular transformation(nodular regenerative hyperplasia)
　　8. 腺腫様過形成　Adenomatous hyperplasia
　　9. 限局性脂肪化　Focal fatty change
　　10. 炎症性偽腫瘍　Inflammatory pseudotumour
　　11. 膵偽嚢胞　Pancreatic pseudocysts
　　12. その他　Others

1. 単純結節型

　　肝細胞癌の代表的な超音波所見といえば，辺縁低エコー帯：halo，内部エコーの不均一化：mosaic pattern, nodule in nodule, 外側側方陰影：LS (lateral shadow)，後部エコーの増強：PEE(posterior echo enhancement)と言われるが，これらの特徴は，肉眼分類で言う単純結節型の画像である．単純結節型の超音波像と切除標本を示すが(図1)，切除標本とB-mode像がよく一致しているのが確認できる．超音波所見のhaloは腫瘍周囲の線維性被膜のことを指し，mosaic patternは腫瘍が脱分化して発育している形態をあらわし，lateral shadowは，

線維性被膜のartifactとして描出され，PEEは腫瘍部の音響透過性が非腫瘍部に比べ良いために起こる後部エコーの増強を指す．この単純結節型が進行し被膜浸潤を起こし被膜外に浸潤すると単純結節周囲増殖型となり図2のように，haloの部分を越えて腫瘍が増大したような超音波像を呈する．さらに周囲へ浸潤し大きな腫瘍に進行すると，一葉を占拠するような大きな境界不明瞭の腫瘤となりこれを塊状型としている(図3)．超音波で描出される画面全体が癌部であると初心者では，腫瘍に気付かないこともあるので注意を要する．カラードプラや造影超音波で不整血管を抽出すると病変部がより明瞭となる．

これに対し，小さな腫瘍でも境界不明瞭なものを浸潤型といい，これは線維性被膜がないために境界が不明瞭となり胆管細胞癌との鑑別が困難なことがある．

また，小さな結節が癒合して一つの腫瘍を形成しているものを多結節癒合型といい図4のような超音波像を呈する．腫瘍の周囲にはっきりとしたhaloはなく，辺縁がやや凹凸不整であることが特徴で内部エコーもモザイク状とは異なっている．

このように，肝細胞癌の超音波像と一言に言っても，その進展度合いと大きさ，組織により異なることを理解する必要がある．

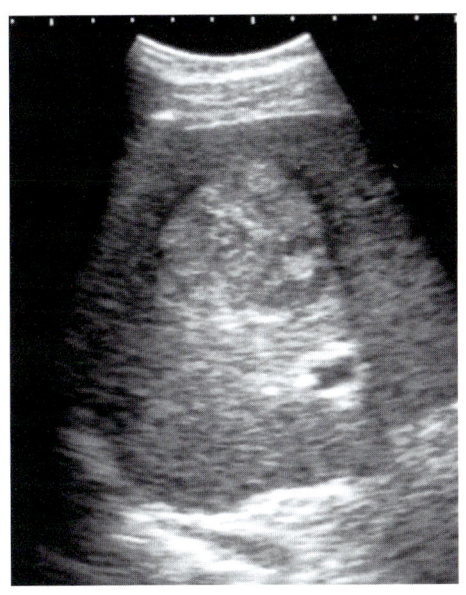

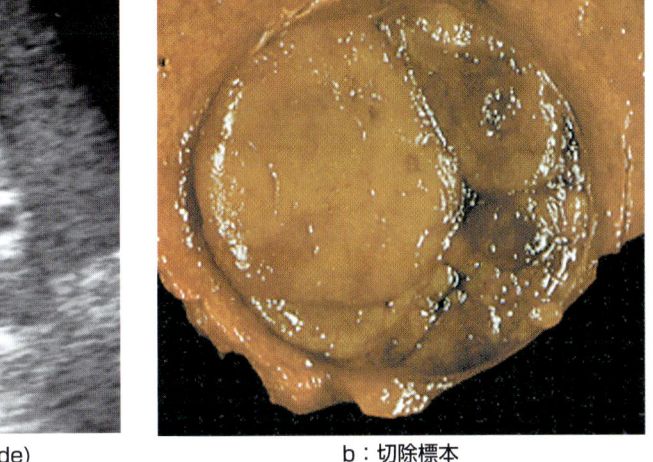

a：超音波像(B-mode)　　　　　b：切除標本

図1　肝細胞癌単純結節型の超音波像
超音波像と手術標本を比較するとよく一致しているのが分かる．

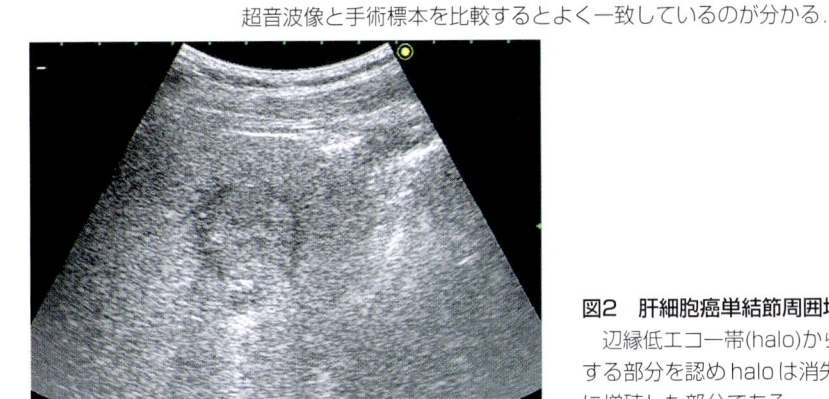

図2　肝細胞癌単純結節周囲増殖型の超音波像(B-mode)
辺縁低エコー帯(halo)から腫瘍下端方向に外側に突出する部分を認めhaloは消失している．同部が被膜周囲に増殖した部分である．

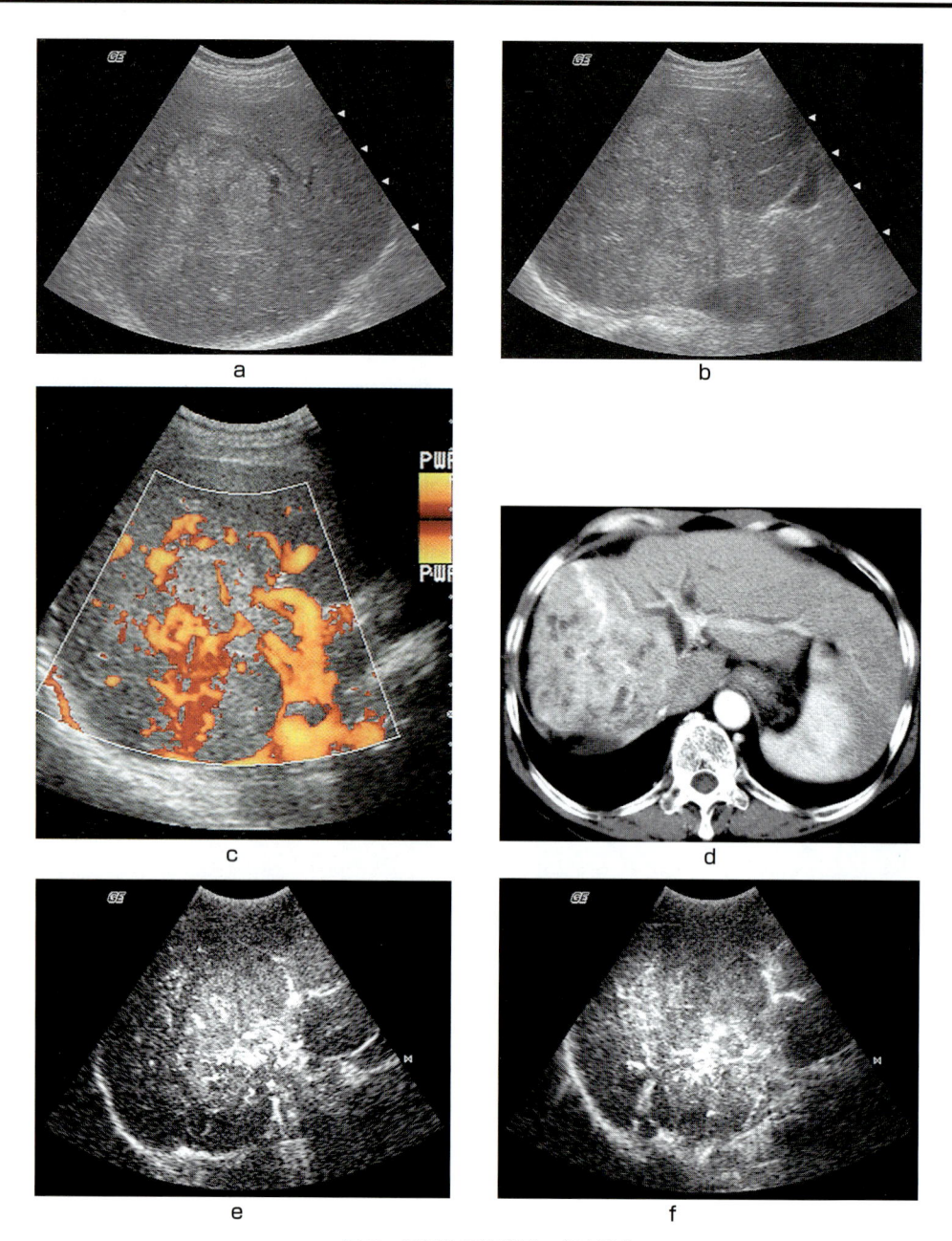

図3 肝細胞癌塊状型の超音波像
a：B-mode（肋間走査），b：B-mode（肋弓下走査）
c：PDI像，d：CT動脈優位相，e：CHA-mode造影US 20秒後，f：CHA-mode造影US 30秒後．
肝右葉を占拠するような腫瘍であり，辺縁が凹凸不整で，非腫瘍部との境界が不明瞭である．
造影により不整血管および腫瘍濃染像が得られる．

　初期の肝細胞癌で，いわゆる高分化型の肝細胞癌と言われているものは，肉眼分類の小結節境界不明瞭型を指し，周囲の再生結節との鑑別が困難な段階である．それが徐々に進展しこれまでに提示した超音波像を示すようになる．

　mosaic，haloなどの所見を示さない小結節HCCの超音波像は，低エコー型，高エコー型，混合型(Bright loop pattern)の3種類に分類される(図5)．このうち高エコー型の腫瘍に対して行った腫瘍生検の組織を図6に示す．組織は脂肪や淡明細胞と言われるものであり，この中を超音波が伝播する際に多重反射が起こるために高エコー型になると言われている．

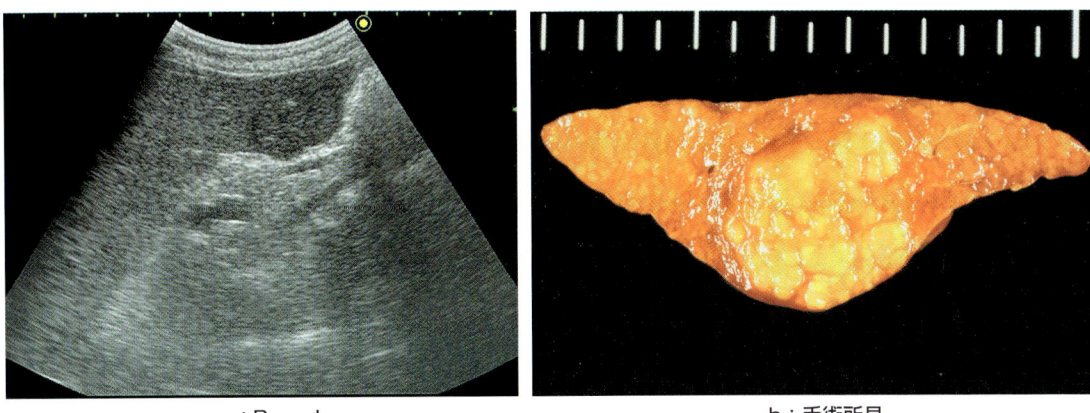

a：B-mode　　　　　　　　　　　　　　　b：手術所見

図4　肝細胞癌多結節癒合型の超音波像
図2の症例と比較しhalo，mosaicの所見を認めない．手術標本で小さな結節が多数癒合しているのが分かる．

a：低エコー型　　　　　b：高エコー型　　　　　c：混合型(Bright loop pattern)

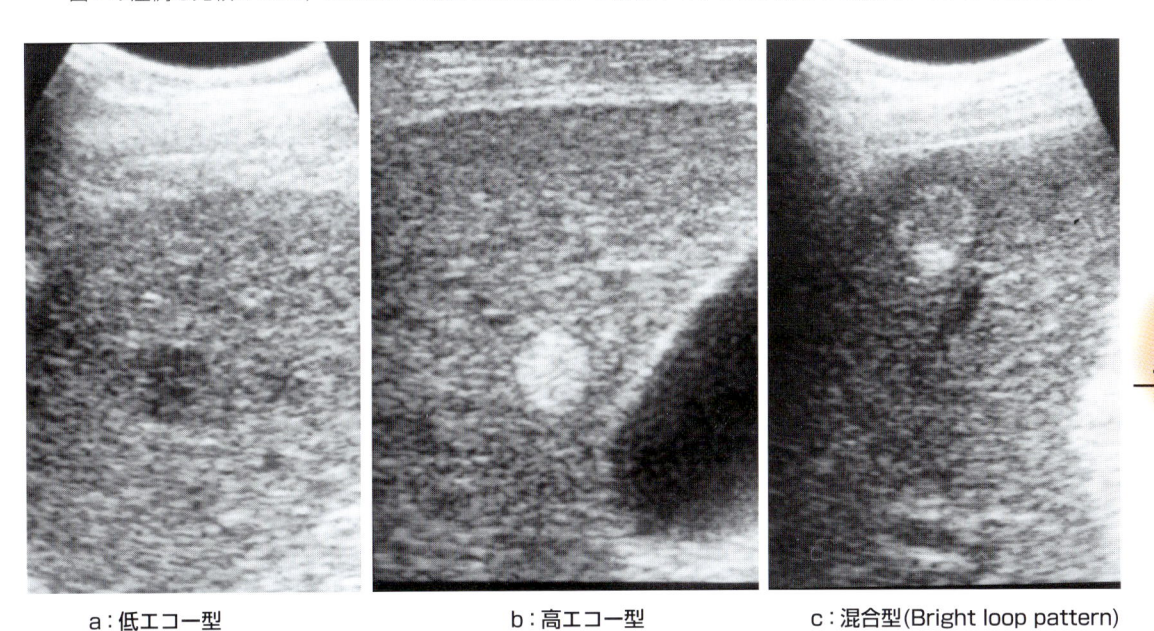

図5　肝細胞癌小結節型の超音波像(B-mode)

a：弱　拡　　　　　　　　　　　　　　　b：強　拡

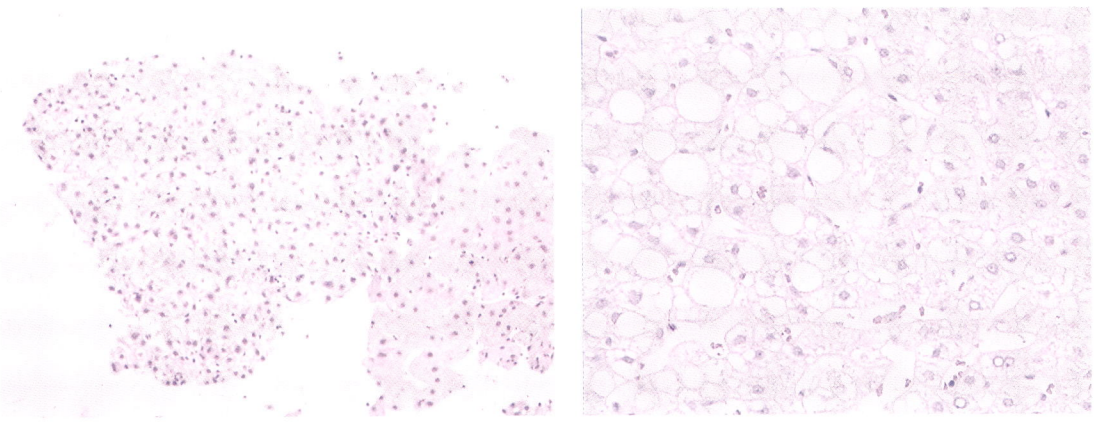

図6　高エコー型の腫瘍生検の組織像

少し古い症例になるがわれわれの先輩方が残したファイルの中を紐解いてみると，種々の理由により他の検査・治療が行えず，超音波検査でのみ約5年の経過を追跡し，肝細胞癌の自然史が観察可能であった一例があるので図7に示す．

初めに指摘された頃は直径5mm大の高エコー型の腫瘤である．それが次第に大きくなり，それに伴い辺縁の不整がなくなり正円形に近くになる．次に内部に脱分化が起こり中心付近に低エコーの部分が出現し，その低エコー部がはっきりとしてきていわゆるBright loop patternを呈するようになる．さらに大きくなると腫瘍の周囲に辺縁低エコー帯haloが出現するようになる

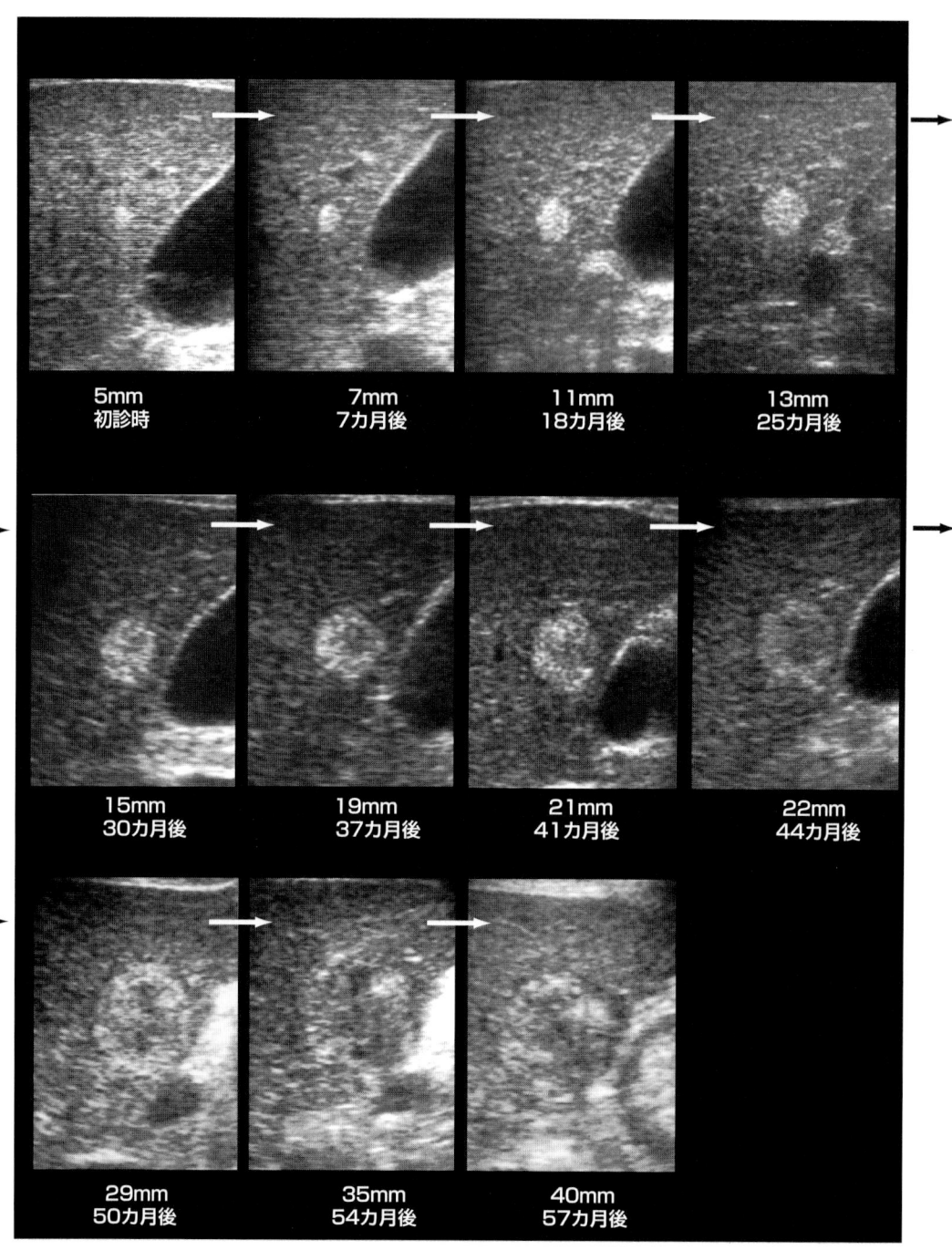

図7 肝細胞癌の自然史

が、だいたい直径が2cmで出現していることが分かる．この頃になると内部低エコーの部分も増大し，数箇所で脱分化が起こるようになり内部構造も乱れmosaic状を呈する．次にhaloの部分を超え被膜外浸潤の段階を経て肝全体に浸潤していくのが分かる．

この症例の腫瘍体積の経時的な推移を図8に示す．

高エコー型の段階は比較的発育速度は遅いが，Bright loop patternになると少し早まり，mosaic patternとなるとさらに早くなっていることが分かる．これはあくまでも一つの症例の自然史であってすべての症例が同じ経過をたどるわけではないが肝細胞癌の腫瘍の大きさとそれに合わせた超音波所見を確認するうえで貴重な資料であると考えている．

以上のように超音波診断のB-mode像は組織の特徴を忠実に反映した画像が得られるために診断に有用とされているが，肝細胞癌の病態の進行（腫瘍の分化度）とその血行動態が相関していると言われており，腫瘍の血流情報も肝細胞癌の診断には重要な項目である．超音波診断における血流情報もカラードプラを初めとする診断装置の進歩と経静脈性の超音波造影剤の出現により飛躍的に改善した今日では特に有効な検査になり得ると考えられている[2]．

ここで前癌病変と言われる腺腫様過形成，異型腺腫様過形成と，肝細胞癌の高分化型肝細胞癌，古典的肝細胞癌についての腫瘍内の門脈血と動脈血の大まかな関係を表2に示す．つまり，腫瘍内血流を的確に評価できるかが腫瘍の悪性度の診断に直結することが分かる．

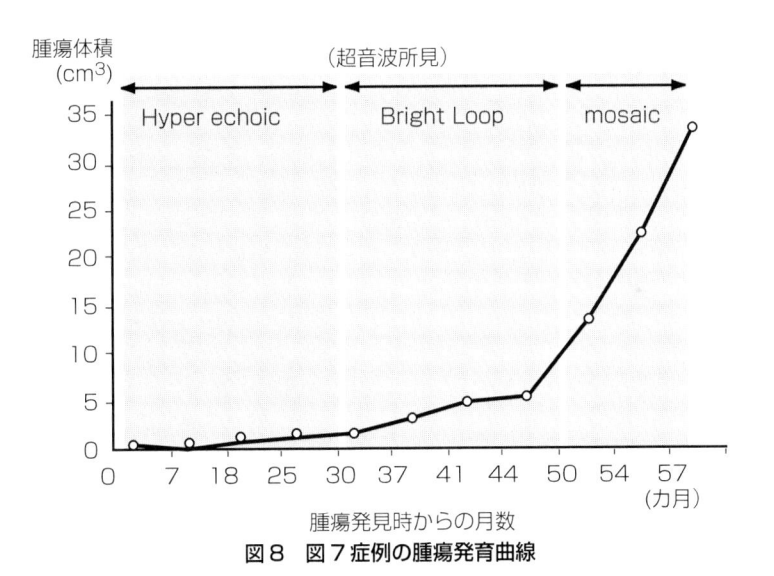

図8 図7症例の腫瘍発育曲線

表2 肝細胞癌と前癌病変における肝動脈，門脈血流の割合

	門脈血	動脈血
再生結節	◎	×
↓ AH	◎	×
↓ AAH	◎	△
↓ 高分化HCC	△	○
↓ 古典的HCC	×	◎

図9にC型肝硬変に合併した直径15mmの低エコー結節を示す．Coded harmonic angio mode(CHA-mode：詳細は造影超音波（VI-2章），41頁で解説した)によるB-modeでの造影US像を示すが，明確な腫瘍濃染を認めており，この大きさであっても古典的な肝細胞癌であることが分かる．

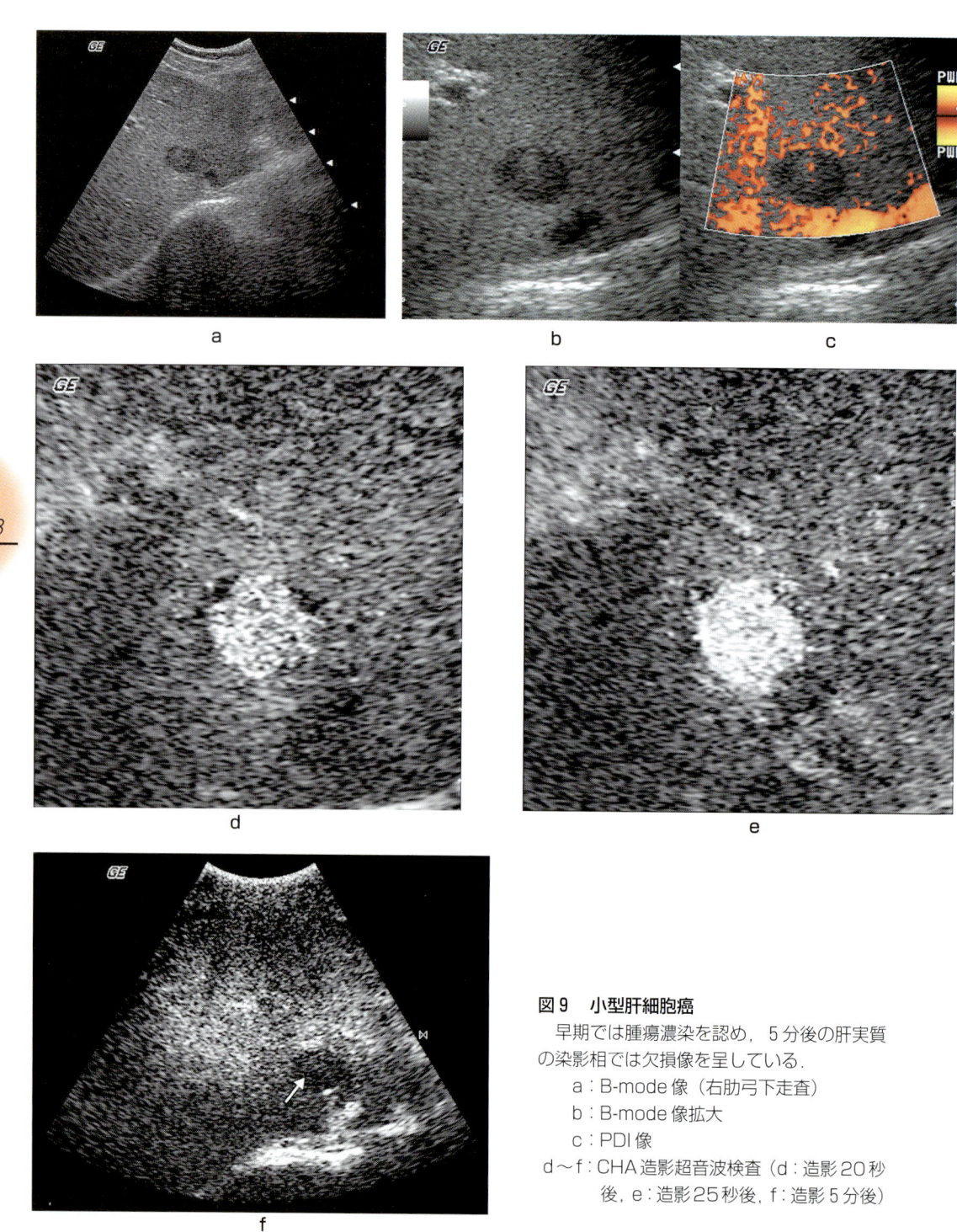

図9 小型肝細胞癌
　早期では腫瘍濃染を認め，5分後の肝実質の染影相では欠損像を呈している．
　　a：B-mode像（右肋弓下走査）
　　b：B-mode像拡大
　　c：PDI像
　d〜f：CHA造影超音波検査（d：造影20秒後，e：造影25秒後，f：造影5分後）

これに対し図10に腺腫様過形成の症例を呈示する．造影早期から後期にかけても非腫瘍部と同等であり，造影後約5分後の肝実質の染影相でも欠損像は認めなかった．このように小さな腫瘍においても，超音波検査で血流評価が可能になったことは，診断上非常に有用なことであると思われる．

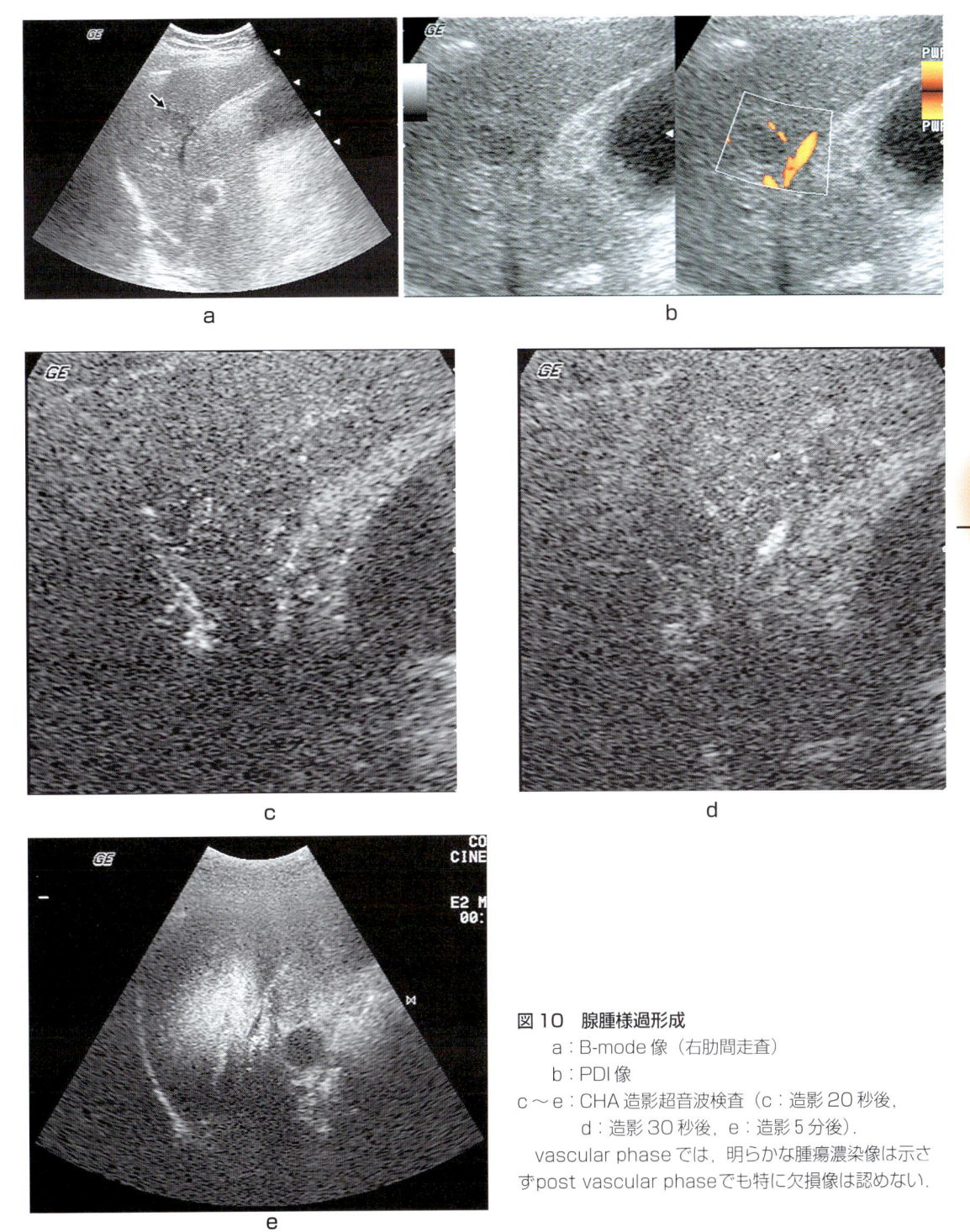

図10 腺腫様過形成
 a：B-mode像（右肋間走査）
 b：PDI像
c〜e：CHA造影超音波検査（c：造影20秒後，
  d：造影30秒後，e：造影5分後）．
 vascular phaseでは，明らかな腫瘍濃染像は示さずpost vascular phaseでも特に欠損像は認めない．

また大きな腫瘍では，カラードプラで動脈血流豊富な腫瘍であることは分かるようになっているが(図11a, b)，造影剤を使用することで，腫瘍の血管構築や腫瘍濃染，腫瘍濃染の経時的な変化まで把握できるようになり(図11c〜e)，より的確な診断が超音波でも可能となってきている．

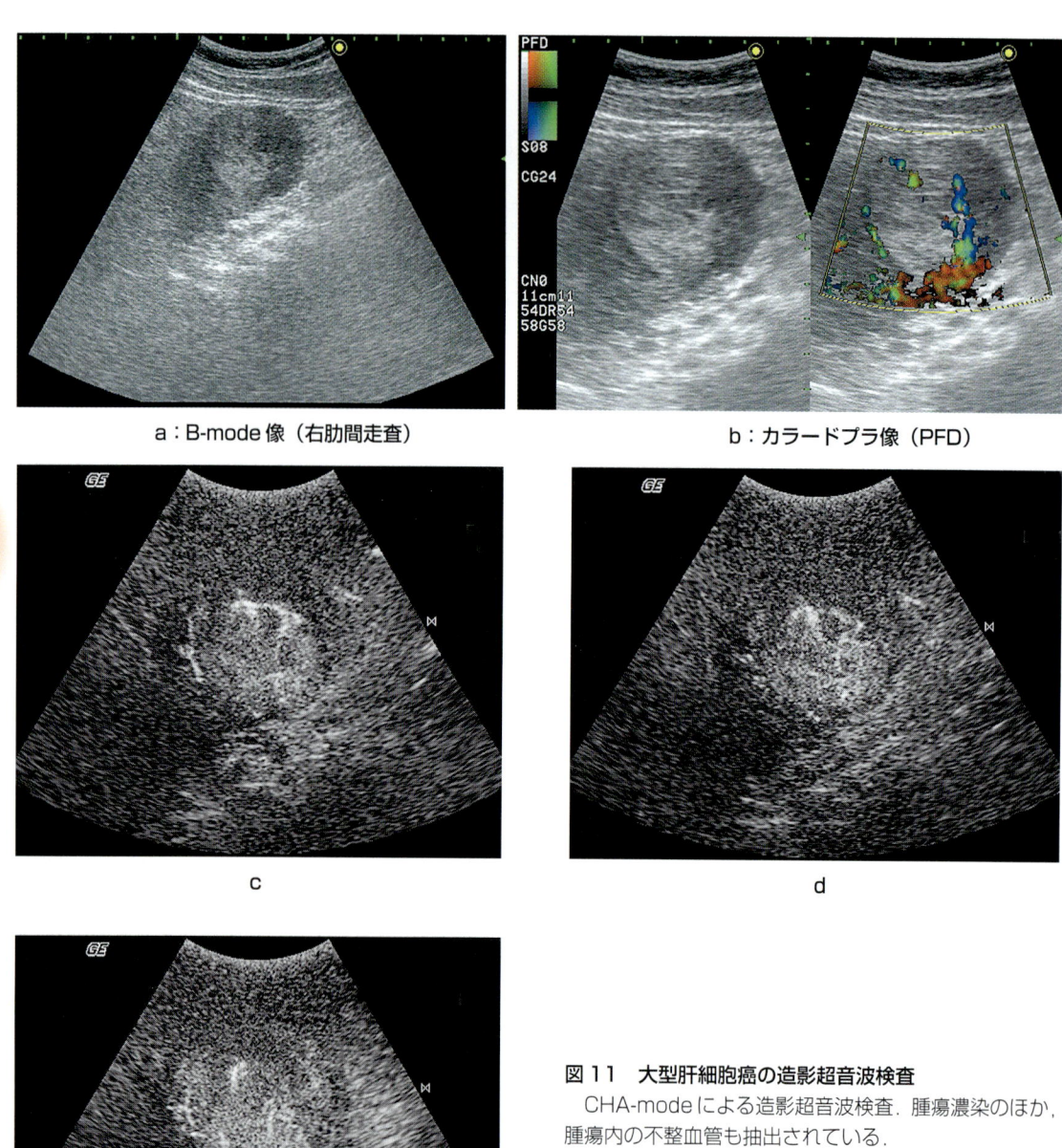

a：B-mode像（右肋間走査）

b：カラードプラ像（PFD）

c

d

e

図11　大型肝細胞癌の造影超音波検査
　CHA-modeによる造影超音波検査．腫瘍濃染のほか，腫瘍内の不整血管も抽出されている．
　　c〜e：造影超音波検査（c：造影20秒後，d：造影30秒後，e：造影40秒後）．
　カラードプラでは，腫瘍内に拍動脈があることは分かるが，造影することにより腫瘍血管や腫瘍濃染像が得られている．

VI. 肝悪性腫瘍　I.肝細胞癌の超音波画像

図12に糖尿病で通院中にスクリーニングの超音波検査で発見された39歳男性で，HBs抗原，HCV抗体陰性，S₇直径26mmの低エコー結節症例を提示する．このように背景肝に肝硬変症がない場合には，血管腫を初めとする他の肝腫瘍との鑑別が重要となる．この症例では造影USで，

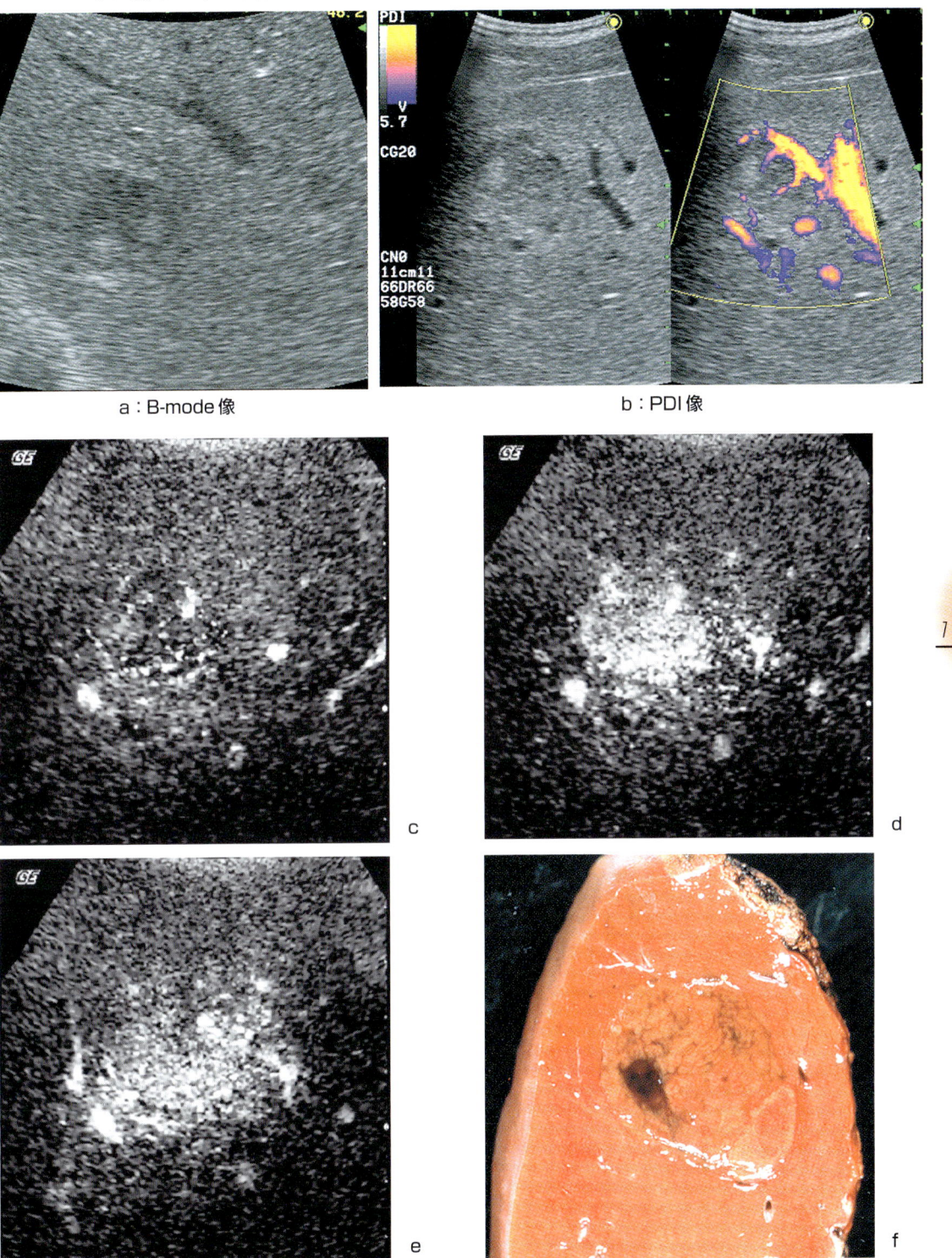

a：B-mode像

b：PDI像

c

d

e

f

図12　肝細胞癌
　c〜d：CHA造影超音波検査（c：造影25秒後，d：造影45秒後，e：造影90秒後）
　　f：切除標本

造影約20秒後の造影早期から腫瘍周辺より内部に向かって流入する血流とそれに続く腫瘍濃染像を認め肝細胞癌と術前診断された．

本症例は，手術が施行され組織学的にも肝細胞癌であることが確認された．

ここでは肝細胞癌の基本的な超音波所見に対し解説を行った．超音波検査での存在診断の重要性はいまさら言うまでもないが，B-modeでの質的診断に加え，造影剤の出現も加わり血流診断でもかなりの精度を持って評価が可能となってきている．したがって超音波で指摘された結節に対しては，腫瘍濃染像を含めた血流診断まで超音波検査で可能となり，超音波検査でスクリーニングから精密検査まで施行できるようになってきている．

つぎにびまん型，硬化型の超音波像と進行肝癌としての門脈・肝静脈・胆管浸潤，破裂症例についての解説を行う．

2．びまん型 (diffuse type)

肝細胞癌の肉眼分類のうち，肝臓全体が無数の小さい癌結節により置換され肉眼的に肝硬変と鑑別をすることが困難なものをびまん型という．本来，超音波検査は小さな結節の描出には優れているはずであるが，びまん型の肝細胞癌は超音波検査でも数ミリ大の結節が無数にあるために，肝硬変の再生結節との鑑別が困難で見逃されてしまうことも多い．つまり，明らかな腫瘍像が描出されず，検者が肝実質のエコーパターンの乱れとしか取らないことがあるために，たまたま他の部位を要精査として発見されたり，門脈腫瘍塞栓があって初めて発見される場合もある．

図13にびまん型肝癌の超音波像を示す．確かに内部エコーはやや不均一であるが，はっきりとした腫瘍は指摘できない．同症例のCT像では，動脈優位相では小さな腫瘍濃染像を認めているが，門脈優位相で低吸収域となっている部分が少ないため，濃染ムラのようにも見えてしまう．

a b

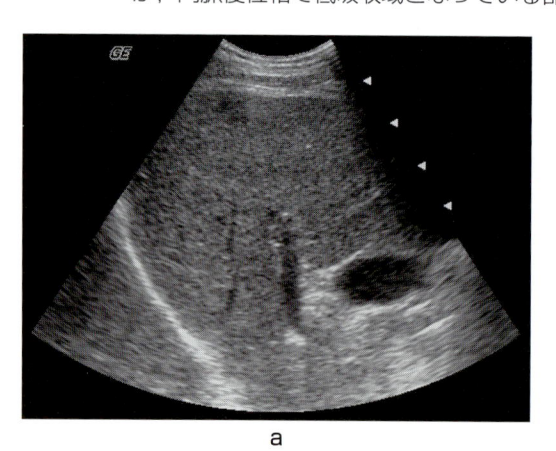

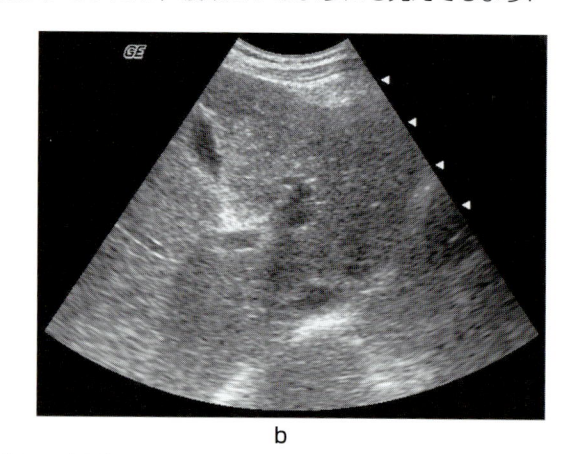

図13 びまん型肝癌
a, b：B-mode像（a：右肋間走査，b：右肋弓下走査）．
内部エコーは粗造だが腫瘍ははっきりしない．
c～e：造影CT検査（c：単純，d：動脈優位相，e：門脈優位相）．
動脈優位相のみで小さな濃染像を認めるが，単純，門脈優位相でははっきりした腫瘍像は認めない．
f, g：血管造影像（固有肝動脈造影；RAO 40°，f：動脈早期相，g：実質相）．
両葉に数mm大の無数の腫瘍濃染像を認める．
h, i：CHA造影超音波検査．
造影約5分後の肝実質相のflash Image（右肋弓下走査によるsweep scan）．両葉に多発する数mm大の腫瘍を欠損像として描出可能であった．

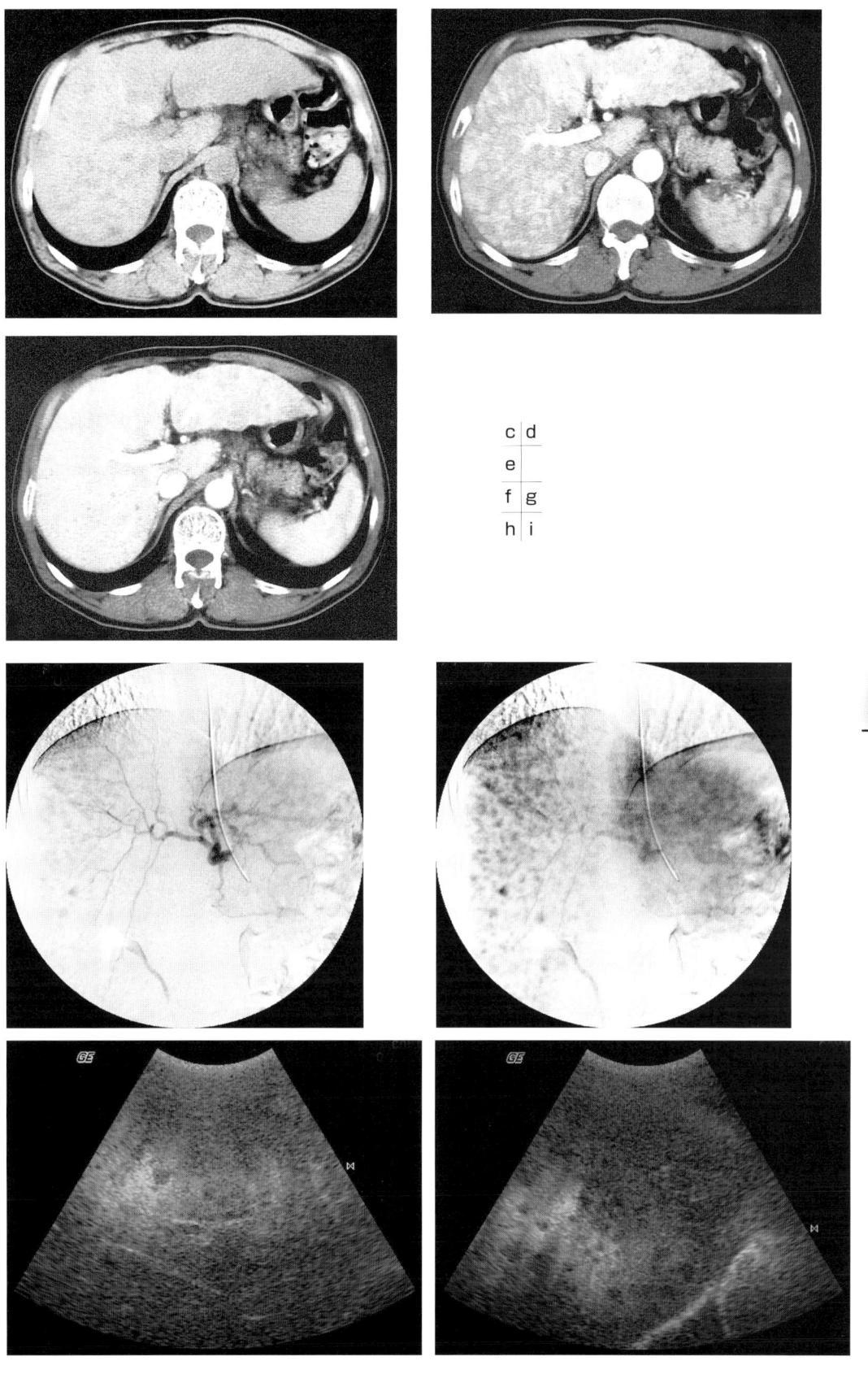

VI. 肝悪性腫瘍　I.肝細胞癌の超音波画像

図13 びまん型肝癌（c〜i）

しかし，同症例の血管造影像では肝両葉に数ミリ大の結節が無数にあることが分かり，びまん型と診断された．

図13h, iに同症例の造影超音波検査の像を示す．CHAmode（IV章-2，41頁で解説）で造影を行ったところ，早期の血管相では腫瘍の濃染像は認めないものの，約5分後の肝実質相のFlash Imageでは多数の結節が描出され，びまん型の診断が可能であった．これは，この症例の背景肝が進行した肝硬変でなかったために肝実質相での存在診断が有効であったと考えられるが，このように通常のモードで描出が困難な場合でも造影超音波検査が存在診断として有用となることがある．また，びまん型の肝細胞癌は門脈に浸潤し，後で述べるような門脈塞栓を形成することが多く，肝実質内に腫瘍が描出されずに門脈腫瘍塞栓のみ描出されたときや，門脈が描出しにくいと感じたときなどはこのタイプの肝細胞癌も考える必要がある．

3．硬化型 (scirrhous type)

肝細胞癌の硬化型は，組織構造による分類の一つであり腫瘍細胞索が大量の線維性間質によってとり囲まれた構造をとるものを言う．肝細胞癌の画像診断で典型例と言われるものは大部分が索状型や偽腺管型であり，硬化型は肝癌の0.8～6.2％とも言われている[3]．特徴としては超音波像では，haloやmosaic patternを示さず，境界がやや不明瞭な形態を呈し肝内胆管癌との鑑別が困難なことが多い．またCT検査や血管造影でも線維成分が多いことを反映して，いわゆる動脈早期相での強い腫瘍濃染像は示さず，診断に苦慮する場合が多い[4]．

図14に硬化型肝細胞癌症例の超音波像を提示する．S₁(尾状葉)に腫瘍が存在するためにmotion artifactでカラードプラでは的確な血流診断は行えず，腫瘍内に明らかな血流シグナルは認

a   b

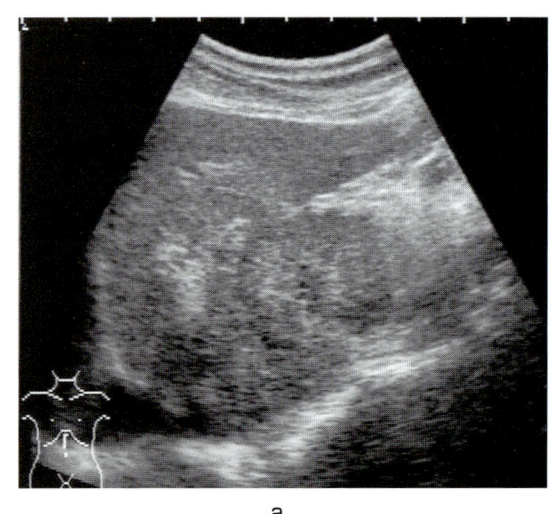

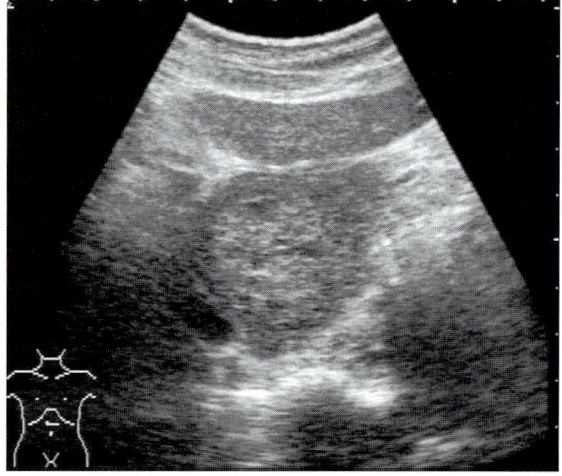

図14 硬化型肝細胞癌

a, b：B-mode像（a：正中縦走査，b：正中横走査）．
　S₁に境界不明瞭な辺縁凹凸不整のiso echoic masを認める．
c〜e：造影CT検査（c：単純，d：動脈優位相，e：門脈優位相）．
　動脈優位相で腫瘍周囲のみが強く造影され，門脈優位相まで持続している．
f, g：血管造影像（f：総肝動脈造影，g：固有肝動脈造影）．
　腫瘍部は淡い腫瘍濃染像を認める．
h：切除標本．S1に黄白色の腫瘍を認め，線維性被膜は有しない．
i：組織所見（H-E染色）．間質は線維性結合織で置換され，硬化型肝細胞癌と診断された．

めなかった．CT検査は，腫瘍中心に低吸収域を認め周囲のみ動脈優位相で強く濃染され同部は門脈優位相まで淡く濃染が持続している．血管造影でも通常の肝細胞癌とは異なり強い腫瘍の濃染像は認めていない．切除標本では，肝細胞癌に典型的な線維性被膜は認めず，内部構造も比較的不均一な黄白色の腫瘍であった．組織所見で間質が線維性結合織で置換された硬化型肝細胞癌と診断された．

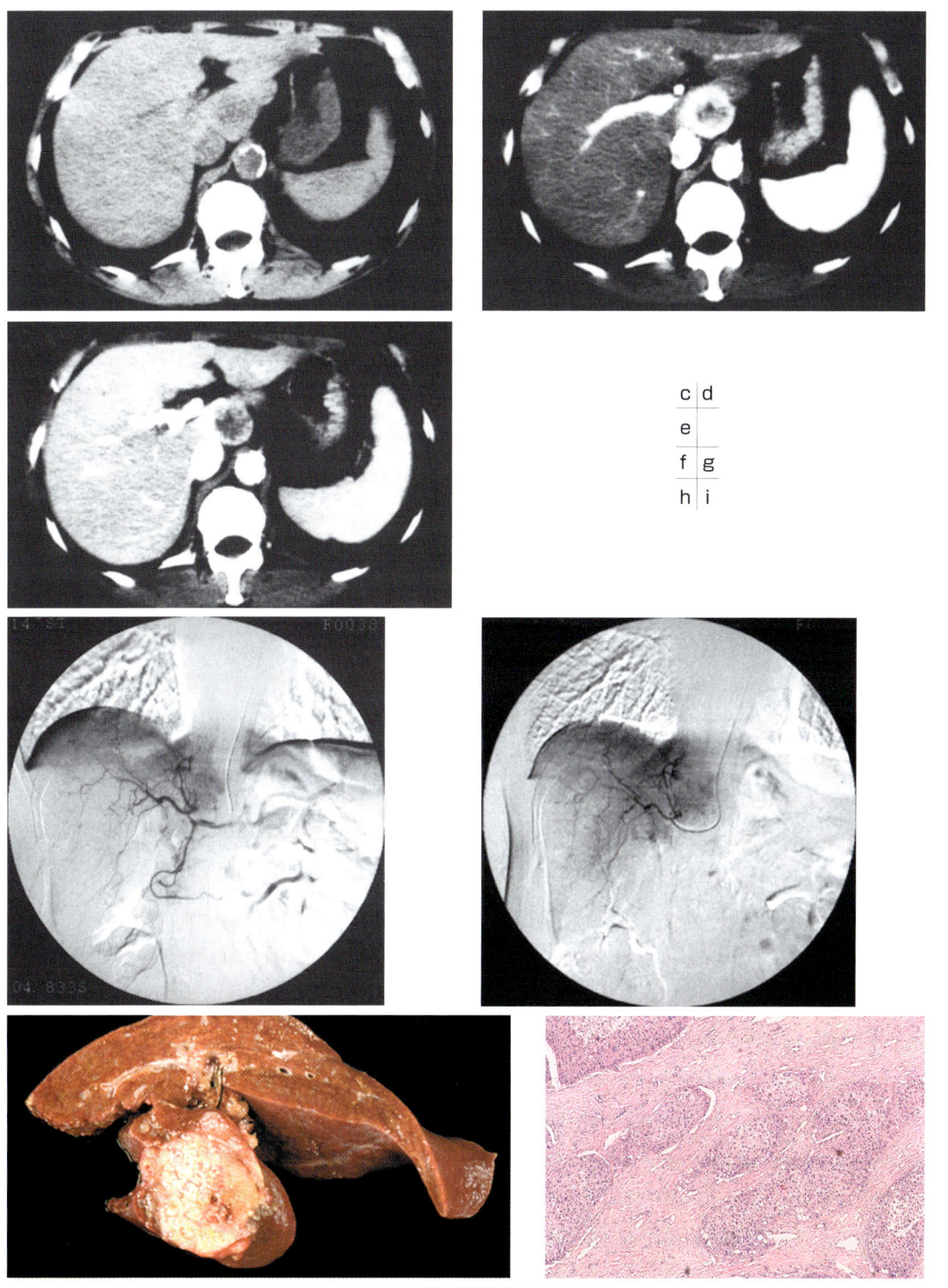

図14 硬化型肝細胞癌(c〜i)

4．肝細胞癌の脈管浸潤

　肝細胞癌の診断において腫瘍の有無だけではなく，脈管浸潤の有無を診断することは症例の予後にもかかわるため非常に重要なことである．しかし，実際に検査を行っていると，ついつい腫瘍ばかりに目がいってしまい見逃されてしまうこともある．特に門脈本幹の腫瘍塞栓を見逃すことは少ないが，門脈の一分枝のみに腫瘍塞栓がある場合には見落とされてしまうこともある．このようなことを少なくするためには，スクリーニング検査法でも述べたが肝臓の観察を行うときは常に門脈の描出を的確に行うように癖をつけておくことが重要であるとともに，腫瘍性病変が存在した場合，その存在診断だけで満足するのではなく，超音波で腫瘍のstagingまで行うつもりで細かく観察するよう心がけることが重要である．

1）門脈浸潤

　肝細胞癌の脈管浸潤で最も多いのが門脈浸潤である．
　図15に門脈本幹の腫瘍塞栓の症例を提示する．腫瘍塞栓が存在する場合，門脈内がEcho freeとならず肝実質と同じエコーレベルを呈するために，初心者では肝硬変で門脈が描出不良の場合と間違えてしまうこともあるので注意が必要である．いずれも門脈がecho freeとして描出されないが，この両者の大きな違いは，肝硬変で門脈が描出不良の場合は側副血行路に門脈血が流れ肝内へ流入する門脈血流が少なくなるために，門脈径が細くなり描出されないのに対し，腫瘍塞栓の場合は，内部に腫瘍栓が徐々にできるため門脈径は太く，門脈内に詰まっている腫瘍栓が肝

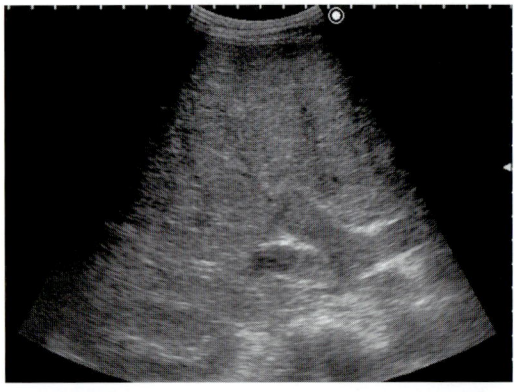

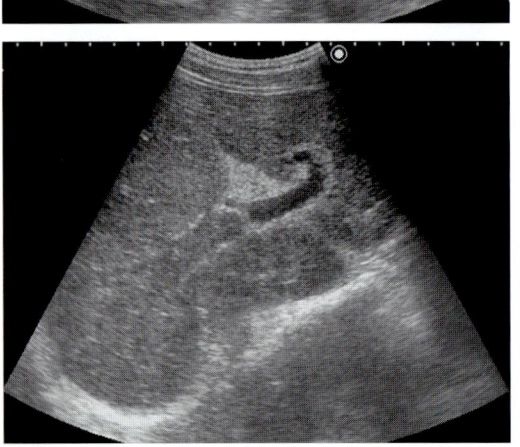

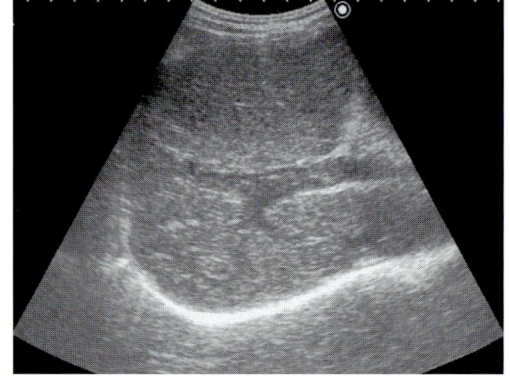

a	b
c	

図15　門脈腫瘍塞栓の超音波像(B-mode)
　a：右肋間走査．
　b：右肋弓下走査．描出された門脈は径が太く腫瘍栓で置換され，echo freeの部分は認めない．
　c：正中斜走査．門脈左枝は保たれているが，右枝は腫瘍栓で置換されている．
　このように左右差があると門脈腫瘍塞栓に気づきやすい．

実質エコーと似ているために門脈ということに気づきにくいという点である．つまり，超音波検査の特徴である任意断層像で検査が可能という利点を活かし上腸間膜静脈からの連続性を持って検査を行うように心がけたり，門脈壁の高輝度エコーを確認するように注意を払えば診断することは容易である．

また図16aに示すようにカラードプラを用いれば門脈血流が欠損していることは明瞭となり，最近では3D表示をすることで立体的なイメージがつかめるようになっている(図16b)．また，代償的に動脈血流が増加していることや，腫瘍塞栓内に栄養動脈血が流入していることも確認できることもある(図16cd)．

さらに造影超音波検査を併用することで腫瘍塞栓は明瞭となり，塞栓内に動脈血が流入していることも分かりやすくなる（図16e, f）．

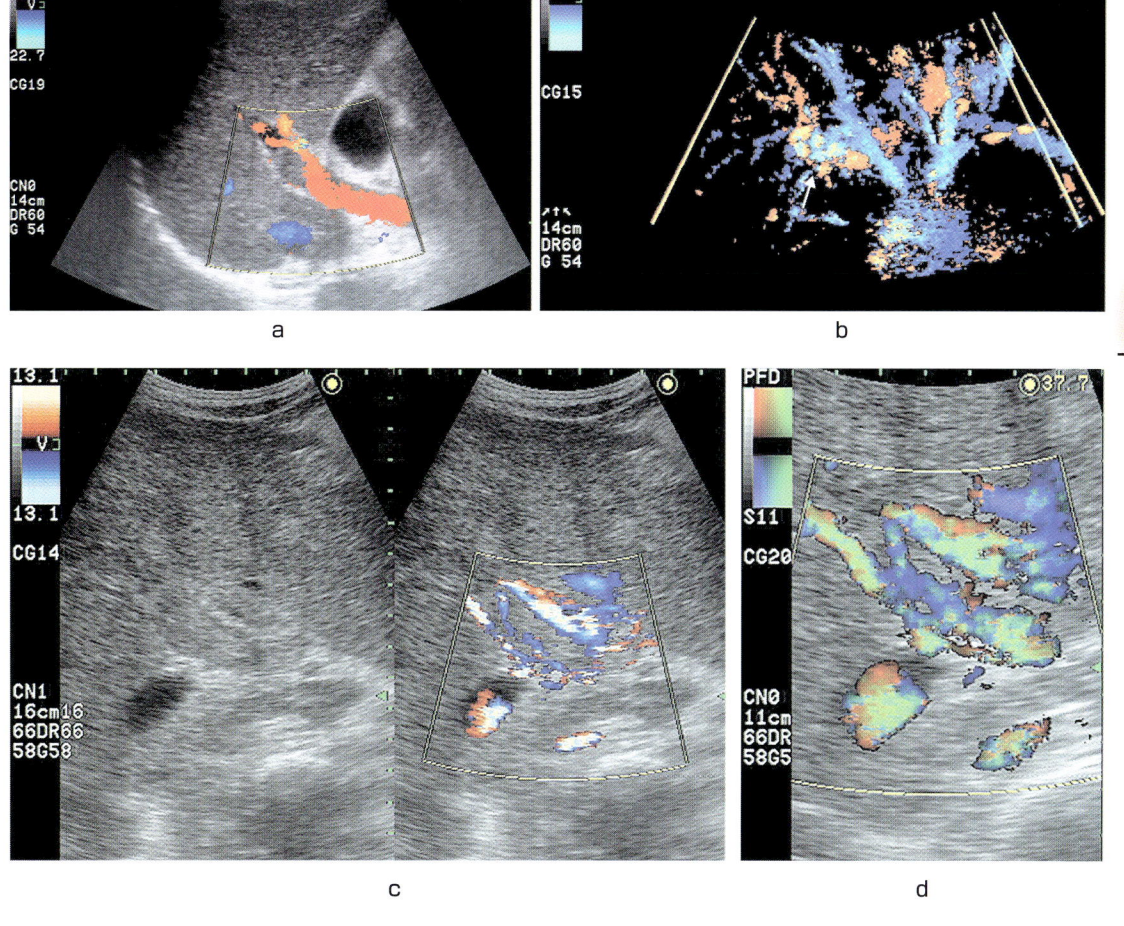

図16 門脈腫瘍塞栓の超音波像

a：右肋間CFM像．門脈内の血流が欠損し，腫瘍塞栓の存在が明瞭である．
b：右肋弓下走査のCFM 3Dモード．肝静脈と門脈が立体的に描出され門脈右枝の欠損像が明瞭となる(矢印)．
c：腫瘍塞栓部のB-modeおよびCFM像．門脈血流の途絶と塞栓内に入る栄養動脈が描出されている．
d：cと同じ部位のPFD像．FFT解析なしに周囲の血流が動脈血流(緑色の部分)主体であることが分かる．
e, f：CHA造影

e f

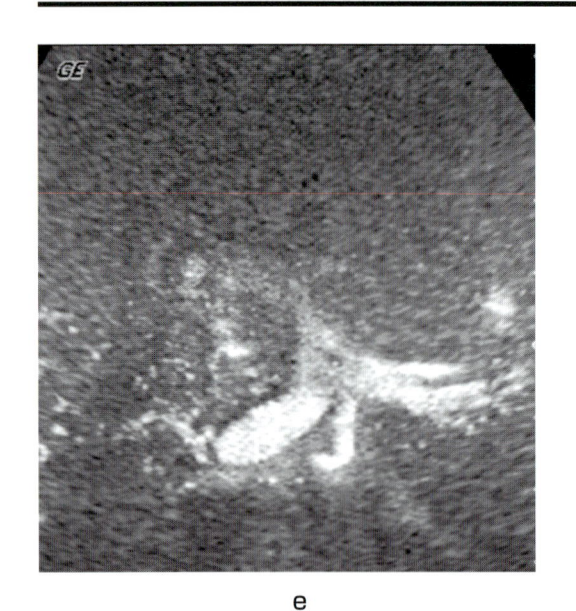

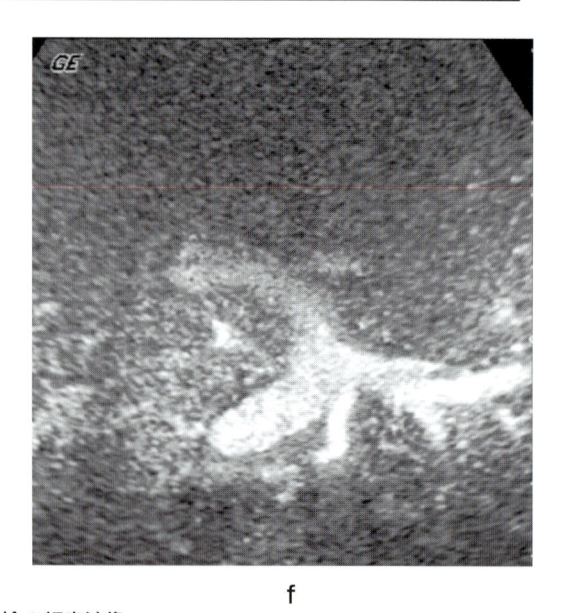

図16　門脈腫瘍栓の超音波像
e, f：CHA造影（e：造影30秒後, f：造影40秒後）

2) 肝静脈浸潤

　　門脈浸潤よりは頻度は低いが，進行した症例ではさほど稀ではない．特に一葉を占拠するような大きな塊状型の腫瘍では，肝静脈から図17a, bに示すような下大静脈に浸潤する症例もある．特に肝内の肝静脈がよく描出できない場合などは，肝静脈浸潤を考え下大静脈もよく観察することが大切である．図17c, dに同症例の下大静脈浸潤のCHAモードによる造影超音波検査を示す．造影を行うことで腫瘍栓がより明確になっている．

a b

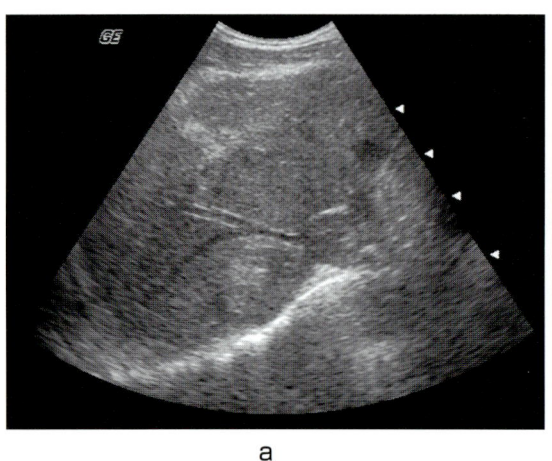

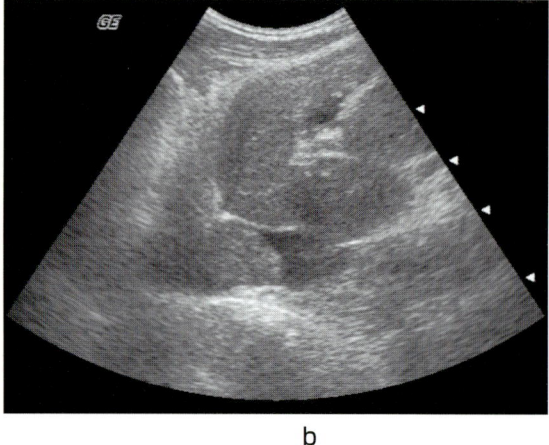

図17　下大静脈浸潤の超音波像(B-mode)
a：B-mode. 右肋弓下走査．右葉の腫瘍が下大静脈まで浸潤している．
b：B-mode. 正中縦走査．下大静脈内の腫瘍塞栓が明瞭である．

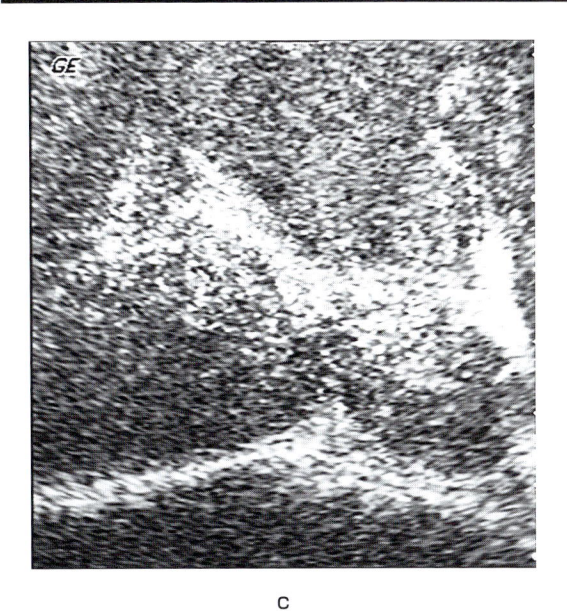

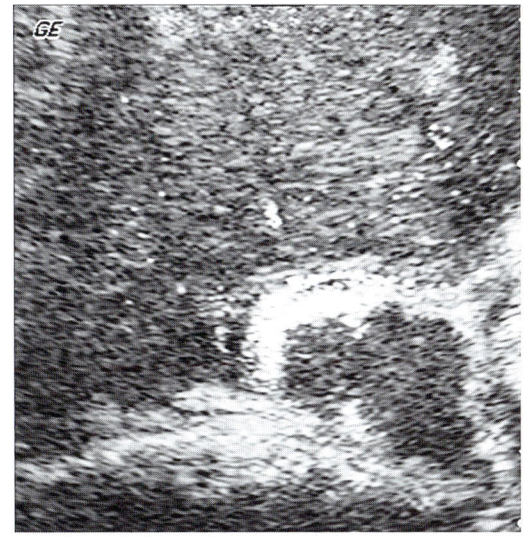

図17 下大静脈浸潤の超音波像
c, d：CHA造影（c：造影30秒後，d：造影70秒後）
造影により腫瘍塞栓が明瞭となっている．

　図18にS₇の肝細胞癌で右肝静脈に腫瘍塞栓の伴う症例を提示する．腫瘍近傍の右肝静脈内に約1.5cmの腫瘍塞栓を認めている．悪性腫瘍の診断においては，常に脈管浸潤の有無を頭に入れ，このような小さな病変でも指摘できるようによく脈管も観察することが重要である．

a	b
c	

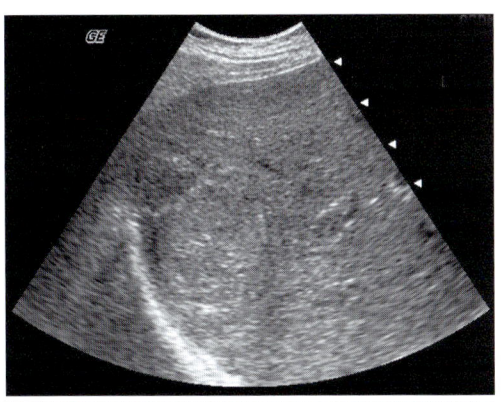

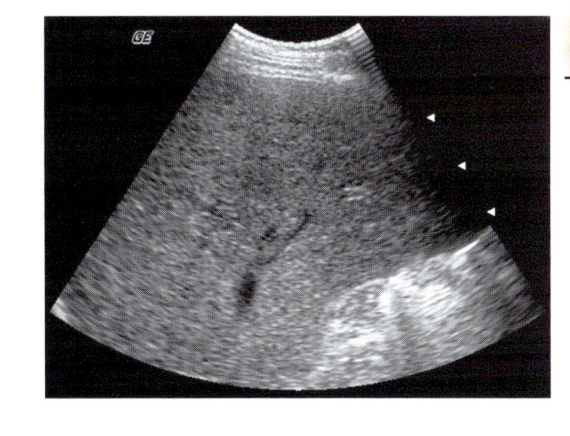

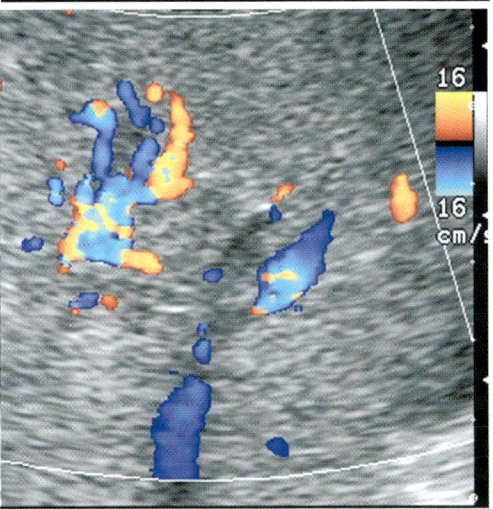

図18 肝細胞癌の右肝静脈浸潤
a：右肋間走査(腫瘍部).
b：右肋間走査拡大像(右肝静脈部).
c：同部のCFM像.
　S₇の腫瘍と右肝静脈内に15mm大の腫瘍塞栓を認める．カラードプラで肝静脈の血流は途絶していないことが確認された．

5．肝細胞癌の胆管浸潤

　　肝細胞癌の胆管への浸潤は進行した症例ではめずらしくはないが，門脈や肝静脈より先に胆管に浸潤することは比較的稀とされている[5]．このような症例では，末梢の胆管が拡張するために肝内胆管癌との鑑別が重要になる．CTや血管造影でも淡い腫瘍濃染像しか得られないことも多

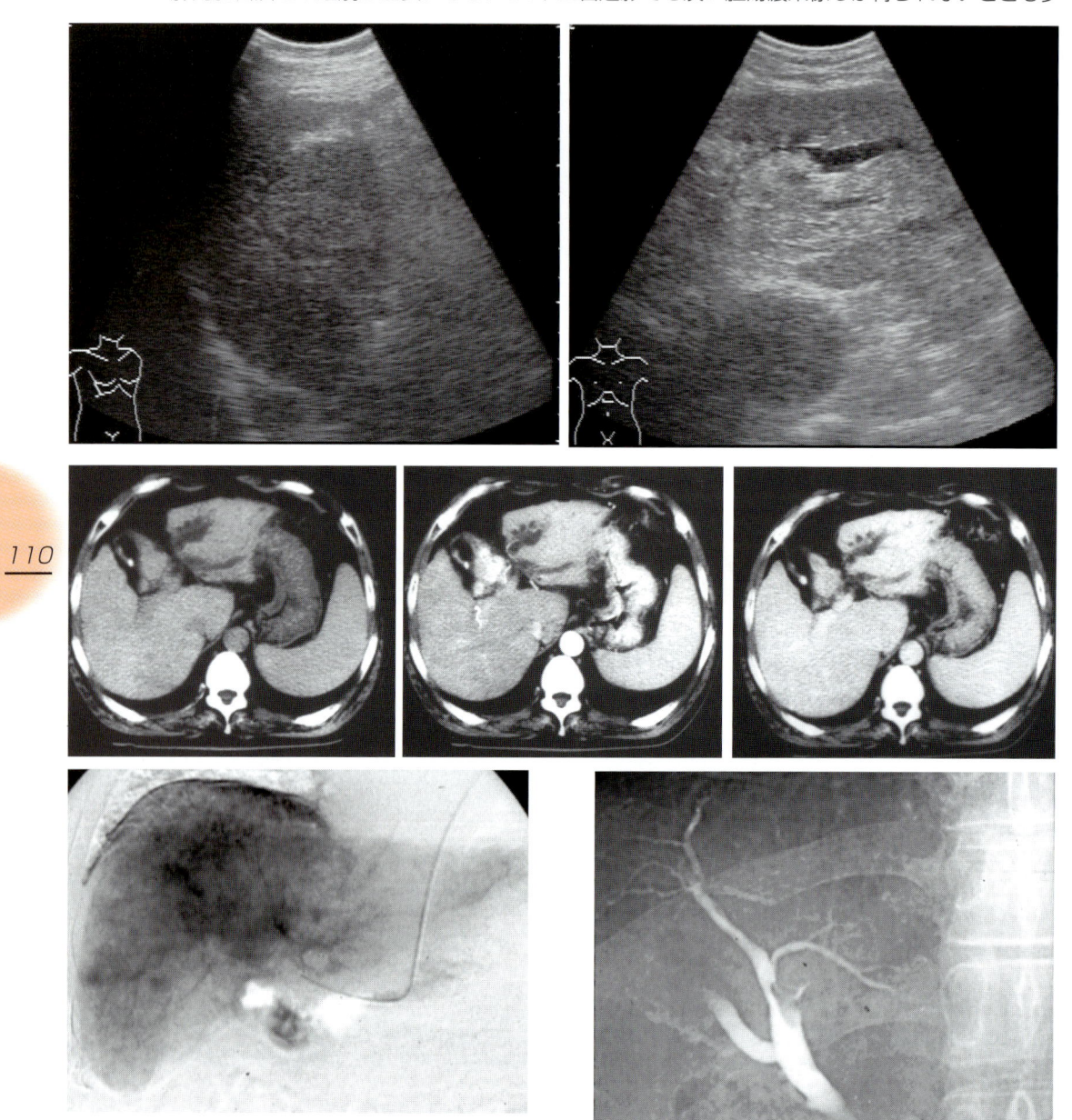

図19　肝細胞癌の胆管浸潤

a：右肋間走査．腫瘍部は境界不明瞭な iso echoic mass として描出され，halo は認めない．
b：正中横走査．左の肝内胆管が拡張し内部に腫瘍塞栓を認めている．
c：CT検査(単純)．d：CT検査(動脈優位相)．e：CT検査(門脈優位相)．動脈優位相で濃染され，門脈優位相で周囲と等吸収域となっている．
f：固有肝動脈造影．S4に淡い腫瘍濃染像を認める．
g：ERC像．胆管内に陰影欠損を認める．

a	b	
c	d	e
f	g	

く，画像診断のみでは鑑別が困難なこともある．

図19に肝細胞癌の胆管浸潤の症例を提示する．拡張した胆管内に実質エコーを認め同部が胆管浸潤の所見である．腫瘍自体も肝細胞癌に典型的なhaloやmosaic patternを認めず肝内胆管癌との鑑別が困難であった．

6．肝細胞癌の破裂

最近では健診などのスクリーニング検査も増えたことより救急外来で肝細胞癌の破裂症例に遭遇する機会は少なくなったが，未治療症例や癌が急速に増大するときなどに破裂することがあり急性腹症の一疾患としても重要である．ここでは，肝細胞癌の破裂症例を提示する．

図20は，S$_8$の肝細胞癌に対し肝動脈塞栓療法で加療を行った症例である．経過観察中に急激な腹痛と腹部膨満感を訴え救急外来を受診した．治療後のS$_8$の腫瘍はあまり変化を認めず，カラードプラでも腫瘍内血流が得られなかった．しかし，他の部位を観察するとS$_4$に新たに腫瘍が再発し同部が破裂したものと考えられた．診断は，血性腹水を確認することで容易であるが，破裂した部分は図に示すごとくフィブリン塊が付着し腫瘍の境界が不明瞭となるため占拠性病変としての描出が困難なこともある．肝細胞癌の破裂症例ではショック状態となることもあり，ショック腎や肝腎症候群なども起こす危険性もあるため，むやみに造影CTを行うことは望ましくない．こ

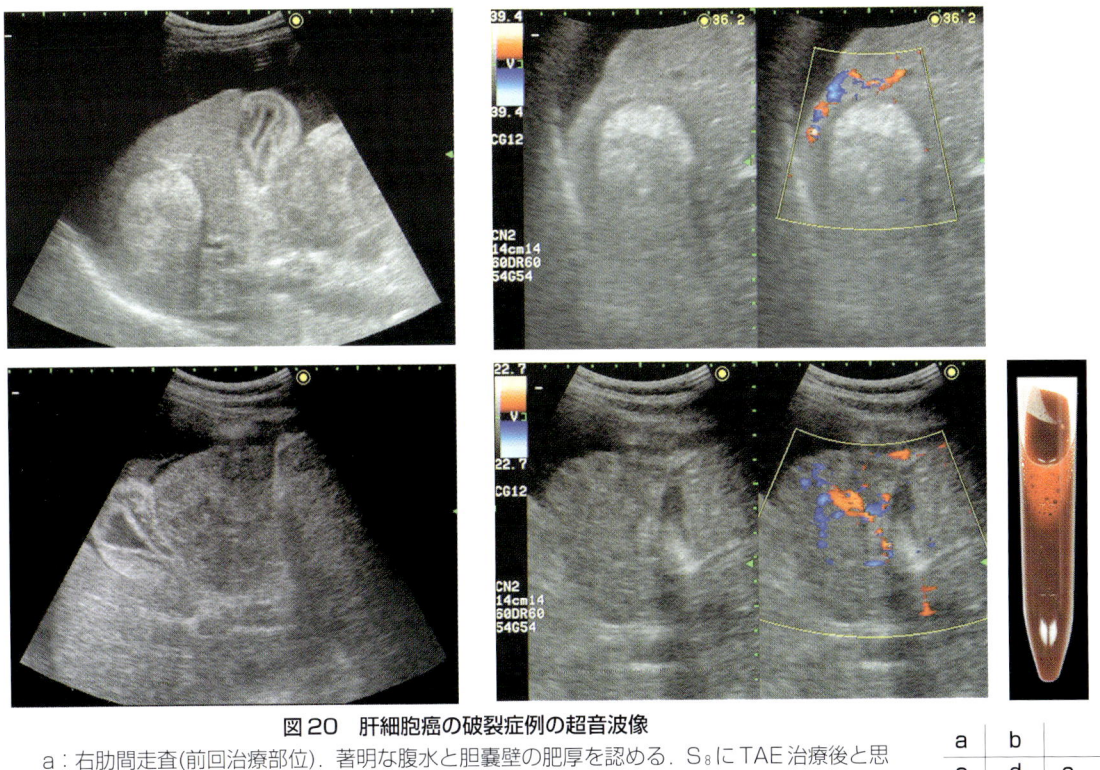

図20　肝細胞癌の破裂症例の超音波像

a：右肋間走査(前回治療部位)．著明な腹水と胆嚢壁の肥厚を認める．S$_8$にTAE治療後と思われるhyper echoic massを認めている．
b：同部のCFM像．腫瘍内に血流シグナルは認めない．
c：右肋弓下走査．S$_4$に腫瘍が再発し同部が破裂したと思われるがフィブリン塊が付着しており腫瘍としての把握が困難である．
d：同部のCFM像．b．とは異なり同部は血流シグナルが豊富で同部からの出血と診断した．
e：腹水穿刺液．血性腹水を認めた．

a	b	
c	d	e

のようにまず超音波検査のカラードプラ法を用いて原因および出血源を検索することが重要である．

　もう一例肝細胞癌の出血例を図21に提示する．この症例は大量出血しているのではなく，肝表面より少量の出血をきたした症例である．超音波検査上腹水があり肝不全によるものと考えられたが，前症例と同様，腹水中に血球成分と思わせる点状高エコーが散在しており腹水に血液が混入していることを考える必要があった．肝内をよく観察するとS₅に肝外に突出するような大きな腫瘍があり，同部をカラードプラで観察すると豊富な血流があることが図のごとく観察された．また同部のPFD(PFD：Pulsatile flow detection 拍動波を緑色に表示する方法．III-4，30頁参照) では肝表面の血流が動脈主体であることが確認された．このように出血している症例では表面での血流が豊富なことが多いが，完全に破裂してショック状態で来院したり，血管が攣縮している状態では血流シグナルが得られにくいこともある．

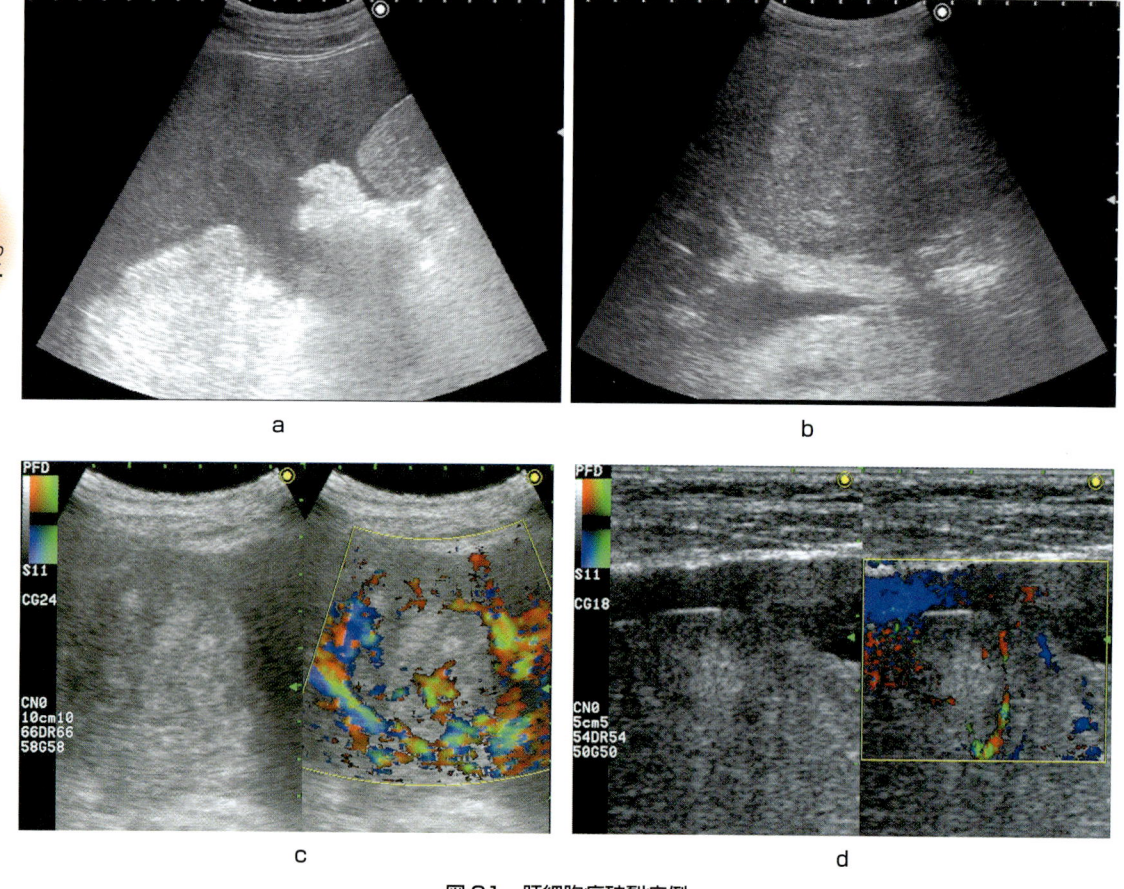

図21　肝細胞癌破裂症例

a：右肋弓下走査．著明な腹水を認める．腹水は完全なecho freeではなくフィブリンを思わせる点状高エコーを認めた．
b：右肋弓下走査．S₅に約6cm大の表面に突出した腫瘍を認めた．
c：同部のPFD像．腫瘍周囲および内部には豊富な動脈血流を認めた．
d：腫瘍部肝表面の高周波(9MHz)プローブによるPFD像．腫瘍表面を高周波プローブで観察すると突出部に血流シグナルを認めた．

以上，ここでは肝細胞癌の典型例から種々の肝細胞癌の超音波像について解説した．肝細胞癌は血流の豊富な腫瘍であり，カラードプラや造影超音波検査を行うことでたくさんの情報が得られ，診断の精度も上がると考えられる．肝細胞癌の超音波像としてhalo, mosaicのワンパターンで覚えるのではなく，肝細胞癌と一言でいっても，いろいろなタイプがあることを診断する際に知っておく必要がある．また，診断装置が進歩した今日では，結節の存在診断だけでなく，質的診断，さらには癌の脈管・胆管浸潤に対しても詳しく観察する必要があることを常に頭に入れて日常の検査を行うことが大切である．

文　　献

1) 臨床・病理原発性肝癌取り扱い規約．2000年11月(第4版)．
2) 工藤正敏：肝腫瘍の造影ハーモニックイメージング．医学書院．
3) 伊波勇人：硬化型肝細胞癌の臨床病理学的検討．肝臓 35(12)：855-863, 1994.
4) 広岡　昇, ほか：肝細胞癌(scirrhous type), 別冊　日本臨牀　領域別症候群7肝胆道系症候群肝臓編(上巻) 369-370, 1995.
5) Kojio M, Kawabata K, Kawano Y, et al : Hepatocellular carcinoma presenting as intrable duct tumor growth. A clinicopathlogic study of 24 cases. Cancer 49 : 2144-2147, 1982.

II. 肝細胞癌以外の肝悪性腫瘍の超音波画像

Liver malignant tumors :
II. The ultrasonogram of the Liver malignant tumors without hepatocellular carcinoma

　肝に発生する悪性腫瘍の約9割は肝細胞癌であり，前節で解説を行った．
　本章では，肝細胞癌以外の上皮性の悪性腫瘍である胆管癌，肝細胞癌と胆管細胞癌の混合型腫瘍の解説を行い，さらには鑑別診断上重要となる転移性肝細胞癌の解説も行う．

1. 胆管癌(cholangiocarcinoma)

　胆管上皮あるいはそれに由来する細胞からなる上皮性悪性腫瘍であり，その発生部位により肝内胆管癌，肝門部胆管癌，下部胆管癌に分類される．腫瘍は胆管内に腫瘤状に発育するものや胆管壁に沿って浸潤性増殖を示すものがある．超音波検査を行う上でのポイントは，腫瘍部より末梢の肝内胆管の拡張であるが，背景肝病変は肝硬変がないことが多く非腫瘍部の観察も肝細胞癌との鑑別においては重要となる．今回は肝臓の超音波検査を施行する際に遭遇する肝内胆管癌と肝門部胆管癌の解説を行う．

1) 肝内胆管癌

　肝内胆管癌の肉眼型分類は腫瘤形成型mass forming type，胆管浸潤型periductal infiltrating type，胆管内発育型intraductal growth typeの3基本型である．
　肝細胞癌と異なり線維性被膜を持たないため境界が不明瞭なことも多く，一葉を占拠するような塊状型となって発見されることも少なくない．結節型の超音波像の特徴としては，辺縁が凹凸不整な結節で，比較的均一な内部エコーを呈し末梢胆管の拡張を伴っていることである．辺縁の凹凸不整はいわゆる"八つ頭状"の形態を呈し，辺縁に低エコー帯はあっても薄く，肝細胞癌のhaloのようなものは認めない．内部エコーは比較的大きな腫瘍でも均一な高エコー像を示すことが多く，肝細胞癌のmosaicやnodule in noduleの像は認めず，超音波像としてはむしろ転移性肝癌との鑑別が困難な症例が存在する．このような特徴に合わせ末梢胆管の拡張を認めると同疾患と診断することができる．
　図1に腫瘤形成型の肝内胆肝癌の症例を呈示する．腫瘍の周囲には門脈以外に拡張した胆管が観察できる．

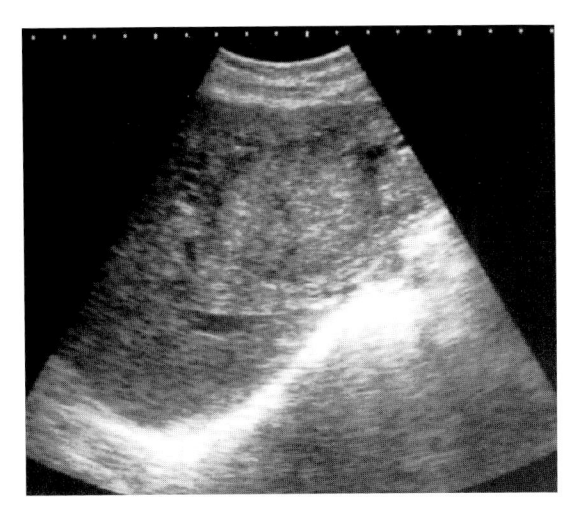

図1 肝内胆肝癌(腫瘤形成型)の超音波像
 B-mode像(右肋弓下走査)
 比較的均一な内部エコー像,辺縁が不整で八つ頭状,周辺の末梢胆管の拡張が観察される.

また結節型の小さな症例(図2)や一区域を占める症例(図3)では,末梢胆管の拡張のない症例もある.

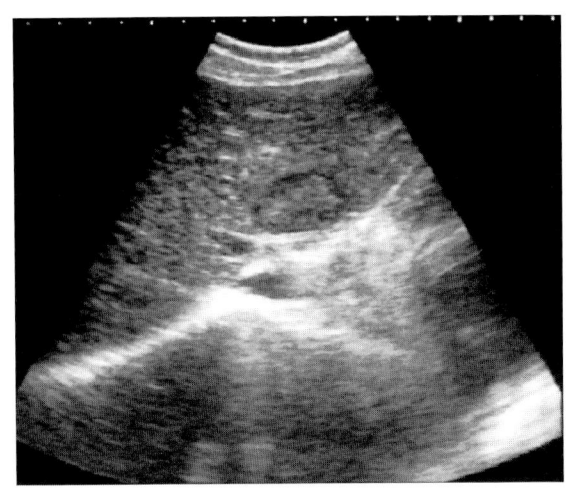

図2 比較的小さな肝内胆管癌の超音波像
 B-mode像(右肋弓下走査)
 腫瘍が比較的小さなため末梢胆管の拡張は観察されない.肝細胞癌と比較すると内部エコーが均一で腫瘍が膨張性発育をしないため横長である点が異なる.

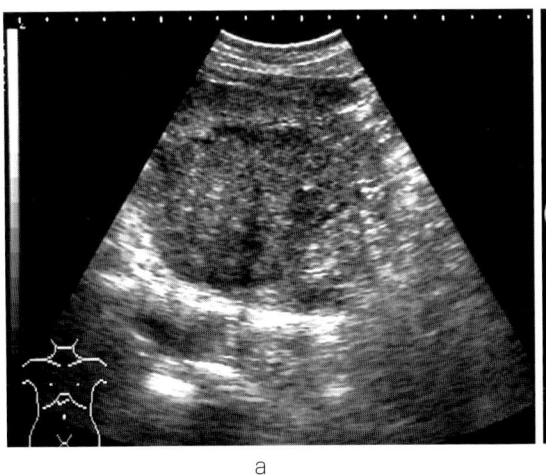

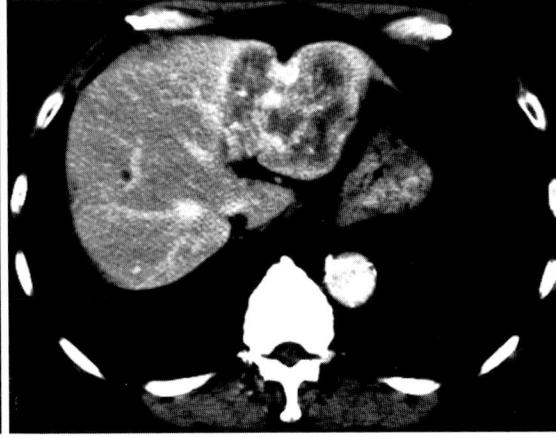

a   b
図3 外側区の肝内胆管癌
 a:超音波像 B-mode(正中横走査),b:造影CT(門脈優位相).
 腫瘍が肝外側区をほぼ占拠しており,末梢の胆管拡張は確認できない.

図4のように比較的大きな腫瘍でも腫瘍が置換浸潤して増大している場合には，超音波検査では腫瘍の境界が不明瞭で腫瘍の存在範囲が分からないことがある．同症例の切除標本を見ると腫瘍は被膜形成などなく不整形に浸潤していることが分かる(図4c)．

また，一葉を占拠するような症例でも，腫瘍としての輪郭が追えず，まだら脂肪肝と誤診しやすい症例もあり注意を要する(図5)．

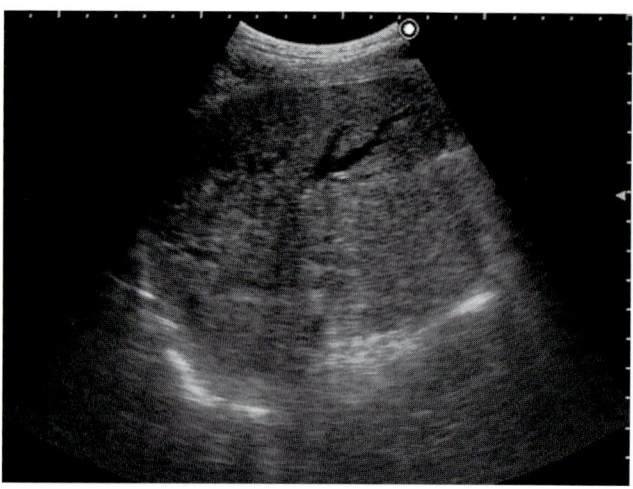

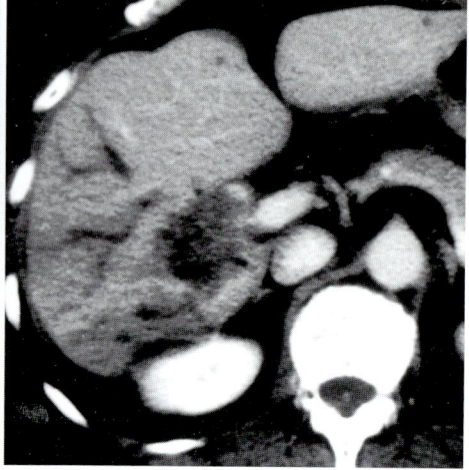

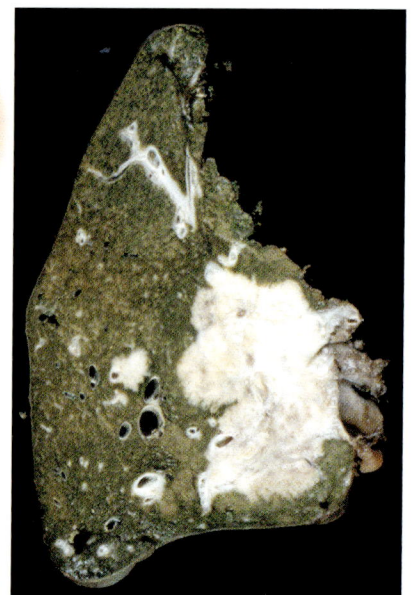

a	b
c	

◀図4 境界が不明瞭な肝内胆管癌
a：超音波B-mode像(右肋間走査)，b：造影CT(門脈優位相)．
　超音波検査では肝内胆管の拡張は分かるが腫瘍部の境界は不明瞭である．CTでは比較的境界明瞭に摘出されている．
c：切除標本．切除標本でも境界が不明瞭なことが分かる．

図5　塊状型胆管癌超音波像 B-mode像 ▶
　　　(右肋弓下走査合成像)
　肝左葉から内側区域を占める肝内胆管癌で境界が不明瞭であり，一見区域性の脂肪肝症例のようにも見えてしまう．

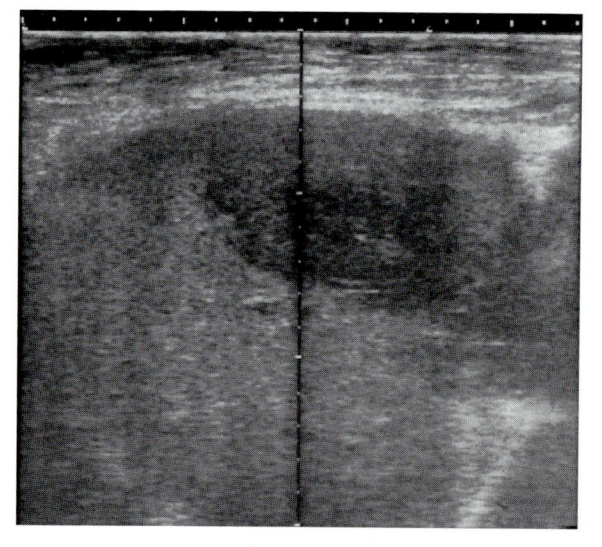

VI. 肝悪性腫瘍　II. 肝細胞癌以外の肝悪性腫瘍の超音波画像

　肝内胆管癌の造影超音波検査を図6に示す(CHA-mode). 造影早期には腫瘍辺縁のみに若干の造影効果を認め, 腫瘍内には造影剤の流入はなく, いわゆる腫瘍濃染像は認められない. 約2分後の late vascular phase では, わずかな造影剤の流入があるが明らかに肝細胞癌の濃染パターンとは異なっている. 同症例のCT, 血管造影所見を示すが, CTに近い血行動態のイメージが超音波検査でも得られることが確認された.

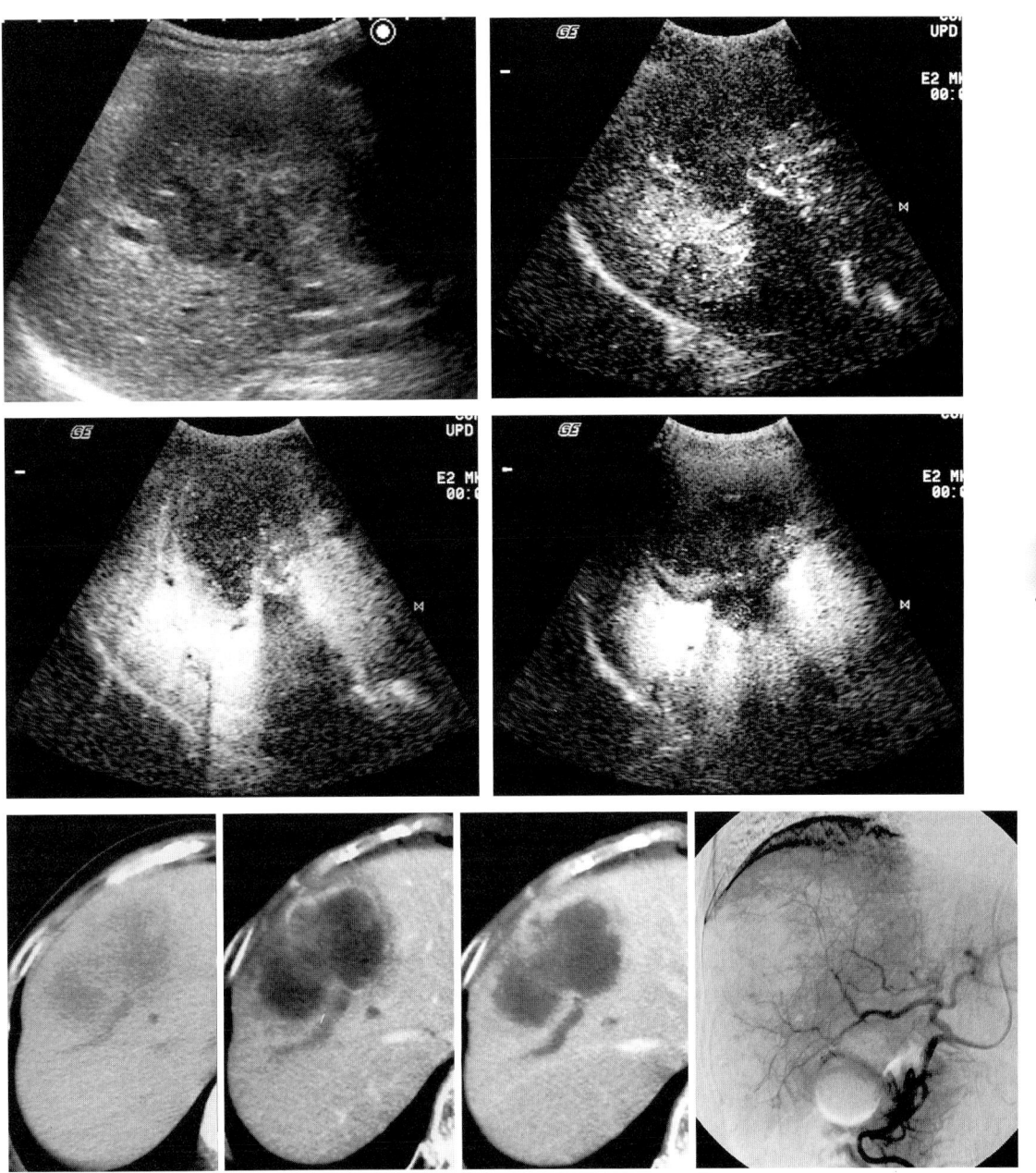

図6　肝内胆管癌
　a：B-mode像(右肋間走査)S5中心に直径5〜6 cmの辺縁不整の低エコー腫瘤を認める.
　b〜d：造影超音波検査(CHA-mode). b：造影30秒後, c：造影120秒後, d：造影300秒後. 造影の後半になり, わずかに腫瘍内にも造影剤の流入を認める.
　e〜g：造影CT. e：単純, f：動脈優位相, g：門脈優位相, h：総肝動脈造影. 腫瘍濃染像は認めず, 腫瘍辺縁のみの淡い造影効果を認めている.

a	b
c	d
e	f	g	h

2）肝門部胆管癌

　　肝門部胆管癌は，肝腫瘤性病変として発見されることは少なく，ほとんどが末梢胆管の拡張として指摘される．超音波検査は任意断層走査が可能であるという利点があるため，拡張胆管を追って閉塞部が分かれば，腫瘍部が同定できる(図7 a, b)．

　　末梢胆管が拡張している場合，胆管も脈管と同じ内部がecho freeとなるため，特に門脈との鑑別がつきにくいこともある．しかし，ある程度経験をつめばその走行と壁の状態などで鑑別は容易である．現在では図7 c, dに示すようにカラードプラを施行すれば，脈管と胆管の鑑別は一目瞭然となり記録した写真にも客観性が出るので大いに活用するべきである．

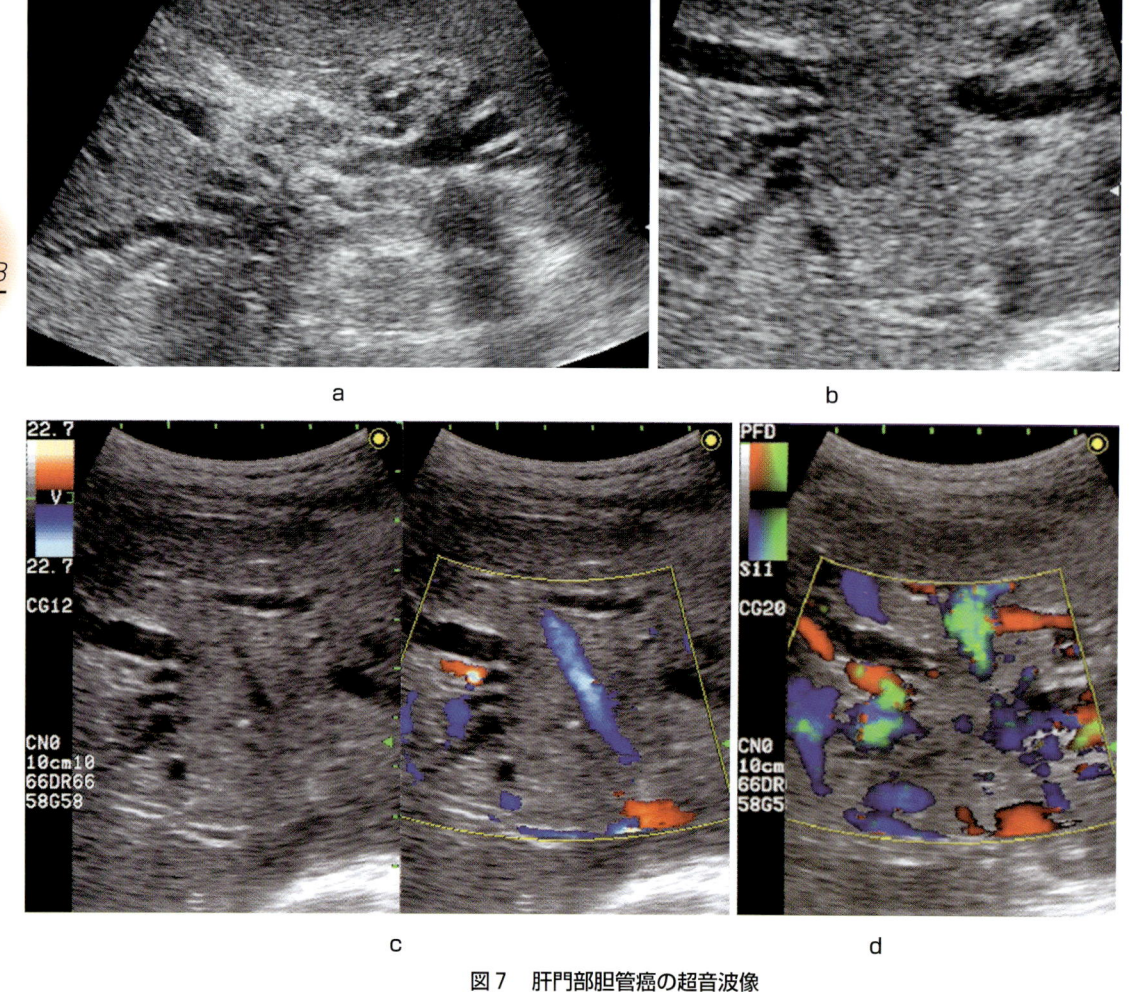

図7　肝門部胆管癌の超音波像
a：B-mode像(右肋弓下走査)．肝両葉の肝内胆管の拡張が観察される．
b：拡大像．閉塞部を同定し，よくその部分を観察するとこのように腫瘍部が描出できることもある．
c, d：カラードプラ像（c：CFM，d：PFD)．腫瘍周囲の脈管構造が脈管(門脈・肝静脈・動脈)なのか胆管なのかが視覚的にも分かりやすくなる．

胆管癌には浸潤性に発育するものがあるため閉塞部が分かっていても腫瘍として画像診断で描出できないこともある(図8).

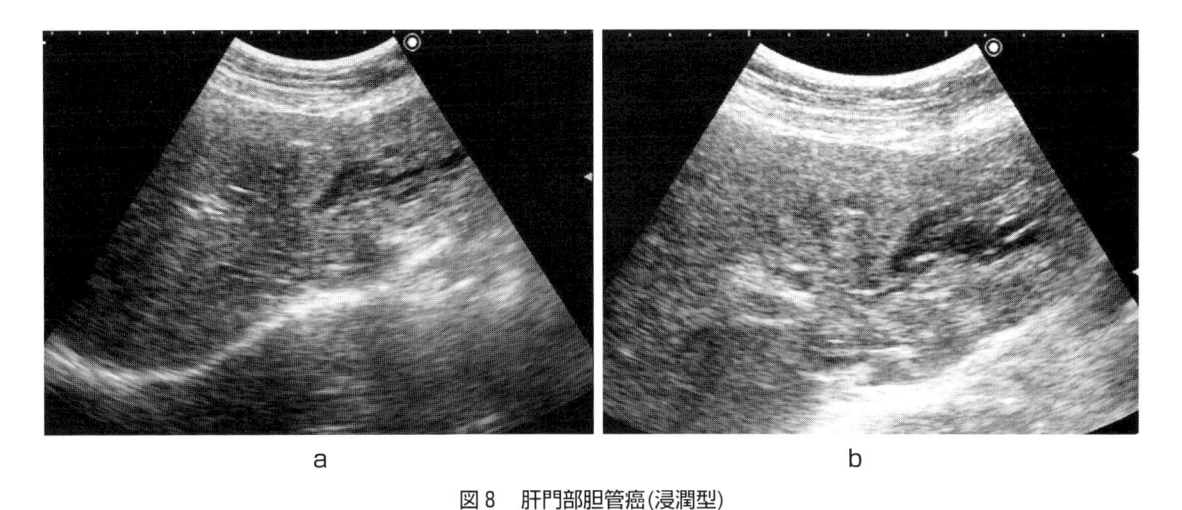

図8 肝門部胆管癌(浸潤型)
a：B-mode像, b：B-mode拡大像. 末梢胆管の拡張は分かるが腫瘍部ははっきりしない.

また胆管癌は，図9に示す症例のように早期に門脈浸潤をきたし腫瘍塞栓を合併する症例もあるため，胆管ばかりに気を取られるのではなく周囲の脈管も注意深く観察することが重要である．特にこのような症例ではB-modeでの造影超音波検査で腫瘍の範囲や脈管浸潤が明瞭になり重要な検査法の一つになりえると考えられる．切除標本を見ると末梢門脈に浸潤しているのが確認された．

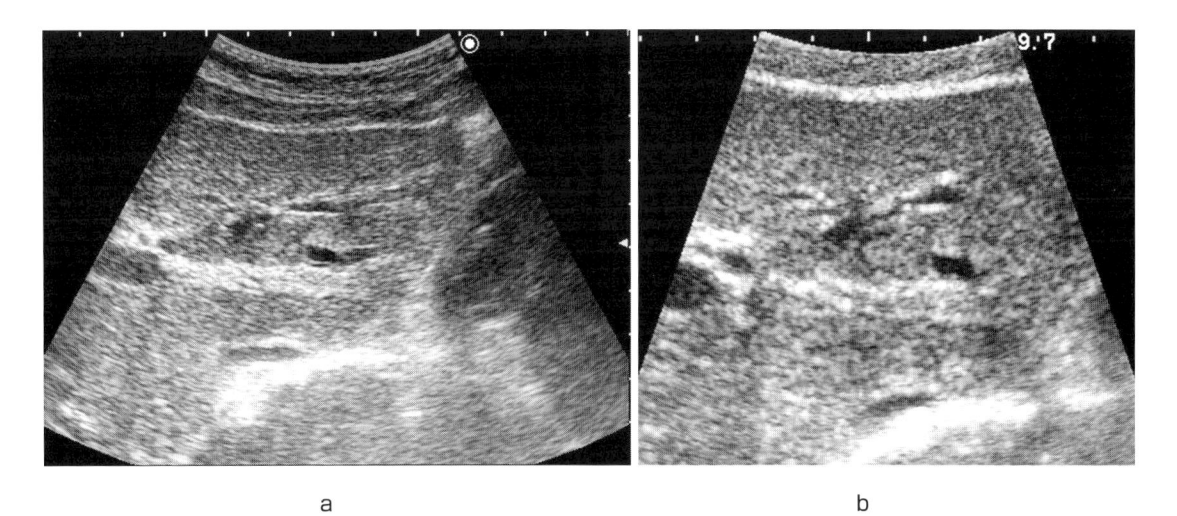

図9 肝門部胆肝癌門脈浸潤症例

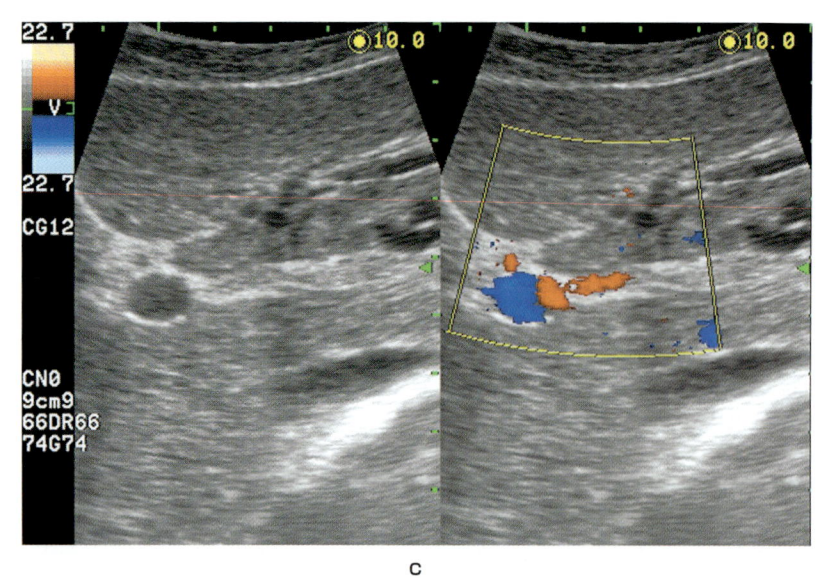

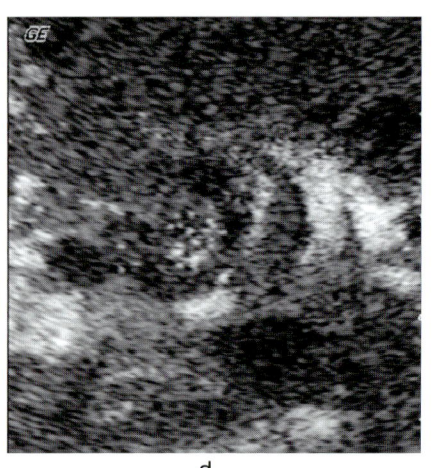

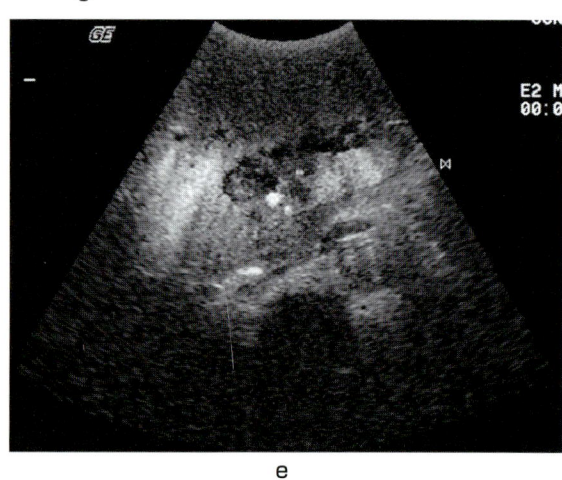

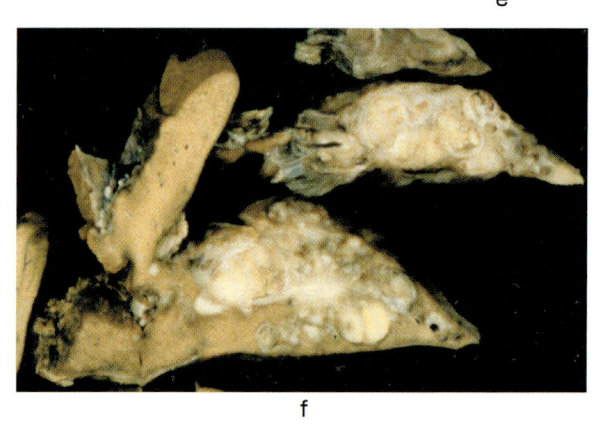

図9 肝門部胆肝癌門脈浸潤症例

a：B-mode． b：B-mode拡大像．腫瘍部と末梢の肝内胆管の拡張が観察される．
c：CFM像．拡張胆管と脈管の識別が可能である．
d：造影超音波検査(CHA-mode)造影40秒後．腫瘍部の淡い腫瘍濃染像と門脈内の三日月状の腫瘍塞栓が観察される．
e：造影超音波検査(CHA-mode)造影300秒後．腫瘍部および拡張した胆管の範囲が明瞭となっている．
f：切除標本(半固定)．

2．混合型肝癌(Combined hepatocelluar and cholangiocarcinoma)

　混合型肝癌は，肝臓内に肝細胞癌と胆管細胞癌の両方の成分が混ざり合っている腫瘍のことを指す．通常はその両方の腫瘍成分の配置により，腫瘍内で肝細胞癌の部分と胆管細胞癌の境界が不明瞭なmix type，境界が明瞭なcombined type，肝内に別々に存在するduple typeに分けられている．画像診断ではそれぞれの腫瘍の特徴がその配分に合わせて出現するため特にはっきりとした特徴はない．

　本章では混合型肝細胞癌のmix typeの症例を図10に示す．S_7の低エコー腫瘤として描出されている．約3cmの腫瘤であるにもかかわらず，明らかなhaloやmosaic patternを呈していない．本症例はB型肝炎のキャリアーでスクリーニングの超音波検査の際に肝腫瘍が発見されたため，HCCと診断されたが，CT検査や腹部血管造影においても動脈優位相で強く濃染されるhypervascular tumorとして描出されHCCに矛盾しない所見であった．

　図11の切除標本を見ると肝細胞癌と異なり，線維性被膜は持たず，黄白色で辺縁が凹凸不整の腫瘍であった．肉眼所見ではどの部分が肝細胞癌か胆管癌かは分からないが，組織所見を見ると中分化型肝細胞癌の部分と胆管癌の部分を認めており，mix typeの混合型肝癌であることが確認された．

　この症例では，通常の肝細胞癌と異なる腫瘍辺縁の形態が正確に描出可能かどうかが診断に重要であると考えられた．混合型肝癌の診断のポイントは，通常の肝細胞癌と少しでも異なる像が出たときに本疾患を鑑別疾患の一つに入れることにあると考えている．

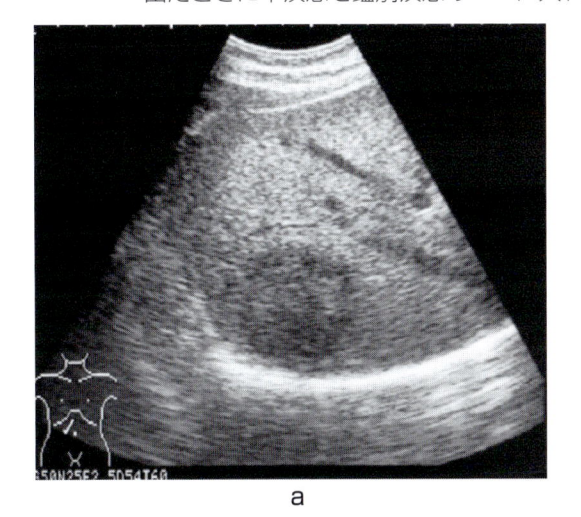

図10　混合型肝癌超音波像
a：B-mode(右肋弓下走査)．S_7に直径約35mmの低エコー腫瘤を認めている．明らかなhaloは認めていない．
b〜d：CT検査．(b：単純，c：動脈優位相，d：門脈優位相)．動脈優位相でよく濃染する低吸収域として描出される．造影効果は一部で門脈優位相まで続く部分もあった．
e，f：血管造影(固有肝動脈造影)．(e：動脈早期相，f：実質相)
辺縁が凹凸不整の腫瘍濃染像を認めている．

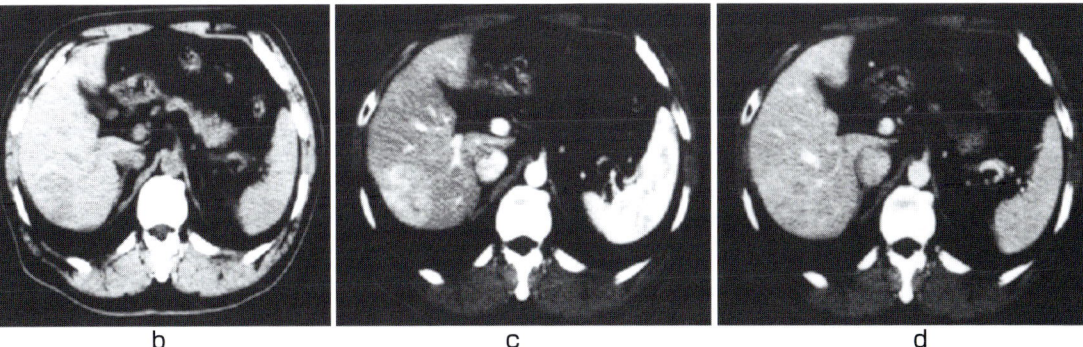

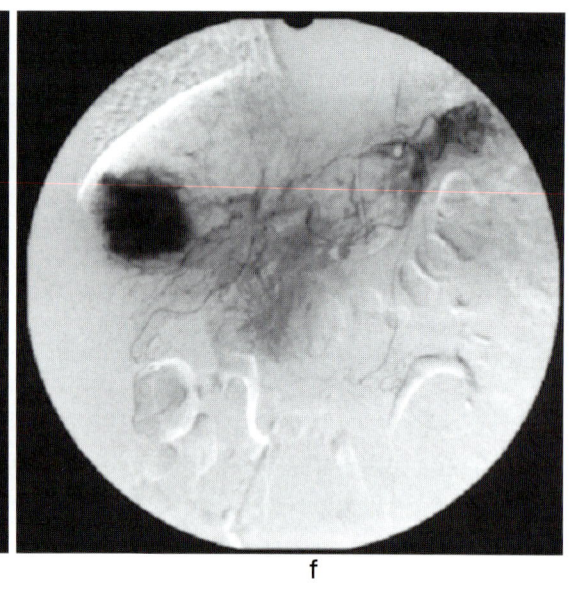

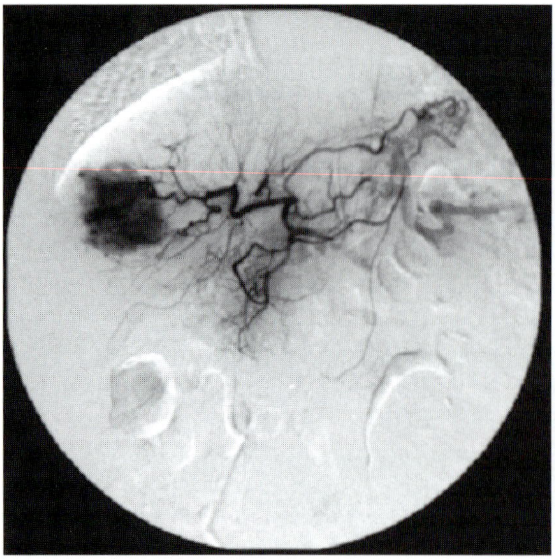

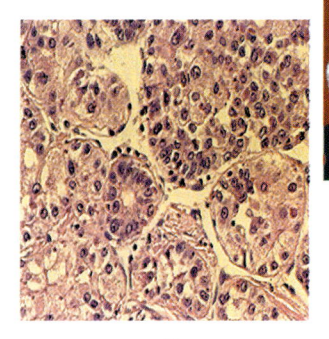

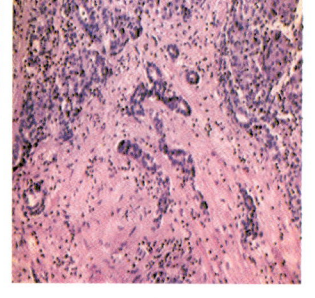

図10e, f

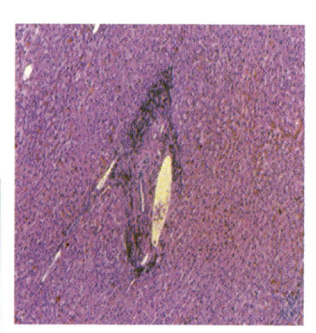

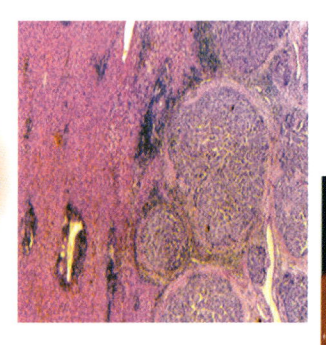

図11 図10の切除標本および組織所見
a：切除標本．黄白色の辺縁不整の腫瘍である．
b：腫瘍境界部．肝細胞癌とは異なり線維性被膜は認めていない．
c：肝細胞癌の部分．中分化型肝細胞癌の所見を認める．
d：胆管細胞癌の部分．線維成分に富み胆管癌の所見である．
e：非腫瘍部．非腫瘍部は肝硬変の所見は認めない．

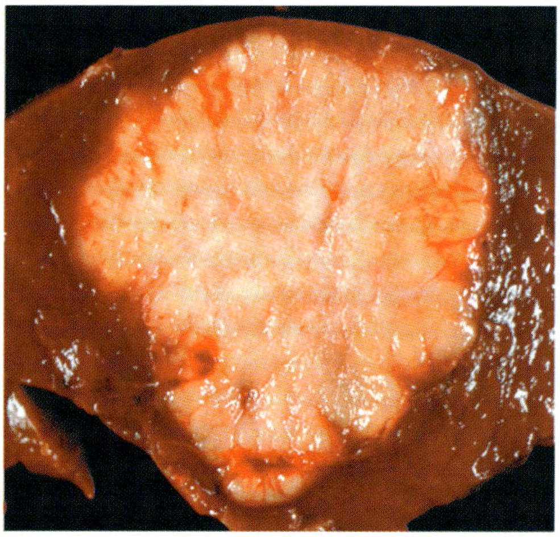

3. 転移性肝癌(Metastalic liver tumors)

　転移性肝癌は，その原発疾患や転移経路により様々な形態を呈し典型例はないとも言われている．しかし基本的には，原発する悪性疾患が存在すること，肝内に多発していることなどが特徴として挙げられており，大きく分けると低エコー型，高エコー型，Bull's eye(Target)型，中心部無エコー型となる．各代表例を図12〜15に呈示する．

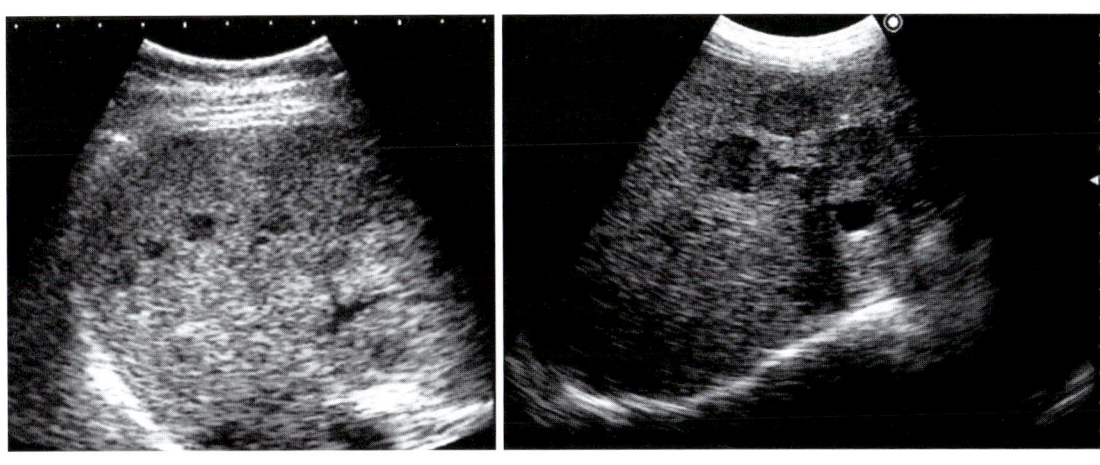

図12　転移性肝癌超音波像(B-mode)
低エコー型(胃癌からの転移症例)．

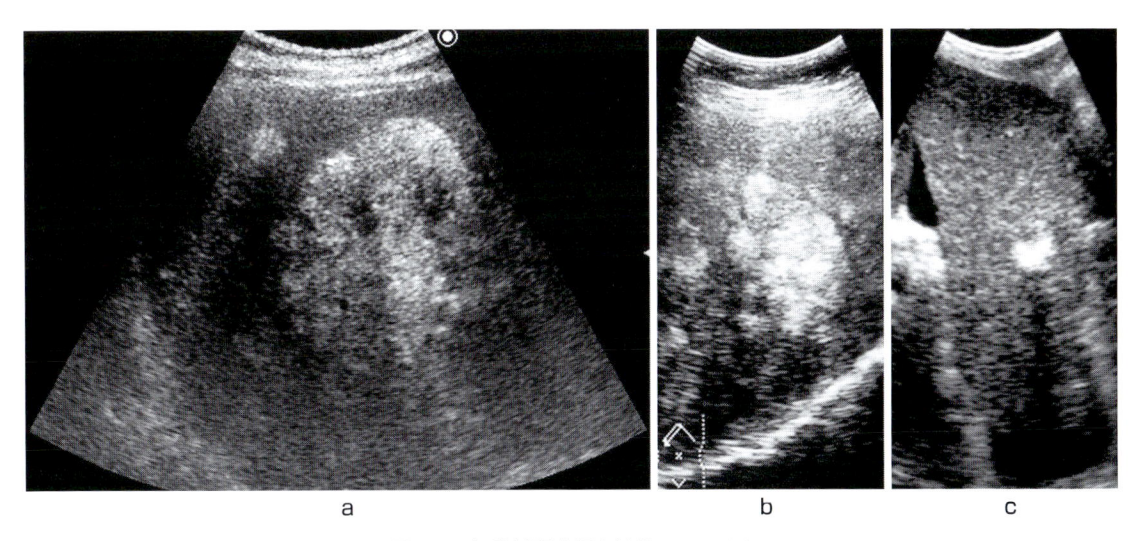

図13　転移性肝癌超音波像(B-mode)
a：高エコー型，b：cluster sign，c：石灰化を伴う転移性肝癌(大腸癌からの転移症例)．

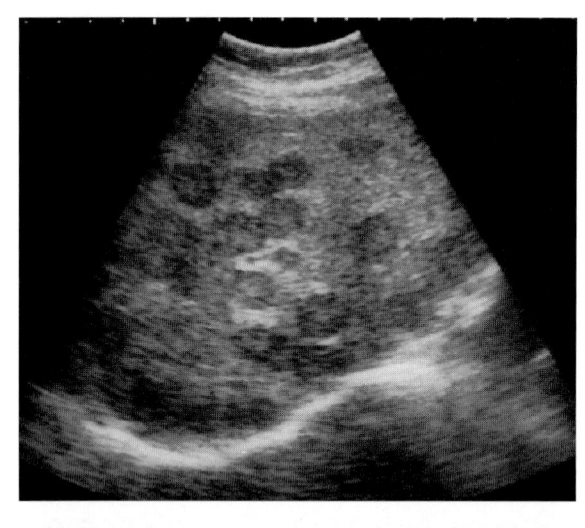

図14 転移性肝癌超音波像(B-mode)
Bull's eye型(Target型,胃癌からの転移症例).

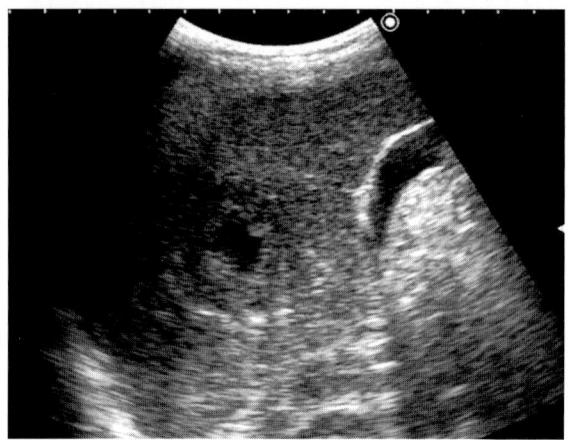

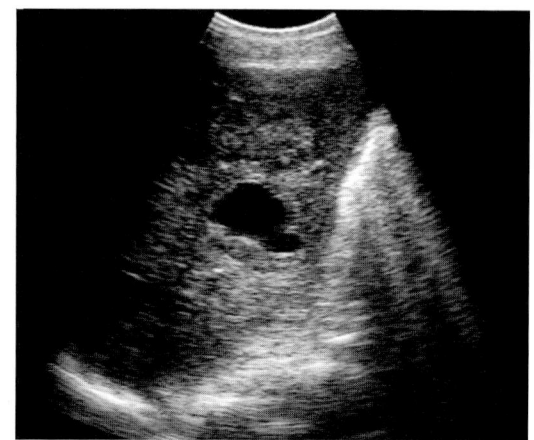

図15 転移性肝癌超音波像(B-mode)
中心部無エコー型(卵巣癌からの転移症例).

　高エコー型の中にはcluster signといわれる高エコーの集族したものや,一部石灰化を伴う症例も存在する.中心部の無エコー型は,原発巣の腫瘍の分化度が低く比較的悪性度の高いものに多いとされているが,腫瘍内部が融解壊死を起こした部分が嚢胞様となって描出される.
　造影超音波検査を用いると,CTで特徴的なリング状の濃染が超音波検査でも確認でき診断に有用である.
　図16に膵癌からの転移性肝癌の症例を示すが,造影約5分後に行うpost-vascular phaseのSweep scanでは,通常のB-modeでは指摘できない腫瘍も描出可能となることがあり,存在診断としても有効な方法と考えられる.図17に食道癌からの転移性肝癌の普及型の診断装置によるPFDによる造影超音波検査,図18に同一症例のCHA-modeによる造影超音波検査を示す.カラードプラでの造影でも周囲のみにリング状の血流シグナルが描出され,肝腫瘍性病変の鑑別診断に有用であることが分かる.CHA-modeでの造影では,血管のはみ出しもなくリング状の濃染像がよく描出されている.CHA-modeによる造影では前述したように特にpost-vascular phaseのSweep scanが重要となるが,最近の診断装置の進歩は目覚しく普及型の診断装置でもB-modeでのFlash imageが可能となっており,間欠送信ではあるがきれいなイメージが図19のように得られるようになっている.

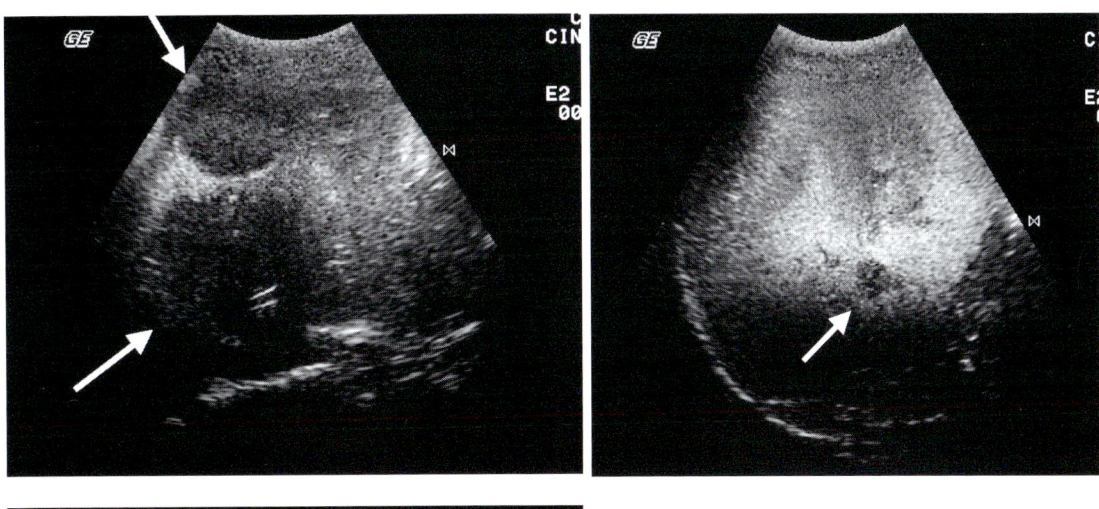

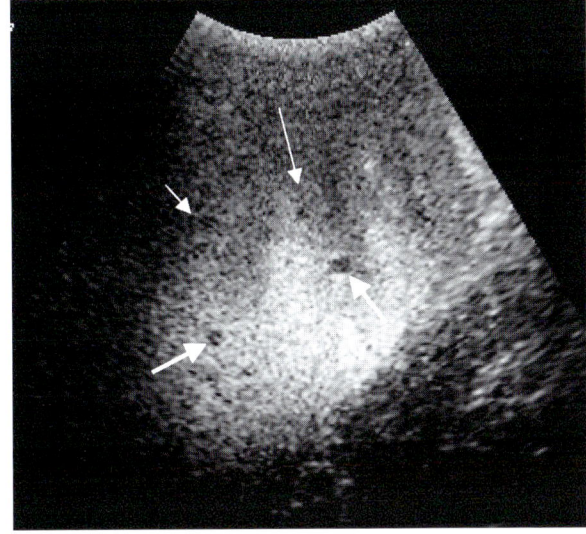

図16 膵癌からの転移性肝癌 CHA-mode による造影約5分後の post vascular phase の sweep scan
　肝内の大きな腫瘍のほかにも小さな腫瘍が多数陰影欠損像として描出されている．小さな腫瘍はCTでも描出できない数mmのものも存在する．

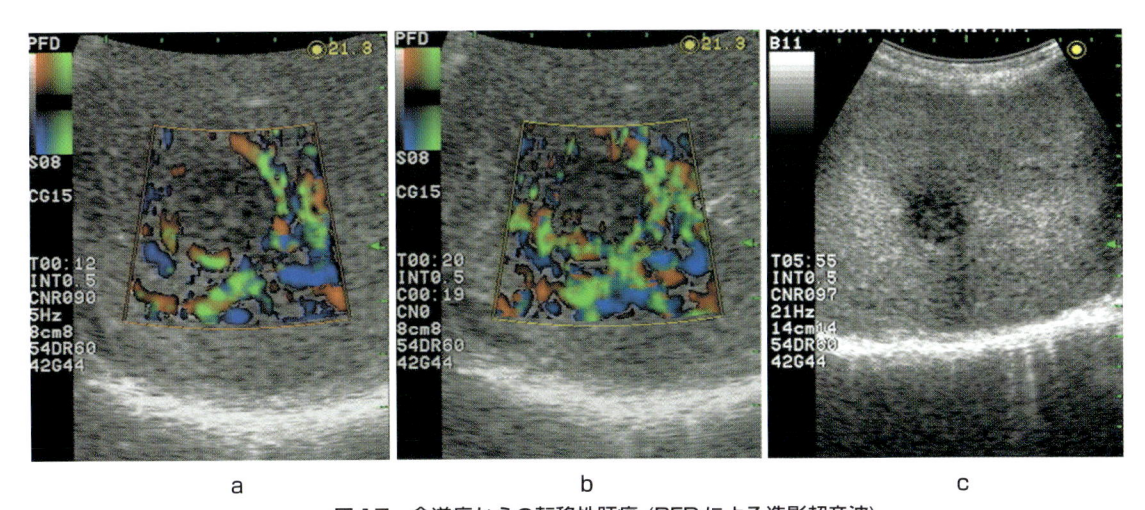

図17 食道癌からの転移性肝癌（PFDによる造影超音波）
　a：造影約30秒後．腫瘍周囲に線状の造影効果を認める．
　b：造影約90秒後．腫瘍部中心は造影されず，周囲のみリング状に造影効果を認めている．
　c：B-mode の tissue harmonic での造影約5分後，post-vascular phase の flash image．腫瘍部がはっきりと欠損像として指摘されている．

図18 食道癌からの転移性肝癌（CHA-mode 造影超音波）
　a：造影約30秒後.
　　腫瘍周囲に造影効果を認める.
　b：造影約90秒後.
　　腫瘍中心は造影されず，周囲のみリング状に造影される.
　c：造影約5分後post-vascular phaseのflash image.
　　腫瘍部がはっきりと欠損像として指摘されている.

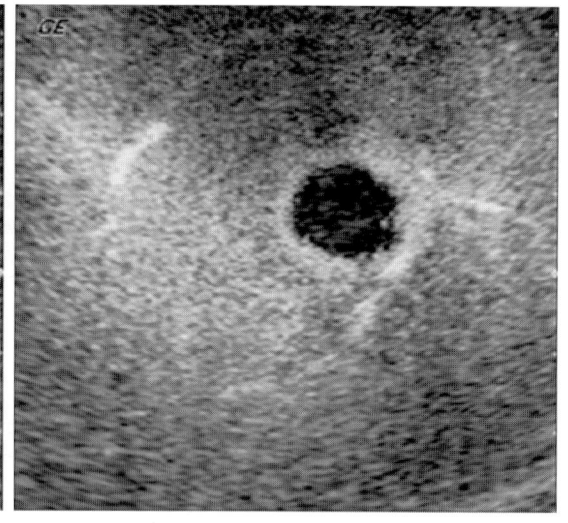

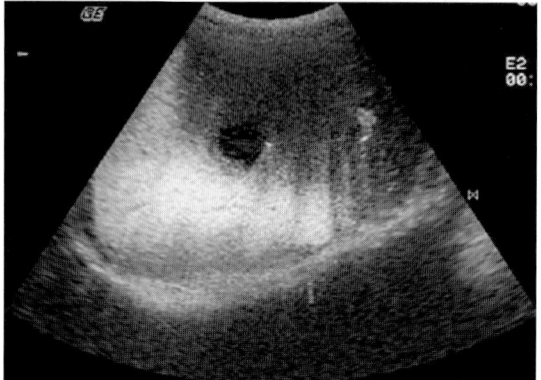

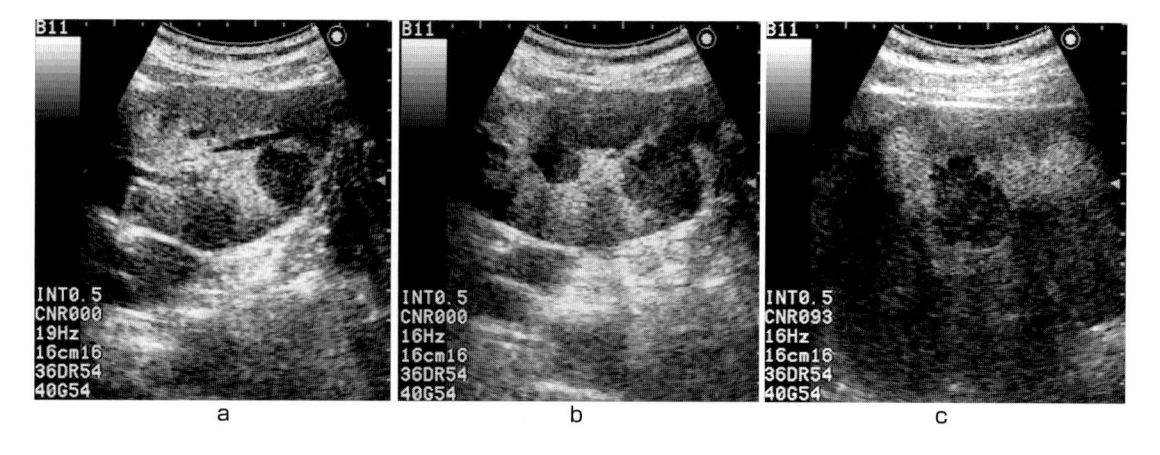

図19 普及型の装置による造影超音波検査post vascular phaseのB-modeでのTissue harmonicによるsweep scan（膵癌から転移性肝癌）
　a，b：肝左葉，c：肝右葉. 肝両葉に転移性腫瘍が存在していることがsweep scanにより欠損像として描出されている.
　d〜f：CT門脈優位相. 両葉に多発する転移性肝癌であることが分かる.

図19d, e, f

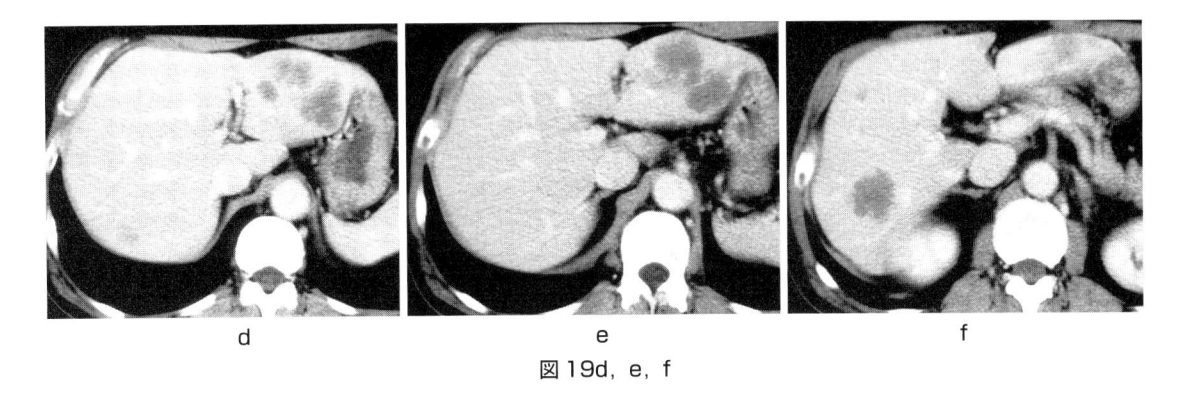

　以上，この章では胆管細胞癌，混合型肝癌，転移性肝癌についての解説を行った．B-mode像での鑑別診断が基本であり重要な点であるが，ドプラおよび造影超音波検査によってもいろいろな血流情報が得られ，肝腫瘍の鑑別診断に有用であることが分かる．従ってこれらの機能がある装置を仕様している場合には，日常の検査でも大いに活用することが望まれる．

VII

肝良性腫瘍と腫瘍類似性疾患

The ultrasound image of the hepatic benign tumor and tumor like lesions

　ここでは肝良性腫瘍と腫瘍類似性病変についての解説を行う．特に実際の臨床において頻度の高い非上皮性の良性腫瘍である肝血管腫と腫瘍類似性病変の肝嚢胞，肝膿瘍，限局性結節性過形成についての解説を行う．

1．肝血管腫 (Hemangioma of liver)

　血管腫は，良性腫瘍の代表的なもので組織学的にはどの部位にも発生しいくつかの種類に分類されるが，肝臓ではほとんどが海綿状血管腫(cavernous hemangioma)である．内部は，線維性隔壁からなる海綿状の形態を示し，血栓や静脈炎，瘢痕化，石灰化などが存在することがあり，超音波像でも多彩な像を呈することがある．肝良性腫瘍の中で最も多く，自覚症状がないことや背景因子に特異性がないために，スクリーニング検査や健診の超音波検査で初めて指摘されることが多い．血管腫の超音波像としては，高エコー型，辺縁高エコー型 (marginal strong echo)，混合型の3つのタイプに大きく分けることができる(図1)．

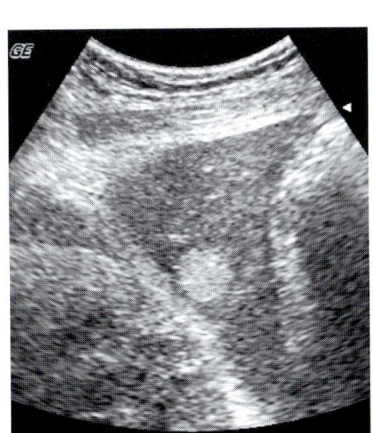

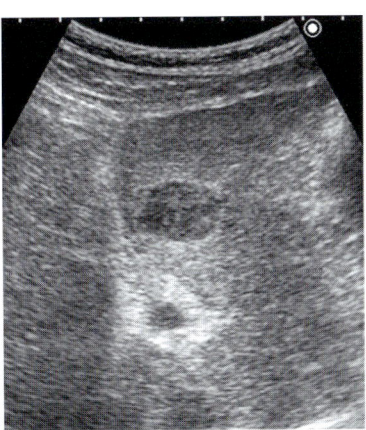

a．高エコー型　　b．低エコー型(marginal strong echo)　　c．混合型
図1　肝血管腫 B-mode 像

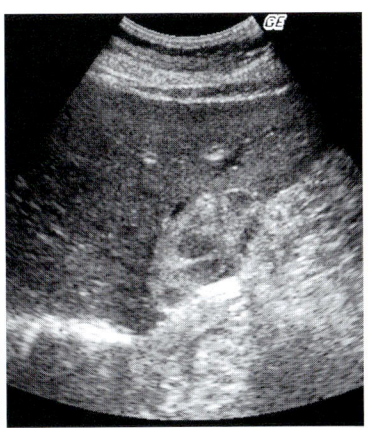

高エコー型は，血管腫の中では最も多くの割合を占め，特に小さな腫瘍に多く，類円形でよく観察すると辺縁が凹凸不整を呈していることが特徴である．背景肝の肝障害の有無にもよるが，時として高分化型の肝細胞癌との鑑別が重要となることがある．高エコーを示す理由としては，腫瘍内の無数の隔壁による多重反射と言われている．

　辺縁高エコー型は，辺縁部の線状高エコーの部分をmarginal strong echoと呼び，肝実質と腫瘍の音響インピーダンスによる境界エコーのことを指し，内部エコーは血管内腔が広く間質が疎であるために低エコーとなっている．

　内部の血液のpoolingが多い場合には，無エコーとなることもある．混合型は比較的大きな血管腫で多く，前述した両者の特徴を持っているために，高低混合したエコー像を呈し，B-modeのみでは他の腫瘍性疾患との鑑別が困難となることもある．

　また，肝血管腫の特徴として経時的変化や体位変換により間部のエコー像が変化することがあり，前者を辻本らはwax and wax sign[3]と，後者を大竹らはChameleon sign[4]と呼称している．

　血管腫は多血性の腫瘍でありCT，MRI，血管造影などの造影検査では特徴的な所見を呈するのにもかかわらず，血流が遅いため通常の超音波ドプラ検査では腫瘍内部の血流シグナルを検出されることは少ない．しかし，肝表面に近い血管腫を高周波プローブで観察すると血流シグナルが観察されることより(図2)，多くの場合は感度不足が問題と考えている．したがって，最近行われるようになった造影超音波検査を行えば，腫瘍内部の血流表示が得られることが多くなるが，この際，肝血管腫の診断に重要なことは腫瘍内部の血流の有無を確認するだけではなく，経時的な濃染パターンを観察することである．

　図3に，B-modeのTissue harmonic image(CHA mode)による造影超音波検査の症例を，図4にカラードプラ法による造影超音波検査を呈示する．

　カラードプラ法で造影超音波検査を行う場合，血管構築や濃染パターンはB-modeの造影で施行する場合と比較し描出は悪いが，感度の点では優れているため，長時間造影剤が腫瘍内に残存していることを確認することにより肝細胞癌との鑑別を行うようにしている．

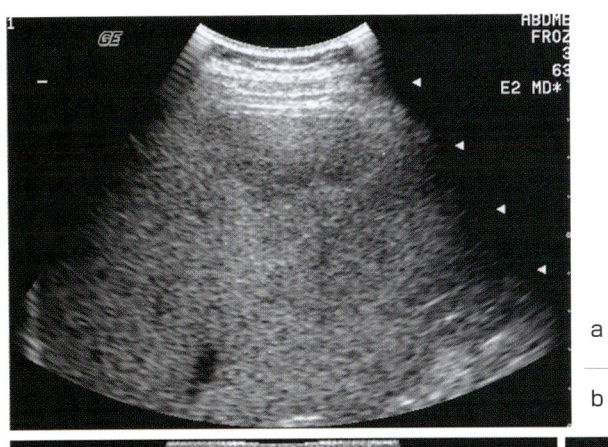

VII. 肝良性腫瘍と腫瘍類似性疾患

図2 高周波プローブ(10MHz)で観察した肝血管腫
a. B-mode(右肋間走査)：S₅約25mmの低エコー腫瘤として描出されるが, 肝表面近くは描出が悪く境界は不明瞭である.
b. CFM像：腫瘍辺縁および内部に血流シグナルを認める.
c. PDI像：腫瘍周囲の脈管が連続性に描出されている.

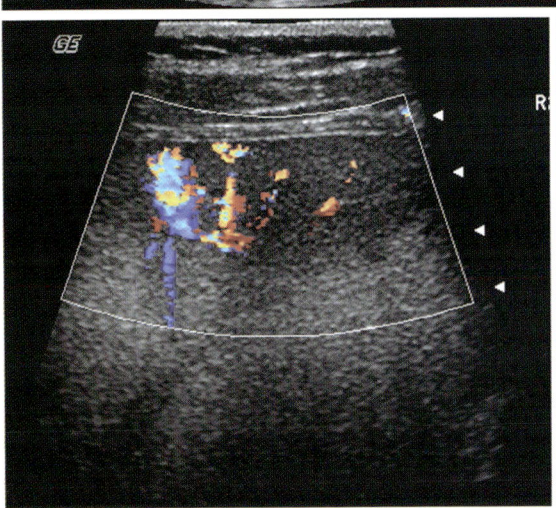

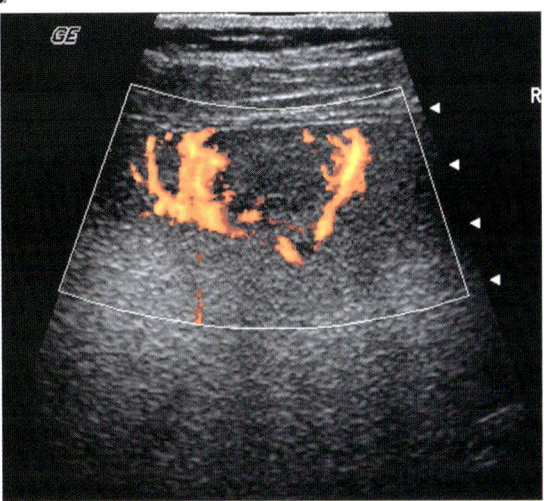

図3 血管腫の造影超音波検査 (CHA-mode)
a. 造影20秒後, b. 造影30秒後, c. 造影40秒後, d. 造影60秒後, e. 造影120秒後
腫瘍辺縁から徐々に腫瘍全体が濃染されていく様子が造影超音波検査により観察可能である.

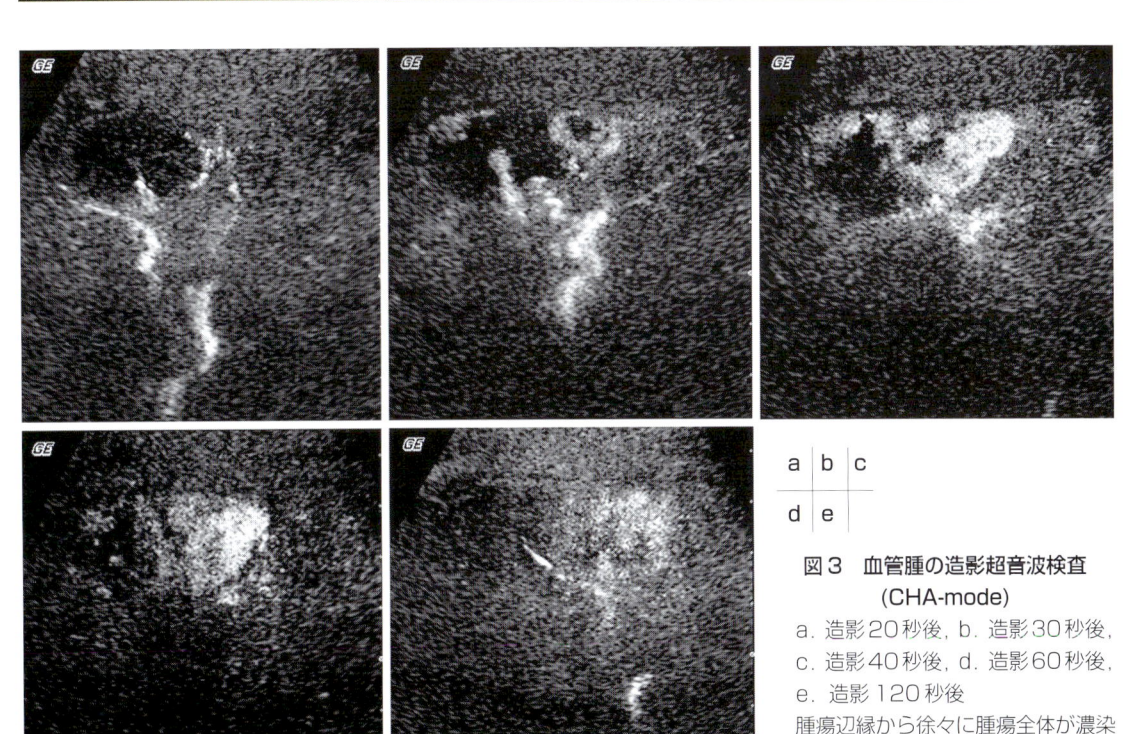

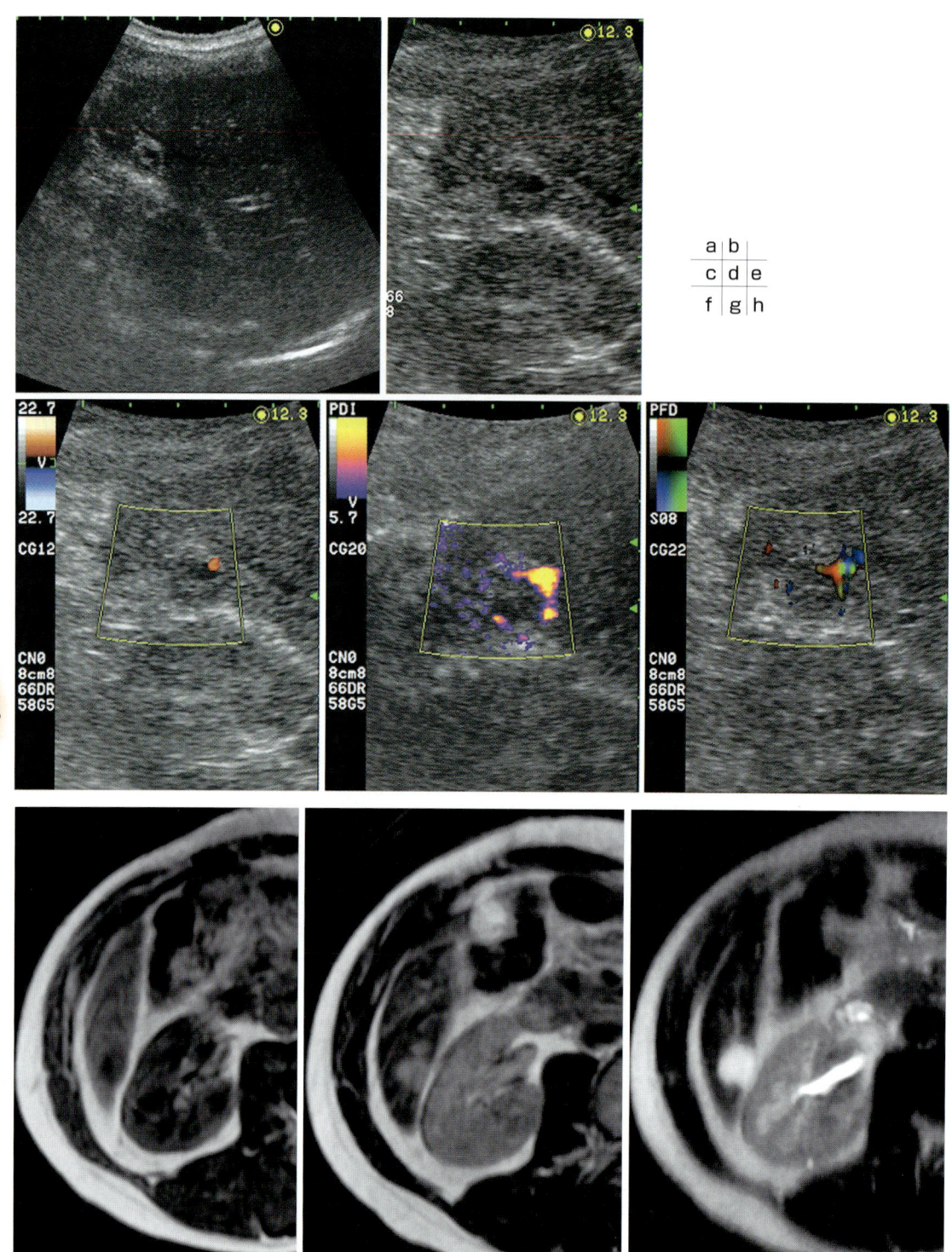

図4a〜h　肝血管腫の造影超音波検査(PFD-mode)

a. B-mode(THI)(右肋弓下走査), b. 拡大像：S₆に約10mmのmarginal strong echoを伴う腫瘍を認める, c. CFM, d. PDI：腫瘍辺縁に血流シグナルは認めるが内部には認めない, e. PFD：辺縁の血流は一部緑色を示し動脈血流も存在することが推測される.

腹部MRI検査（f. T₁強調像, g. T2強調像, h. Heavily T₂）：腫瘍が小さいため，通常のT2強調像では信号はさほど強くないが，Heavily T2で著明なHigh intensityを呈し肝血管腫と診断された.

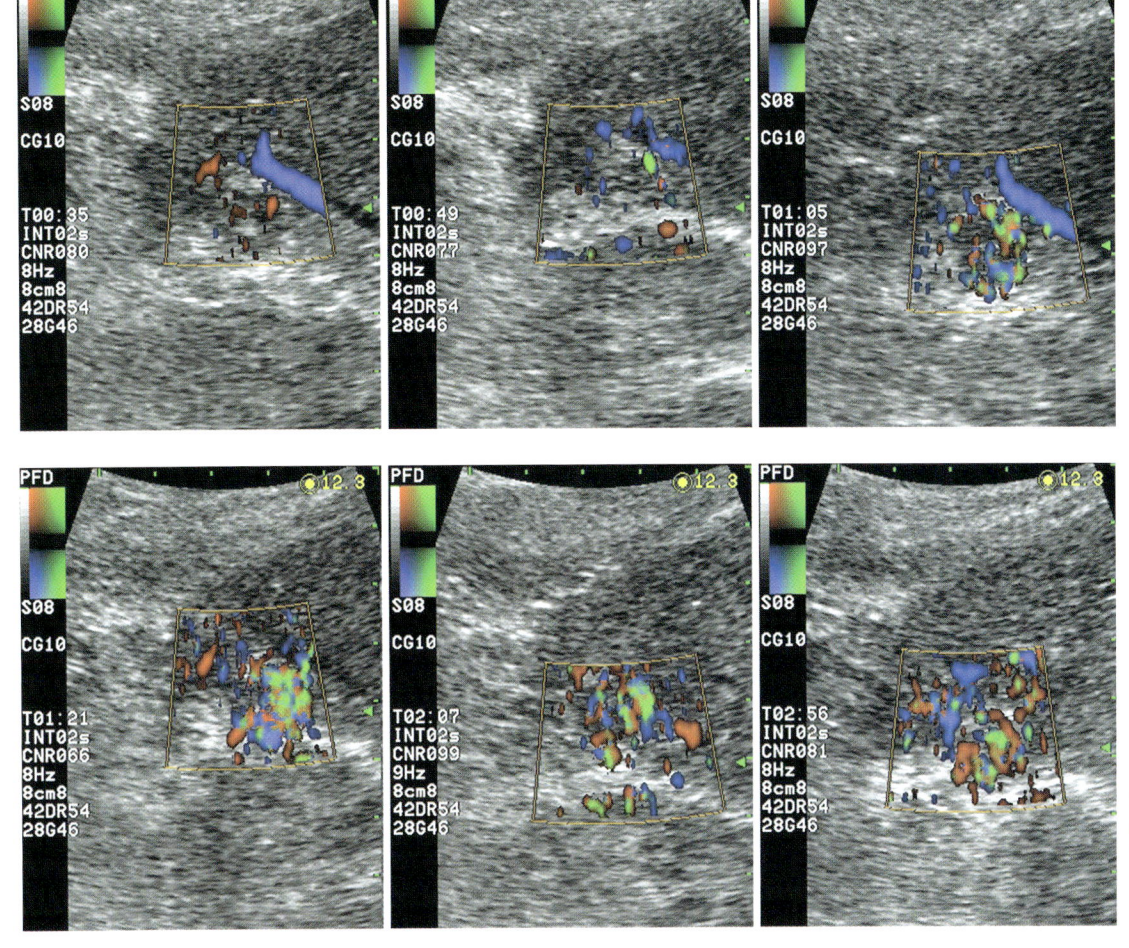

VII. 肝良性腫瘍と腫瘍類似性疾患

図4i〜n 肝血管腫の造影超音波検査(PFD-mode)
i. 造影30秒後, j. 造影50秒後, k. 造影60秒後, l. 造影80秒後, m. 造影120秒後, n. 造影180秒後

腫瘍周囲から徐々に腫瘍全体が濃染されていくのが観察できる. また約3分後でもまだ造影効果を認め腫瘍内に造影剤が長く貯留していることが分かる.

また図5に大型の血管腫の症例を呈示するが，特に大きな腫瘍では他の腫瘍との鑑別が重要となる．このような場合でも造影超音波検査を行い腫瘍辺縁より徐々に不整形に濃染されるのが確認できれば，超音波検査のみでも診断可能と言っても過言ではない．

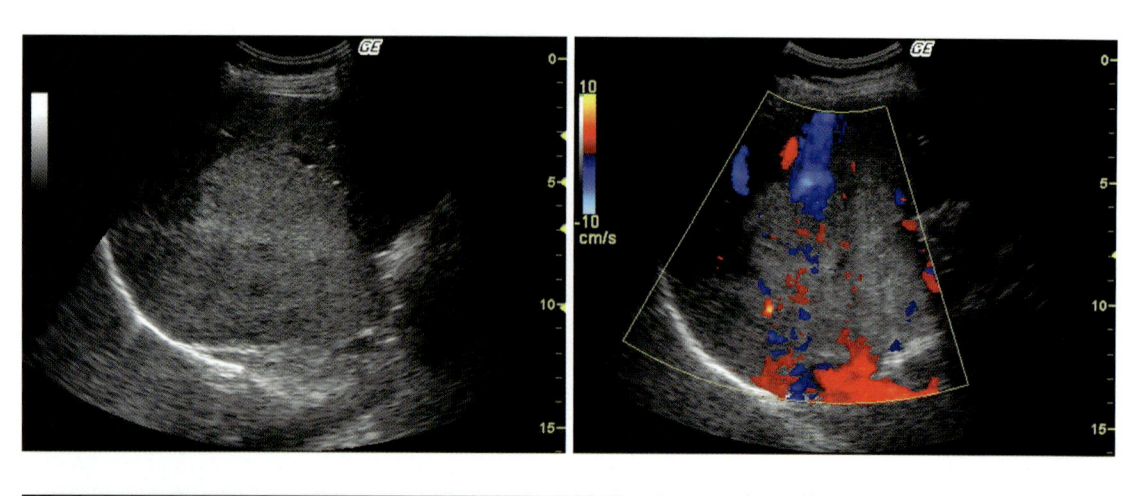

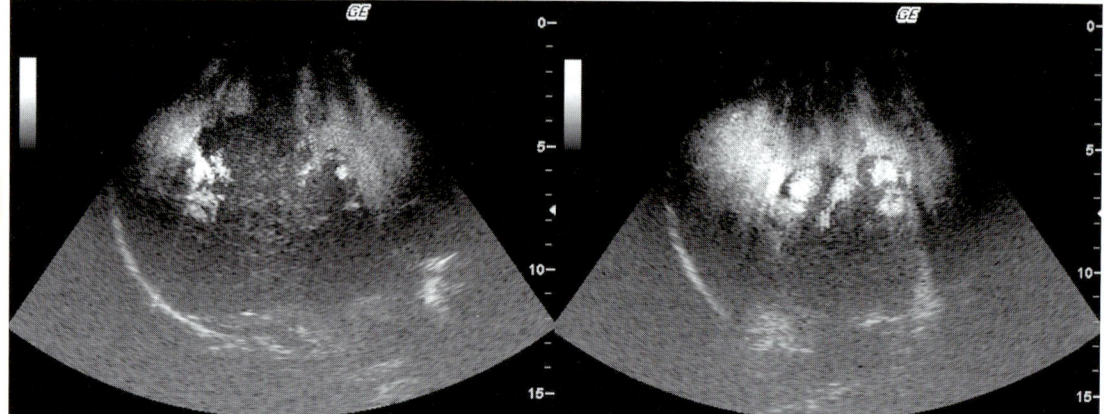

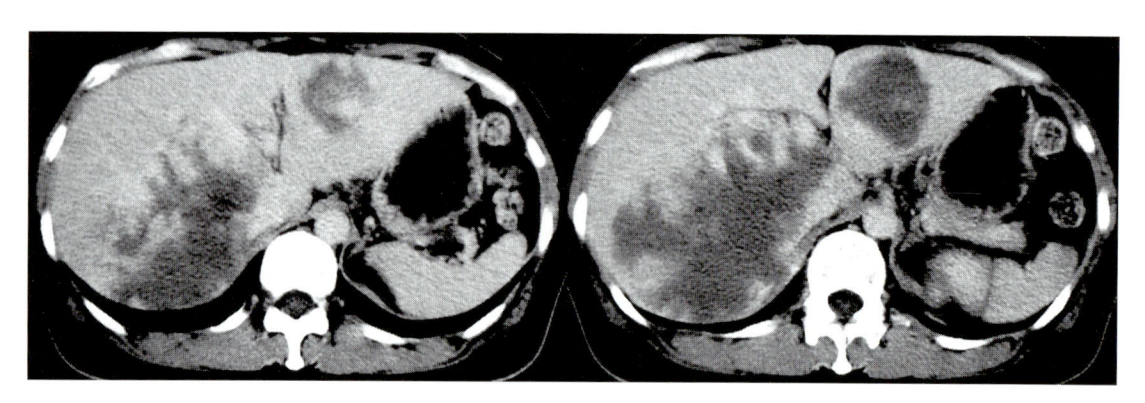

図5 大型の血管腫

a. B-mode像(右肋間走査)：径約10cmの辺縁不整の高エコー腫瘤として描出されている．内部エコーは比較的均一である．
b. CFM：腫瘍の辺縁および内部に点状の血流シグナルを認める．
c. 造影超音波検査(CHA-mode)造影約120秒後：非常に遅く腫瘍の周囲より不整形に造影され，肝血管腫に矛盾しない濃染像である．
d. 造影CT(門脈優位相)：CHA造影と同じイメージの濃染像がCTでも得られている．

a	b
c	
d	

2. 肝嚢胞 (Hepatic cyst)

　肝嚢胞は大きく先天性・後天性の肝嚢胞に分類されるが，通常超音波検査のスクリーニングにおいて遭遇する嚢胞は，胆管の先天的な形成異常により発生したものであることがほとんどである．肝嚢胞の典型例を図6に示すが，超音波所見の特徴としては，境界明瞭な類円形の占拠性病変として描出され，内部エコーが無エコー(echo free)で，後部エコーの増強(posterior echo enhancement：PEE)と外側陰影(lateral shadow：LS)が特徴的な所見である．カラードプラでは特に血流信号を認めず，造影超音波検査でも同様である．通常超音波検査で単純嚢胞と診断した場合，良性疾患であり特に精査を行うことはない．しかし，壁の肥厚や隆起性病変，内部に隔壁を認める場合などは嚢胞腺腫や嚢胞腺癌との鑑別が重要となるためにさらなる精密検査を行う必要がある．

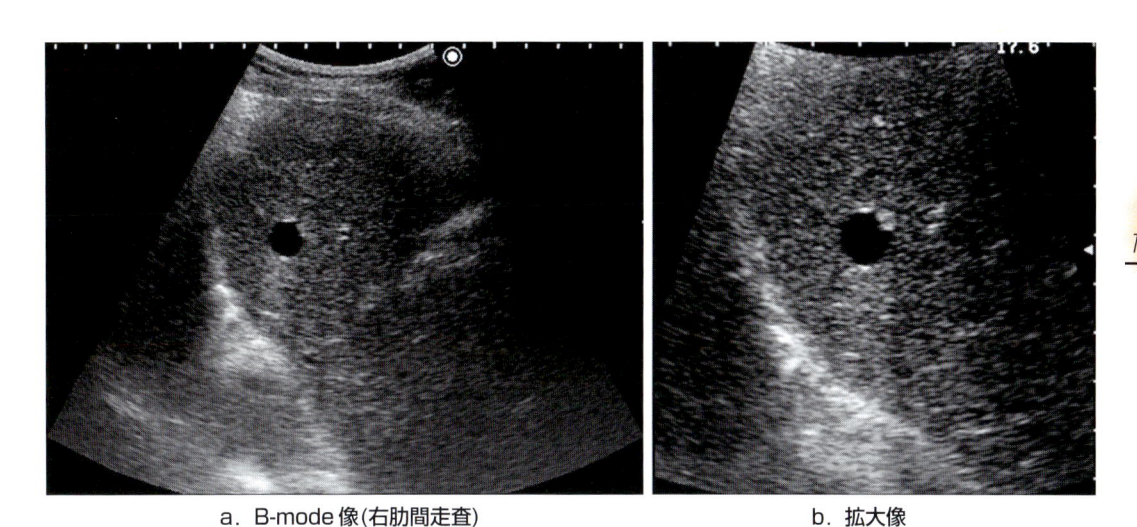

a．B-mode像(右肋間走査)　　　b．拡大像

図6　肝嚢胞
S_7に約12mmの境界明瞭な嚢胞を認める．内部エコーは無エコーで，PEE, LSも観察される．

単純性嚢胞でも非常に大きなもので他臓器圧排所見など有する場合には，超音波ガイド下での嚢胞穿刺とエタノール注入などの治療適応となることもある．通常肝嚢胞の内溶液は透明な分泌物が貯留しているために内部エコーが無エコーとなるが，大きな嚢胞などで嚢胞内出血や感染を起こした症例では嚢胞腺癌や肝膿瘍との鑑別が困難となることがある．図7に大型の肝嚢胞の症例を呈示する．

本症例は，内部にフィブリン塊が析出するため壁から乳頭状の実質性のエコー像を認め，この画像のみでは嚢胞腺癌との鑑別が困難である．しかし，腫瘍性病変と比較するとこの部分は柔らかく呼吸性移動や体位変換により可動し，実際の臨床ではこれが鑑別のポイントとなる．また，さらにカラードプラを行い同部への血流シグナルがないことを確認し，腫瘍性病変との鑑別を行っている．

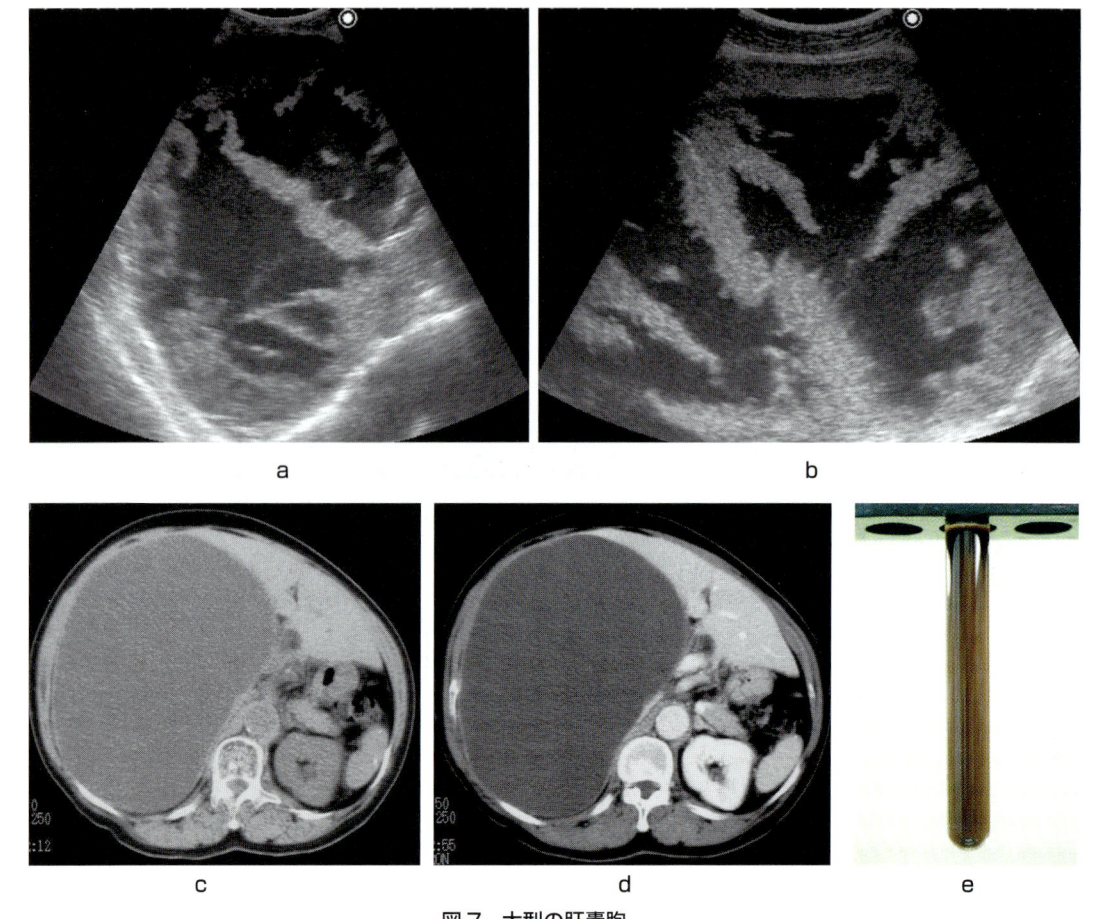

図7 大型の肝嚢胞
a．B-mode(右肋間走査)：肝右葉を占拠するような大きな嚢胞性疾患を認める．
b．拡大像(右肋弓下走査)：壁の肥厚と内部に乳頭状に突出する隆起性病変を認める．実際に検査を行うとこれらは可動性があることが分かる．
CT検査：c．単純，d．造影(門脈優位相)．
　エコー像とは異なり，壁の肥厚や嚢胞内の腫瘤性病変は認めない．この超音波像との所見の差がフィブリン塊と腫瘍性病変の差である．
e．内容液：嚢胞ドレナージを行った際に採取したものであるが，過去の出血を反映し茶褐色の内容液である．

3. 肝膿瘍 (Hepatic abscess)

　肝膿瘍は，細菌，原虫，真菌などの感染が肝内に波及し膿瘍が形成される病態であるため敗血症などから重症化することも多く，早期診断・治療が必要となる疾患でありその意味からも超音波検査が重要となる疾患の一つである．原因により化膿性(細菌性)肝膿瘍，アメーバならびに寄生虫性肝膿瘍に大きく分類され，肝臓への感染経路は経胆道性，経門脈性，経動脈性，直接性，外傷性，医原性，原因不明などが挙げられる．通常，悪寒戦慄を伴う高熱，右季肋部痛，肝腫大などの臨床症状に加え，超音波所見として内部に膿汁貯留を反映する高・低エコーの混在した囊胞性病変が描出されれば肝膿瘍の診断はさほど困難ではない．

　しかし超音波所見として得られる像は，その原因菌や，感染経路によってまちまちである．また診断時の病期によっても囊胞型から充実性の腫瘤型まで多様に変化し，時にはガス産生のため内部に多重反射が出現するなど種々の像を呈する．従って慢性期や治癒後の症例では他の腫瘍性疾患との鑑別診断に苦慮する場合も存在する[5]．

　図8に細菌性肝膿瘍，図9にアメーバ性肝膿瘍の症例を提示する．

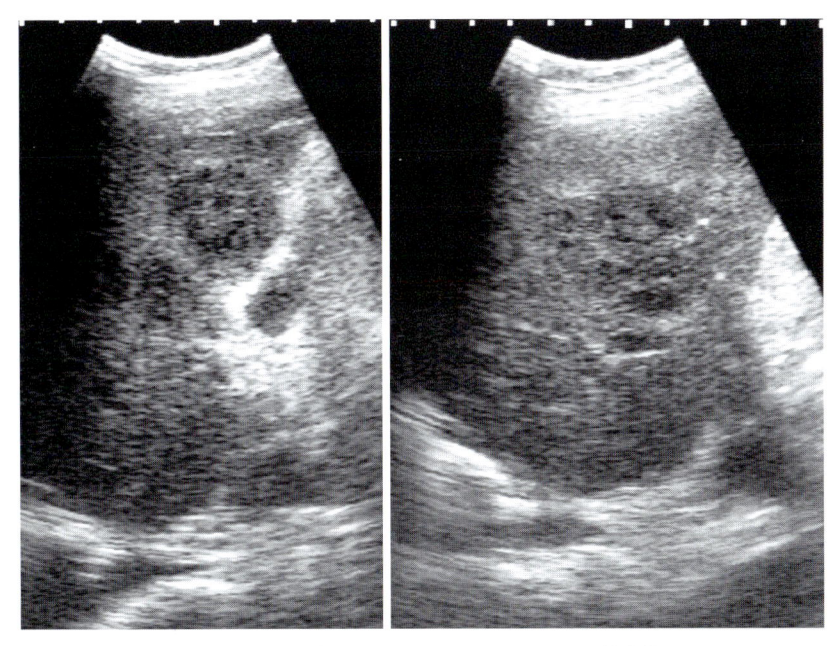

a. B-mode(右肋間走査) 　　　　　b. 拡大像

図8　細菌性肝膿瘍
肝内に多発する膿瘍を認める．辺縁は凹凸不整であり，内部エコーは感染を反映して無エコーではなく実質エコーに近いエコーレベルを呈している．

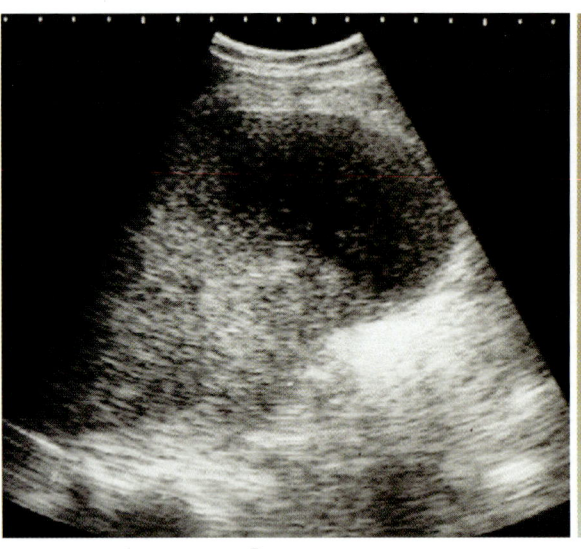

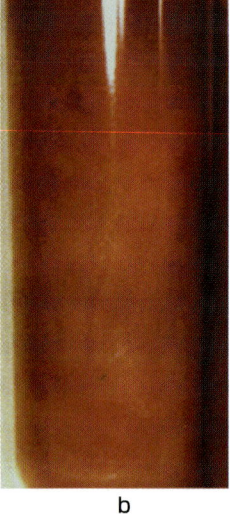

図9a, b　アメーバ性肝膿瘍
　a．B-mode：境界が不明瞭な囊胞性病変として描出される．内部は出血と感染を反映し，点状高エコーが確認される．
　b．内容液：赤褐色調(アンチョビペースト様)の内溶液を認め，アメーバ性肝膿瘍に特徴的な所見である．ドレナージを施行する際には腹腔内に穿刺液が漏れないよう肝臓の健常部を経由してドレナージを行うことが重要である．

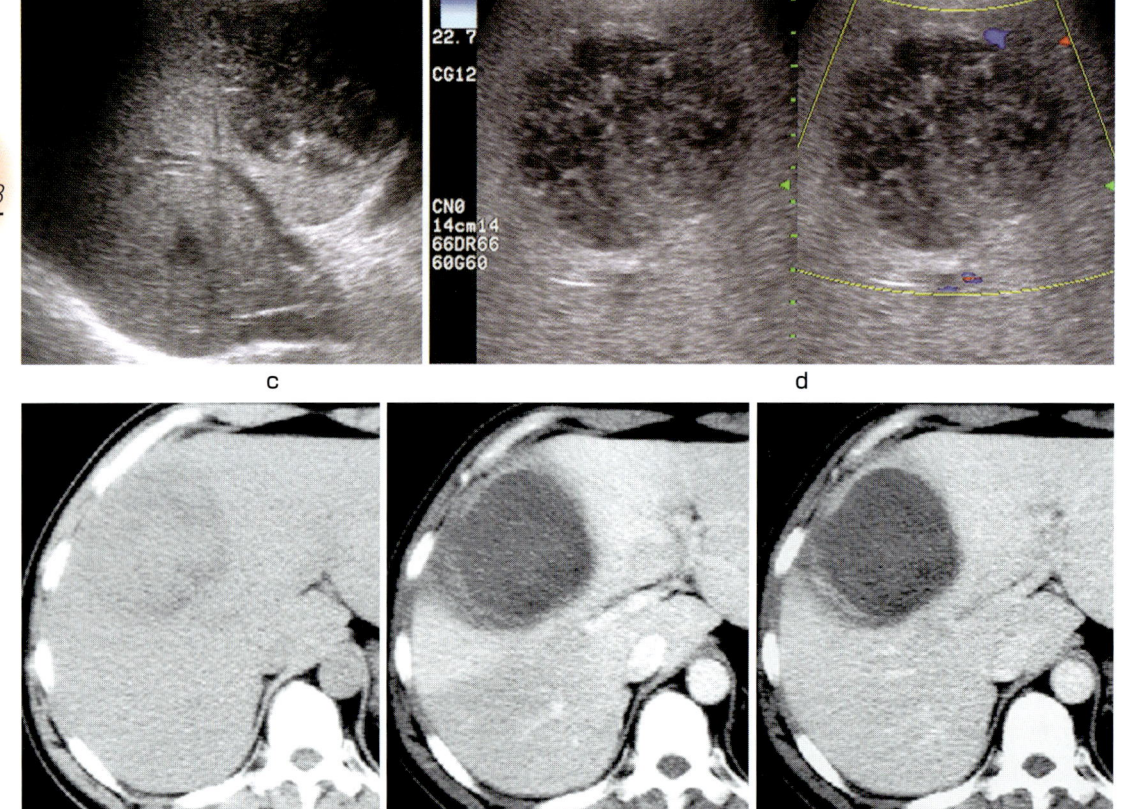

図9c～g　アメーバ性肝膿瘍
　c．B-mode：同じアメーバ性肝膿瘍でも日数が経過してから来院した場合，本症例のように内部に無エコー部分が少なくなっており，肝腫瘍との鑑別が困難となることがある．
　d．カラードプラ(CFM)：内部に血流シグナルは認めない．
　e．CT(単純)，f．CT(動脈優位相)，g．CT(門脈優位相)：膿瘍の部分は造影効果を認めない．

カラードプラでは炎症所見に伴い周囲に血流シグナルを認めることはあるが，内部に血流シグナルは認めない．造影超音波検査でもほぼ同じ所見と考えられるが，時間の経過とともに炎症性変化を反映した内部の網目状の隔壁様構造が造影によってはじめて描出されることがあり，このような症例の診断に有用である(図10)．

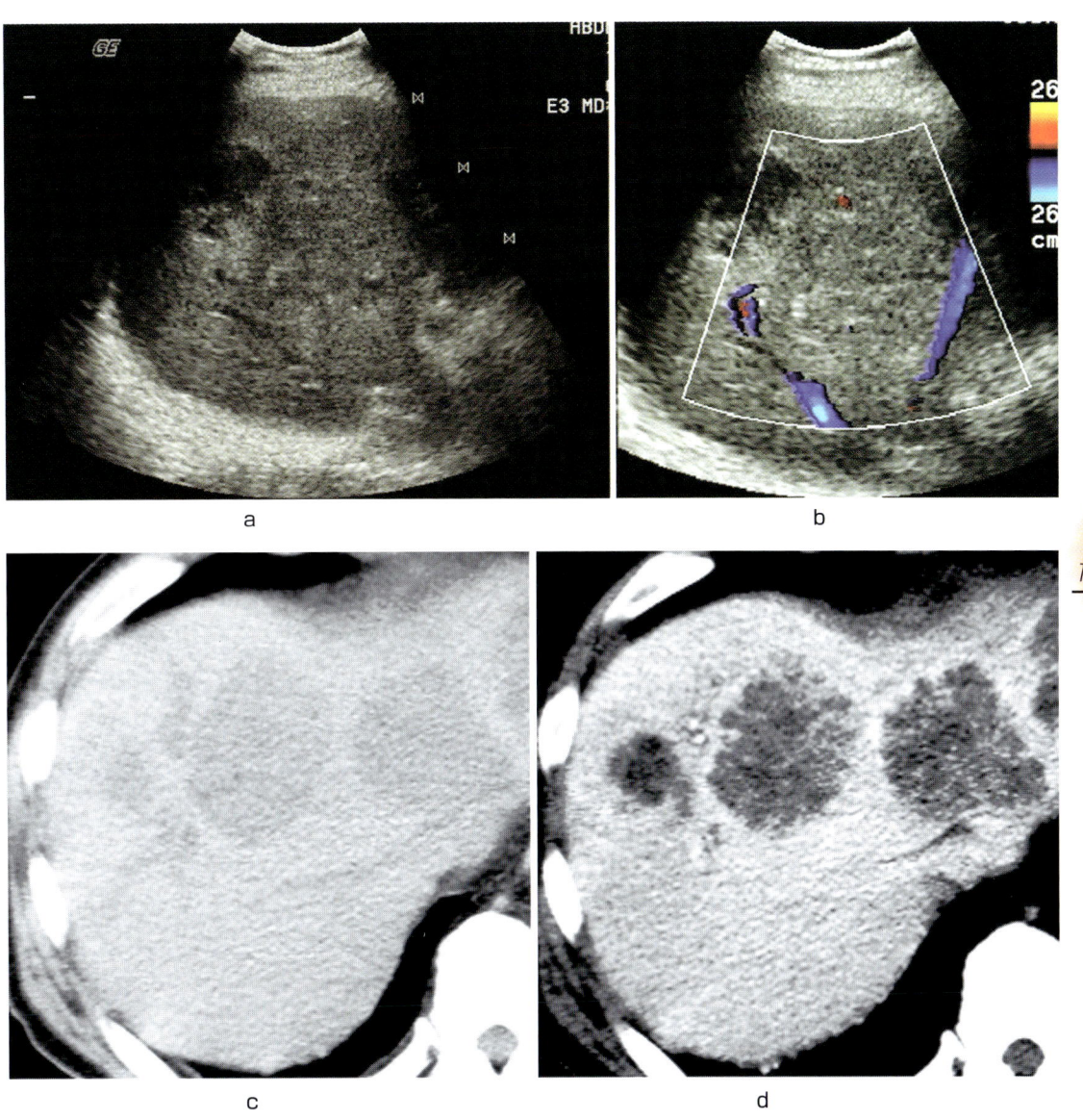

図10a～d 細菌性肝膿瘍

虫垂炎からの肝膿瘍．
a．B-mode(THI)嚢胞性部分に接するように等～軽度高エコーの境界不明瞭な占拠性病変を認めている．
b．CFM像：内部にはあまり強い血流シグナルは認めない．
c．単純CT，d．造影CT(門脈優位相)：辺縁に強く内部にも一部造影効果を認める低吸収域を認めている．

図10e〜g　細菌性肝膿瘍
e〜g．造影超音波検査(CHA-mode)造影
e．造影25秒後，f．造影60秒後
　造影早期より周囲から造影効果を認め，vascular image後半でははっきりと網目状に内部が濃染されているのが確認できる．
g．造影130秒後
　sweep scanで肝全体を観察すると他の結節も同様の造影効果を認めているのが分かる．

4. 限局性結節性過形成 (Focal nodular hyperplasia：FNH)

　非硬変肝に合併する限局性の過形成疾患であり，腫瘍類似性疾患に分類されるものである．多血性であり，画像診断上肝細胞癌などとの鑑別が必要となる．
　FNHの診断は超音波ガイド下の針生検のみでは確定診断に至らないこともあり，各種画像診断でFNHの特徴とされる星芒状の中心性瘢痕とその中心から周囲に放射状に広がる動脈を確認することが特に重要と考えられる(図11)．

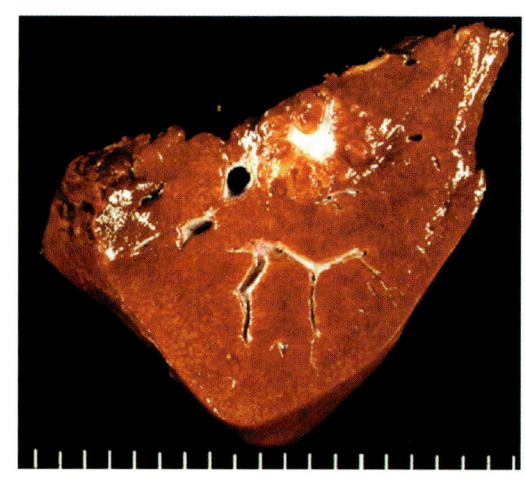

図11　FNHの手術所見
　非腫瘍部との境界が不明瞭で，内部が凹凸不整の腫瘍性病変を認める．病変部の中心には，黄白色調で星芒状の線維性瘢痕を認めており，これがFHNに典型的な所見である．

VII. 肝良性腫瘍と腫瘍類似性疾患

　超音波のB-mode像では，辺縁不整の低～等エコー腫瘤として描出されることが多い(図12a, b)．中心瘢痕が内部に不整形の高エコーとして描出されることもあるが，非常に淡くよく観察しないとその存在に気が付かないこともある．カラードプラでは，腫瘍の中心から周囲に向かい車軸状に広がる動脈が特徴的である．特に車軸状の血管構築を描出するためには通常の速度表示モード（CFM）で行うよりも，感度が良く血管の連続性が描出しやすいパワードプラ（PDI）で行うほうが良い(図12c～e)．

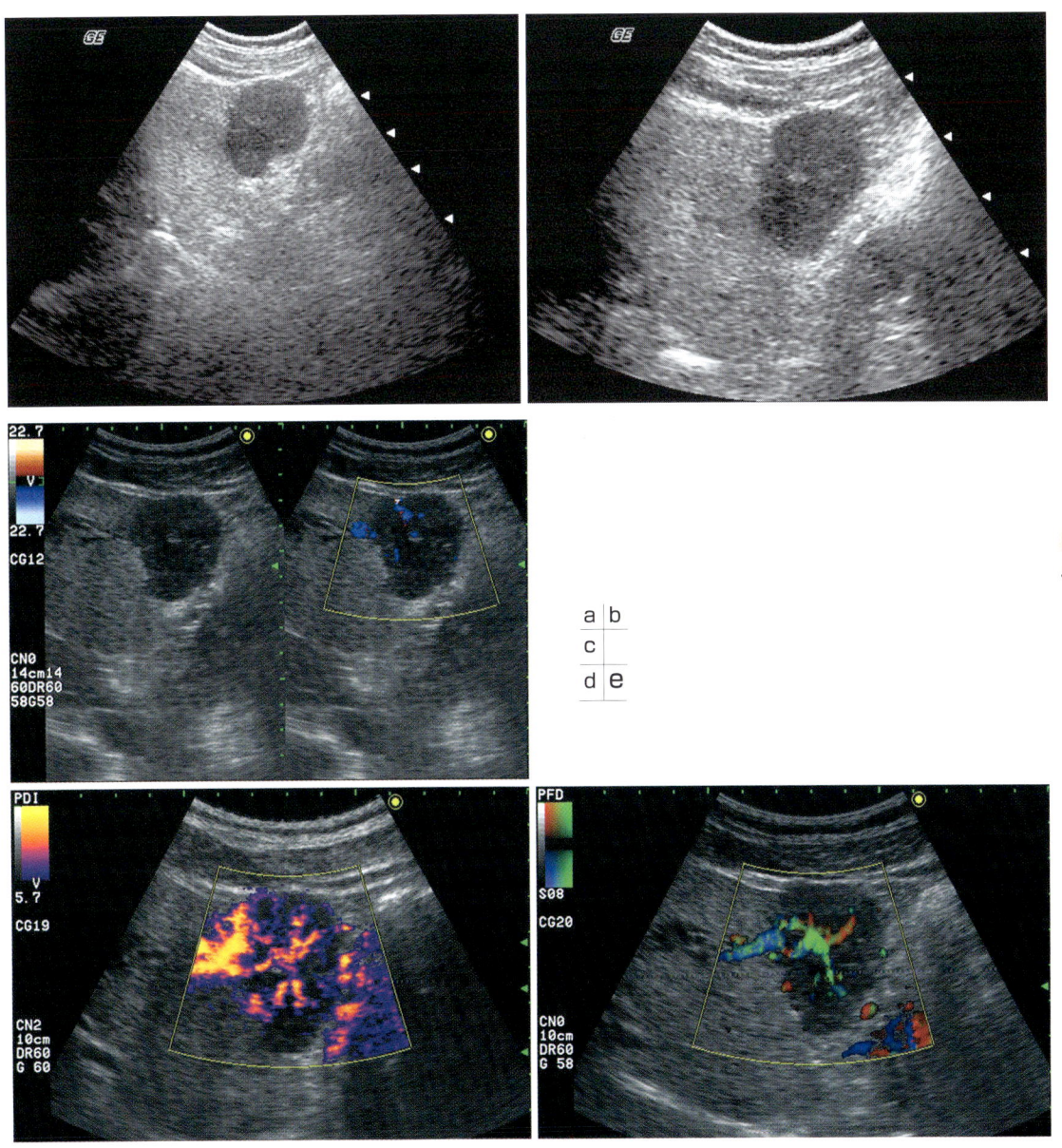

a	b
c	
d	e

図12　FNHのB-mode像
　　a．正中横走査，b．拡大像
　S$_3$に約40mmの辺縁不整な低エコー結節を認める．中心に約5mmの高エコーの部分があり，これが中心瘢痕と考えられる．
　　c．CFM，d．PDI，e．PFD．
　CFMでは点状のシグナルしか認めないが，PDIでは腫瘍の中心から車軸状の血管が観察される．PFDではそれが緑色に表示されることにより動脈波であることが示唆される．

病変の存在部位や診断装置による感度の差による問題もあるが，実際にはカラードプラのみでは病変部の内部や辺縁に血流シグナルが得られhyper vascular tumorであることまでは分かっても前述したような確定的な所見まで得られることは多くない．その点，造影超音波検査を行えば，高率にその特徴が得られるようになる．B-modeでの造影では車軸様の血流とそれに引き続く腫瘍濃染像が得られ，血管造影時に施行するAngio-USに近いイメージであり，確定診断になり得ると考えられる．図12f～qに同一症例の各種造影検査を呈示する．

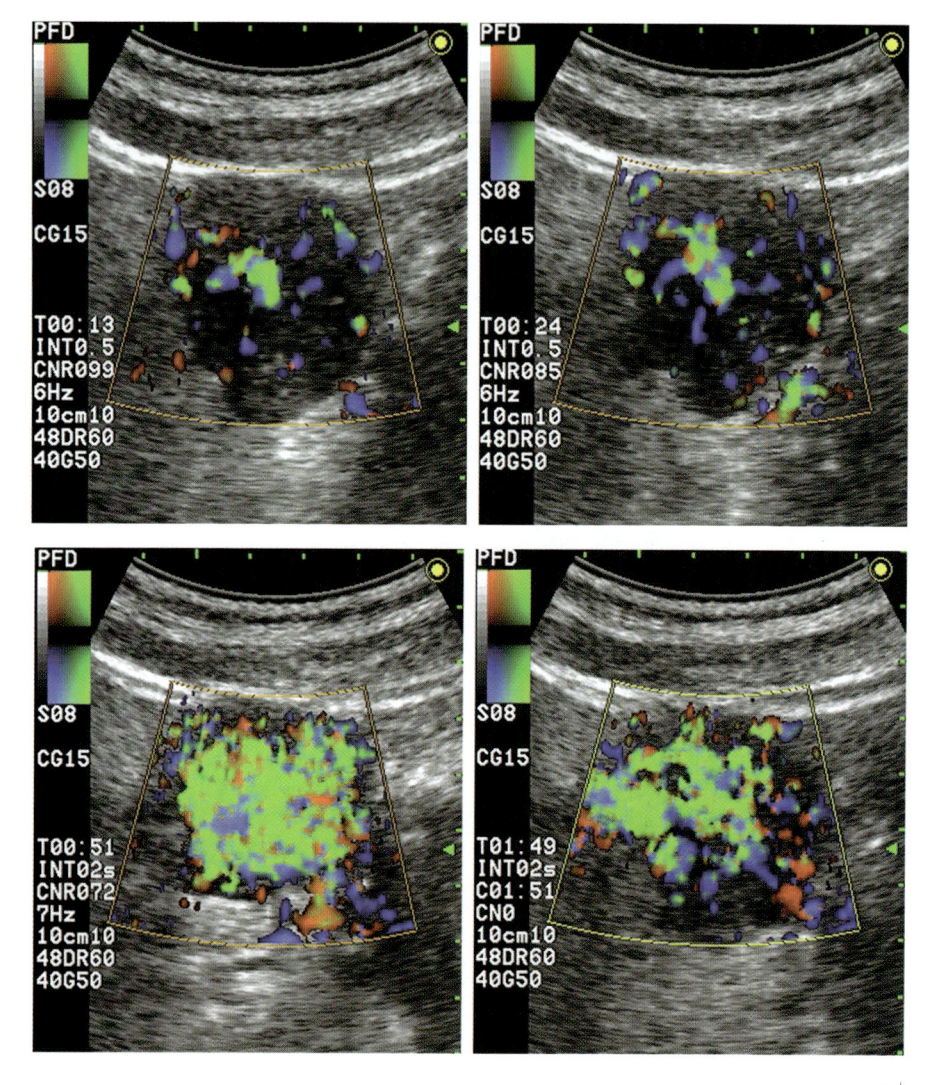

図12f～i 造影超音波検査(PFD-mode)
f. 造影10秒後，g. 造影20秒後，h. 造影30秒後，i. 造影50秒後．
腫瘍の中心から始まり腫瘍全体が濃染していることが分かる．

f	g
h	i

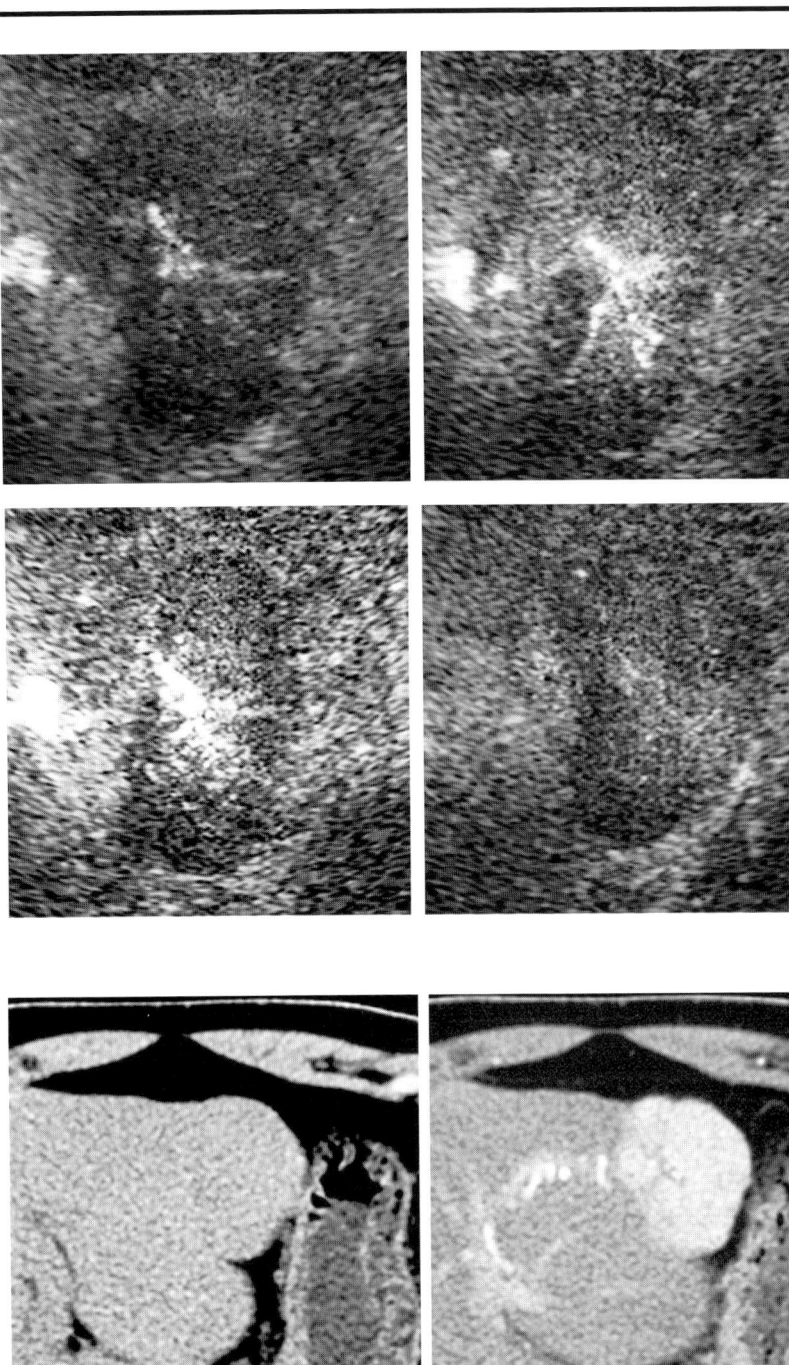

VII. 肝良性腫瘍と腫瘍類似性疾患

j. 造影 16 秒後
k. 造影 18 秒後
l. 造影 20 秒後
m. 造影 5 分後

図12j〜m 造影超音波検査(CHA-mode)
　造影超音波検査では中心部から周囲に広がる血流と,それに引き続く腫瘍濃染像が観察された.PFD-modeとCHA-modeを比較するとCHA-modeのほうが血管のはみ出しがなく,よりCO₂Angio-USのイメージに近い画像が得られる.

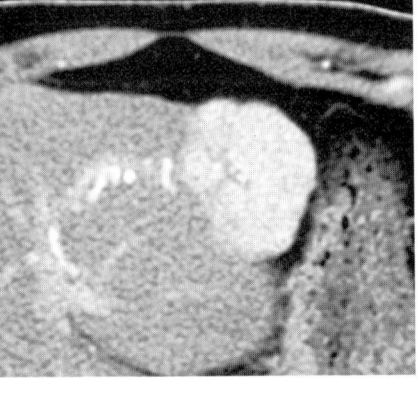

図12n〜q 腹部CT造影検査
　n. 単純, o. 動脈優位相, p. 動脈平衡相, q. 門脈優位相.
　動脈優位相から門脈優位相まで持続するhypervascular tumorとして描出される.腫瘍の中心にある低吸収域が中心瘢痕の部分と考えられる.

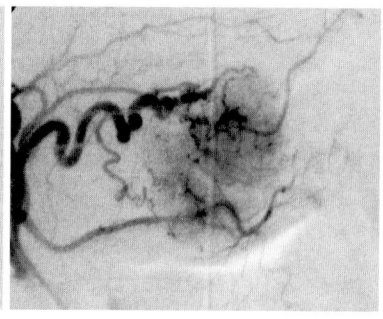

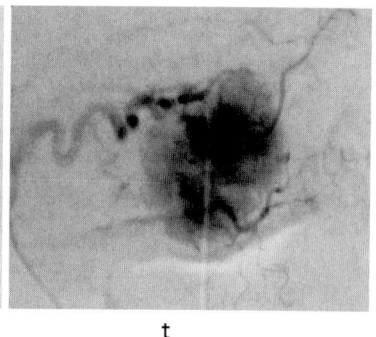

図12r〜t　腹部血管造影検査
r, s. 動脈早期相, t. 実質相.
　動脈早期相から実質相まで続く強い腫瘍濃染像を認める.腫瘍内の拡張,蛇行した血管を認めるが,実際には2Dで見ているため,これのみでは車軸状に広がる血管とは言いがたい像である.

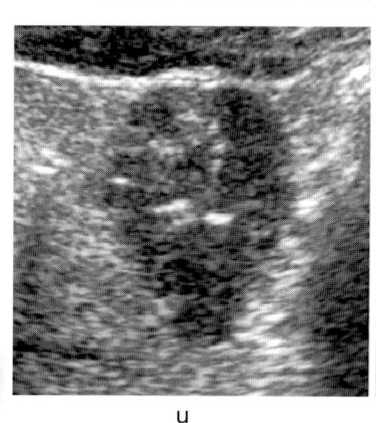

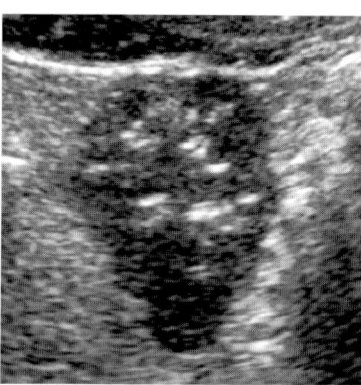

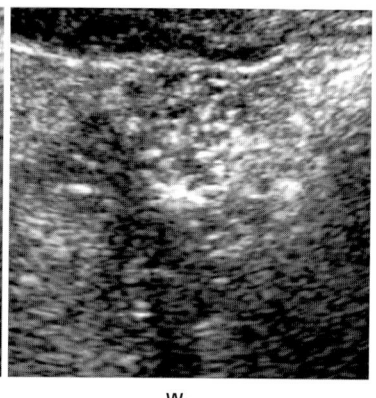

図12u〜w　CO_2 Angio-US
u. 造影0.5秒後, v. 造影1秒後, w. 造影2秒後.
　Angio-USでは腫瘍中心から放射状に広がる血流がはっきりと確認される.しかし,一瞬で腫瘍濃染像を呈するため,リアルタイムでは血管構築が分かりにくいこともある.

　本章では,肝血管腫,肝嚢胞,肝膿瘍,限局性結節性過形成の解説をB-mode中心にカラードプラ,造影超音波検査の所見を含めて行った.肝腫瘍の診断では,肝細胞癌との鑑別が常に重要となるのでカラードプラや造影超音波検査を上手に使用し超音波検査で確定診断に近い段階まで行うよう心がけたい.特に良性腫瘍の場合,超音波以外の検査を施行せずに済めば,医療費用を削減することが可能となり,さらには患者さんの負担も軽減できるため大切なことと考えられる.
　また,検者は超音波検査でも症例によっては確定診断まで可能となり得ることを常に念頭に入れ施行することが大切である.

文　献
1) 荒川泰行, ほか：初心者のための腹部エコーの撮り方と読み方. 新興医学出版社.
2) 石川栄世, ほか：外科病理学. 文光堂. 新超音波医学. 第4版. 日本超音波医学会編.
3) 辻本文雄, ほか：肝血管腫の内部エコーの経時的変化. 日超医論文集 55：121-122, 1989.
4) 大竹宏治, ほか：体位変換によるhepatic tumor像の変化. 日超医論文集 55：125-126, 1989.
5) 荒川泰行, ほか：初診で必要な画像診断のすべて. 肝膿瘍. 診断と治療88(9)：1668-1674, 2000.

VIII

胆嚢，胆管疾患の超音波画像

The ultrasound image of gallbladder and bile duct disease

　本章では胆嚢疾患および胆管疾患の超音波所見についての解説を行う．胆嚢疾患は，胆石を始めとする良性疾患が多く，肝癌などのようなHigh risk groupもないために検診・ドックなどで疾患が発見される機会が多い．また胆嚢自体が描出されやすいことから超音波検査の占める役割は大きい．

　解剖学的に胆嚢は，長さ約7～10cm，幅3～4cmの西洋梨状の袋で，成人で約50～60mlの容積を持つ．胆嚢盲端部から胆嚢管移行部までを長軸上に三等分し，底部fundus，体部body，頸部neckに分類され，特に胆嚢頸部の袋状に拡張した部分を胆嚢膨大部ないしHartomann嚢(Hartmann's pouch)と呼んでいる．周囲臓器としては，外側と内側に肝S5，S4，背側に右腎，背側から内側にかけて十二指腸，下方に大腸が存在する．胆嚢壁は，粘膜(約0.5mm)，筋層(約0.5mm)，漿膜下結合組織層，漿膜からなり，粘膜筋板や粘膜下層に相当するものはなく，肝床部で漿膜はなく外膜となっているのが特徴である．胆嚢動脈はほとんどが肝動脈より分岐しており，これに併走する胆嚢静脈はなく静脈は直接肝臓へ流入する[1]．これに対し胆道は，日本胆道癌取り扱い規約[2]によると肝細胞から分泌された胆汁が十二指腸に流出するまでの全排泄経路の肝外胆道系を指すと定義されており，肝外胆管(右肝管，左肝管，肝管合流部，上部胆管，中部胆管，下部胆管)，胆嚢，胆嚢管，主乳頭部から構成される．

　胆嚢の検査を行う場合，スクリーニング検査の所でも述べたが，通常は3方向(右肋弓下走査，縦走査，右肋間走査)から観察を行うようにしている．観察のポイントとしては，胆嚢の腫大の有無，内腔の異常の有無，壁の異常の有無，総胆管の拡張の有無，内腔および壁の異常の有無を中心に検査を行う．この際注意が必要なのは，胆嚢は屈曲していることが多いため体部のみを描出して終わりにするのではなく端から端まで胆嚢全体をよく観察することと，多重反射やサイドローブなどのアーチファクトの存在を理解することである(図1)．内腔エコーの観察の際には，アーチファクトを理解していないと誤って異常所見と取ってしまうほか，疾患の見落としにもつながる．特に底部と頸部はこの影響を受けやすく，大腸を始めとする隣接臓器によっても描出が悪くなるため，胆嚢の全体像が綺麗に観察できないと感じた時には，他方向から観察を行うほか，呼吸性移動や体位変換を行うよう心がけることが大切である．図2に胆石の鑑別診断に体位変換が有用である症例を提示する．

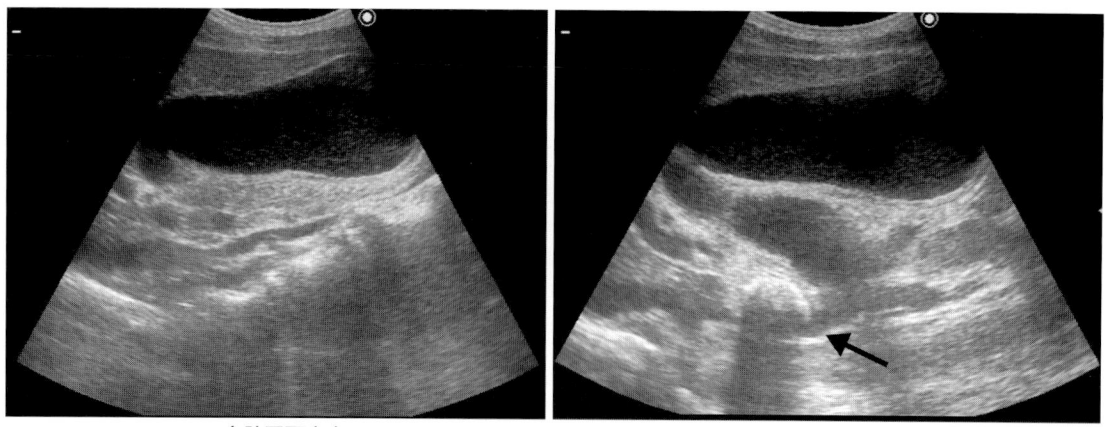

a：右肋弓下走査　　　　　　　　　　　　b：胆嚢頸部の結石

図1　胆嚢頸部の見落とされやすい症例
aでは一見胆嚢全体が描出されているように見えているが胆嚢頸部は描出されない．
bのように頸部まで丁寧に描出すると結石が指摘可能となる．

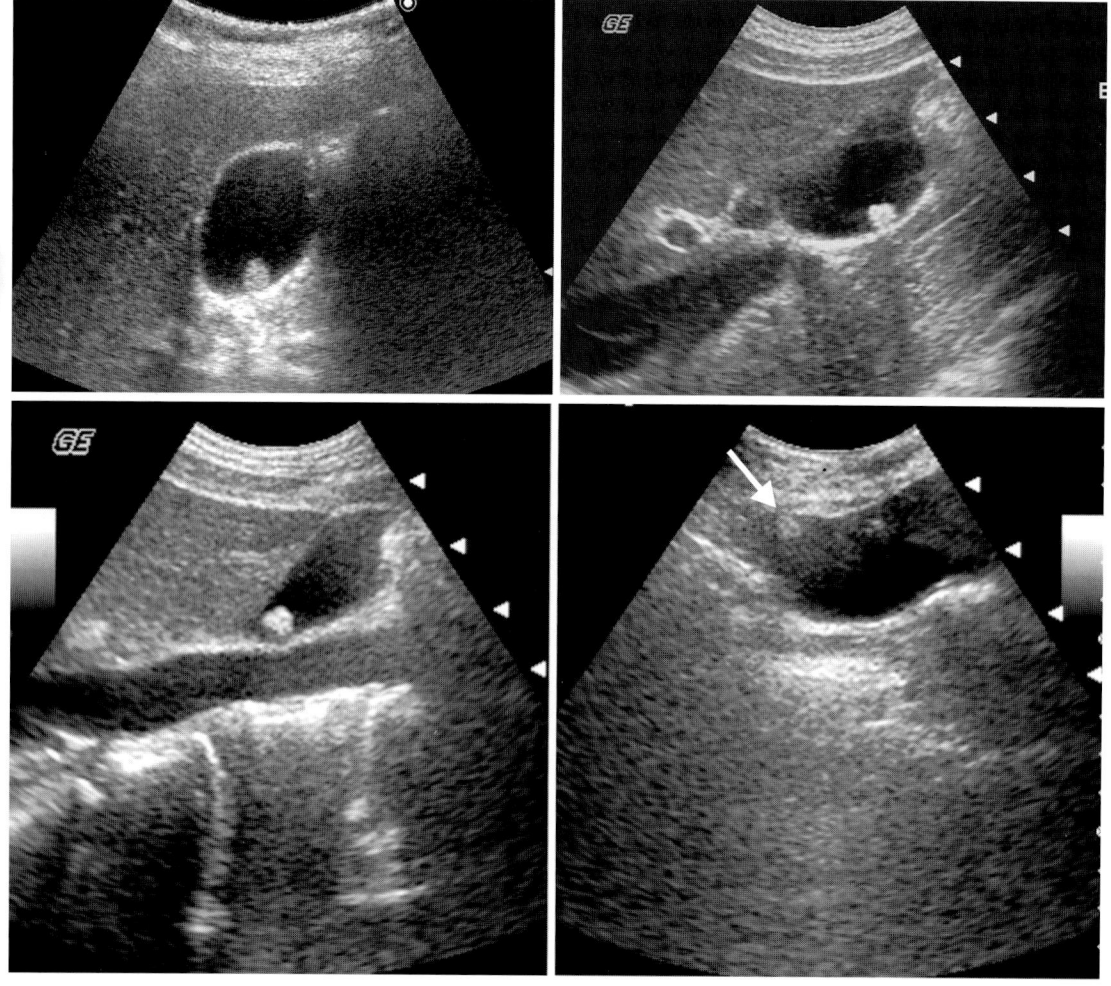

図2　胆嚢ポリープと胆石の鑑別
a：コレステロールポリープ，b：胆石，c, d：bと同一症例の背臥位 (c) と Hand knee position (d)
胆石の AS がはっきりしない症例では，胆嚢ポリープと胆石の鑑別がつきにくいことがある．しかし胆石の場合は，dのように Hand knee position をとることによって移動するために鑑別が可能となる．

a	b
c	d

またTissue Harmonic Imageを用いることでこのようなアーチファクトが軽減されるため，Tissue Harmonic imageがついてる装置を使用している場合には積極的に活用すべきである(図3)．

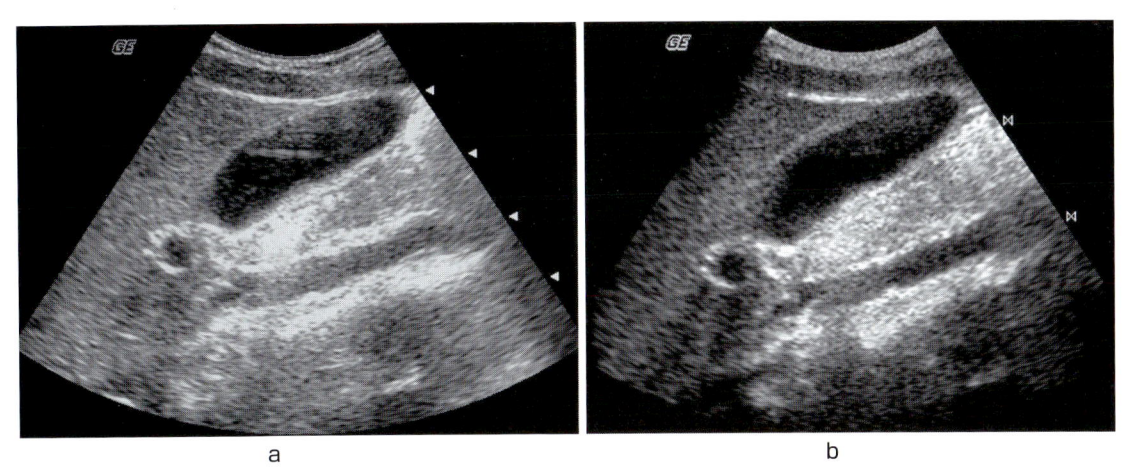

図3　胆嚢のB-mode像(a)とTissue Harmonic Image(b)
底部のサイドローブがTissue Harmonicで軽減されているのが分かる．

次に各疾患の超音波所見について解説を行う．

1. 胆 石 症 (gallstone)

　胆石は胆道系で生成される結石の総称であり，胆嚢結石，胆管結石(肝内結石，肝外結石)に分類される．最近は日本人も食生活の欧米化に伴い胆石保有率は増加しており，日本人の胆石保有率は約15%と言われ，男女比は約1：2で女性に多く，40歳代より増加し高齢者ほど多い傾向を認める．部位による頻度は手術例で胆嚢結石81.8%，胆管結石17.2%，肝内結石1.8%である[1]．成因別には10mmを超えるような大きな結石であるコレステロール系結石と，小結石の色素結石，その他のまれな結石に分類される[3]．

　胆石の発見動機は，集団検診や人間ドックを始めとする超音波検査が多く，ほとんどは無症候性結石である．胆石の超音波所見は，胆石自体の高輝度エコー像(strong echo：SE)とこれに伴う後方エコーの欠損つまり音響陰影(acoustic shadow：AS)である．ASは胆石が超音波を通過させない時に起こるため，胆石のカルシウム成分が多いほど強くなり胆石の質的診断にも役立つ．小結石の場合，ASがあまりはっきりとしないこともあり胆嚢ポリープとの鑑別が困難となる症例も存在するが，このような症例では，プローブで振動を与たり，体位変換を行い可動性の有無で胆石を診断するようにしている．体位変換は，通常背臥位で検査を行っているところを，左側臥位やHand knee positionにして走査を行うが，粘調度が高く動きにくい場合もあり特に後者が有用であることが多い．10mm以上の大結石はコレステロール系結石が多く，結石のエコーパターンにより分類される．10mm以下の小結石は色素系結石やその他の結石が多いが，通常単発ではなく多数存在することが多いため結石の存在様式によって分類される[4]．

　次に各胆石についての解説を行う．

1）コレステロール系結石 (cholesterol gallstone)

　　胆汁がコレステロール過飽和となり，その飽和胆汁から結晶が析出しムチンの過分泌や胆嚢収縮能の低下により結晶が成長，凝集して胆石となる．コレステロール系結石は，その構成成分により，成分すべてがコレステロールである純コレステロール結石pure cholesterol gallstone，主成分はコレステロールであるが周囲がビリルビンカルシウム成分や黒色石成分で覆われている混成石combination stone，主成分はコレステロールであるがこれにビリルビンカルシウム成分が混入した混合石mixed stoneに分類される(図4)．

　　ここで重要なことは，胆石のなかで純コレステロール結石は経口胆石溶解療法，体外衝撃波結石破砕術などの内科的治療法の適応になることであり，しっかりとした鑑別が必要である．図4を比較しても分かるように，純コレステロール結石は，ASとは異なり後方エコーはコレステロールの結晶の多重反射によりcomet tail echoと言われる高エコーを呈するため比較的鑑別は容易である．混合石もコレステロール成分の割合によりある程度内科的治療法の適応になるが，混成

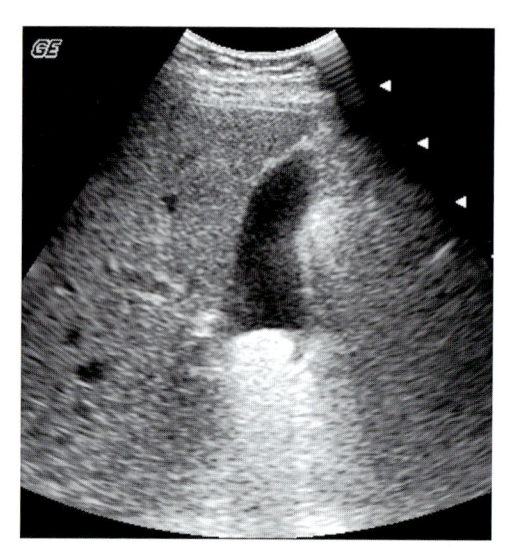

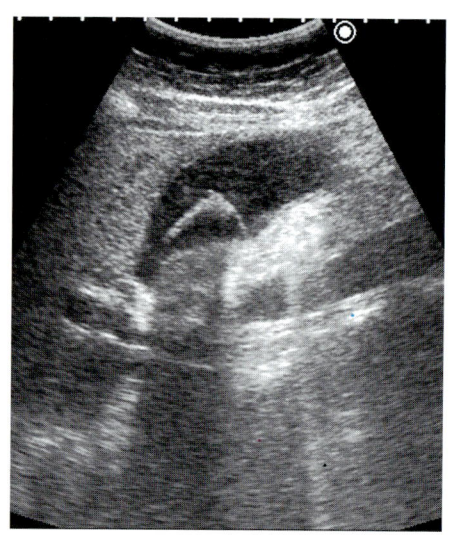

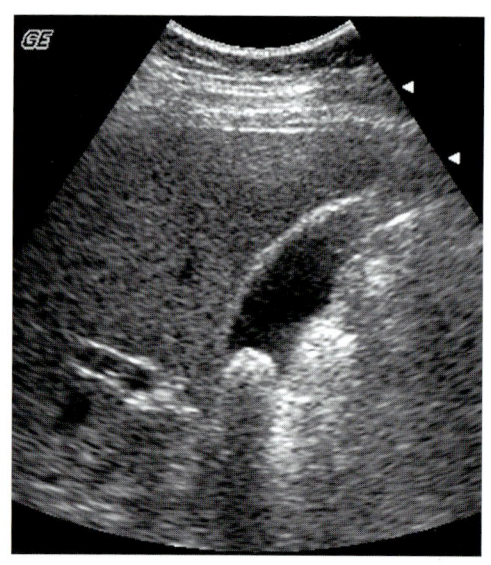

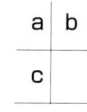

図4　コレステロール系結石
a：純コレステロール結石，b：混合石，
c：混成石
　純コレステロール結石は後方エコーがcomet tail echoと白くなっているのに対し，ほかの結石はASとして欠損像となる．

石は，図5のCT像からも分かるように，石灰化成分が周囲を覆ってしまっているために内科的治療の適応はなく，治療を行うとすれば腹腔鏡下胆嚢摘出術をはじめとする外科的療法の適応となる．

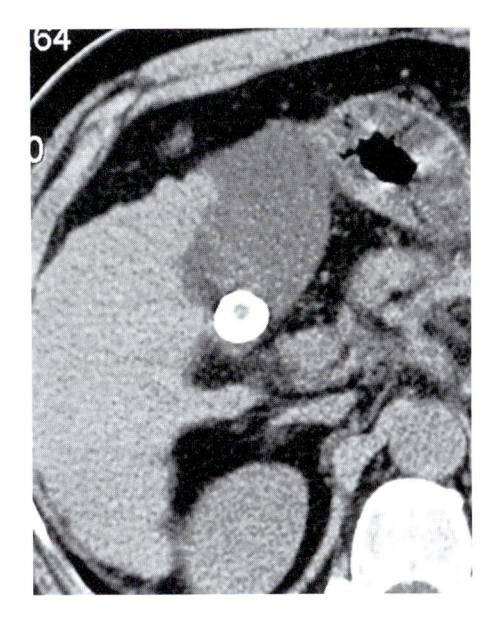

図5 混成石単純CT像
　中心はコレステロール成分のためLow densityであるが，周囲は石灰化示すHigh densityで囲まれている．
　このような場合90％以上がコレステロール成分を占めていても溶解療法には反応しない．

2）色素系結石(pigment stone)

　色素系結石には，ビリルビンカルシウム石calcium bilirubinate stone，黒色石black stoneがある．ビリルビンカルシウム石は感染を契機に生成され，肝管内で発生することもある．黒色石は胆嚢内で発生し胆汁色素の重合体といわれている．

3）その他の結石

　その他の稀な結石としては，炭酸カルシウム石calcium carbonate，脂肪酸カルシウム石fatty acid calcium，他の混成石，その他の胆石がある．

　小結石は，存在様式により，(1)充満結石(図6)，(2)堆積型(図7)，(3)遊離型(図8)，(4)浮遊型(図9)，(5)塊状型(図10)に分類される．

　ASを伴わない結石は，ビリルビンカルシウム石であることが多いが，実際には超音波像のみで性状診断は不可能である．図9に示すような胆嚢内に浮遊する結石もある．図10のタイプはビリルビンカルシウム石であることが多く，症例によってはASを認めない例もある．

　胆石症の合併症としては，やはり胆嚢炎が最も重要であり炎症を起こす場所や程度により様々な変化を起こす．

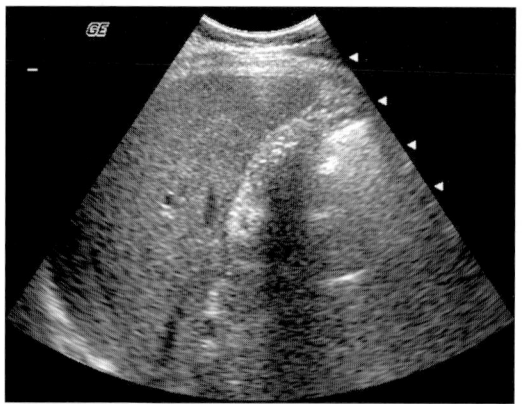

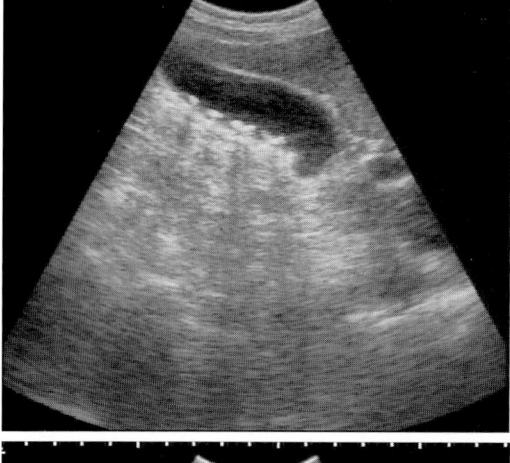

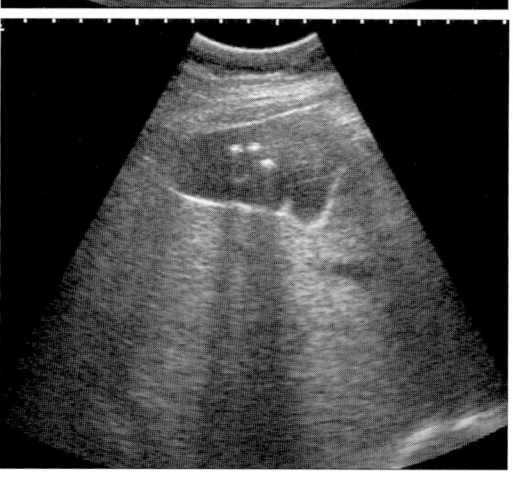

図6 充満結石
　小結石が胆嚢内を充満しているため,胆嚢自体を指摘しにくいことがあるので注意が必要となる.
　また内腔は観察不良となるため,胆嚢癌の合併を検査する場合にはCTなどの他の検査も必要となる.
　このタイプの結石は混合型の結石が多い.

図7 堆積型
　小胆石が多発する症例で充満はしていないものを指す.
　さらに結石の大きさと,後壁の描出の有無により三種類に分類されている.

図8 遊離型
　5mm以下の小結石でそれぞれが遊離している症例を指す.
　ASは弱く認めない症例もある.

図9 浮遊型
　結石が背面にあるのではなく胆嚢内に結石が浮遊している症例を指す.

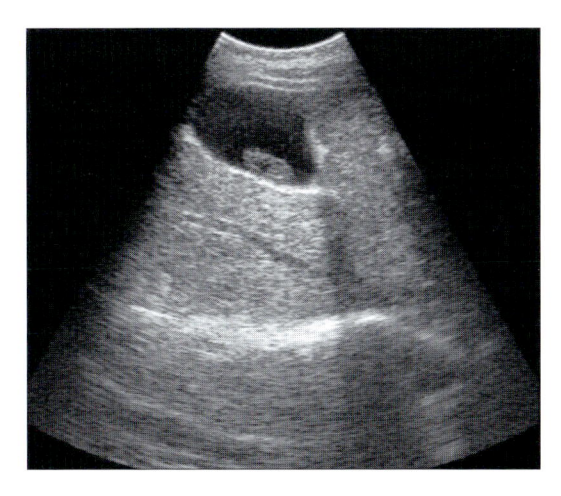

図 10 塊状型
　泥状の結石であり，AS は伴わないことが多く，肝実質に近いエコーレベルを呈す．

2．胆　嚢　炎 (cholecystitis)

　胆嚢炎には，急性胆嚢炎と慢性胆嚢炎がある．
　急性胆嚢炎は，治療が遅れると急性化膿性胆管炎から敗血症，多臓器不全へと重症化するため重症度も含めて治療時期を失わないようにすることが重要である．
　慢性胆嚢炎は，胆石もあり死角が多いため，胆嚢癌との鑑別が重要となる．
　次に各症例について解説する．

1）急性胆嚢炎 (acute cholecystitis)

　臨床的には，突然に発症する右季肋部痛，発熱，黄疸，肝機能障害などを伴い，さほど診断には苦慮しない場合が多い．胆石が胆嚢管やHartmann嚢に嵌頓して胆嚢管を閉塞して起こる有石胆嚢炎のほか，感染症や長期の絶食，術後などの無石胆嚢炎もある．頻度としては，もちろん有石胆嚢炎がほとんどを占めるが，胆嚢炎を起こす原因としては，感染，循環障害，化学物質が挙げられる．
　急性胆嚢炎は大きく化膿性胆嚢炎と壊死性胆嚢炎に分けられるが，化膿性胆嚢炎が胆嚢の重みにより循環不全が起こり壊死性胆嚢炎に変化することもあるので注意を要する．
　化膿性胆管炎の特徴としては，胆嚢の腫大，壁の肥厚,内腔の結石や胆泥が特徴である.胆嚢の腫大は長径を 8 cm,短径を 4 cm 以上としているが,特に重要なことは閉塞による胆嚢内圧の上昇により敗血症へと移行するため胆嚢の緊満感を観察することである．すなわち胆嚢頸部の屈曲まで消失するように腫大している場合には絶食および抗生剤の使用のみではなく，経皮的なドレナージを始めとする減圧術の施行も考慮する必要がある．

壁の肥厚は三層構造を呈することがありsonolucent layerとも呼ばれている(図11). 肥厚した胆嚢壁をドプラで観察すると炎症性の変化により動脈を主体として血流が増加していることが観察できるが，壊疽性胆嚢炎のように循環障害まで生じると血流シグナルは消失するため重症度判定にも役立つ(図12).

胆泥は，debris echoやsludge echoとも呼ばれ，淡い高エコーとして描出され，液体の中に現れる膿や胆砂または沈殿物に由来するエコーのことを指す．このdebris echoは，胆嚢底部の多重反射との鑑別が困難なことがあり，多方向からの観察や呼吸性移動，体位変換などにより鑑別をするがTissue Harmonic Imageを用いることでアーチファクトは軽減されるので鑑別に有用となる(図13).

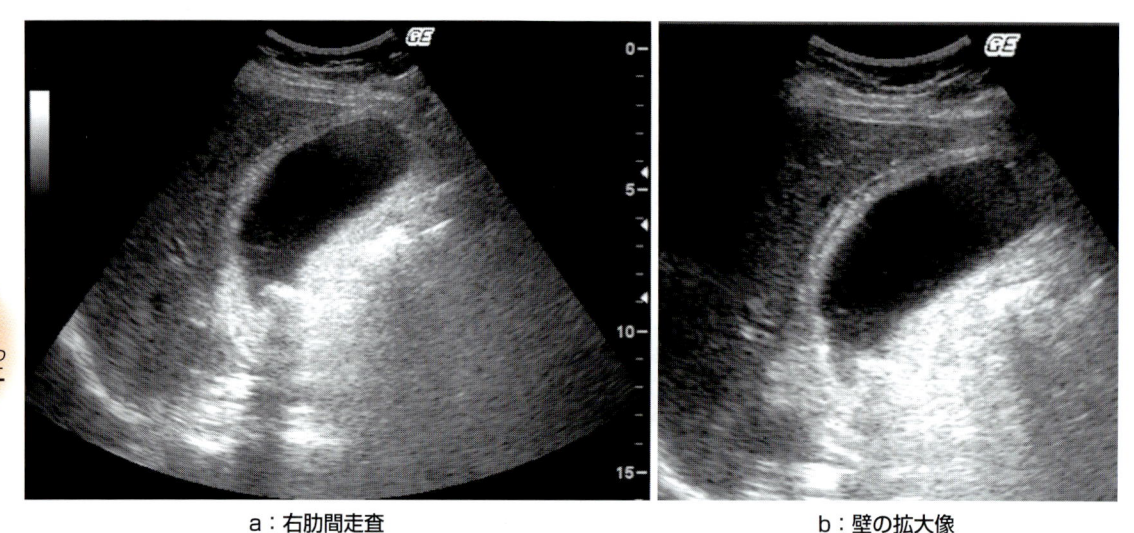

a：右肋間走査　　　　　　　　　　　　b：壁の拡大像

図11　急性胆嚢炎の超音波像
胆嚢の腫大，壁の肥厚を認める．特に肥厚し三層構造を呈するものをsonolucent layerと呼ばれる．

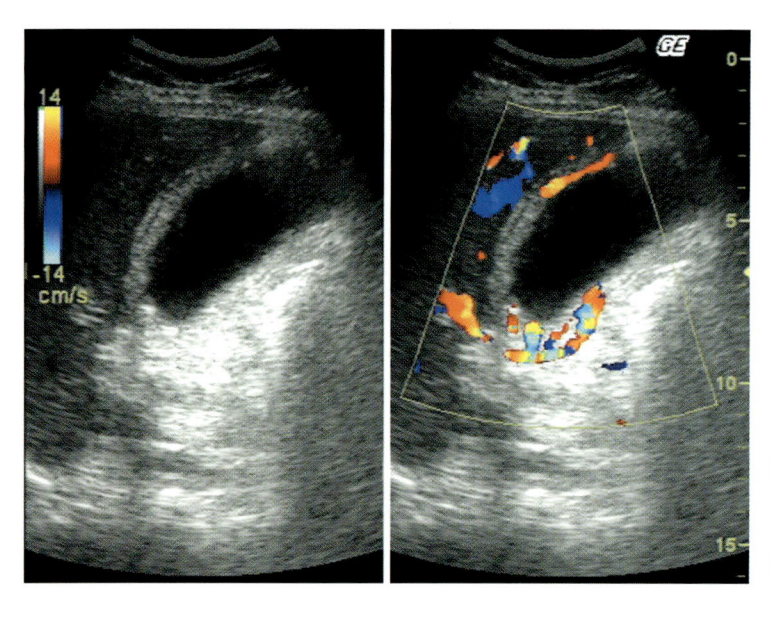

図12　急性胆嚢炎のカラードプラ像（右肋間走査）
肥厚した壁内に強い血流シグナルを認める．

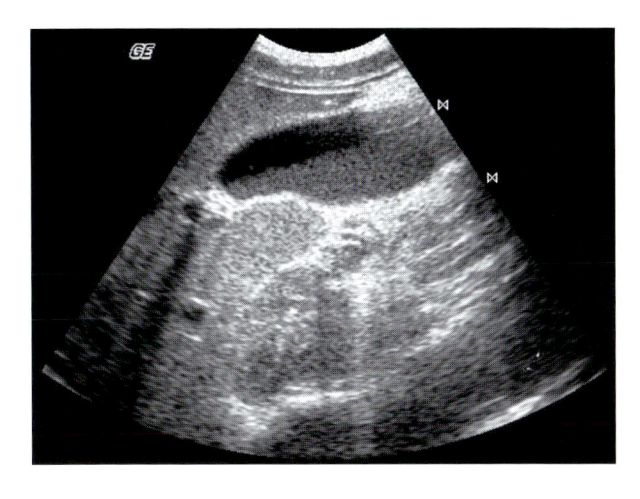

VIII．胆嚢，胆管疾患の超音波画像

図13　胆嚢内 debris（右季肋下縦走査）
胆泥は胆嚢の背側沈殿していることが多く，肝実質に近いエコーレベルである．
胆嚢頸部にある場合にはサイドローブとの鑑別が大切となる．

　また，胆嚢内にガス産生菌の感染により，ガスが発生し，気腫性胆嚢炎となることがあり，この場合には，胆嚢内にairによる高エコー像(多重エコー)が観察される．炎症が胆嚢内にとどまらず胆嚢壁の穿孔により胆嚢外に波及すると胆嚢周囲膿瘍となり，胆嚢周囲のecho free spaceや胆嚢と隣接する肝臓が低エコー領域となるほか，腹水を認めることもある(図14)．

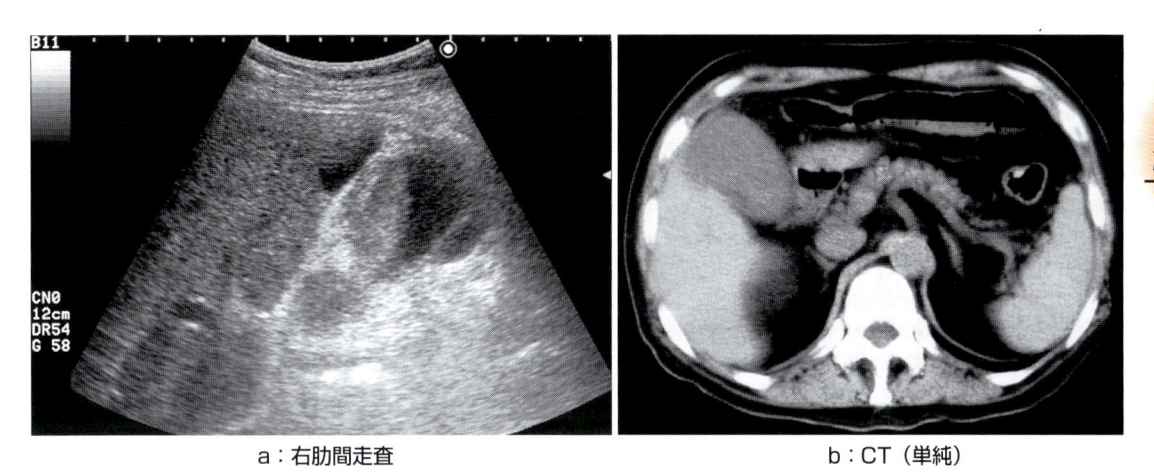

a：右肋間走査　　　　　　　　　　b：CT（単純）
図14　胆嚢周囲膿瘍
胆嚢外に炎症が波及するために胆嚢外に echo free space を認める．

2）慢性胆嚢炎 (chronic cholesystitis)

　慢性刺激による壁の肥厚性疾患であり胆石の保有率は高い．過去に胆嚢炎の症状を有するものもあるが，ないこともある．炎症の進行により胆嚢の萎縮と壁の全周性の肥厚を認め，胆嚢癌との鑑別が重要となる(図15)．
　特に内部に結石がある場合，ASのために背側の観察ができないために，CTなどの検査を併用することが望ましい．内部に小胆石やdebrisが充満している症例は扇状にASを認めShell signと呼ばれている(図16)．慢性胆嚢炎にはほかに陶器様胆嚢や石灰乳胆汁などがある．

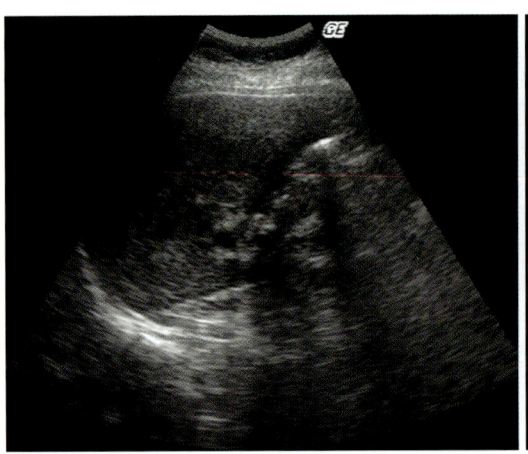

a：B-mode 像

b：カラードプラ像 (CFM)

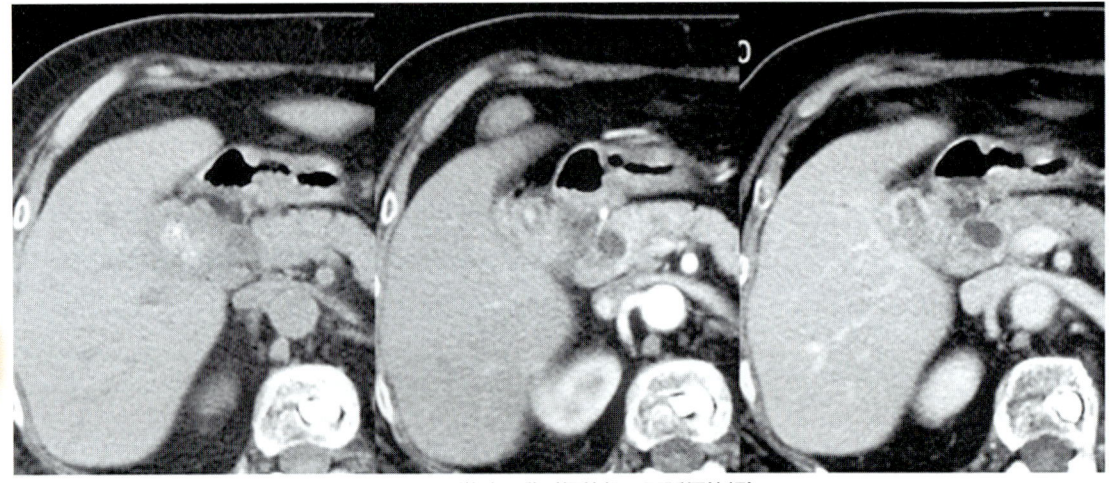

c：CT 像(単純，動脈優位相，門脈優位相)

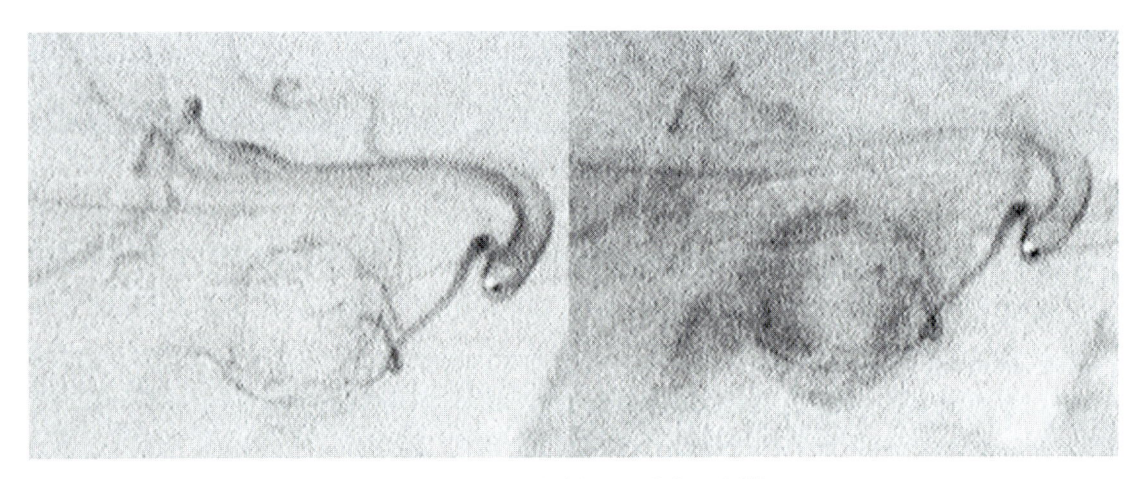

d：血管造影(胆嚢動脈造影：早期相，実質相)

図15　慢性胆嚢炎の超音波像

　胆嚢は萎縮しており，壁の肥厚も著明である．また内腔には本性例のように胆石を合併していることが多く，ASがあり結石の存在に気づくこともある．カラードプラ像では胆嚢壁およびその周囲には血流信号はなく胆嚢癌との鑑別に有用である．

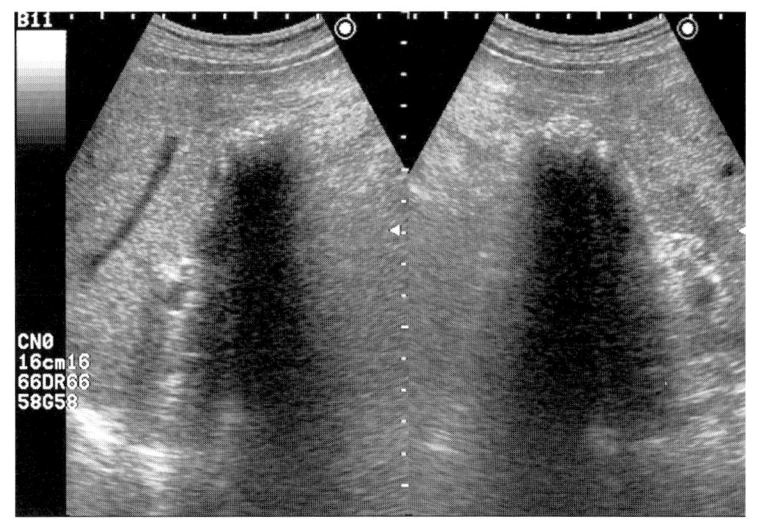

図16 慢性胆嚢炎 shell sign
内腔は結石により充満されており、胆嚢全体が結石によりASを呈する.

(1) 陶器様(磁器)胆嚢

　　胆嚢管の閉塞や慢性炎症により胆嚢壁が全周性に石灰化をきたしたものを言う. 超音波所見は, 全周性の胆嚢壁のstrong echoとASである. 通常前壁のASにより後壁は描出されないこともあるが壁の石灰化が強いために後壁のstrong echoも描出されている(図17). 同症例のCT像では, 胆嚢壁のみの石灰化が確認できる.

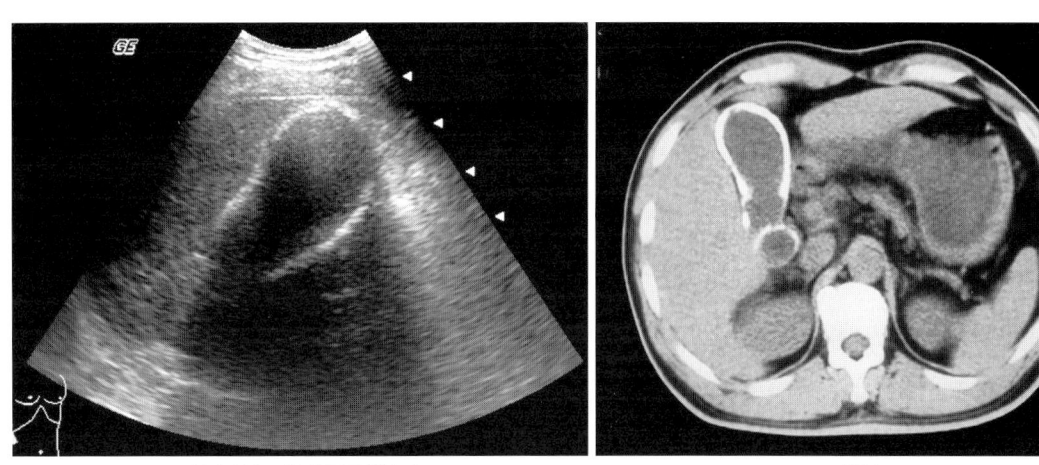

a：超音波像(右肋弓下縦走査)　　　　　　　　　b：単純CT

図17 陶器様胆嚢
胆嚢壁全体がASを伴うstrong echoとなっている. ASがあるにもかかわらず, 石灰化が強いために後壁も描出される.

(2) 石灰乳胆汁

　　胆嚢管または胆嚢頸部の閉塞により胆汁の炭酸カルシウム沈着が増加した状態を指す. 胆泥より高エコーでありASを認めることもある. 石灰乳胆汁の貯留状態により形態は変化し体位変換により形態が変化することが特徴である.

3）胆嚢腺筋症(adenomyomatosis)

　胆嚢腺筋症とは，組織学的にRokitansky-Ashoff sinous(RAS)と平滑筋，線維組織の増生により胆嚢壁がびまん性および限局性に肥厚する過形成性の疾患のことを言う．特に多発したRASが胆嚢壁1cm以内に5個以上あり，胆嚢壁が3mm以上肥厚したものを腺筋症とし，それ未満を過形成としている[5]．腺筋症は,その肥厚部分により底部限局型(fundal type),分節型(segmental type)，びまん型(generalized type)に分類される(図18).

　RASの増生は，慢性胆嚢炎や胆石合併例の手術標本でもよく見られるが，本疾患自体は良性疾患であるためにあまり重点がおかれずに見逃される傾向にある．しかし胆嚢疾患を診断していくうえでは合併率も高く必要な概念である．RASは胆嚢の憩室様変化であり，経内視鏡的胆嚢造影などではっきりすることがある(図19).

　特に臨床では，底部限局型がポリープを始めとする胆嚢隆起性病変との鑑別において重要となるほか，びまん型や分節型では進行胆嚢癌との鑑別が重要となってくる．

　胆嚢腺筋症の超音波像の特徴は，壁の肥厚と，壁内のRASや壁内結石であり，壁内のcystic lesionやcomet like echoと呼ばれる線上の高輝度の後方エコーとして描出される[6]．次に他の画像診断所見と合わせて症例を提示するが，比較的血流も多いために胆嚢癌との鑑別は困難な症例も多く，超音波検査でRASを確実に描出することが重要であると考えられる(図20, 21).

a	b
c	

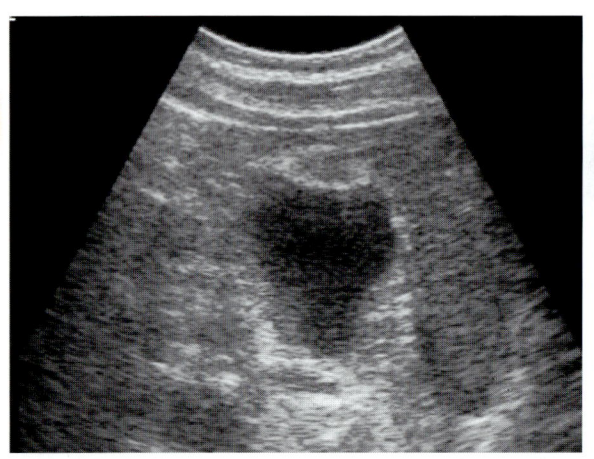

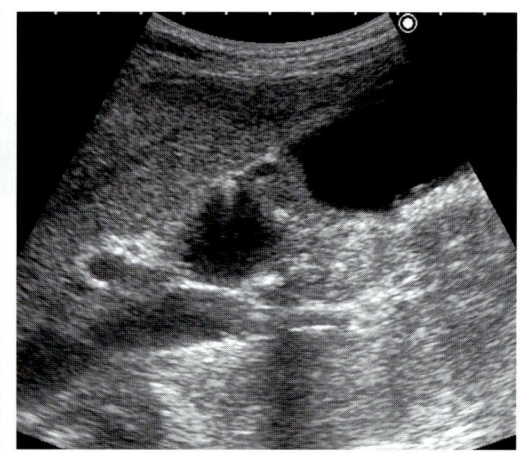

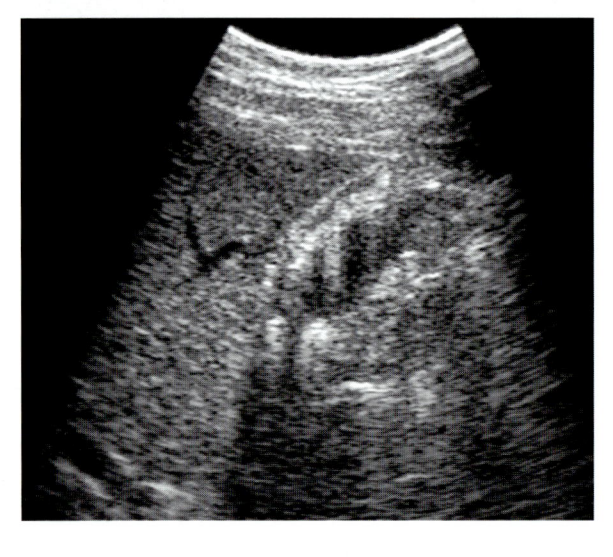

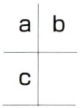

図18　胆嚢腺筋症の超音波像
　a：底部限局型，b：分節型，c：びまん型
　いずれの症例も肥厚した壁内には，cystic lesion，comet like echoを認める．

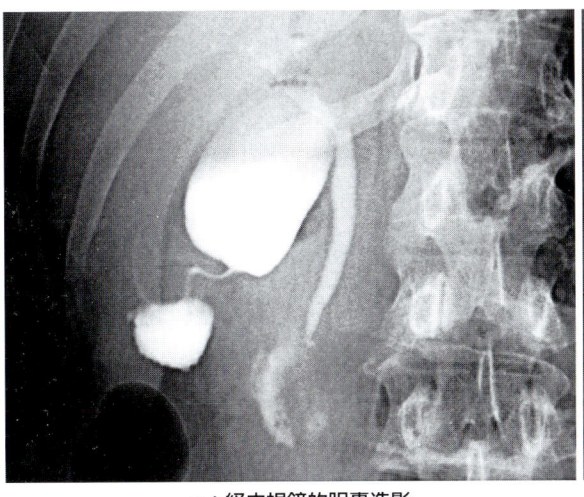

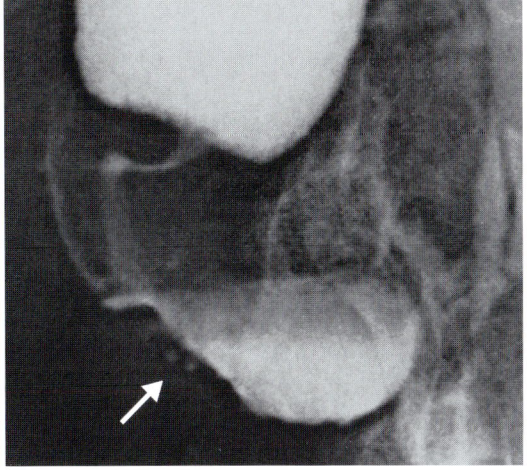

VIII．胆囊，胆管疾患の超音波画像

a：経内視鏡的胆囊造影 b：圧迫像

図19　胆囊腺筋症(分節型)
　胆囊壁の部分をよく観察すると憩室様に造影剤が突出しているのが分かる．胆囊の収縮剤を使用するとこの変化はより観察しやすい．

a　b　c

d　e

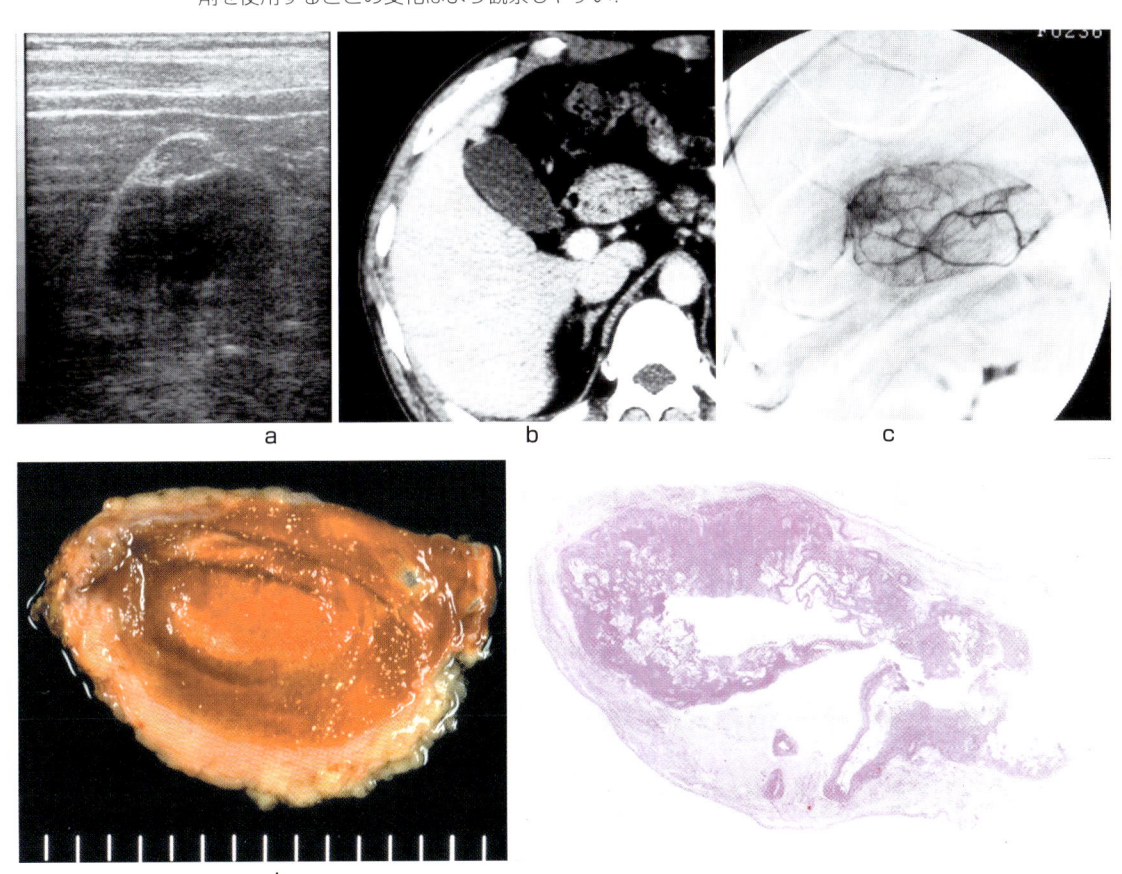

図20　胆囊腺筋症底部限局型
　a：超音波検査(7.5MHz高周波プローブ)，b：CT(門脈優位相)，c：血管造影，d：切除標本，e：組織所見)
高周波プローブで観察すると，肥厚した壁内にRASを思わせるcysticな部分とcomet echoを認める．造影CTでは同部位の造影効果を認める．
　胆囊動脈造影では底部の腫瘍濃染と血管の不整を認めるため，胆囊癌との鑑別は困難である．
　切除標本では底部の限局性の肥厚を認め，組織像で，壁肥厚部にRASの増生と平滑筋，繊維組織の増生を認める．特に悪性像はなく，胆囊腺筋症と診断された．

腹部エコーを視る・診る

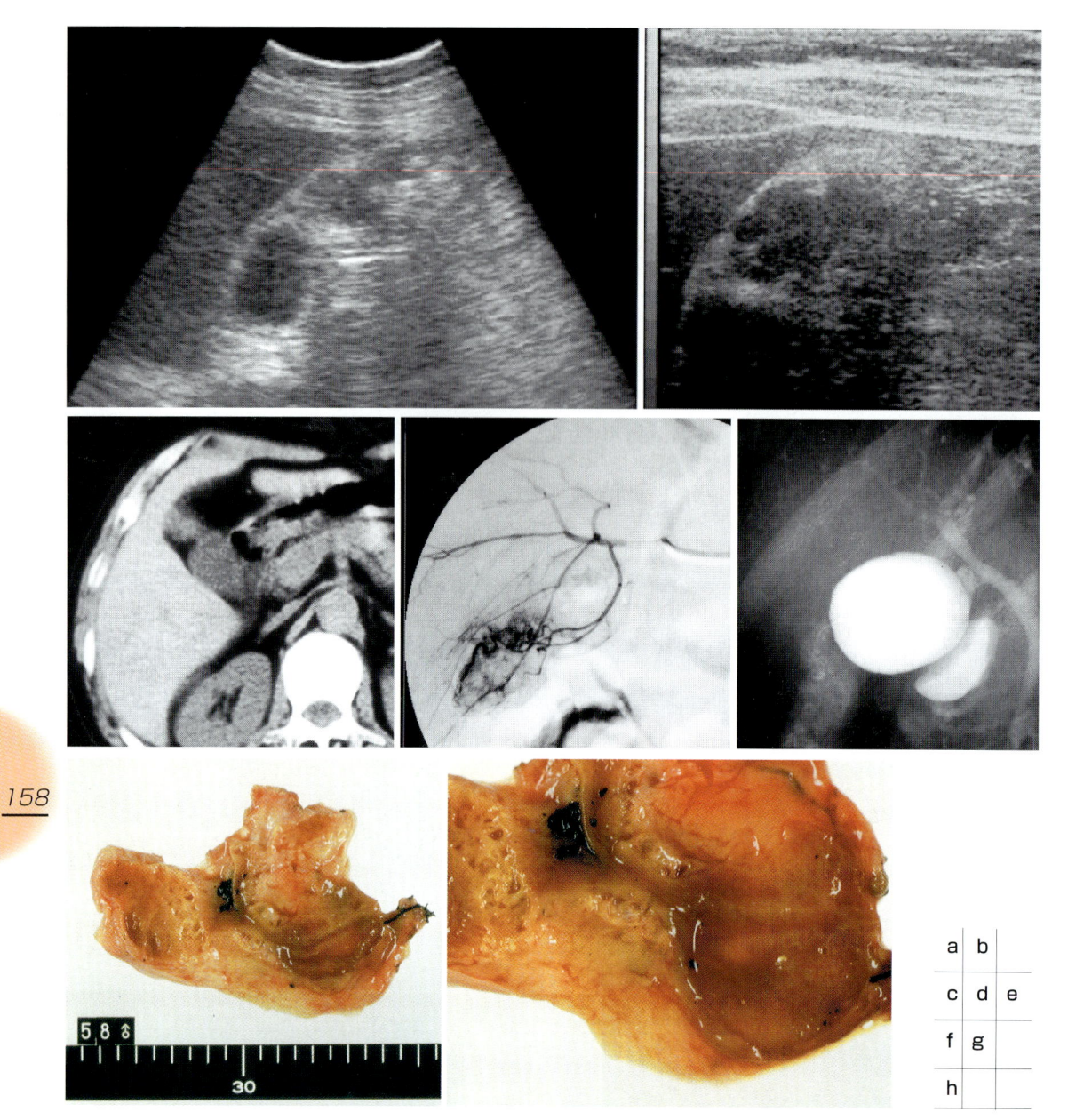

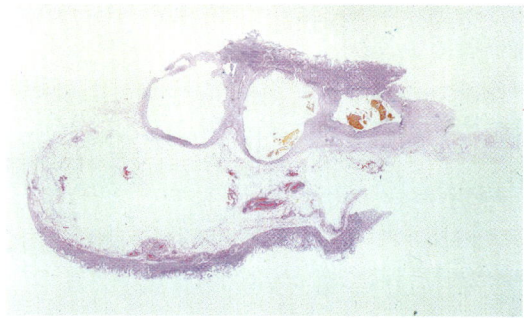

図21　胆嚢腺筋症分節型
a：超音波検査(右肋間走査)，b：拡大像(7.5MHz高周波プローブ)，c：CT(単純)，d：血管造影(動脈早期相)，e：経内視鏡的胆嚢造影像，f：切除標本，g：切除標本拡大像，h：組織像

超音波検査では胆嚢体部から底部にかけて壁の肥厚を認め，底部には小結石が充満していた．同部を拡大像で観察すると，comet echoのほかに比較的大きなRASも観察された．CTでは体部から底部にかけて壁の肥厚を認めたが，内部には明らかな結石は指摘されなかった．胆嚢動脈造影では底部から，体部にかけて，腫瘍濃染と胆嚢動脈の不整像を認めるが，肝動脈の不整像は認めなかった．胆嚢造影では胆嚢が分節していることが観察された．

同症例はRASが比較的大きく，切除標本，ルーペ像でも大きなRASが観察された．

3．胆嚢隆起性病変（胆嚢ポリープ）

　　胆嚢ポリープとは，粘膜の限局性隆起性病変の総称を指すため，腫瘍性病変(良性・悪性)のほか，腫瘍様病変も含まれる．胆嚢の非上皮性の非腫瘍性病変には，コレステロールポリープ，肉芽ポリープ，リンパ性ポリープ，粘膜過形成，過形成性ポリープ，などが挙げられる．前述の胆嚢腺筋症（155頁）も限局性の壁の肥厚を認めることがあり，隆起性病変として扱われることがあるが，ここでは頻度の高いコレステロールポリープと，腫瘍性病変として胆嚢腺腫，胆嚢癌の解説を行う．

1）コレステロールポリープ (cholesterol polyp)

　　肝のコレステロール生成系に異常をきたし遊離コレステロールがエステル化して胆嚢粘膜に沈着してできるが，びまん性に沈着するものをコレステローシスと言いい，コレステロール沈着部が隆起したものをコレステロールポリープと言う．組織的には，泡沫状の組織球が粘膜固有層に出現し隆起性病変を形成する．
　　図22に超音波像と切除標本を呈示するが多発する黄色の隆起性病変がコレステロールポリープである．
　　超音波像の特徴としては，
　①多くは10mm以下である，
　②多発している，
　③桑実状である，
　　④微細点状高エコースポットを有する，
　⑤広基性ではない，
などが挙げられる．特にコレステロールポリープは広基性である腫瘍性病変と異なり，有茎性と言っても糸状の茎であることが画像診断上大きなポイントと考えられる．この点については，胆嚢壁とポリープの付着部をよく観察することが重要であるが，静止画では分かりにくくても検査

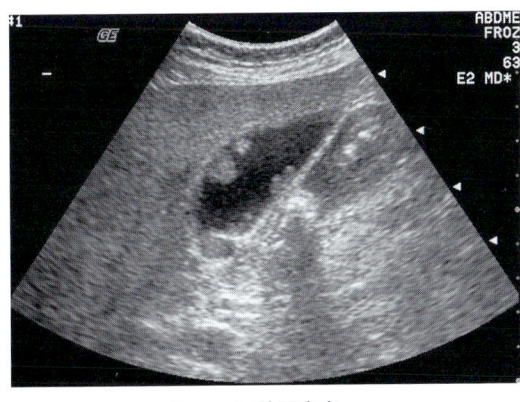

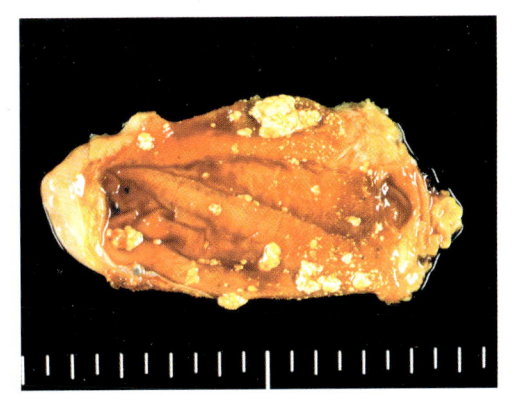

a：B mode 肋間走査	b：切除標本

図22　コレステロールポリープの超音波像および切除標本
　　超音波検査ではややhyper echoicに描出される隆起性病変を多数認める．切除標本では，淡黄色，桑実状のポリープを多数認める．

中に，呼吸性の移動やプローブの振動により揺れることで分かることもある．
　このほか，胆嚢癌との鑑別には，胆嚢癌の血流が豊富なことが多いために，カラードプラによる血流の有無が有用とも言われてきた．しかし，程度の差はあるにせよコレステロールポリープにも血流があることが確認されており，最近の高分解能の装置で観察すると内部に血流シグナルを認め，逆に早期胆嚢癌との鑑別がつきにくくなることもある．
　図23に胆嚢癌との鑑別が困難であったコレステロールポリープの症例を呈示する．10mmを超える比較的大きなポリープがあるために精査を行った症例であるが，造影CT，血管造影でも淡い濃染像を認めている．本症例のようにコレステロールポリープでも内部に血流があることを頭に入れておく必要がある．

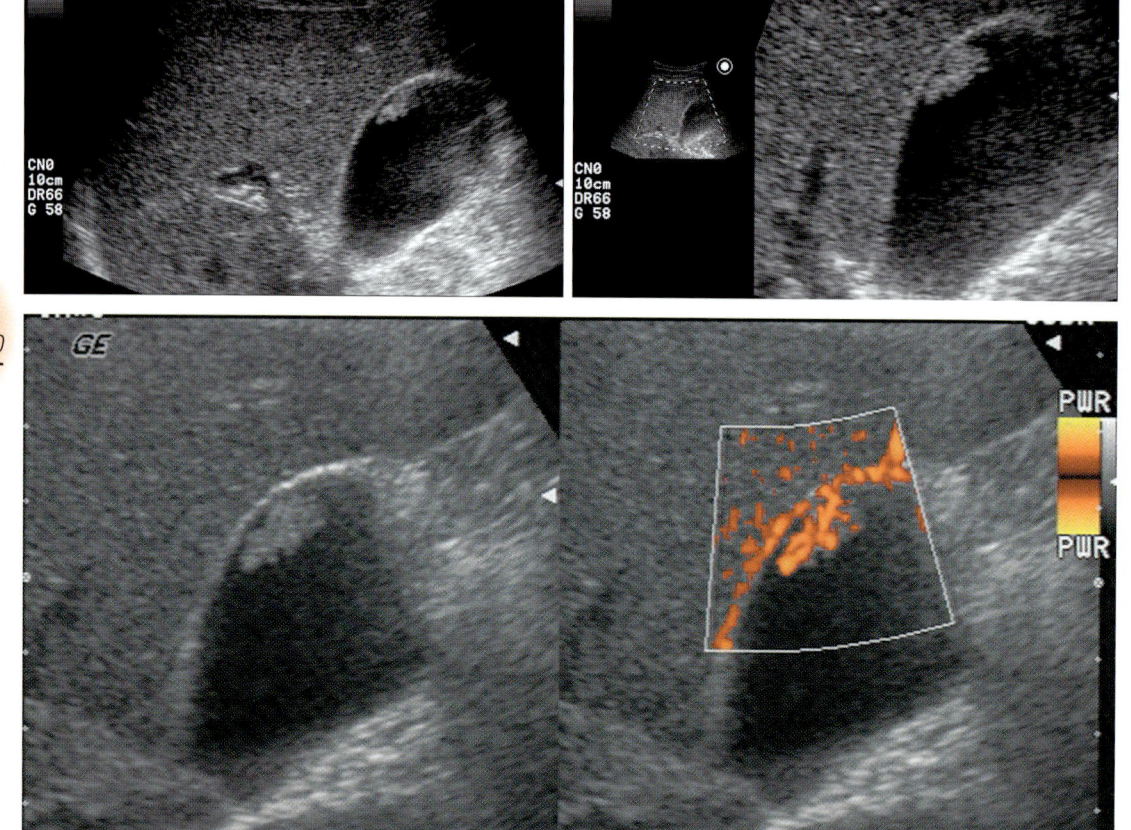

図23　コレステロールポリープ

a	b
c	

a：超音波像(右肋間走査)
b：超音波像(拡大像)
c：超音波像(PDI)
d：腹部CT(単純，動脈優位相，門脈優位相)
e：血管造影（RAO40°，LAO50°）

超音波検査では胆嚢体部から頸部にかけてφ14mmのiso echoic massを認め，パワードプラで内部に強い血流シグナルを認めた．CT検査では，動脈優位相，門脈優位相ともに濃染を認めた．血管造影でも同部位に淡い腫瘍濃染像を認めた．早期の胆嚢癌を否定しきれないため，手術を施行したところコレステロールポリープの診断を得た．

d

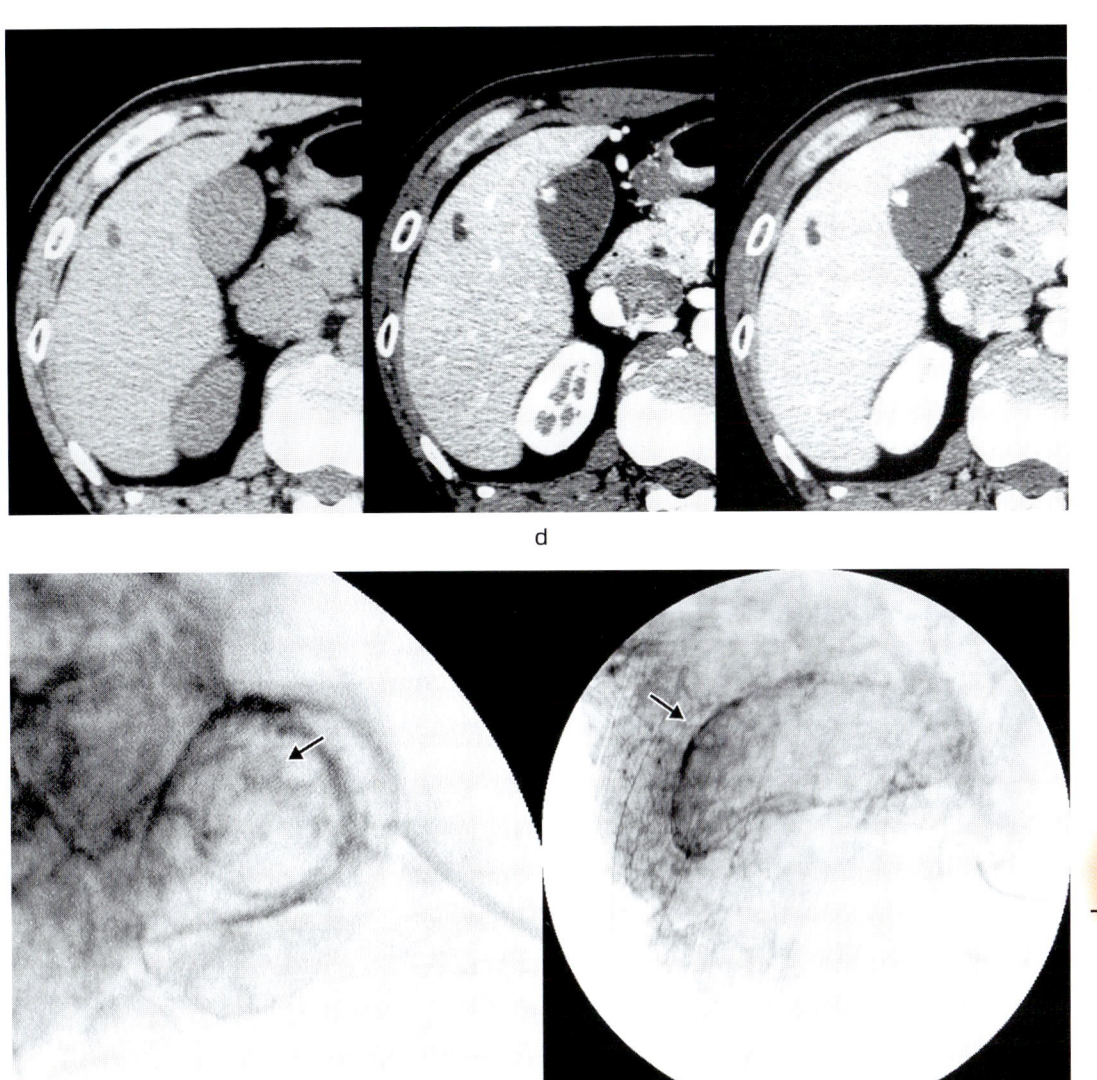

e
図23 コレステロールポリープ

2）胆嚢腺腫

　組織学的に腫瘍性の異型は伴うが癌の異型度には達しないものを腺腫という．肉眼的に隆起型であることが多く，組織学的には管状腺腫がほとんどを占める．腺腫は一部癌を内包する腺腫内癌のことがあり鑑別が重要となるが，超音波像で両者の鑑別は困難であり，大きさで判断することが多い．胆嚢隆起性病変は，多施設集計報告によると，10mm以下ではコレステロールポリープが半数以上を占め，16mm以上になると胆嚢癌が半数以上を占めるようになる．腺腫は11〜15mmでの割合が最も多くこの範囲では全体の19％を占めている[7]．
　超音波像の特徴としては，単発性の有茎もしくは亜有茎性の比較的表面の平滑な隆起性病変として描出され，内部エコーは，コレステロールポリープと比較し低エコーである．図24に胆嚢腺腫の症例を呈示する．

図24 胆囊腺腫

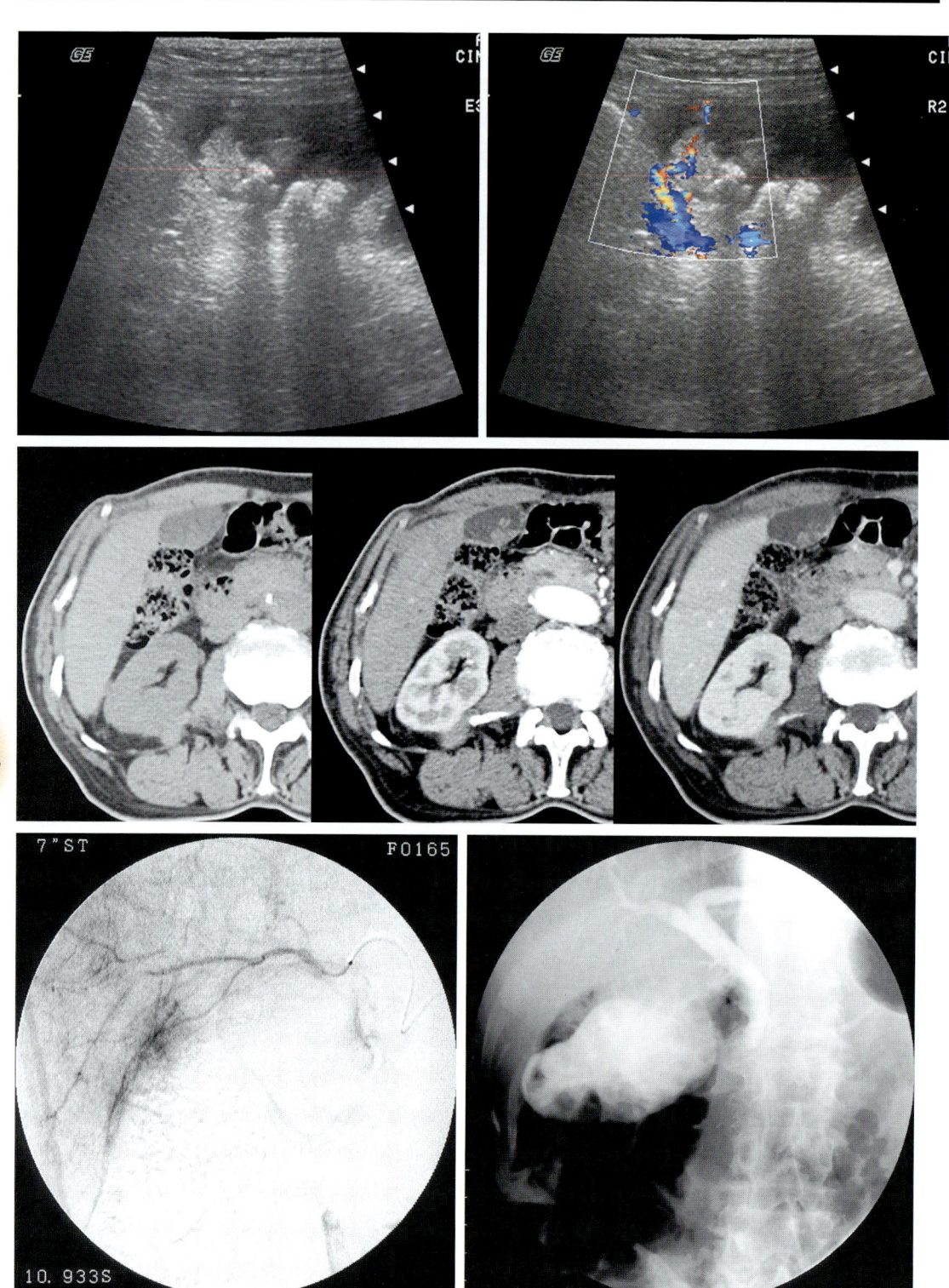

a：超音波像(右肋間走査)，b：超音波像(CFM)，c：CT(単純，動脈優位相，門脈優位相)，d：血管造影DSA　像(正面)，e：経内視鏡的胆管造影(ERC)，f：切除標本

超音波検査では胆囊底部に胆石に接するように不整形の隆起性病変を認める．カラードプラ検査で内部に血流信号を認めた．CT検査では同部位に不整形のiso density massを認め，動脈優位相，門脈優位相ともに淡い濃染を認めた．血管造影でも同部位に淡い腫瘍濃染を認めた．ERCでは同部位は欠損像として描出され，可動性は認めなかった．手術を施行したところ，胆囊腺腫の診断を得た．

a	b
c	
d	e

図24f　胆嚢腺腫

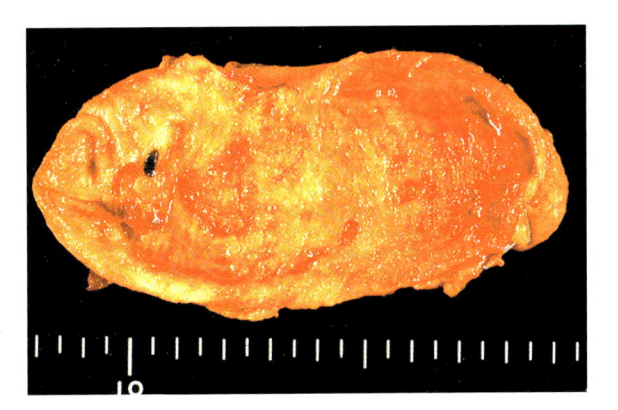

3）胆　嚢　癌

　胆道癌取り扱い規約によれば[8]，胆嚢癌は，肝外胆道系で，胆嚢および胆嚢管に原発する癌のことを言い，リンパ節転移の有無は問わず組織学的進達度が粘膜内または固有筋層内にとどまるものを早期胆嚢癌としている．ただし，Rokitansky-Aschoff sinus内の上皮内癌はそれが胆嚢内のどの層にあっても粘膜内癌としている．

　胆嚢癌の肉眼的分類は，粘膜面から見た病変の隆起の高さと，割面を参考にした壁内浸潤様式により，乳頭型(乳頭膨張型と乳頭浸潤型)，結節型(結節膨張型，結節浸潤型)，平坦型(平坦膨張型，平坦浸潤型)，充満型，塊状型，その他(潰瘍型や顆粒状隆起型など)に分類されている．特に症状のない健診で発見されるような症例はほとんどが乳頭型や結節型の隆起型である．

　図25に早期胆嚢癌の症例を呈示する．

　本症例は，胆嚢頸部にあるが早期癌で完全閉塞していないため胆嚢の腫大も萎縮も認めず自覚症状のない症例であった．本症例のように胆嚢頸部は死角になりやすく，特に屈曲した胆嚢の場合など一段面で診断するのではなく胆嚢をいくつかの方向から走査し形態を把握しながら観察するよう心がけることが重要となる．また，胆嚢は下方からの消化管ガスや，体表に近い部分があるため死角が生じるため，たとえ進行癌であっても見落とされてしまうことがあるので注意が必要である．

　図26に胆嚢底部の胆嚢癌の症例を呈示する．

　本症例は胆嚢底部にあり病変部が体表に近い所に位置するため，サイドローブによるアーチファクトで病変を指摘しがたいばかりか，体位変換などを行ってもなかなか病変全体が描出できなかった症例である．さらに胆嚢癌は進行症例では肝へ直接浸潤することがあるので胆嚢壁に変化のある症例では進行癌を考えて肝床面の観察も注意深く行う必要がある．

　図27に肝への直接浸潤した進行胆嚢癌症例を呈示する．

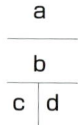

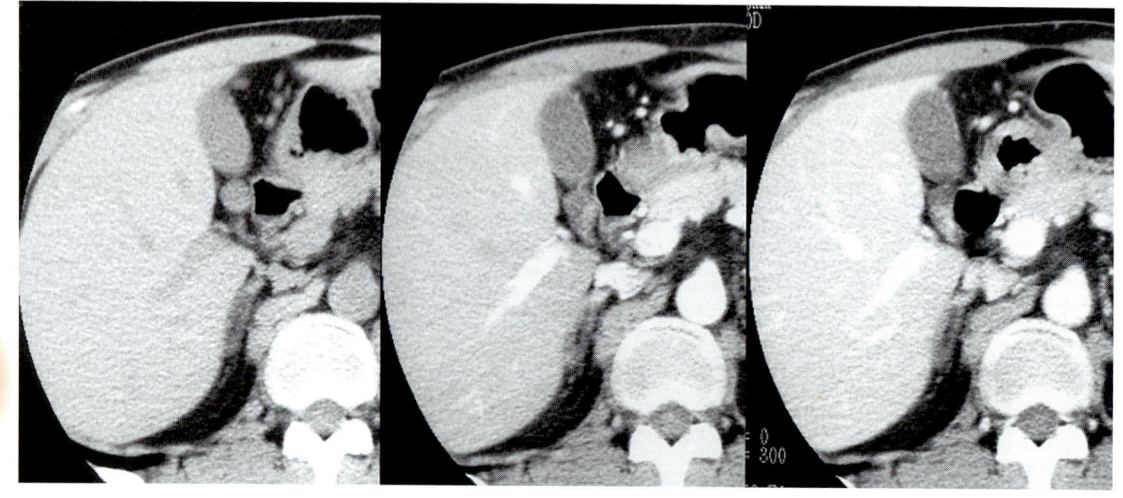

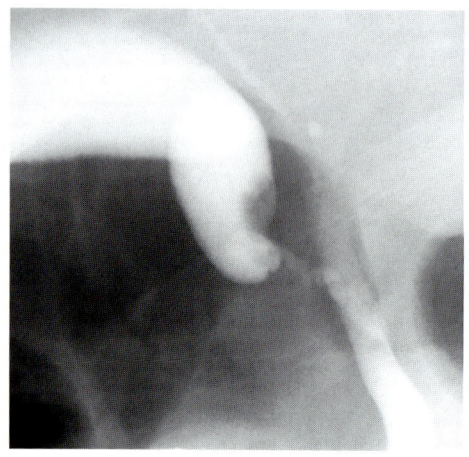

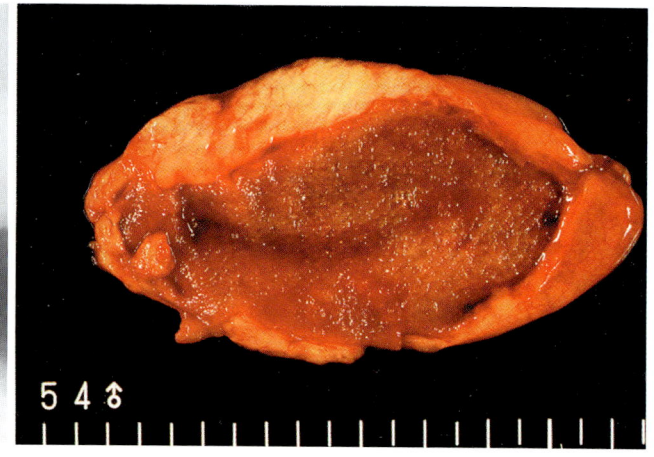

図25 早期胆嚢癌

a:超音波像(B mode),b:CT検査(単純,動脈優位相,門脈優位相),c:ERC像,d:手術標本
超音波検査では胆嚢頸部にφ14mmのiso echoic massを認めた.CT検査では動脈優位相および門脈優位相で,同部位に淡い腫瘍濃染を認めた.ERC像でも胆嚢頸部にφ15mmの欠損像を認めた.手術を施行したところ,粘膜内に限局した早期胆嚢癌の診断を得た.

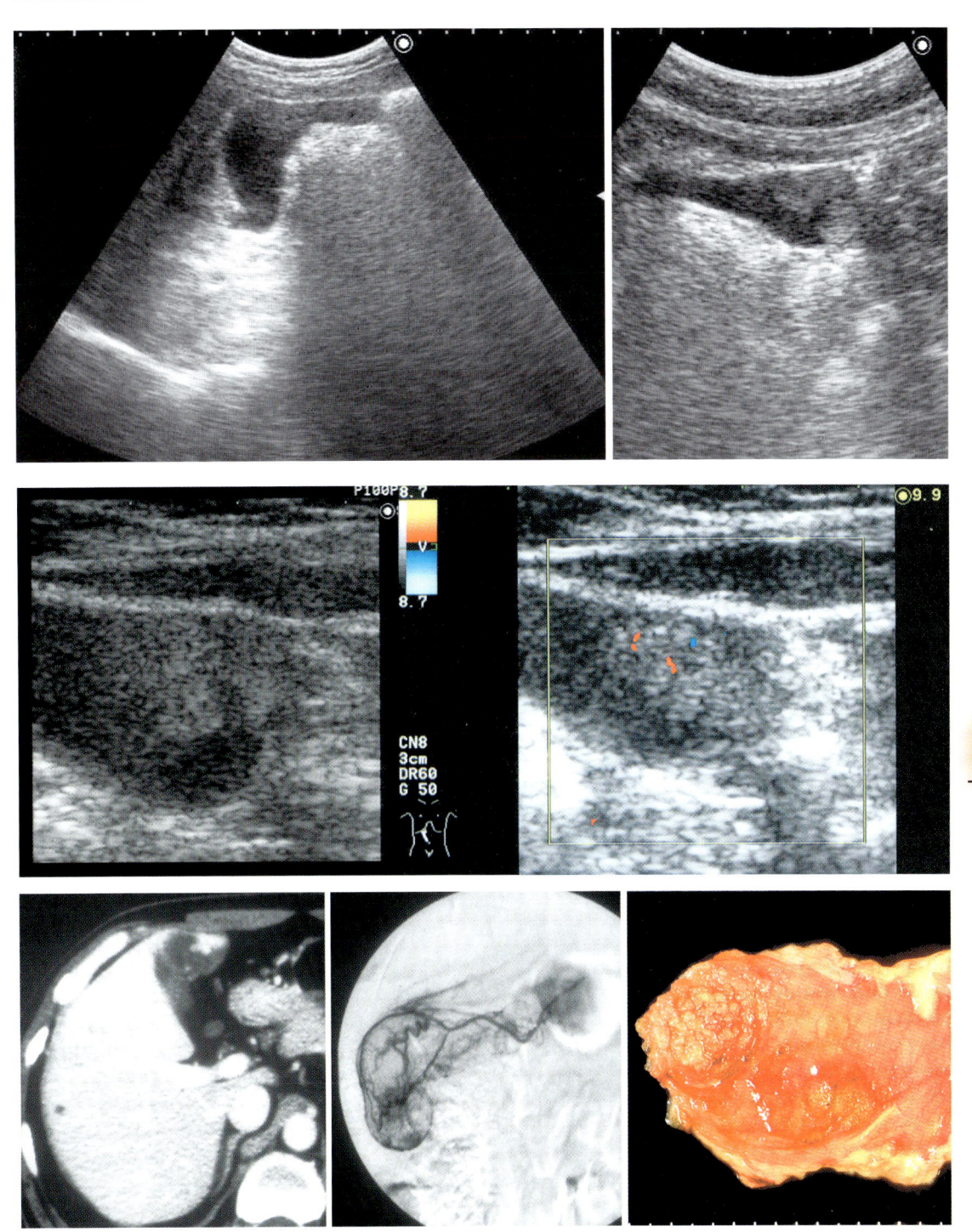

VIII. 胆嚢, 胆管疾患の超音波画像

図 26 胆嚢底部の胆嚢癌

a：超音波像(B mode), b：胆嚢底部拡大像(3.5MHz), c：高周波プローブによる拡大像(7.5MHZ)とカラードプラ像, d：造影CT検査(動脈優位相), e：血管造影, f：手術標本

通常の超音波検査では胆嚢底部で非常に描出しにくい症例である. 同一症例で体位変換を行い, 底部との距離を保つことである程度描出が可能になる. 高周波プローブでは比較的はっきりと描出される. カラードプラで腫瘍内に血流があることが確認された. 造影CT検査では同部位に濃染される隆起性病変を認め, 血管造影でも同様の部位に腫瘍濃染像を認めた. 手術を施行したところ, 癌は漿膜面まで浸潤しており, 進行胆嚢癌の症例であった.

a	b
c	
d	e	f

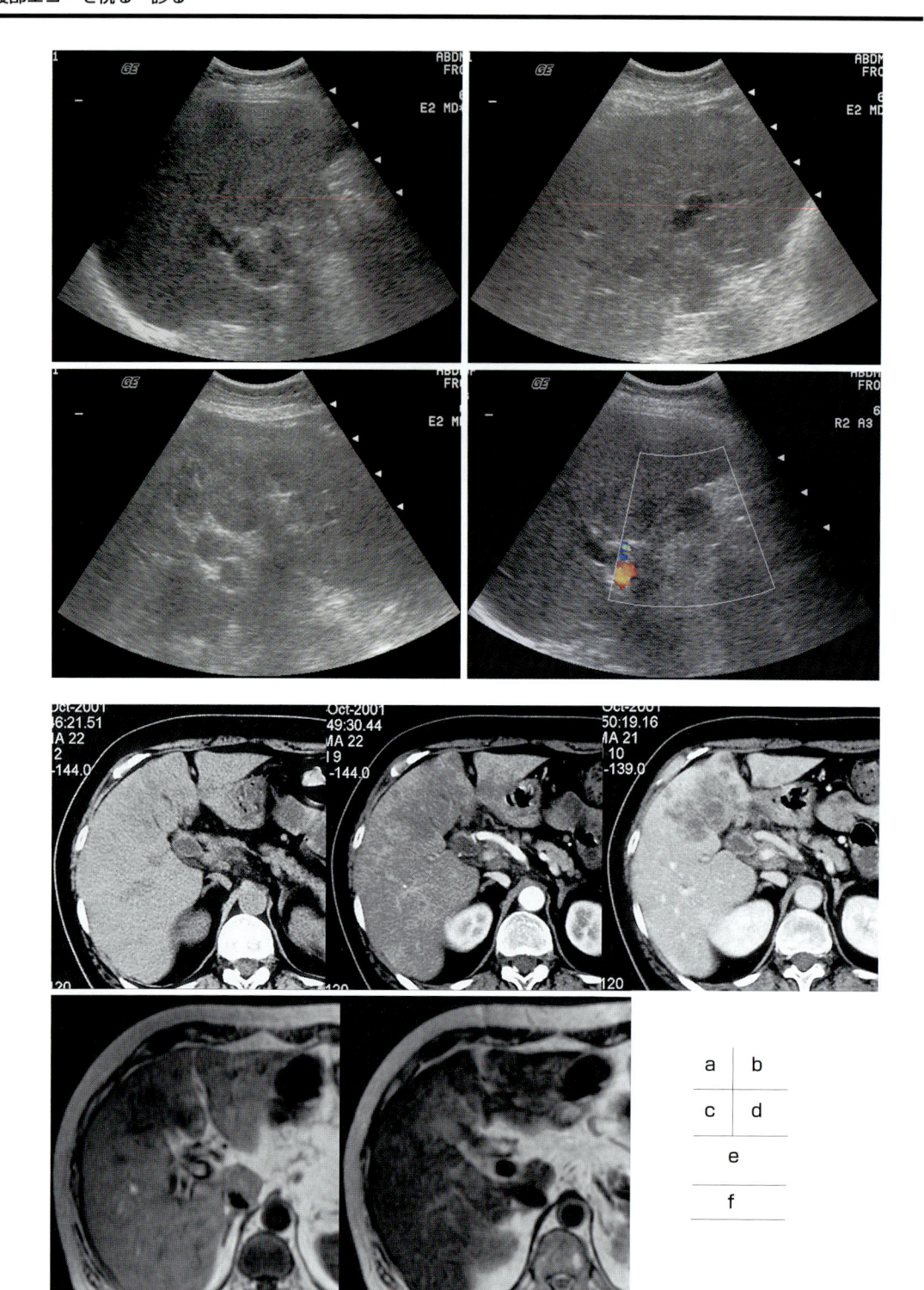

図27 進行胆嚢癌(肝への直接浸潤)
a～d：超音波像(a．右肋間走査，b．正中横走査，c．右肋弓下走査，d．右肋間走査CFM像)，
e：造影CT検査(単純，動脈優位相，門脈優位相)，f：MRI検査(T1，T2強調像)
　a～d：超音波検査では胆嚢は壁の肥厚により内腔が不明瞭となり末梢胆管の拡張を認める．CT検査では，胆嚢は肝と一体となり境界が判然とせず，胆嚢床とそれに連なる肝の一部が不整に濃染される．MRI検査でも，腫瘍部は一塊となり胆嚢自体は不明瞭となっている．

また胆嚢癌は，胆石合併症例が多いことは知られているが，胆石症例ではデブリスの塊が隆起性病変のように見えることがあり，胆嚢癌との鑑別が困難となることがある．

図28に胆石合併症例で隆起性病変との鑑別が困難であった症例を呈示する．デブリスを腫瘍性病変と鑑別する場合には，大きさのわりにはドプラで血流表示を認めないこと，体位変換により位置が移動すること，施行日を変えて検査をすると形態が変わっていることがあること，などがポイントとなる．さらにCT検査を併用した場合デブリスの場合には写らないことが多いため鑑別に有用となるが，本症例のように濃縮胆汁で結石に近いような成分となる場合にはCTでも写るようになるため注意が必要である．

最近では，胆嚢疾患においても造影超音波検査が施行されるようになっており，特に胆嚢癌症例においては明瞭な腫瘍濃染像が得られるようになってきている（図29）．

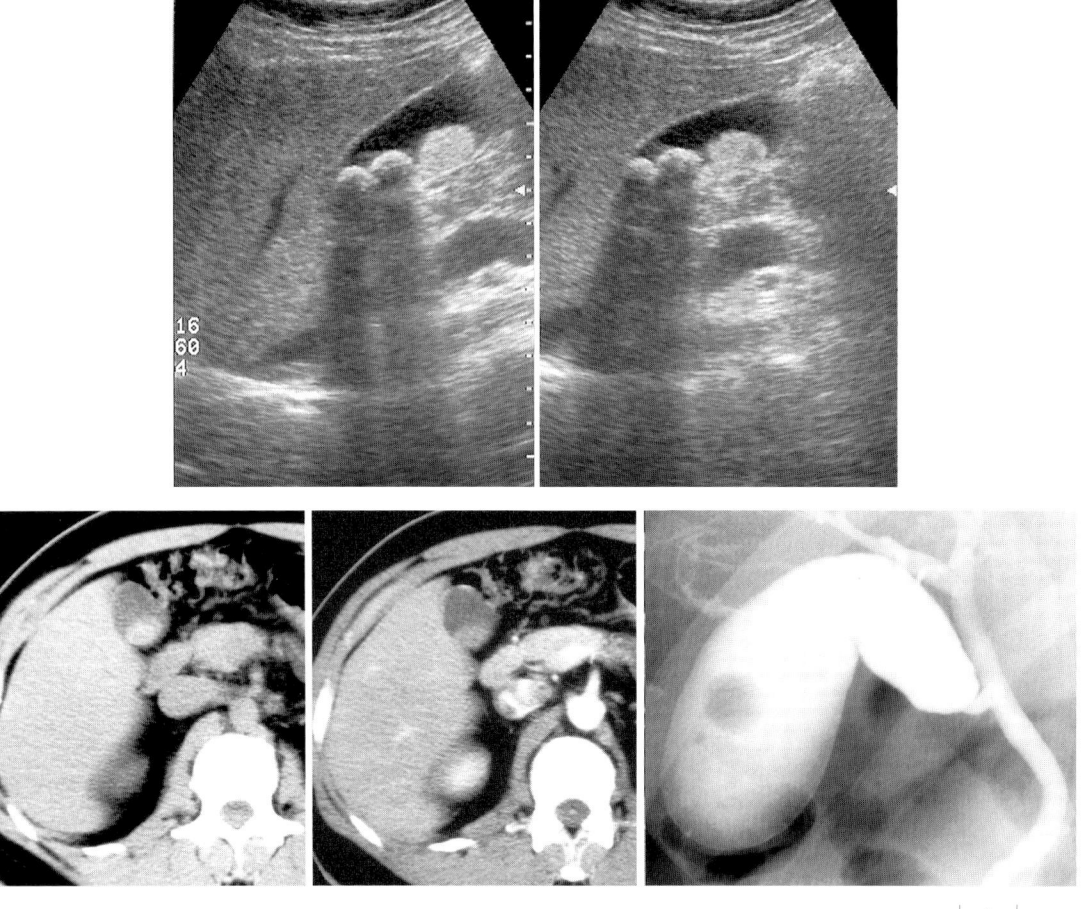

図28 胆泥と胆嚢隆起性病変の鑑別が困難な症例

a	b	
c	d	e

a, b：超音波像, c, d：CT(単純, 造影), e：ERC
超音波検査で胆嚢内にASを伴う胆石を2個認め，その底部よりhyper echoicな隆起性病変を認めた．CT検査では胆嚢体，底部に造影効果を認めないiso densityな隆起性病変を認めた．ERCでは胆嚢内に可動性を認めるφ10〜15mmの欠損像を認めるのみであり，胆泥と診断された．

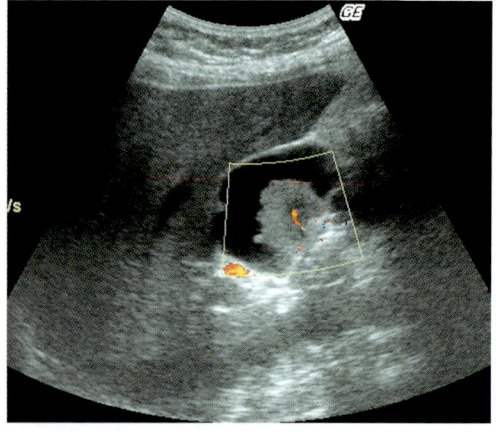

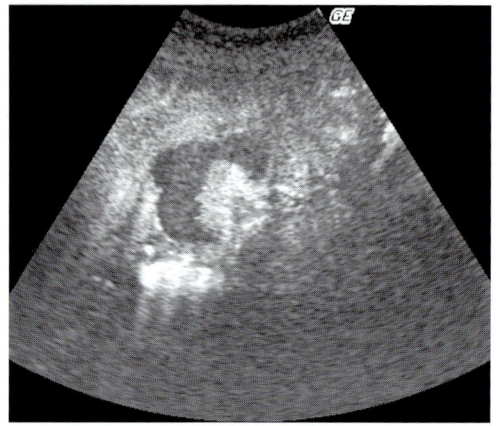

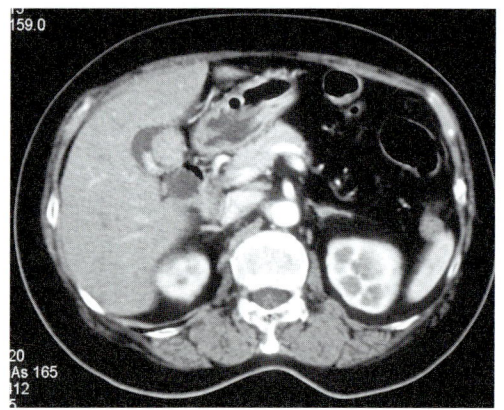

図29 胆嚢癌の造影超音波像

a. B-mode像． b. カラードプラ像（CFM）． c. 造影超音波検査 CHA-mode（造影28秒後）． d. CHA-mode（造影50秒後）． CT検査 e. 単純． f. 動脈優位相． g. 門脈優位相

胆嚢体部に約25mmの隆起性病変を認めている．広基性のポリープで胆嚢癌と考えられる．茎の部分に血流シグナルを認めており造影超音波検査により腫瘍部は良く濃染されている．同症例のCT検査でも腫瘍部は造影効果を認めている．本症例は手術により胆嚢癌と診断された．

4．胆管疾患

　胆道とは，肝細胞から分泌された胆汁が十二指腸に流出するまでの全排泄経路を指す．

　超音波検査は，脈管がEcho freeとして表示されるため脈管系の描出に優れているが，胆管も同様で拡張している場合には比較的描出が容易となる．特に胆道系に疾患がある場合には，胆汁の排泄障害を起こすことが多く，病変自体は描出されなくても中枢側の胆管が拡張してくるために超音波検査で発見されやすくなる．つまり，実際の検査では拡張した胆管を連続して末梢の方に描出するように心がければ閉塞の部位はおおよそ見当がつくようになる．

　したがって外来に黄疸の症例が来た場合，その原因が閉塞性の黄疸か否かの判断には超音波検査は非常に有用となる．表1に閉塞性黄疸を来たす疾患を挙げる．

表1　閉塞性黄疸を来たす疾患

1. 良性疾患
1) 総胆管結石
2) 肝内結石
3) 胆石, Mirizzi症候群
4) 膵炎(急性, 慢性)
5) 胆管狭窄(瘢痕)
6) 回虫症

2. 悪性腫瘍
1) 胆管癌, 肝門部胆管癌
2) 膵癌
3) 胆嚢癌
4) 乳頭部癌
5) 悪性腫瘍の胆管周囲リンパ節転移

　閉塞性黄疸にはこのように膵疾患などで二次的に胆管が狭窄される場合もあるが，ここでは胆管疾患の総胆管結石，肝外胆管癌についての解説を行う．

1）胆管結石

　胆管結石には，肝内胆管にある肝内結石と肝外胆管(特に総胆管)にある胆管結石がある．胆石合併例で胆嚢からの落下した結石もあるが，胆石を伴わない症例もある．肝内結石では典型例ではstrong echoとASを伴い高い描出率である．同じstrong echoとASを伴う肝内石灰化と小さな肝内結石の鑑別は困難なこともあるが末梢胆管の拡張の有無で判断を行う．これに対し肝外胆管の結石はASを伴わない症例も多く，消化管のガスなどにより描出率も悪くなる．

　総胆管結石の場合には総胆管が拡張していることが多くそれが発見のきっかけとなることもあるが，小結石では総胆管の拡張を伴わない症例もあり，無症状の段階では見落とされることも少なくない．

　また，総胆管を描出する際肝門部付近で右肝動脈のstrong echoを結石と間違えることがあるので注意を要する．胆管結石の成分は胆嚢結石のようなコレステロール結石も存在するが，ほとんどがビリルビンカルシウム石である．

　図30に肝内結石，図31に総胆管結石の症例を呈示する．

　胆石を伴わない症例では，外科的治療法以外に経皮経肝胆管ドレナージのみではなく，経内視鏡的な治療も普及してきており，それぞれの長所短所を理解しておく必要がある．

　また乳頭切開術を行った症例では図32のように胆管内に空気が入る胆道気腫が起こることがある．

　胆道気腫は，小さな症例では肝内結石や肝内石灰化と鑑別がつきにくいこともあるが，後部エコーがASではなく多重反射である点や，体位変化により可動することなどで鑑別を行う．

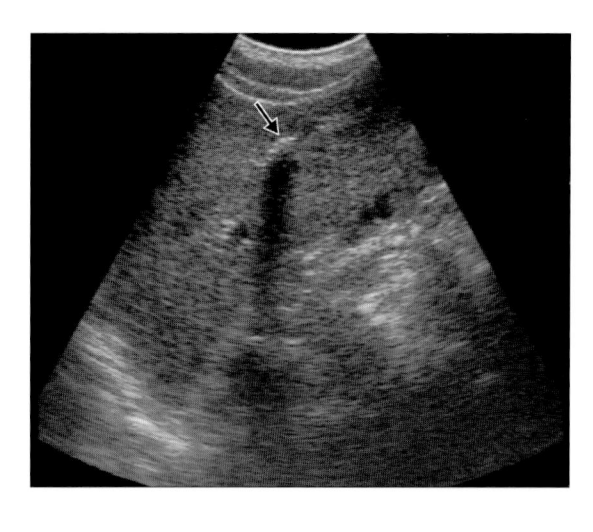

図30 肝内結石
肝内にASを伴うstrong echoと，その末梢胆管の拡張を認める．

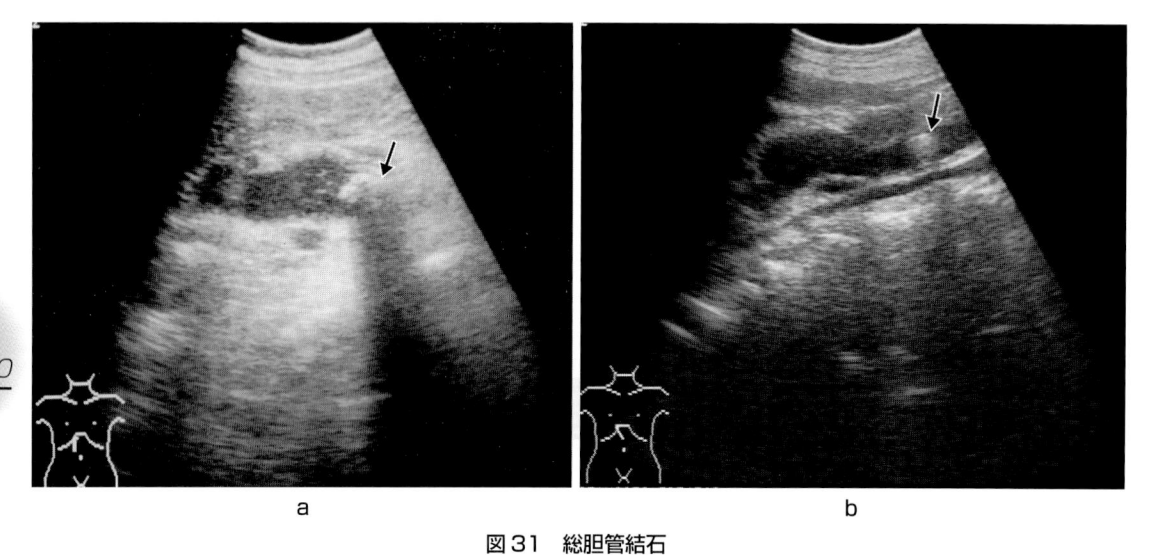

図31 総胆管結石
a，b：超音波B-mode像(右季肋部斜走査)，aは総胆管の拡張を認め，その末梢側にASを伴うstrong echoを認める．bはASを伴わない症例である．

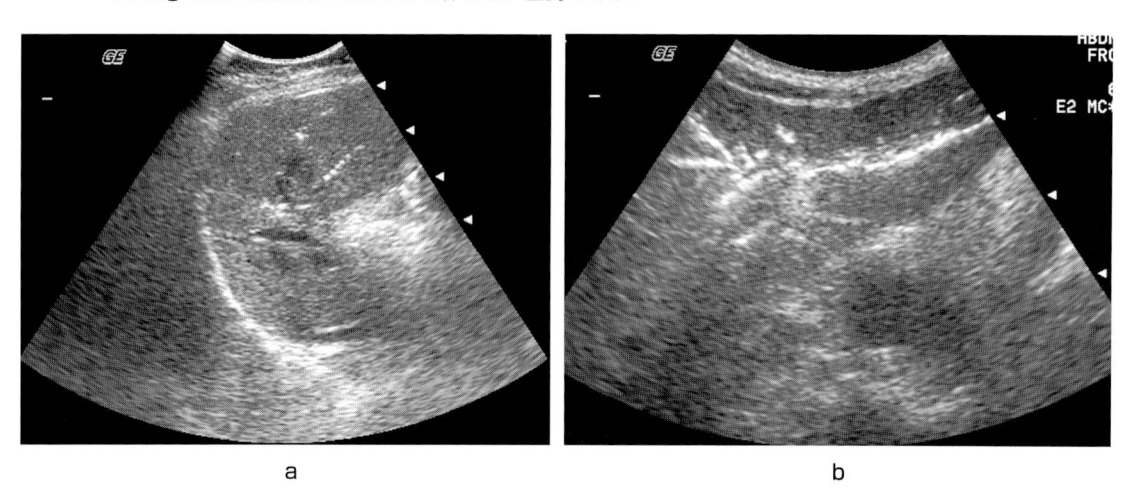

図32 胆道気腫
a：肋間走査，b：肋弓下走査
肝内胆管の走行に沿って多重反射を認める．

2）肝外胆管癌

　肝外胆管の上皮性悪性腫瘍であり，リンパ節転移の有無は問わず組織学的深達度が粘膜および線維筋層内にとどまるものを早期胆管癌としている．癌の占拠部位により肝門部胆管癌(左右肝管癌，肝管合流部癌)，上部胆管癌，中部胆管癌，下部胆管癌，広範囲胆管癌に分類される．

　超音波検査では肝外胆管がすべて観察できるわけではなく，病変が3管合流部より末梢に存在する場合，総胆管の拡張，胆嚢の腫大，胆嚢内スラッジ(sludge)などの間接所見が発見動機となることや黄疸などの症状が出て初めて発見されることも多い．

　胆管癌は，肉眼形態により乳頭型，結節型，平坦型，その他の型に分類されるが，閉塞性黄疸となるような大きな症例では体外式超音波検査では判断しがたいことが多い．

　観察のポイントとしては，総胆管を長く連続性をもって描出することであり，描出しにくい場合には左側臥位にして消化管のガスの影響を避け，肝臓をacoustic windowとして観察を行うようにする他，下部胆管では横走査の水平断面で膵臓との関係をよく観察することが重要である．

　下部胆管癌では膵癌やファーター乳頭部癌も近傍にできることがあり，腫瘍が胆管内にあるか，胆管が胆管外の腫瘍により途絶もしくは圧排されているか，膵管の拡張があるか，などで鑑別を行うが，大きな腫瘍では困難であり，すべてを一緒にして膵頭部領域癌とも呼んでいる．また比較的小さな乳頭型の腫瘍ではASを伴わない総胆管結石と鑑別が困難な症例も存在する．

　図33に下部胆管癌の症例を呈示する．

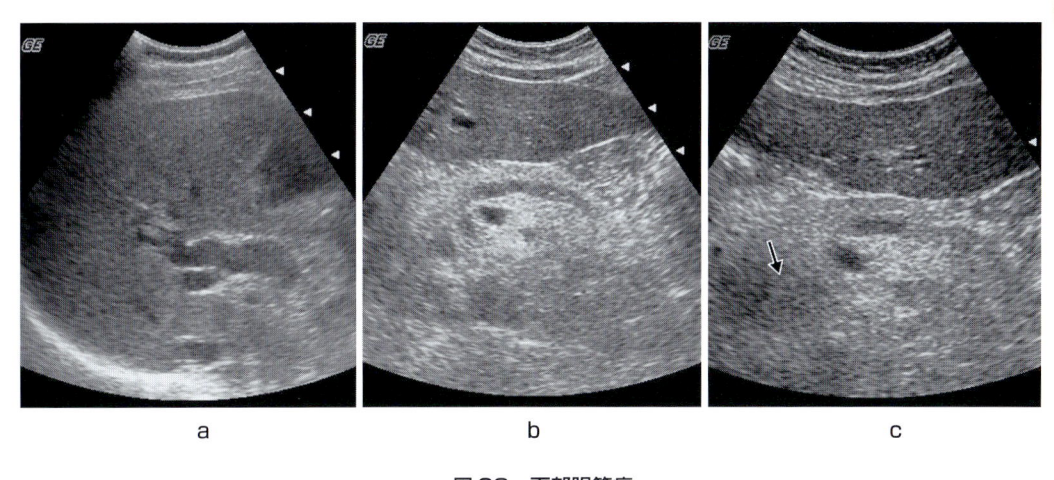

図33　下部胆管癌

　a～c：超音波B mode像(a．右肋間走査，b．正中横走査，c．正中横走査拡大像)，d：造影CT検査（左：単純，中：動脈優位相，右：門脈優位相)，e：DIC-CT(3D)，f：血管造影，g，h：手術標本
　超音波検査では総胆管の拡張，および主膵管の拡張を認め，膵頭部にφ16mmのhypo echoic massを認めた(↓)．CT検査でもほぼ同様の所見を認めたが腫瘍自体は指摘しにくい．DIC-CT(3D)では下部総胆管の先細り様の狭窄と途絶を認めた．血管造影では，後上膵十二指腸動脈の圧排を認めるのみであった．手術を施行したところ，下部胆管に乳頭状の隆起性病変を認め，下部胆管癌の診断となった．

腹部エコーを視る・診る

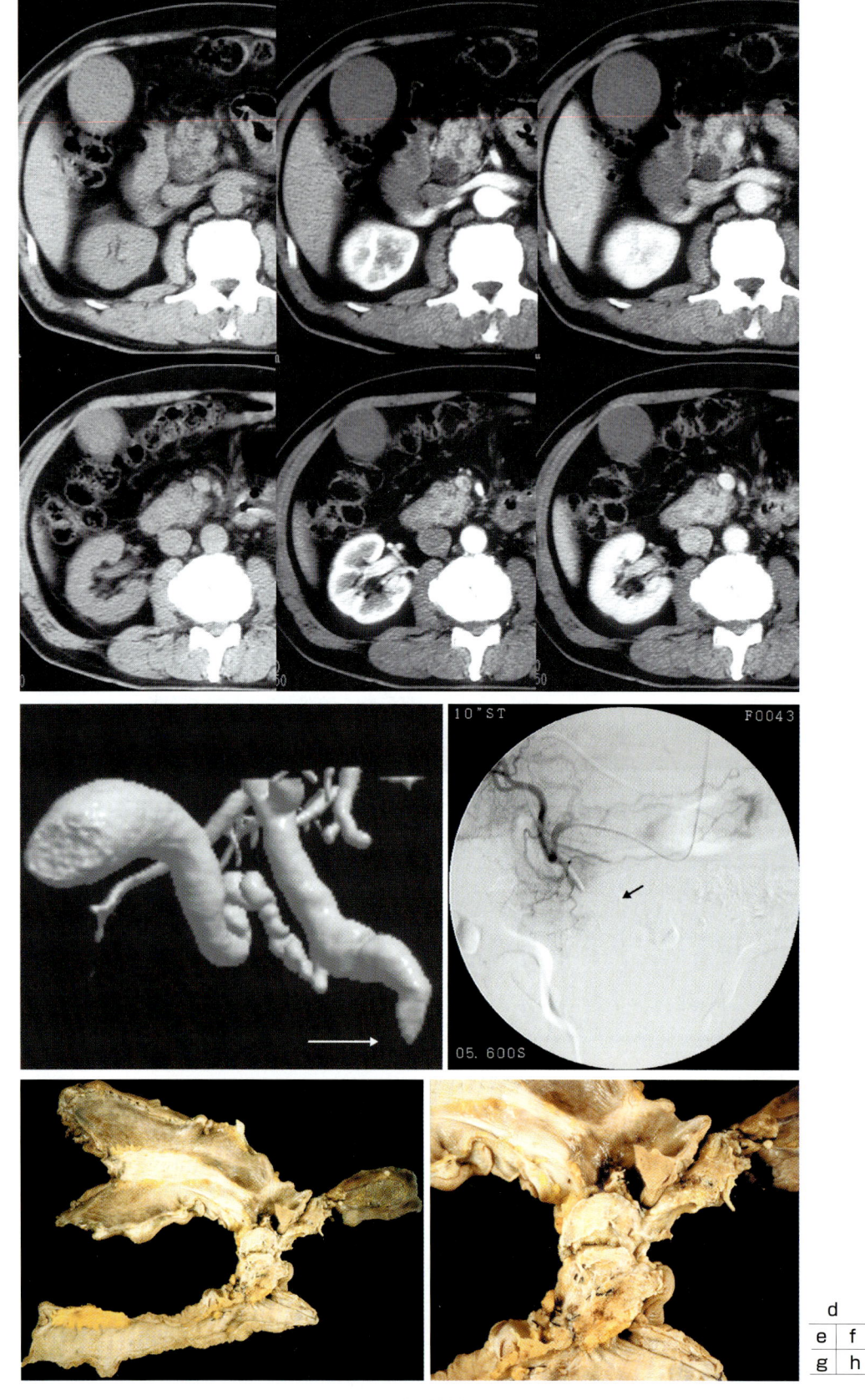

図33d〜h 下部胆管癌(図説明次頁)

3）先天性胆管拡張症

　　先天異常で肝内胆管，肝外胆管の種々の拡張を示す病態で，膵管胆管合流異常が合併していることが多いといわれている．比較的本邦に多い疾患であり，女性に多く，腹痛，黄疸，腫瘤が三主徴と言われ比較的若年で発見されることが多い．特に総胆管の拡張では拡張の程度により，Ⅰ型：総胆管嚢腫，Ⅱ型：総胆管憩室型，Ⅲ型：総胆管瘤型(十二指腸内胆管嚢腫)の三種類に分類されるAlonso-Lejの分類[5]が古くから用いられている．

　　本症は，自覚症状がない場合でも著明に拡張した総胆管が描出されるため超音波検査で発見しやすい疾患である．特に嚢腫状に拡張した総胆管や，閉塞性黄疸の時と比較し不均一に拡張した胆管，総胆管を発見した時に本症を疑うようにすることが大切である．

　　また，胆道癌の合併も高いため，本疾患を疑う場合には胆嚢癌や胆管癌が合併していないか注意深く観察する必要がある．治療は癌のHigh risk groupとなるため，癌の合併の有無を問わず，胆嚢摘出術を含めその病態に合わせた胆管形成術などの外科治療が必要となる．図34に先天性総胆管拡張症の症例を呈示する．

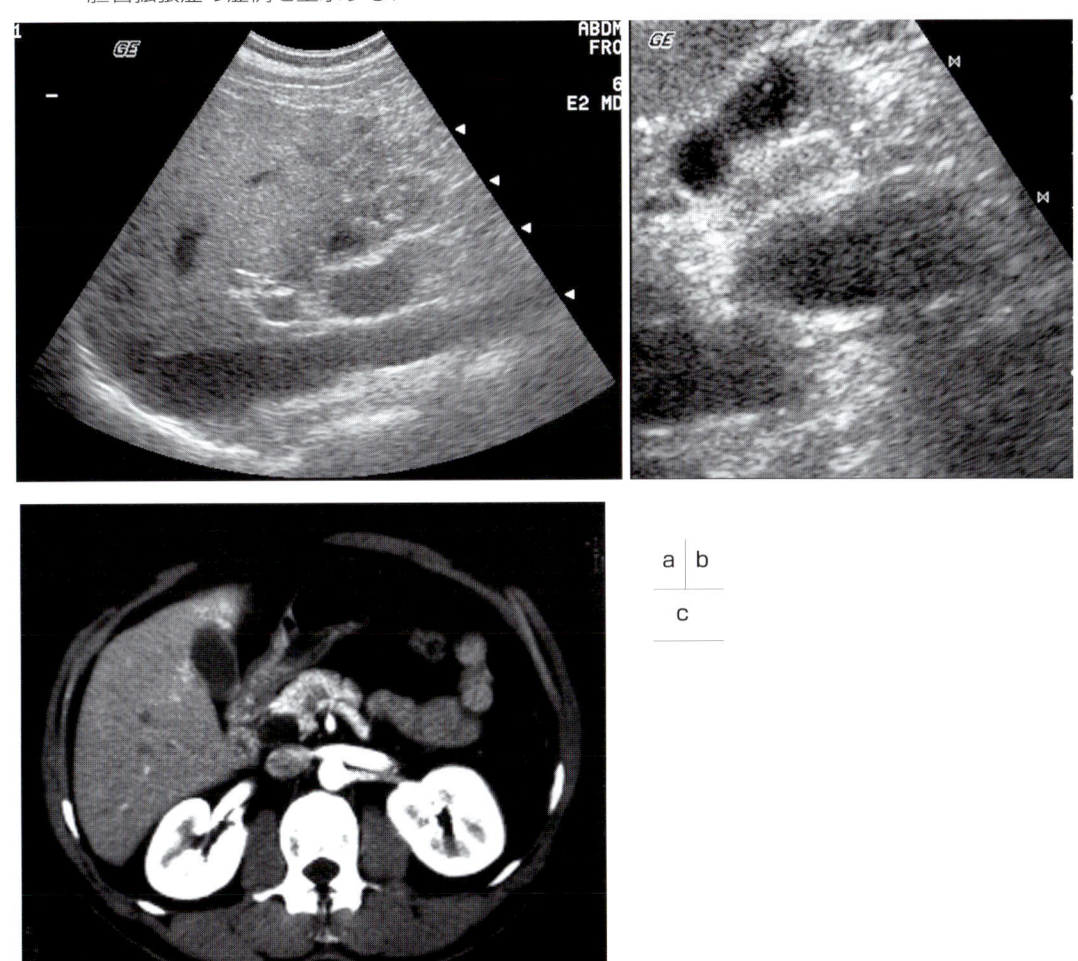

図34　先天性総胆管拡張症
a：超音波像(右肋間走査)，b：超音波像(拡大像)，c：造影CT検査，d，e：ERCP像
　超音波検査では総胆管の拡張を認め，肝内胆管の拡張は認めない．造影CTでも同様の所見を認めた．ERCPでは下部胆管の嚢腫状の拡張を認めており膵管，胆管合流異常も認めている．

d   e

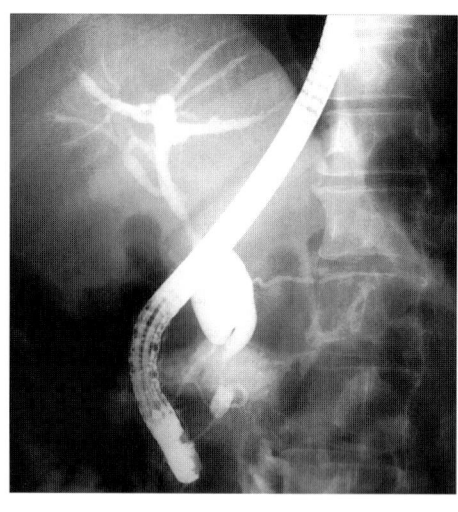

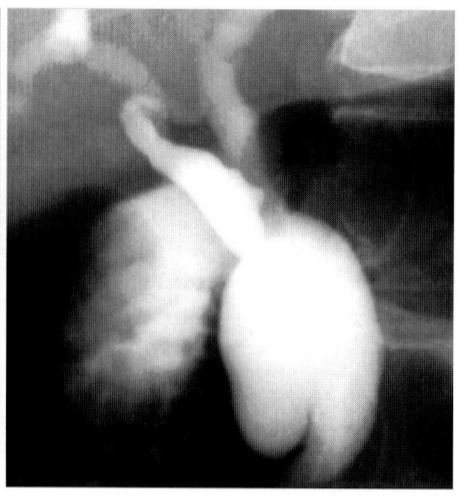

図34 先天性総胆管拡張症

　胆嚢，胆管疾患についての解説を行った．特にこの領域では，超音波検査の描出力が優れているため，スクリーニング検査としての超音波の役割は大きい．初心者では，つい胆石の有無ぐらいなら見れるのではないかと安易に検査を施行することがあるが，実は死角が多い臓器でもあり見逃す症例も多いことを念頭において検査をすることが必要である．

文　　献

1) 石川栄世，遠城寺宗知，ほか：外科病理学第3版．1999．文光堂．
2) 日本胆道癌取り扱い規約．
3) 日本消化器病学会胆石症検討委員会：日本における胆石の新しい分類．日本消化器病学会誌 83：309，1984．
4) 大藤正雄，土屋幸浩，ほか：胆石症最新の治療法．43-54，金原出版，1991．
5) 武藤良弘：胆嚢疾患の臨床病理．医学図書出版，1985．
6) 津留昭雄，矢野　真，ほか：胆嚢壁内結石症の超音波像．超音波医学 18：168-173，1991．
7) 多施設集計報告－胆嚢隆起性病変(最大20mm以下)503例の集計成績－大きさ別疾患頻度と大きさ別癌深達度－．日消誌 83：2086-2087，1986．
8) 外科病理胆道癌取り扱い規約(第4版)，1997．
9) Alonso-Lej, F. Rever WB Jr, Pessagno DJ：Congentional choledocal cyst, with areport of two and analysis of 94 cases. Int Abstr Sueg 108：1-30, 1959.

IX

膵疾患の超音波画像

The ultrasound image of pancreatic disease

　本章は膵疾患の超音波像について解説を行う．膵臓は後腹膜臓器であるために各種画像診断においても小病変の場合には診断が困難とされている．特に超音波検査の場合，隣接臓器に胃，小腸，大腸など管腔臓器があることや，周囲に脂肪組織があるために描出が困難となっている．正常の膵臓は第12胸椎から第2腰椎の高さで斜め左上がりに横走している[1]．膵癌取り扱い規約[2]によれば，膵臓は頭部，体部，尾部に分けられ頭部は鈎部と頸部に分けられている．門脈，上腸間膜静脈の左縁より右側を頭部とし，左側を二等分して右側より体部，尾部としている．

　超音波検査での膵臓の描出のポイントは，まず周囲の臓器と脈管の解剖を理解することである(例えば胃の背側にあるとか，脾静脈の腹側にあるなど)．それにより膵臓の位置を確認できたならば見えにくくしている条件を理解し，さらに綺麗に描出するために体位変換やプローブの圧迫の強弱，脱気水を飲水させるなどの手間を惜しまないことが大切である．膵疾患を診断する際，膵全体の変化を呈する炎症性疾患の有無と腫瘍性病変を始めとする占拠性病変の有無に分けて観察を行うが，大きく急性膵炎や慢性膵炎に代表されるびまん性変化を呈する炎症性疾患と腫瘍性疾患，膵に特有の嚢胞性疾患に分けて観察すると整理がしやすい．

1. 急性膵炎

　急性膵炎は種々の原因により膵の自己消化あるいは自己融解壊死を来たしたもので，重症例では致死的経過をたどる急性腹症の一疾患である．膵のごく一部の炎症にとどまり食事制限のみで軽快するものから，膵内に出血壊死を起こし膵外に波及し多臓器不全を起こす重症例まであり病態も幅が広い．急性膵炎の厚生省特定疾患難治性膵疾患調査研究班による診断基準は，①上腹部に急性腹痛発作と圧痛がある，②血中，尿中あるいは腹水中に膵酵素の上昇がある，③画像で膵に急性膵炎に伴う異常がある．

　以上の3項目中2項目以上を満たし，他の膵疾患および急性腹症を除外したものとしている．急性膵炎の成因としては，アルコール，胆石，薬剤，高脂血症，外傷，膵胆管合流異常，膵癌，手術，経内視鏡的膵管造影をはじめとする検査，特発性などがある[3]．アルコール性が最も多く約4割を占め，次に胆石を誘因としている頻度が高い．画像診断で観察を行うポイントとして

は，膵腫大の有無，炎症による膵内部の変化の程度，膵周辺の炎症の有無，膵周囲以外(胸水，後腎傍腔など)への炎症の波及の有無などが挙げられる．

画像診断は，厚生省特定疾患難治性膵疾患調査研究班による急性膵炎の重症判定基準の項目にCTによる5段階のgrade分類があることや，消化管のガス像が多いこと，腹痛が強いために圧迫が行えないなどの点から超音波検査には限界もあり，CT検査が主体となる傾向があるが，超音波は簡便であり，特に初診時に他の腹痛との鑑別診断に有用であるほか，随伴する胆道病変の有無，胸腹水や膵仮性嚢胞などの合併症の早期発見を含めた経過観察などに有用と考えている．

特に胆管系の観察には超音波検査は優れており，総胆管結石などにより物理的な閉塞により発症した場合には重症化しやすいため，注意深く観察し直接石を発見できなくても胆嚢の腫大や総胆管の拡張などの間接的な所見により原因を推測することも大切である．超音波検査で観察できる変化としては，膵自体の変化と重症例での膵外の変化がある．

膵実質の変化は，腫大の有無，内部エコーの変化，膵周辺の変化，膵管の変化を中心に観察を行う．腫大の有無は，稀に限局性の腫大を呈することがあるが多くはびまん性の腫大を呈し，測定の仕方により計測値は若干異なるが，体部で2cm以上を腫大としている．軽症例ではびまん性の膵腫大を認める程度で，内部エコーも比較的均一で膵管の拡張も認めないことが多く超音波検査のみでは診断に至らないこともある．しかし，重症度に応じ内部エコーは組織の浮腫を反映し低エコーとなり，さらに出血や壊死が出現してくると高・低混合した内部エコー像を呈するようになる．このような変化に伴い膵周囲の変化も出現し，脂肪組織との境界が不明瞭となるが，腹水が生じてくるとecho free spaceができるため逆に膵が描出されやすくなることもある．膵管の拡張は3mm以上を異常所見としているが初期には膵管の変化は現れないことが多い．しかし総胆管結石がファーター乳頭に嵌頓した症例や，慢性膵炎の急性増悪例では膵管の拡張を認める．

膵外の所見としては，初期には現れないが膵外の炎症の波及により，膵周囲に腹水が出現するほか，腎周囲や胸水まで出現することがある．このような症例には，確定診断のために超音波ガイド下で穿刺を行う必要も出てくるので広い範囲を観察し胸腹水のチェックをする必要がある．さらに胆管系の結石や膵炎による閉塞の程度を観察するほか，発症後約1週間以内にできることが多いとされる膵仮性嚢胞の有無も観察を行う．図1～3に急性膵炎の軽症例と重症例，図4に急性膵炎に合併した膵仮性嚢胞の症例を呈示する．

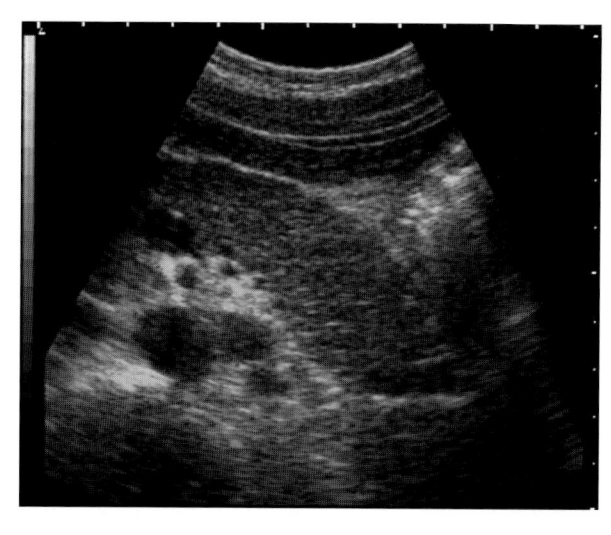

図1 急性膵炎(軽症例)
超音波B-mode像(正中斜走査)：膵体尾部を描出しているが，びまん性の膵の腫大を認める．内部エコーは均一に保たれており，膵管の拡張も特に認めていない．

IX. 膵疾患の超音波画像

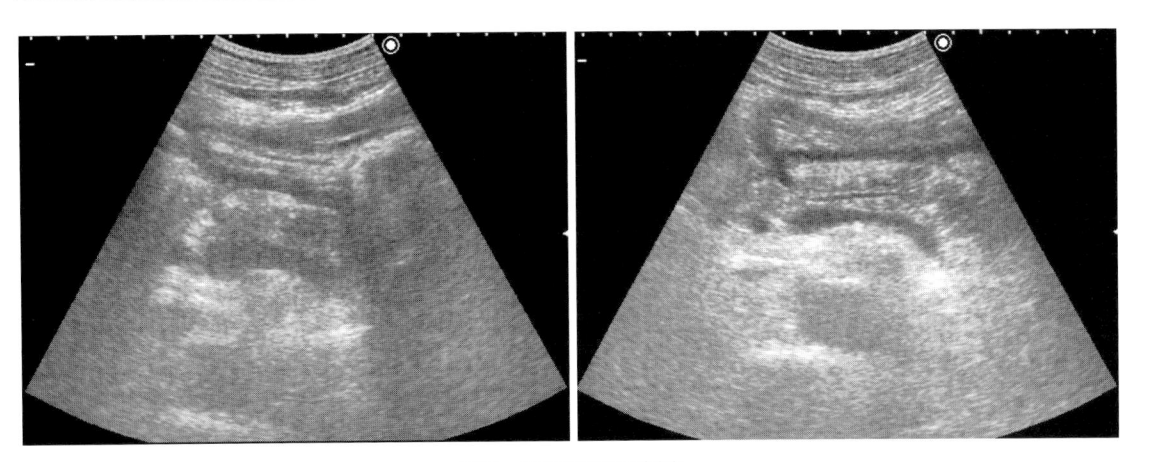

図2 急性膵炎（重症例）
超音波B-mode像（正中横走査）：膵体部を中心に観察をしているが，膵実質の内部エコーは高エコーと低エコーが混在し不均一となっている．本症例も膵管の拡張は認めていない．

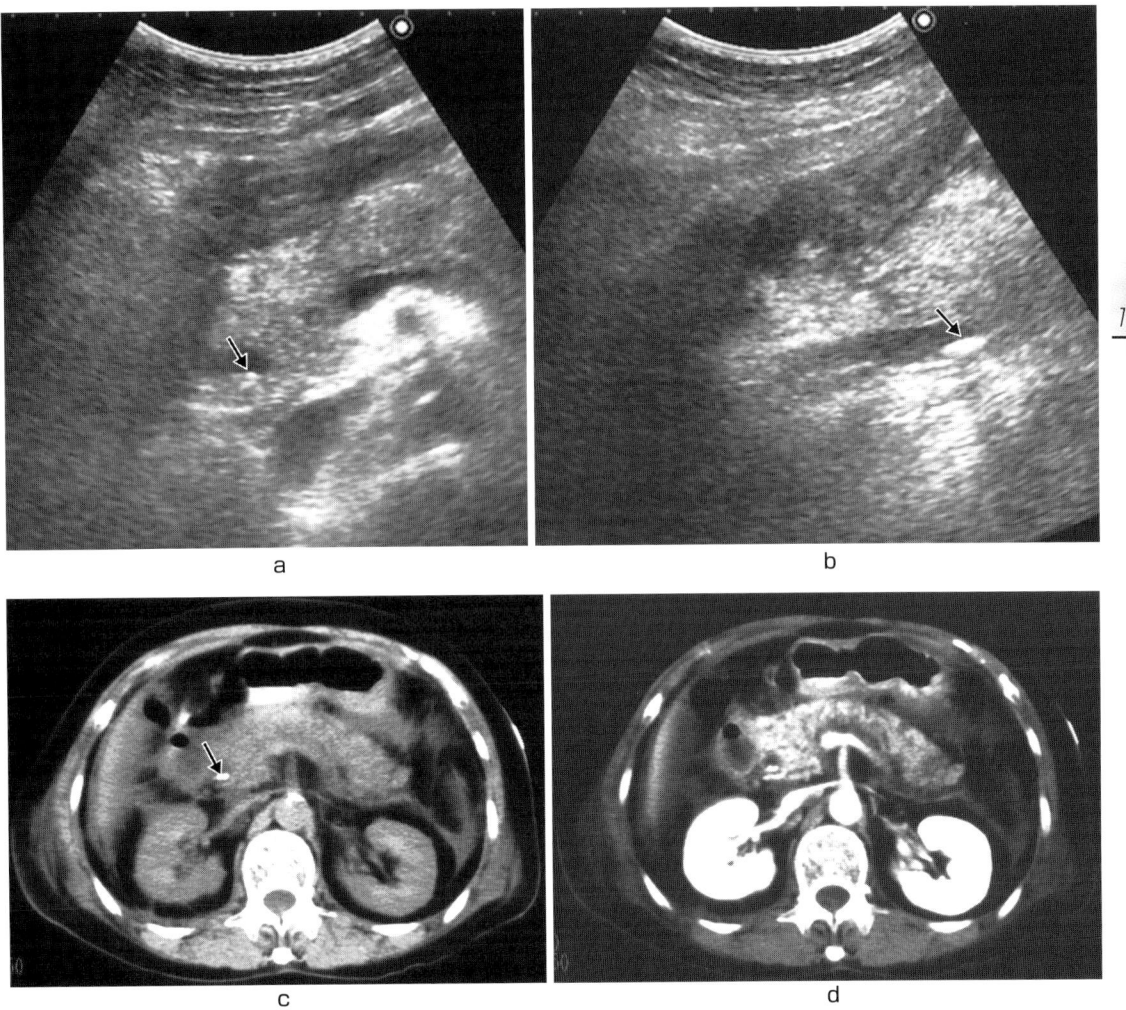

図3 急性膵炎（重症例）：総胆管結石症例
超音波B-mode像（a．正中横走査，b．右季肋下縦走査）：膵内胆管内にASとstrong echoを伴う総胆管結石を認める（↓）．膵内部エコーもやや不均一となっている．CT像（c．単純，d．造影）膵周囲の境界が不明瞭となっており周囲への炎症の波及が考えられる．また肝周囲にも少量の腹水を認めるほか総膵管内に結石を認める．このように総胆管結石による膵炎は重症化となることが多い．

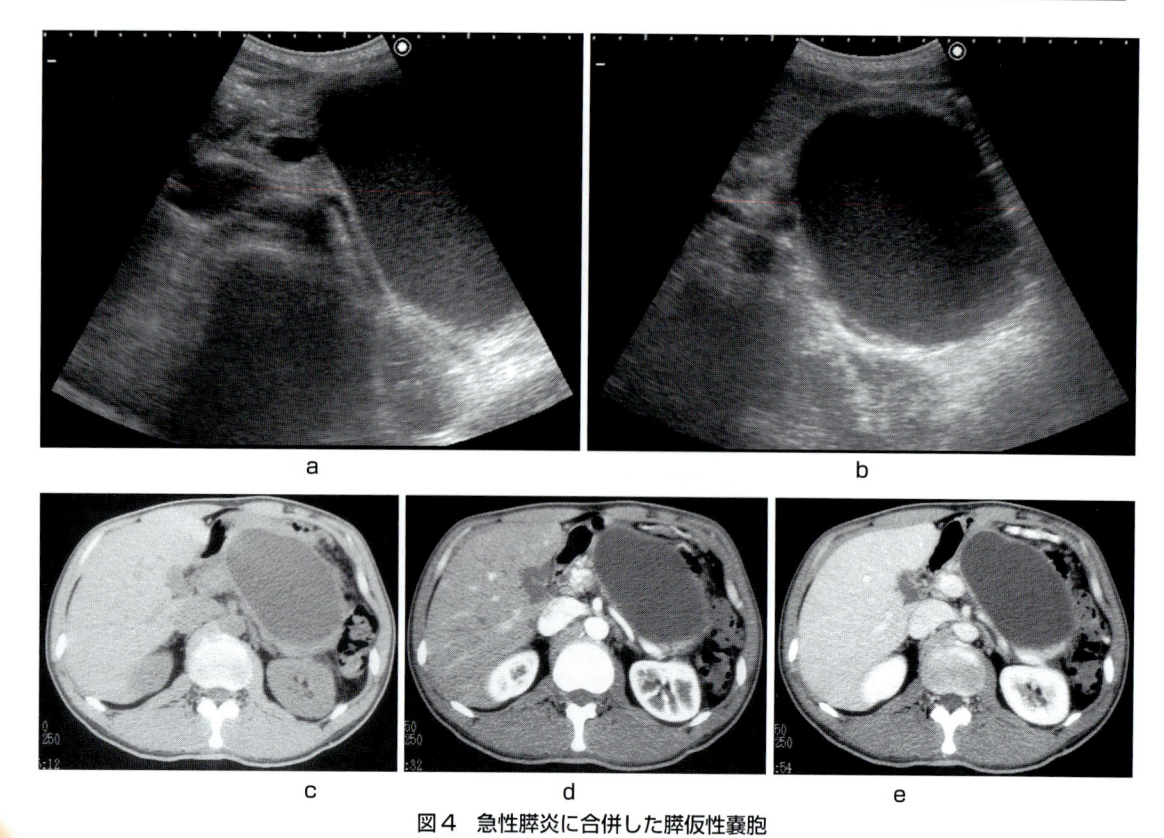

図4 急性膵炎に合併した膵仮性嚢胞
超音波B-mode像(a. 正中横走査, b. 正中斜走査)：膵体尾部にかけて大きな膵仮性嚢胞を認める．内部エコーをよく観察すると壊死物質や出血を反映し点状エコーを認める．CT像(c. 単純, d. 動脈優位相, e. 門脈優位相)：膵体尾部にかけて嚢胞を認める．嚢胞壁や内部は特に造影効果はなく，隔壁も認めない．

2．慢性膵炎

　慢性膵炎は，種々の原因により膵実質の脱落と非可逆性の線維化を呈するものを言う．

　成因としては，アルコール性が約半数を占め，次いで特発性，胆石，その他とされており[4]，特発性の中には自己免疫膵炎も含まれていると考えられる．1995年に日本膵臓学会により提唱された慢性膵炎の診断基準によると[5]，超音波検査，CT検査，内視鏡的逆行性胆道膵管造影(ERCP)，セクレチン試験，生検膵組織・切除標本の項目から，確診例，準確診例を定めている．またこれに合致しない膵の慢性炎症として，慢性閉塞性膵炎，膵管狭細型慢性膵炎，前述した所見は満たさないが上腹部痛などの臨床所見が再発し血清酵素異常を伴う症例，腫瘤形成性膵炎などを別に記載している．

　超音波検査では，膵内に膵石が確認されれば確診例，膵内の粗大高エコー，膵管の不整拡張，辺縁の不規則な凹凸のうち一つ以上が描出されれば準確診例としており，急性膵炎と比較すると超音波検査の重要度が大きいと言える．したがって超音波検査で慢性膵炎の観察のポイントとしては，膵石の有無，膵実質の変化，膵管の変化が中心となるが，慢性膵炎には経過が長い症例も多く合併症の有無のチェックも重要となる．

　膵石のほかに質的な変化を呈するものとしては，膵管の狭窄，胆管狭窄，十二指腸狭窄，膵仮性嚢胞，仮性動脈瘤，消化管出血，胸腹水などがあり，膵癌の合併も慢性膵炎では高いと言われている．

超音波検査で膵石の診断は，膵実質内にstrong echoを指摘できれば可能となるが，慢性の変化により点状のstrong echoを膵実質内に認めることも多く，確実に膵石と診断するためにはAcoustic shadowを伴っている必要がある．

　図5に膵石を合併した症例を呈示する．膵実質の内部エコーの変化は，線維化に伴い不均一となることが多く(図6)，進行度とともに膵の辺縁は凹凸となりさらに萎縮が進み膵臓自体が描出困難となる症例もある．膵管は拡張しているために描出されやすいが，膵管壁が綺麗な直線・曲線を描く拡張ではなく，広狭不整を伴う拡張であるのが特徴である．

　またこの拡張した膵管内に膵石が確認できることもあるが，膵管内に淡いstrong echoやhyper echoicとして描出される蛋白栓や粘液が確認されることもあり，膵液の性状を推測する

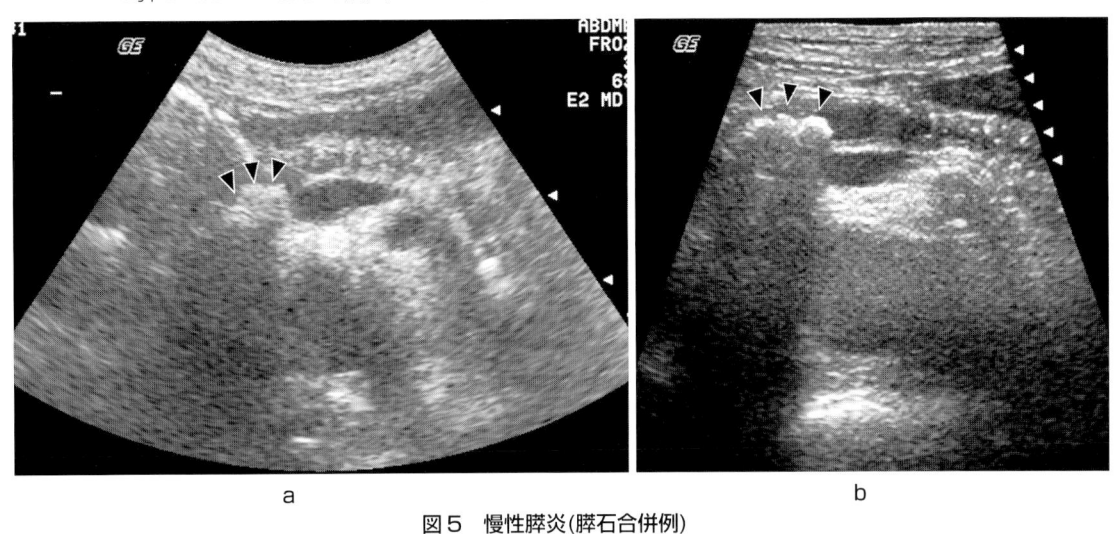

図5　慢性膵炎(膵石合併例)
超音波 B-mode 像
a．正中横走査，b．拡大像
拡張した膵管と膵管内にASを伴うstrong echoを認め（▼）膵石と診断可能である．

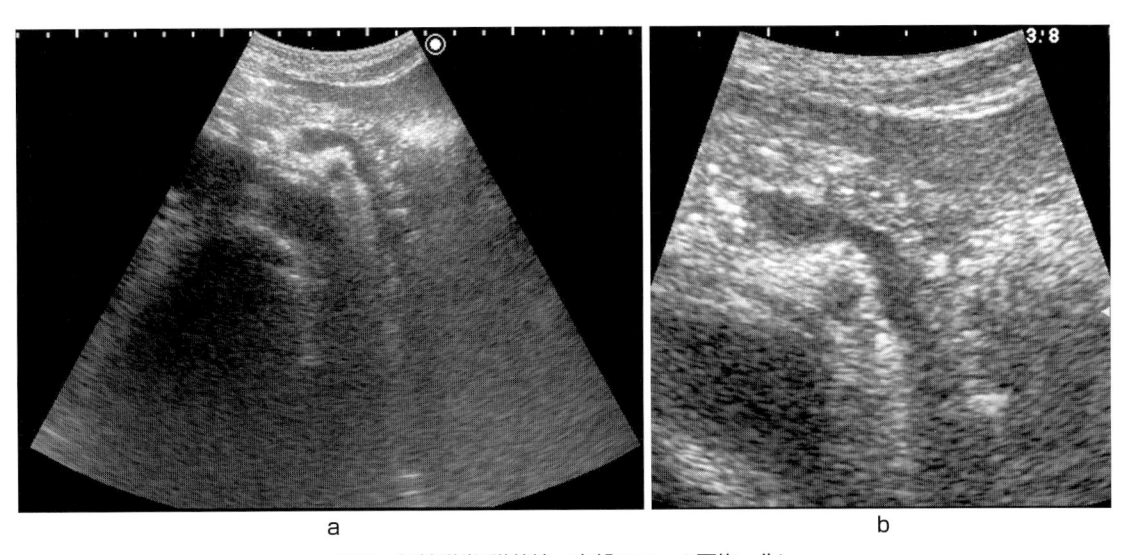

図6　慢性膵炎(膵萎縮，内部エコーの不均一化)
超音波 B-mode 像
a．正中斜走査，b．拡大像
膵はびまん性の萎縮を認める．膵実質の内部エコーは不均一であり，微細点状高エコー像も認める．

図7 慢性膵炎(膵管の拡張)
 a. 超音波B-mode像(正中横走査), b. 造影CT (動脈優位相), c. MRCP
 膵実質は萎縮しておりほとんど描出されず, 拡張した膵管のみが目立つ. 拡張した膵管内には膵石の他に粘液や蛋白栓を反映した淡い高エコー像も認める.
 CT:脾静脈の腹側に拡張した膵管を認めるが, 膵実質はほとんど認められない.
 MRCP:拡張した膵管内に粘液や蛋白栓を反映したdefectが認められる.

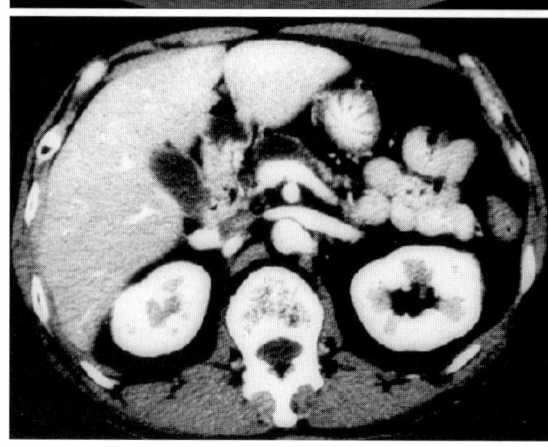

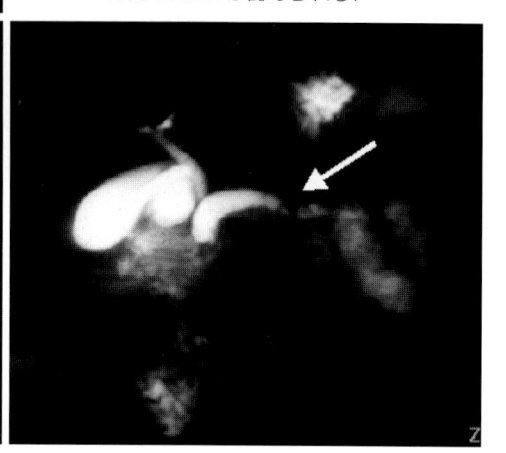

気持ちで膵管内もよく観察することが大切である(図7). 特に腫瘤形成性膵炎の場合, 膵癌との鑑別はこの膵管像が大切であるといわれ, 膵癌では途絶するのに対し, 腫瘤形成性膵炎では腫瘤の中を膵管が貫通しているのが特徴と言われ, penetrating duct signと呼ばれている.

慢性膵炎の急性増悪による膵仮性嚢胞は急性期では急性膵炎で生じる仮性嚢胞とほとんど変わりはない. しかし慢性膵炎の場合には, 自覚症状に乏しく経過観察中に超音波検査などで発見される症例も存在する. 嚢胞が小さいものはそのまま経過を観察してもかまわないが, 主膵管と交通しているものや, 大きな嚢胞では, 放置すると, 増大し感染や出血, 消化管の狭窄, 周囲の動脈に対し仮性動脈瘤の形成, 脾静脈での血栓形成やこれに伴う胃静脈瘤などの合併症が予想されるためドレナージを始めとする治療が必要となることがある. 慢性膵炎の膵嚢胞は病態の改善に伴い4～6週の間に自然消失することもあるが, 嚢胞が6cmを超えるものでは前述した合併症の危険が高く, 治療が必要と言われている[6]. 図8に慢性膵炎に伴う膵仮性嚢胞と脾動脈瘤を合併した症例を呈示する.

慢性膵炎の中には画像上膵腫大と膵管がびまん性に不規則な狭小化を呈するものがあり, 膵管狭細型慢性膵炎と呼ばれ, 組織学的にはリンパ球や形質細胞の著しい浸潤と間質の線維化が特徴である. 自己免疫が関与していると言われている自己免疫性膵炎も非常に似た病態を呈し両者は一部オーバーラップしているとも言われている[7]. いずれの場合も確定診断は困難なことがあり, 膵癌との鑑別が非常につきにくい症例もある. しかし本症はステロイド治療により軽快することが多く, 適切な診断を行うことが臨床上重要と考えられている.

図9に膵管狭細型慢性膵炎の症例を呈示する.

IX. 膵疾患の超音波画像

a | b
c |

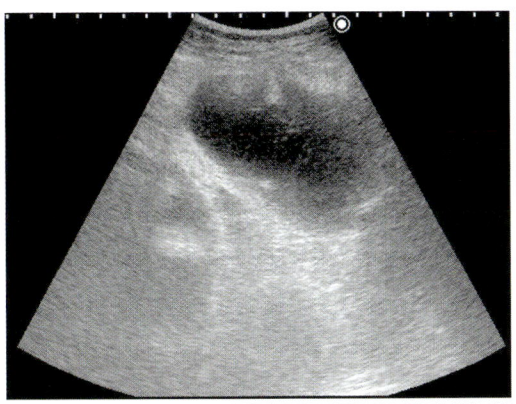

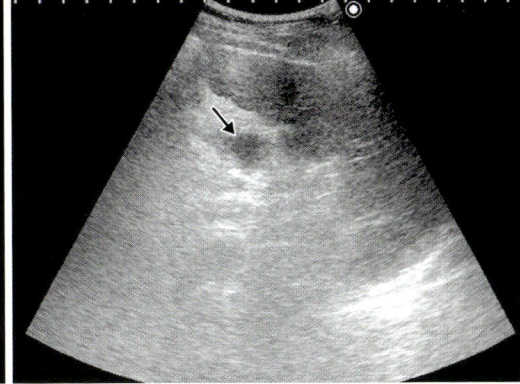

図8 慢性膵炎：膵仮性嚢胞に脾動脈瘤を合併した症例

超音波 B-mode 像（a. 正中斜走査，b. 左肋間走査）

c：超音波 CFM・FFT 解析：膵体尾部の膵仮性嚢胞と脾門部に動脈瘤を認める（↓）．脾動脈と連続した嚢腫状の部分は FFT 解析で拍動波であり動脈瘤と診断された．

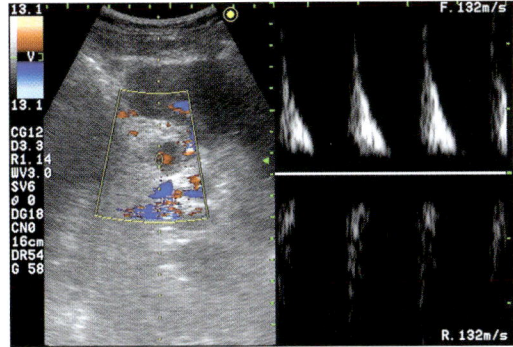

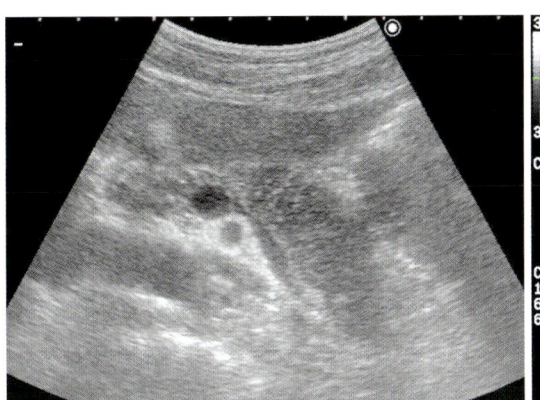

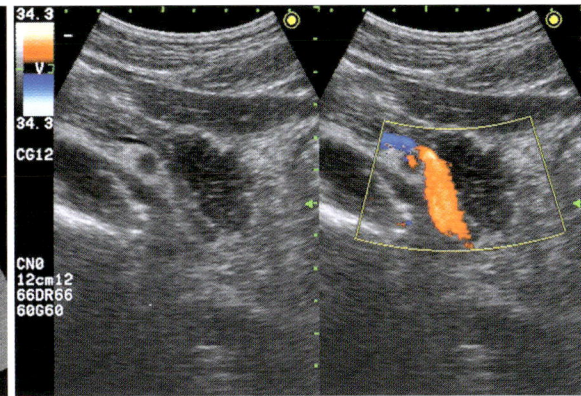

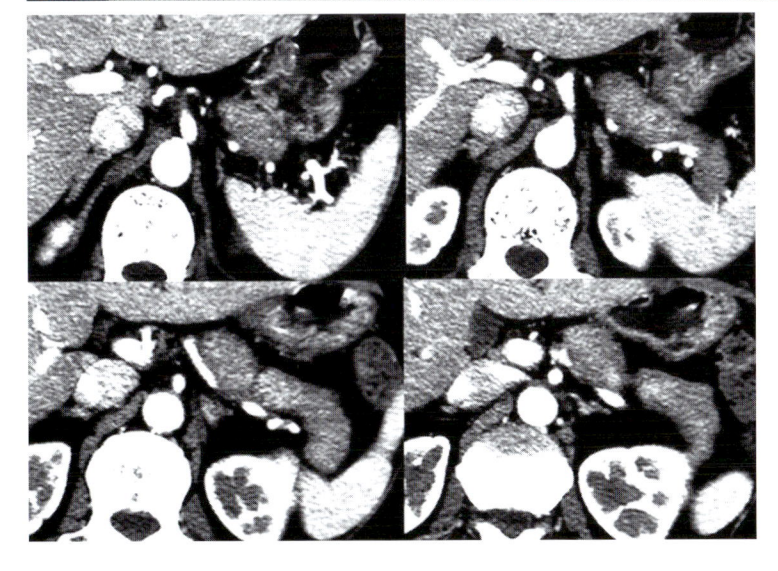

a | b
c |

図 9 a, b, c
膵管狭細型慢性膵炎
（図説明は次頁参照）

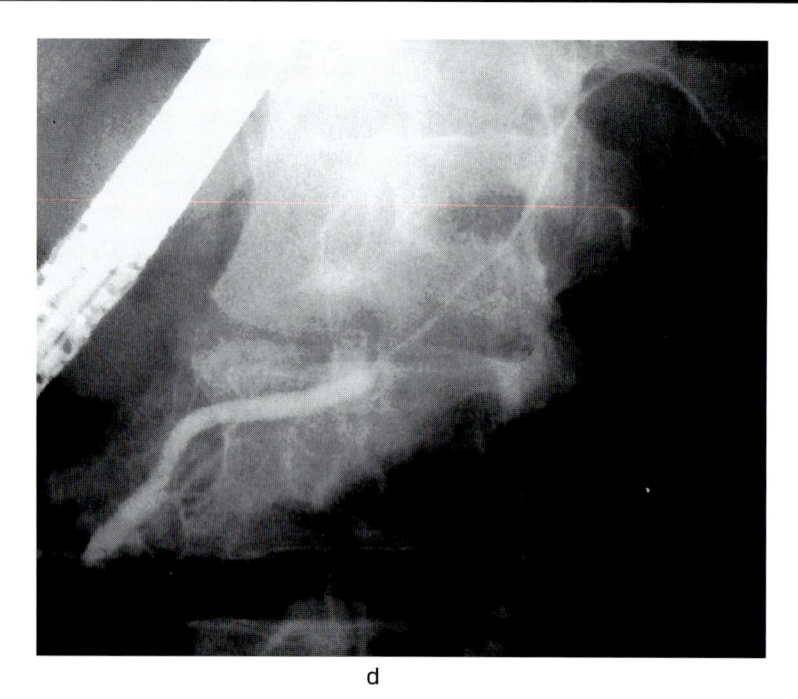

図9 膵管狭細型慢性膵炎
a. 超音波 B-mode 像(正中斜走査)
b. 超音波カラードプラ像
c. CT 像(動脈優位相)
d. ERP 像

体部から尾部にかけて膵の腫大を軽度認める．辺縁不整で内部エコーはやや不均一な低エコーを呈しており，体尾部癌との鑑別が困難である．カラードプラでは特に異常血流はなく，CTでも体尾部の軽度の腫大を認める以外は特に異常所見は認めない．膵管造影では体尾部の膵管の著明な不整・狭窄像を呈している．

3．膵嚢胞性疾患

　膵嚢胞性疾患は大きく分けると，非腫瘍性嚢胞と腫瘍性嚢胞に分けられる．非腫瘍性嚢胞には，単純性嚢胞，仮性嚢胞があり，腫瘍性嚢胞には，粘液産生腫瘍，漿液性嚢胞などの嚢胞を形成する腫瘍と，Solid-pseudopapillary tumor and cystic tumorや一部の膵癌，膵島腫瘍などの充実性腫瘍であるが一部に嚢胞成分を伴う場合が挙げられる．ここでは，非腫瘍性嚢胞と腫瘍性嚢胞の解説を行う（仮性嚢胞については前述したのでここでは単純性嚢胞について解説を行う）．

1）単純性嚢胞

　単純性嚢胞は，膵管の閉塞による貯留嚢胞ではなく，嚢胞壁が上皮で覆われた真性嚢胞のことを言い遺伝的な先天性の嚢胞も除かれる．超音波像は，主膵管の拡張もなく，内部エコーも均一である．膵自体は正常例と変化がないところに，単房性の嚢胞性病変を膵実質内に認めるのが特徴であり，嚢胞内はecho freeで，posterior echo enhancement(PEE)も認める．
　図10に単純性嚢胞の症例を呈示する．

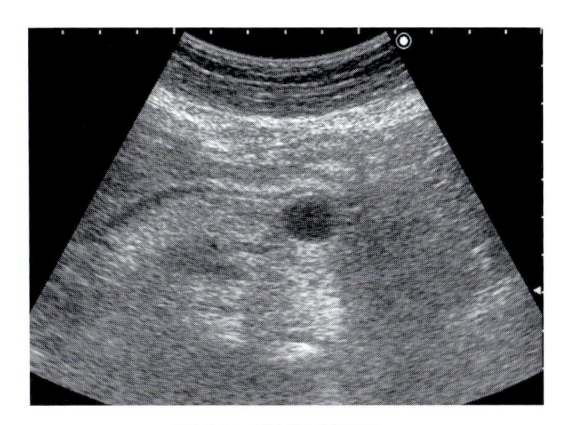

図10　単純性膵嚢胞
膵体部に境界明瞭で内部エコーが無エコーのPEEを伴う膵嚢胞を認める．

2）腫瘍性嚢胞

（1）漿液性嚢胞腫瘍 (serous cystic tumor)

　漿液性嚢胞腫瘍には漿液性嚢胞腺腫(serous cystadenoma)と漿液性嚢胞腺癌(serous cystadenocarcinoma)に分類されるが，女性にやや多く腺癌は稀で，腺腫であることが多い．漿液性嚢胞腺腫はmicrocystic cystadenomaと呼ばれ非常に小さな嚢胞が多房性に集合し蜂巣状になっているのが特徴であり，一部に比較的大きな嚢胞も認める．嚢胞液は漿液性で水様透明である．

　超音波像の特徴としては，小さな嚢胞壁の多重反射により嚢胞性病変ではなく高エコー腫瘤として描出されることがあり，腫瘍内に一部石灰化を伴うこともある．また，腫瘍が大きく物理的な圧排がなければ主膵管の拡張も認めない．他の腫瘍と異なり血流の豊富な腫瘍であることも特徴で鑑別診断上重要である．図11に漿液性嚢胞腺腫の症例を呈示する．

（2）粘液性嚢胞腫瘍(mucinous cystic tumor：MCT)

　膵疾患には粘液産生腫瘍という概念があり，臨床的には開大したファーター乳頭と同部より排泄される粘液を確認することで簡単に診断が可能である．しかし，本疾患の名称が粘液性となっているために粘液産生腫瘍＝粘液性嚢胞腫瘍と同義語のように思ってしまう人もいるが，実際には粘液産生腫瘍とは腫瘍細胞に粘液産生能があり，細胞外に粘液の貯留を来たした腫瘍すべてのことを指すため，粘液性嚢胞腫瘍のほかに膵管内乳頭腫瘍，さらには浸潤性膵管癌の粘液癌も含まれ幅広い．

　粘液性嚢胞腫瘍には，粘液性嚢胞腺腫(mucinous cystadenoma)と粘液性嚢胞腺癌(mucinous cystadenocarcinoma)がある．粘液性嚢胞性腫瘍は，漿液性嚢胞性腫瘍と比較すると，比較的頻度が高く，macrocystic cystadenomaとも呼ばれるような比較的大きな嚢胞の多房性腫瘍であり，悪性化率が高いという点で臨床上重要となる．粘液性嚢胞腺癌は，癌が嚢胞壁内にとどまるか否かで非浸潤性と微小浸潤性に分類されるが，嚢胞腺腫の一部のみに癌を合併する腺腫内癌も多く，画像診断のみで嚢胞腺腫と癌の鑑別を行うのは非常に困難である．超音波画像は，嚢胞性病変と膵管の拡張が特徴である．特に膵管の拡張は，膵管癌で尾側膵管が拡張するのに対し，粘液がファーター乳頭より排泄されるため腫瘍部より膵頭部側の主膵管が拡張するのが特徴である．また，拡張した膵管内に粘液を反映する高エコー像を認めることもある．2cmを超える嚢胞になると癌の合併の可能性が高くなると言われるが，超音波上癌の合併を疑う

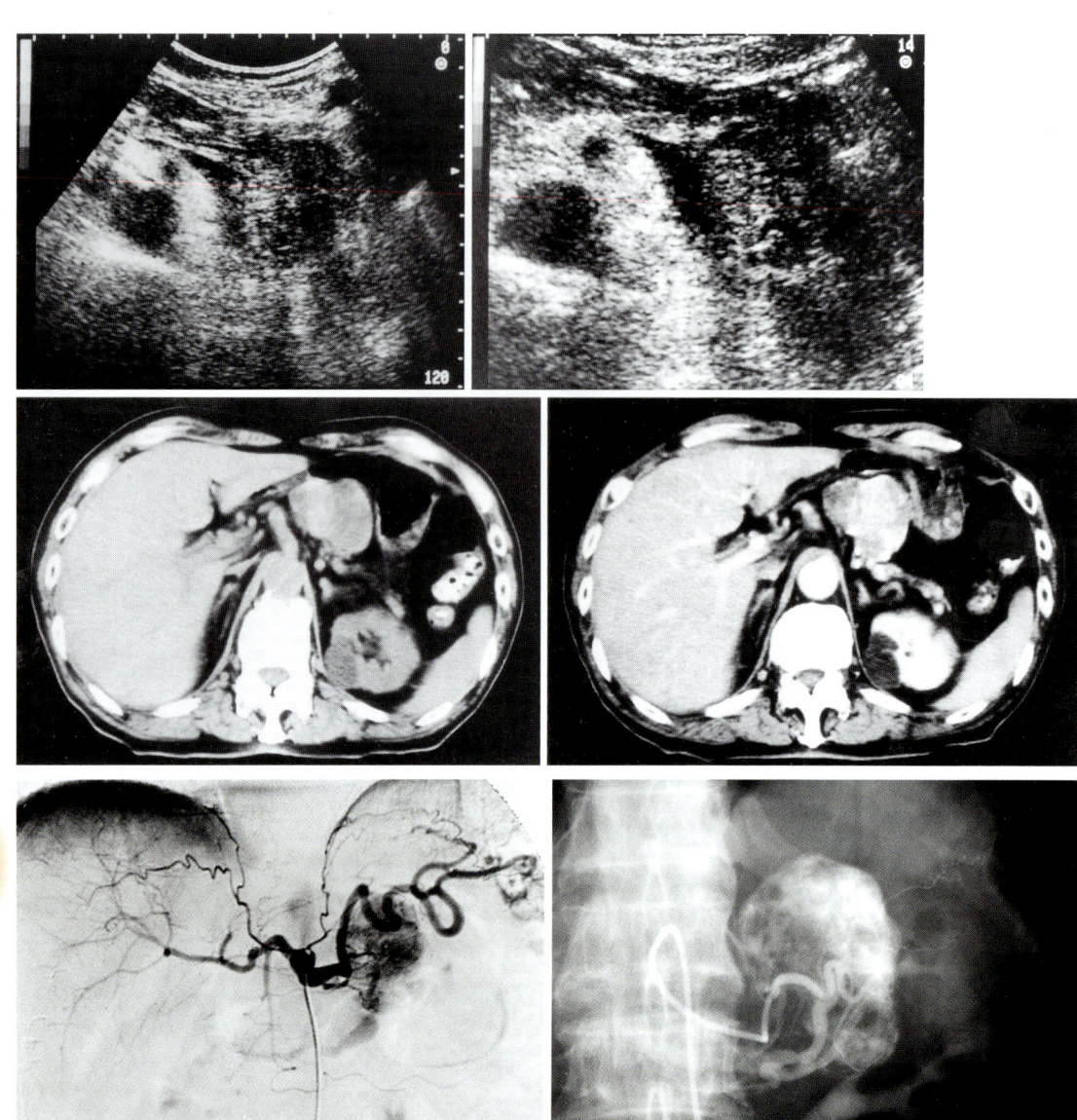

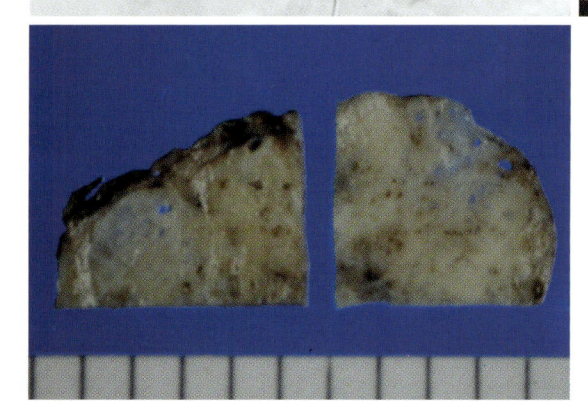

腹部エコーを視て・診る

図11 漿液性嚢胞腺腫

腹部超音波検査
a：B-mode像正中斜走査，b：B-mode拡大像
腹部CT検査（c：単純，d：動脈優位）
腹部血管造影検査（e：腹腔動脈造影，f：脾動脈造影，）
g：切除標本

超音波検査では膵体尾部にφ50mmの低エコー腫瘤を認め，内部に一部高エコーな部分を認める．CT検査では同部位は単純でiso〜high density areaとして描出され一部に強い造影効果を認めた．腹腔動脈造影，脾動脈造影で同部位に強い腫瘍濃染像を認めた．切除標本では大きな嚢胞は認めずmicrocystを反映し，蜂巣状の構造を認めた．

a	b
c	d
e	f
g	

所見としては，①大きなcystic lesionである，②壁の肥厚・不整を認める，③内腔に突出した隆起性病変を認める，④増大傾向にあるなどが挙げられるが，超音波検査のみで確定診断にたどりつくことは困難であり，膵管内超音波検査や膵管鏡，膵液の細胞診・腫瘍マーカーなどの所見を合わせて診断を行う．

図12に粘液性嚢胞腺癌の症例を呈示する．

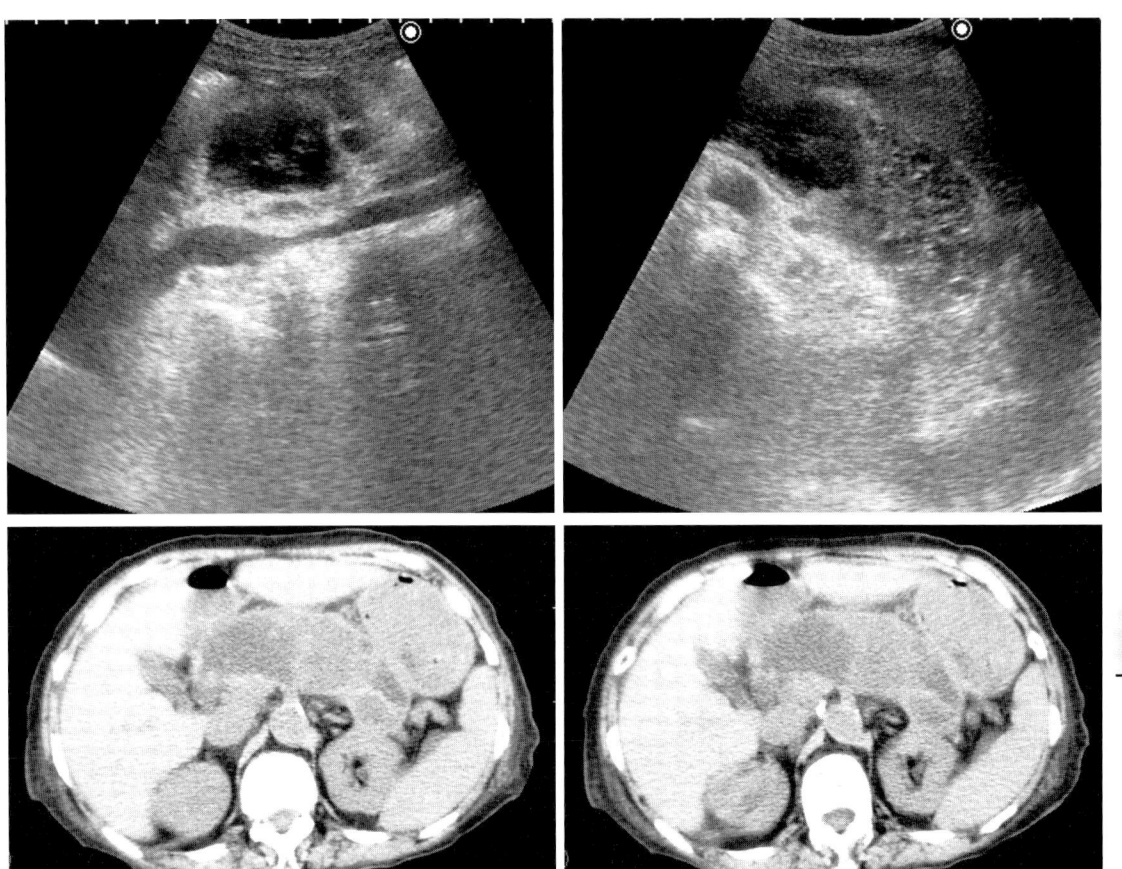

図12 粘液性嚢胞腺癌
腹部超音波検査(a：正中縦走査，b：正中斜走査)，腹部CT検査(cd：単純)
膵体尾部にかけてφ8〜9cmの嚢胞性疾患を認め，内部に等エコー腫瘤を認めた．CT検査でも同部位に巨大な嚢胞性病変と内部に充実性の腫瘍部を認め主膵管は著明に拡張していた．

a	b
c	d

（3）膵管内腫瘍 (Intraductal tumor)

膵管内腫瘍には，膵管内乳頭腺腫(Intraductal papillary adenoma)と膵管内乳頭腺癌(Intraductal papillary adenocarcinoma)，上皮内癌(carcinoma in situ)がある．膵管内乳頭腫瘍も腫瘍より粘液が産生されるため膵管の拡張を伴い，狭義の"いわゆる粘液産生腫瘍"に分類される疾患である．高齢男性に多いと言われており[9]，病変が主膵管内にある主膵管型，分枝膵管内に発育する分枝型，両方にまたがって存在する混合型に分類される．

一般的に主膵管型のほうが膵管の拡張は強く癌の合併も多いと言われている．乳頭腺癌は嚢胞腺癌の分類と同様，腺腫内癌，非浸潤性，微小浸潤性に分類されている．

図13に分枝膵管型の膵管内乳頭腺腫，図14に主膵管型の膵管内乳頭腺癌の症例を呈示する．

a	b	
c	d	e
f		
g	h	i

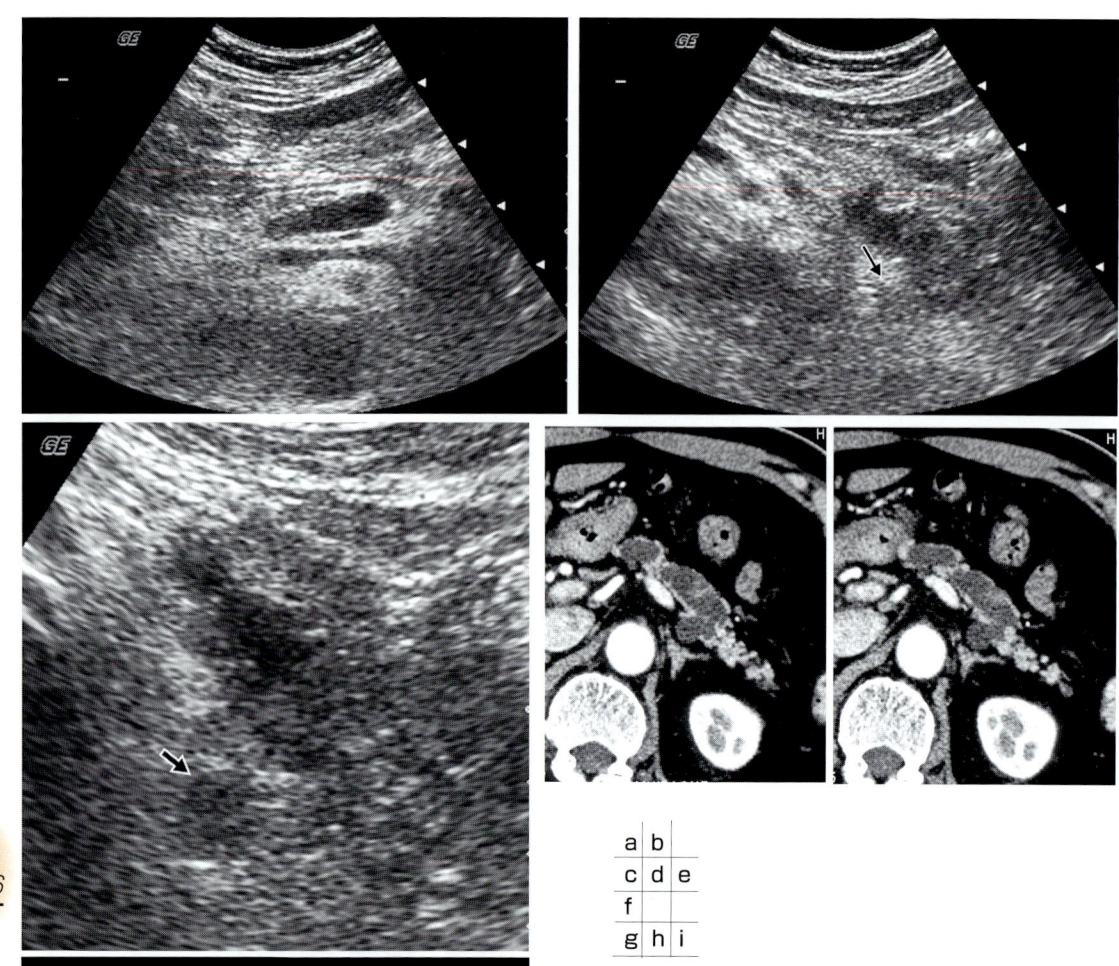

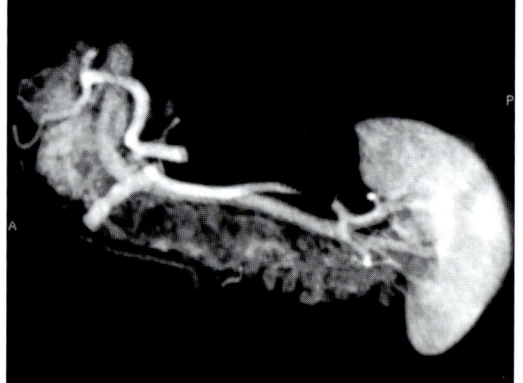

図13 分枝膵管型膵管内乳頭腺腫

腹部超音波検査(a：正中横走査，b：正中斜走査，c：拡大像)，腹部CT検査(d, e：動脈優位相，f：3D-CT)，g：上部内視鏡検査，h：ERP像，i：MRCP像

腹部超音波検査では，主膵管の著明な拡張と膵尾部にφ15mmの囊胞性病変を認めている(↓)．囊胞内および膵管内には一部点状エコーを認め，病変より頭側の主膵管も拡張をしていることから，粘液産生腫瘍が考えられた．造影CT検査でも全体に拡張した主膵管と，尾部の囊胞性病変が確認された．ERPではファーター乳頭は開大し，主膵管は不整な拡張を認めたが，囊胞性病変は描出されなかった．MRCPでは拡張した膵管とそれに連なる囊胞性病変を尾部に認めた．手術により分枝膵管の膵管内乳頭腺腫であることが確認された．

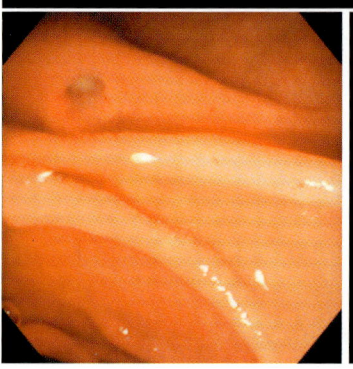

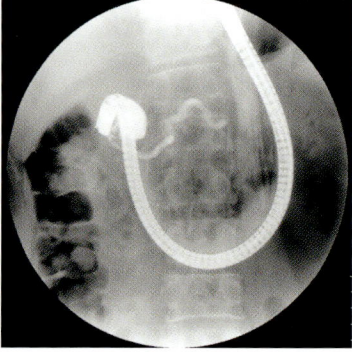

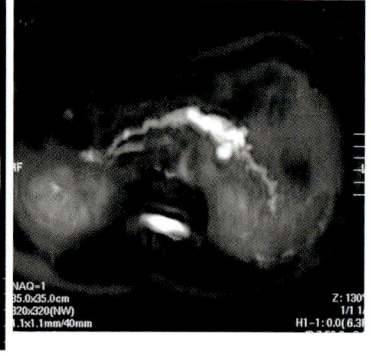

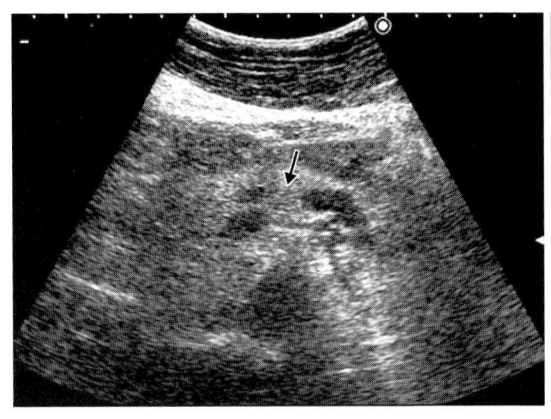

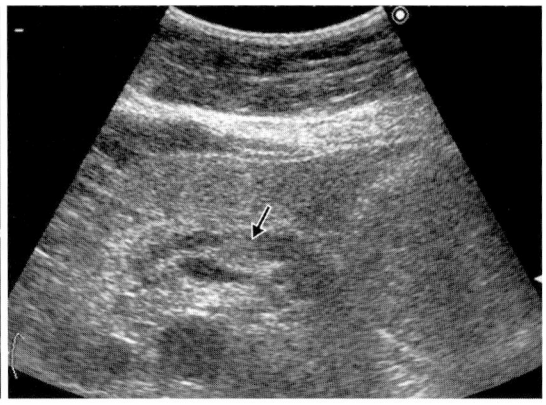

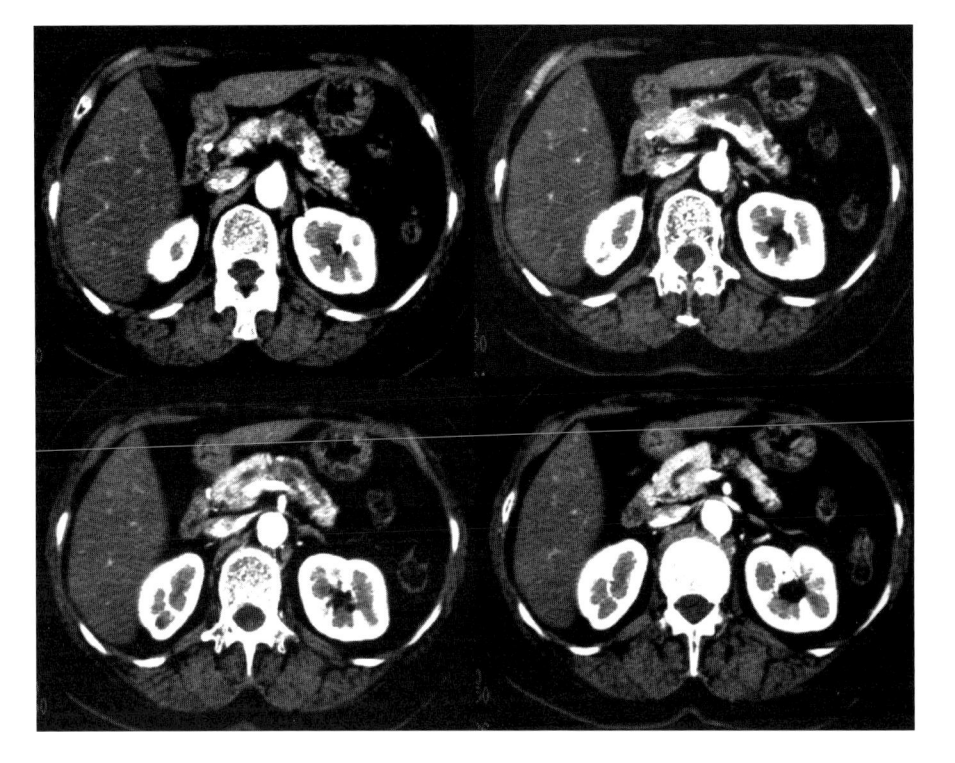

IX. 膵疾患の超音波画像

a	b
c	
d	

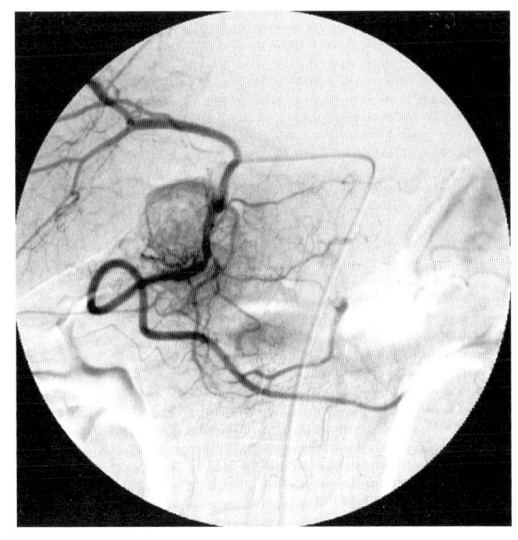

図14 主膵管型膵管内乳頭腺癌（a〜h）

腹部超音波検査(a：正中横走査，b：拡大像)
c：CT検査(動脈優位相)，d：腹部血管造影検査，e：上部内視鏡検査，f：ERP像，g：切除標本，h：病理組織

腹部超音波検査では拡張した膵管を認め，体部膵管内にφ10mmの等エコー腫瘤が描出される（↓）．病変の頭側の膵管も拡張しているため図9の症例と同様に粘液産生腫瘍が考えられた．造影CT検査でも拡張した膵管を認めたが，腫瘤は描出されなかった．腹部血管造影検査でも悪性所見は認めなかった．ERP検査では，ファーター乳頭は開大し，膵管は全体に拡張像を示し，体部膵管内には，不整形の透瞭像を認めた．切除標本では主膵管内に隆起性病変を認め，病理で主膵管型膵管内乳頭腺癌微小浸潤型との診断を得た．

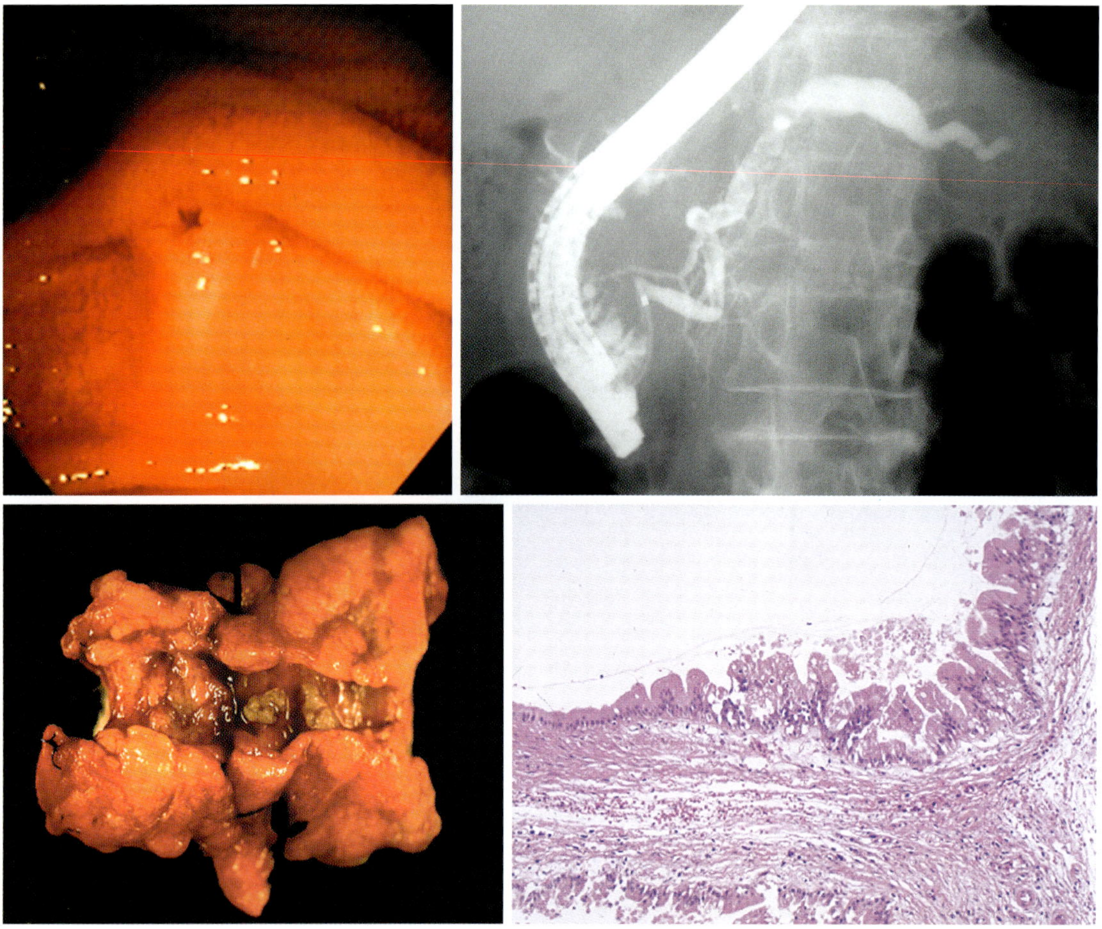

図14 主膵管型膵管内乳頭腺癌（e～h）

e	f
g	h

（4）Solid-psedopapillary tumor

　　分化方向の不明な上皮性腫瘍に分類される腫瘍で，若年性の女性に多い臨床所見の乏しい腫瘍である．通常線維性被膜を有し，内部は充実性の部分と出血・壊死を反映した嚢胞性部分が様々な割合で共存した多房性の不均一な構造を呈し，石灰化を伴う症例も存在する．比較的予後は良好とされるが稀に悪性例も報告されており，low grade malignancyと考えられている[10]．また小さな腫瘍などで嚢胞部のないSCT症例も報告されている．

　超音波所見の特徴としては比較的境界明瞭なcystic lesionを含んだ低エコー腫瘤として描出され膵管の拡張は認めない．図15にSCT症例を呈示する．

IX. 膵疾患の超音波画像

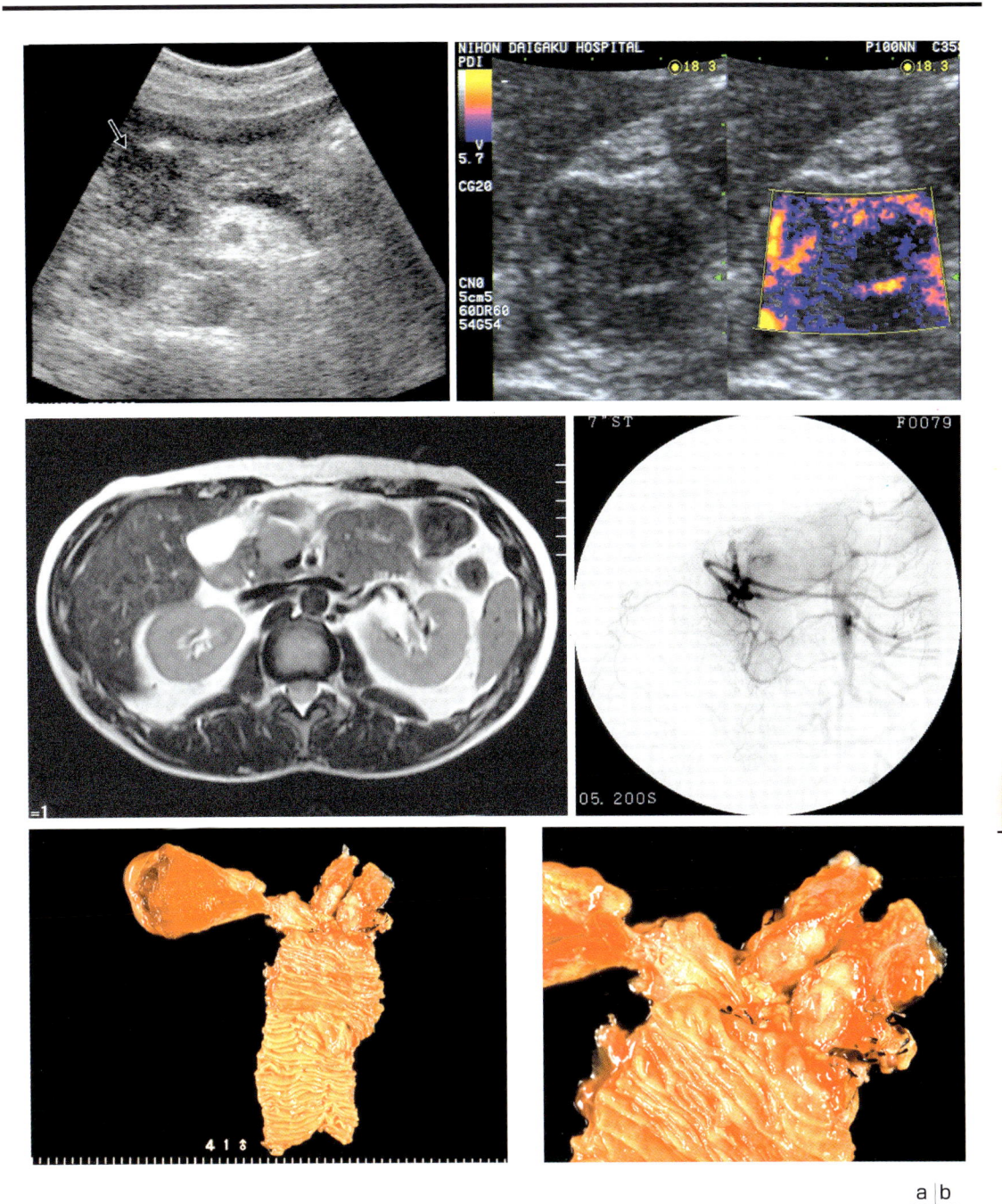

図15 Solid-psedopapillary tumor
腹部超音波検査(a:B-mode像, b:PDI像), c:腹部MRI検査T2強調像, d:腹部血管造影, e:切除標本, f:拡大像
　腹部超音波検査では膵頭部にφ25mmの低～等エコーな腫瘍性病変を認め (↓) パワードプラで, 辺縁および内部に線状の血流シグナルを認めた. MRI T2強調像ではiso intensity massであり囊胞性病変を示唆する所見はなかった. 胃十二指腸動脈造影では淡いhyper vascular tumorとして描出された. 切除標本では膵頭部に充実性の腫瘍を認め, 組織より囊胞性部分の少ないSCTと診断された.

a	b
c	d
e	f

4．充実性腫瘍

膵癌取り扱い規約による[7]膵腫瘍の組織学的分類を表1に示す．このように組織学的分類は多岐にわたり複雑であるが膵腫瘍性病変を超音波所見により分類する場合，超音波検査は液体成分の描出に優れているため，充実性腫瘍，嚢胞性腫瘍に分けて考えると比較的整理がしやすい．充実性腫瘍には浸潤性膵管癌，腺房細胞腫瘍，内分泌腫瘍があり，嚢胞性腫瘍には，漿液性嚢胞腫瘍，粘液性嚢胞腫瘍，膵管内腫瘍，充実性腫瘍で嚢胞成分を含む腫瘍(solid and cystic tumor, 一部の膵癌や膵島腫瘍，など) がある．ここでは，浸潤性膵管癌，内分泌腫瘍の解説を行う．

表1　膵腫瘍の組織型分類

[1] 上皮性腫瘍 Epithelial tumors
　A．外分泌腫瘍 Exocrine tumors
　　1．漿液性嚢胞腫瘍 Serous cystic tumors
　　　a) 漿液性嚢胞腺腫 Serous cystadenoma
　　　b) 漿液性嚢胞腺癌 Serous cystadenocarcinoma
　　2．粘液性嚢胞腫瘍 Mucinous cystic tumors (MCTs)
　　　a) 粘液性嚢胞腺腫 Mucinous cystadenoma (MCA)
　　　b) 粘液性嚢胞腺癌 Mucinous cystadenocarcinoma (MCC)
　　3．膵管内腫瘍 Intraductal tumors (ITs)
　　　1) 膵管内乳頭粘液性腫瘍 Intraductal papillary-mucinous tumors (IPMTs)*
　　　　a) 膵管内乳頭粘液性腺腫 Intraductal papillary-mucinous adenoma (IPMA)
　　　　b) 膵管内乳頭粘液性腺癌 Intraductal papillary-mucinous carcinoma (IPMC)
　　　2) 膵管内管状腫瘍 Intraductal tubular tumors (ITTs)
　　　　a) 膵管内管状腺腫 Intraductal tubular adenoma (ITA)
　　　　b) 膵管内管状腺癌 Intraductal tubular carcinoma (ITC)
　　4．異型過形成および上皮内癌 Atypical hyperplasia (AH) and carcinoma in situ (CIS)
　　5．浸潤性膵管癌 Invasive ductal carcinomas
　　　a) 乳頭腺癌 Papillary adenocarcinoma
　　　b) 管状腺癌 Tubular adenocarcinoma
　　　　高分化型
　　　　中分化型
　　　　低分化型
　　　c) 腺扁平上皮癌 Adenosquamous carcinoma
　　　d) 粘液癌 Mucinous carcinoma
　　　e) 退形成癌 Anaplastic carcinoma
　　　f) 浸潤性粘液性嚢胞腺癌 Invasive mucinous cystadenocarcinoma
　　　g) 膵管内腫瘍由来の浸潤癌 Invasive carcinoma derived from intraductal tumor
　　6．腺房細胞腫瘍 Acinar cell tumors
　　　a) 腺房細胞腺腫 Acinar cell adenoma
　　　b) 腺房細胞癌 Acinar cell adenocarcinoma
　B．内分泌腫瘍 Endocrine tumors
　C．併存腫瘍 Combined tumors
　D．分化方向の不明な上皮性腫瘍 Epithelial tumors of uncertain differentiation
　　　a) Solid-pseudopapillary tumor
　　　b) 膵芽腫 Pancreatoblastoma
　　　c) 未分化癌 Undifferentiated carcinoma
　E．分類不能 Unclassifiable
　F．その他 Miscellaneous
[2] 非上皮性腫瘍 Non-epithelial tumors

表2　膵癌診断基準

I．確　診
1) 膵の明らかな異常エコー域*
2) 膵の異常エコー域が以下のいずれかの所見を伴うもの
　(1) 尾側膵管の拡張
　(2) 膵または膵領域の胆管の狭窄ないし閉塞
　(3) 膵の限局性の腫大

II．疑　診
1) 膵の異常エコー域
2) 膵領域の異常エコー域
3) 膵の限局性の腫大

III．要精査
1) 膵管拡張
2) 胆管拡張や胆嚢腫大

＊異常エコー域とは周囲の膵組織に比し輝度および分布が異なり，かつ境界を有する領域を指す．

1）浸潤性膵管癌 (invasive ductal carcinomas)

　　膵癌取り扱い規約の膵腫瘍の組織学的分類によると，浸潤性膵管癌は，表１のように分類されている．膵腫瘍の中で最も頻度の高い癌で，通常画像診断で膵癌と言われるものはほとんどが本症のことを指していることが多く，このうちほとんどが管状腺癌である．

　　膵癌の超音波による診断は，日本超音波医学会より診断基準(案)が出されているが(表２)[8]，大きく分けると，腫瘍自体の所見と腫瘍による間接所見に分けられる．膵は前回にも述べたが後腹膜臓器で描出しがたい臓器でもあり，間接所見のみから発見されることもある．浸潤性膵管癌は，充実性腫瘍であり，比較的早期で小さな場合には内部エコーの比較的均一な低エコー腫瘤として描出されることが多い．しかし腫瘍が大きくなり腫瘍内に出血・壊死を伴う症例では内部エコーも不均一になり囊胞状の部分を含む症例もある．腫瘍辺縁は不整形で境界も不明瞭なことも多く，膵の限局性の腫大としか所見が得られないこともあるが，これは癌が浸潤性に発育することや癌の周囲に随伴性の膵炎が生じるためと考えられる．また，腫瘍が膵外に進展し大きな腫瘍として発見される場合は，周囲のリンパ節と一塊となった不整形の低エコー腫瘤として描出され，他の悪性腫瘍のリンパ節転移との鑑別が困難になることもある．

　　間接所見としては膵管の所見が中心となるが，小さな膵管癌の場合，腫瘍自体は描出されずに膵管の拡張が指摘されるのみで，精査の結果はじめて癌と診断される症例もあるため膵管の所見は特に重要である．膵管の拡張は３mmを超えるようになると精査の対象としているが，拡張の程度は慢性膵炎のような広狭不整を伴う拡張ではなく，内圧の上昇を反映した直線的な拡張が特徴である．つまり，腫瘍の閉塞により尾側の膵管が拡張するため，膵管全体が拡張しているのではなく，ある部分から尾側の膵管が急峻に拡張していることが特徴である．

　　図16に膵体部の腫瘍径が約18mmと比較的小さな膵管癌の症例を呈示する．小さな腫瘍であるため内部エコーは比較的均一であるが尾側膵管の内圧の高さを反映した拡張を呈している．

　　図17に膵頭部の症例を呈示する．この領域に発生した場合，膵管の拡張のみではなく総胆管の拡張も伴い，閉塞性黄疸を呈することもある．このような症例では，下部胆管癌との鑑別が困難となる症例も多いが，胆管と膵管の閉塞部位と狭窄の形によりある程度は鑑別がつく．

　　膵管，胆管以外の所見としては，進行症例で特に重要となるが，周囲臓器への直接浸潤，周囲のリンパ節転移，脾動脈を始めとする周囲動脈への浸潤，脾静脈・上腸間膜静脈・門脈への浸潤，これに伴う側副血行路や腹水の有無など浸潤範囲を観察し手術適応の有無を含め観察を行う．膵管癌は肝細胞癌のような動脈血流が豊富な腫瘍ではなくむしろ乏血性の腫瘍となることが多いため，カラードプラ検査は腫瘍内部の評価ではなく周囲の脈管の評価に役立つことが多い．

　　図18，19，20に，膵鉤部，膵体部，膵尾部の膵管癌の症例を呈示する．

　　膵鉤部の症例では比較的大きな腫瘍でも閉塞性黄疸をとならずに下方に発育することがあるため，特に縦走査で頭尾側方向の観察が重要となる．また，膵尾部癌は深部となるため超音波検査では描出しがたい部分となり，さらに間接所見となる尾側膵管の拡張は描出されないために尾部の腫大としか所見がとれず進行するまで発見されない症例もある．したがって膵尾部の観察は，左の肋間走査の時に脾臓越しにも観察するよう心がけることが重要である．

腹部エコーを視て・診る

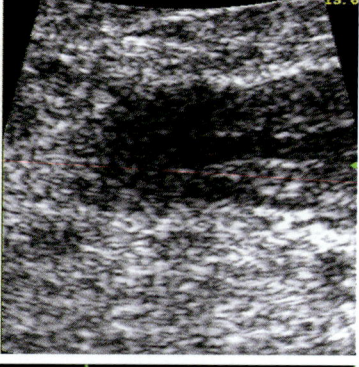

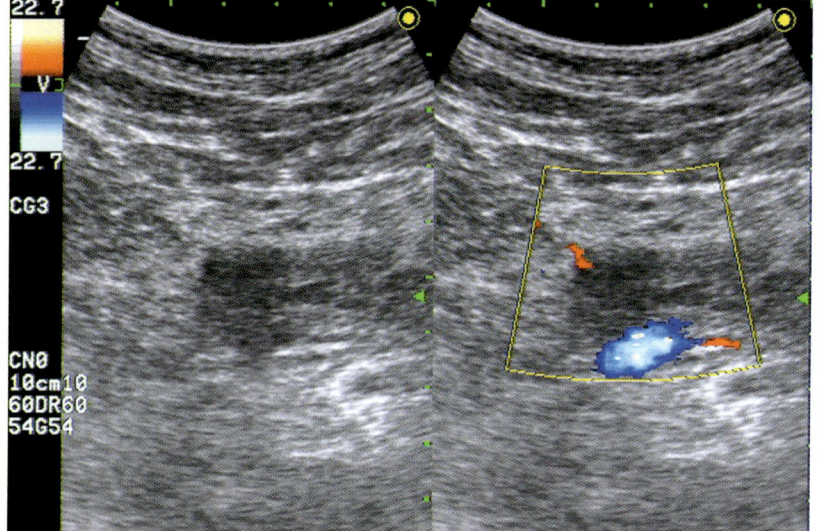

図16 浸潤性膵管癌

腹部超音波検査（a：B-mode像，b：B-mode拡大像，c：CFM像），腹部CT検査(d：単純，e：動脈優位相，f：門脈優位相)，g：ERCP像，h：腹部血管造影検査

膵頭部に 18mm の低エコー結節を認め（↓），尾側膵管の拡張を認める．腹部CT検査では腫瘍は乏血性のため動脈優位相でＬＤＡとなる．ERCPでは膵頭部主膵管の狭窄と尾側の拡張を認める．腹部血管造影では明らかな血管の不整像は認めていない．

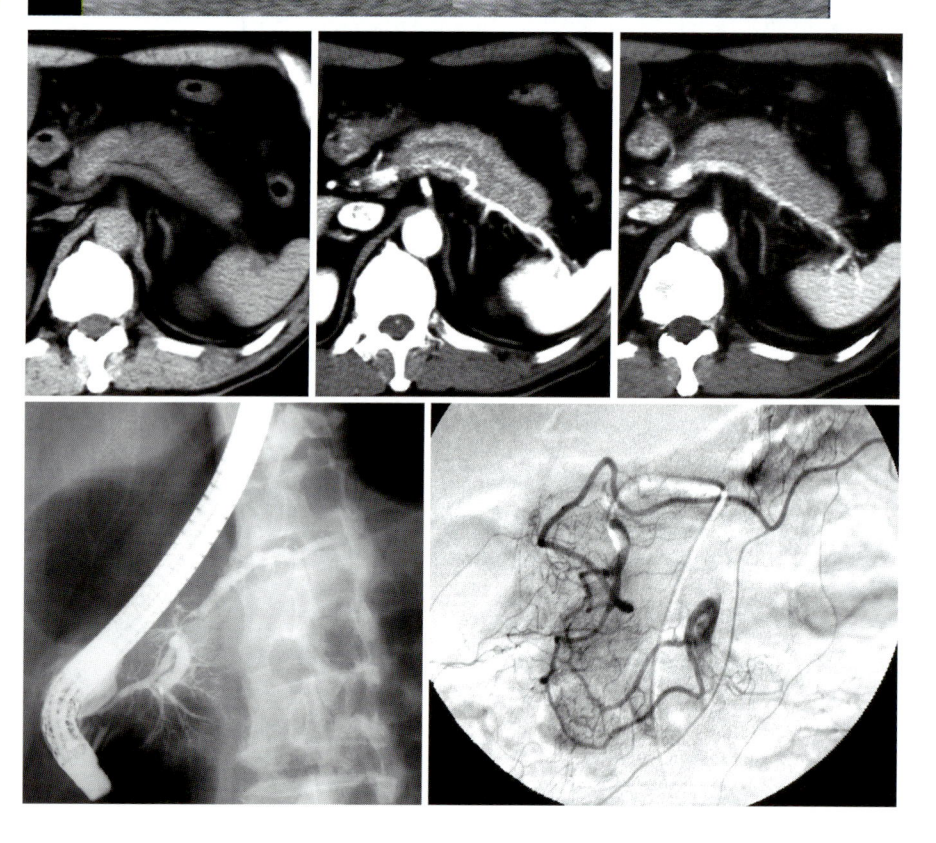

IX. 膵疾患の超音波画像

193

a	b
c	d
e	f	g
h	i

a～d：腹部超音波検査（a：正中横走査，b：拡大像，c：右季肋下斜走査，d：右肋弓下走査）
e～g：腹部CT検査（e：単純，f：動脈優位相，g：門脈優位相）
h, i：切除標本（i：切片拡大像）

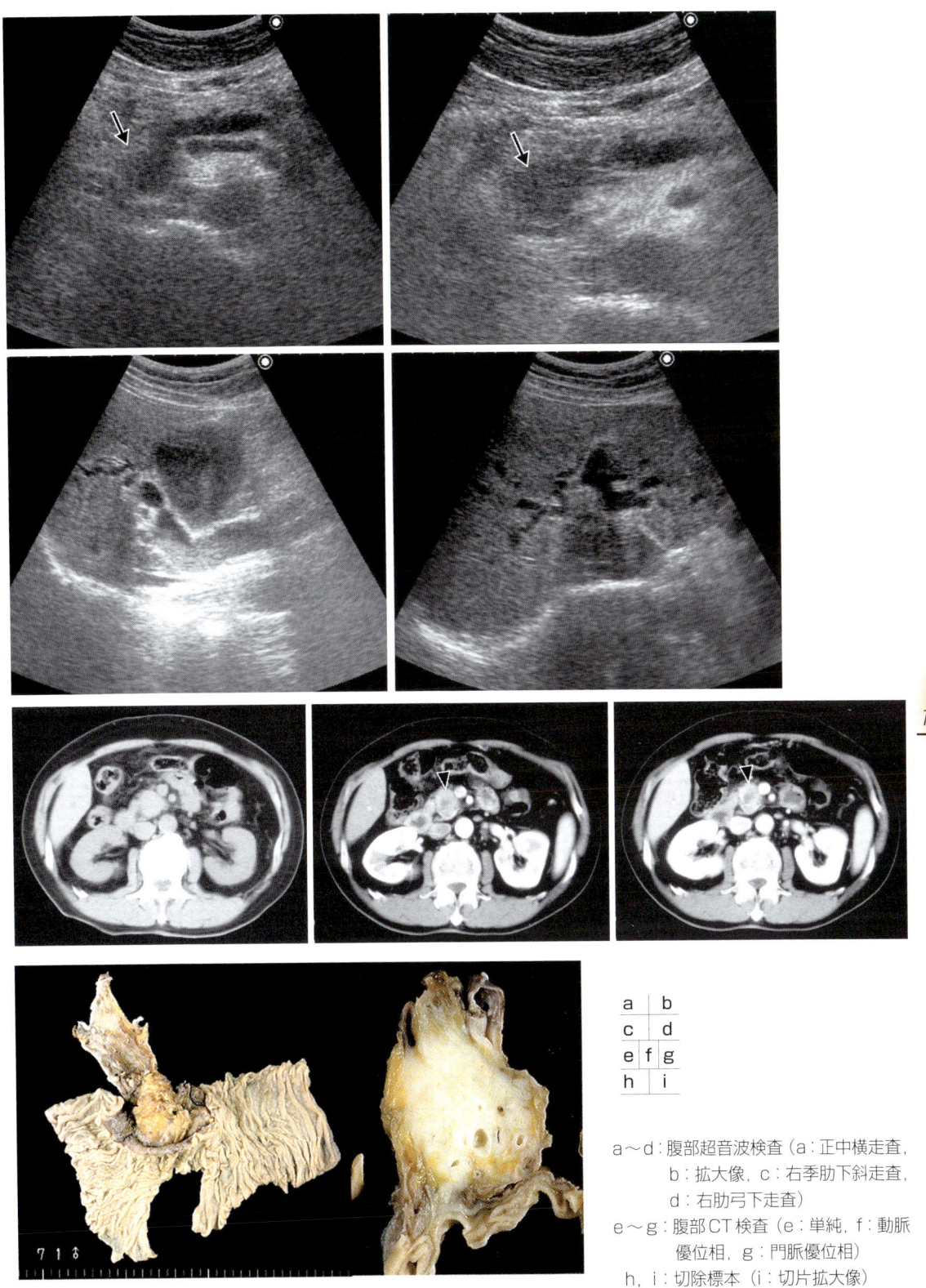

図17 浸潤性膵管癌（膵頭部）
　膵頭部に35mmの低エコー腫瘤を認め（↓），腫瘍による圧排により総胆管および肝内胆管の拡張を認め閉塞性黄疸を呈している．腹部CTでは，膵頭部から膵鈎部にかけて動脈優位相および門脈優位相で低吸収域となる部分を認め（▼）同部が腫瘍部と考えられた．同症例は切除により膵頭部の膵管癌と診断された．

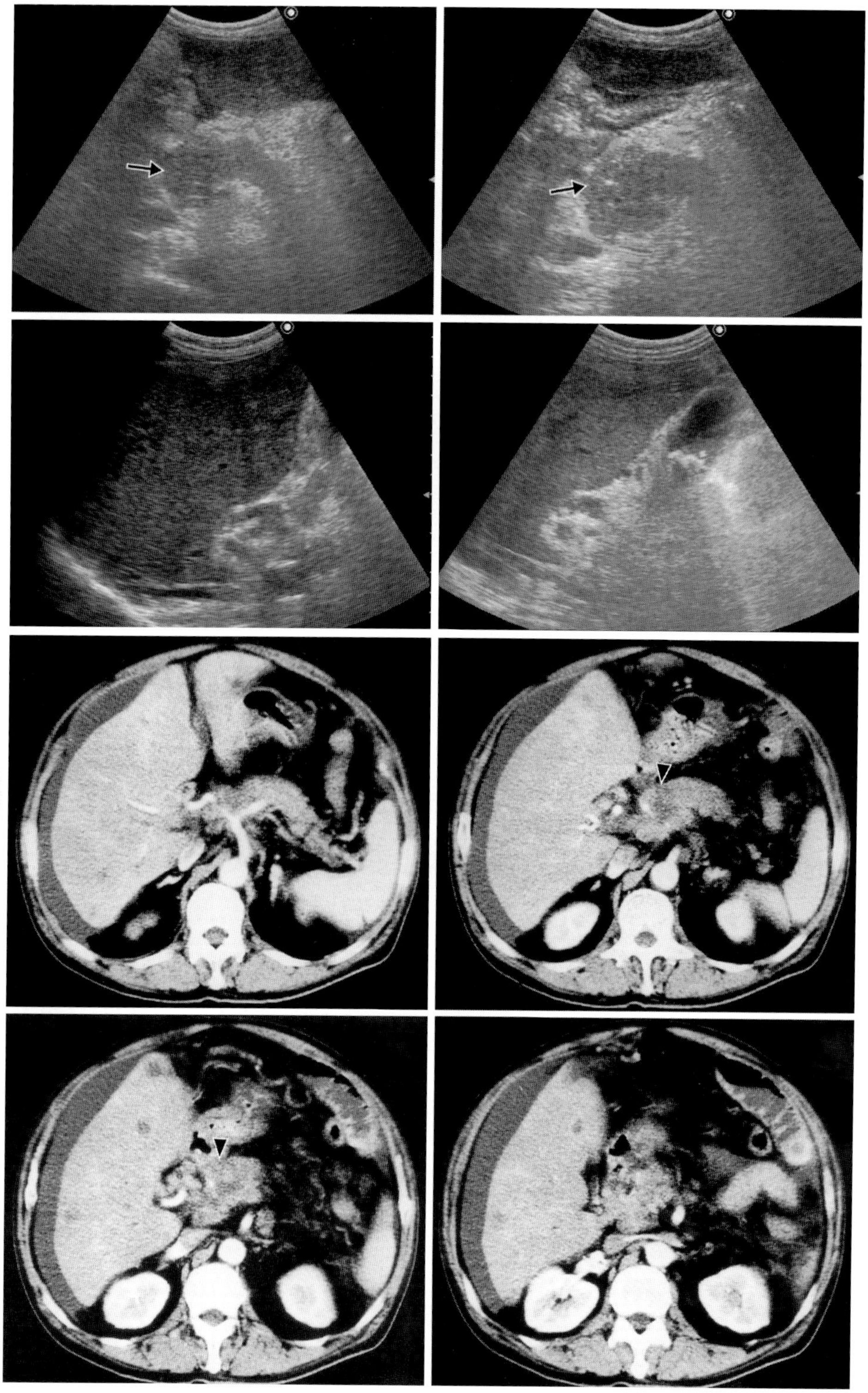

a	b
c	d
e	f
g	h

図 18　浸潤性膵管癌(膵鉤部)

a～d：腹部超音波 B-mode（a：正中横走査，b：拡大像，c：右季肋下斜走査，d：右肋間走査）
e～h：腹部 CT 検査動脈優位相

腹部超音波検査では，膵鉤部に約 40mm の境界不鮮明な低エコー腫瘤を認めるも（↓），膵管，総胆管の拡張は認めない．造影 CT 検査では下大静脈に接して膵鉤部に造影効果を認めない腫瘍性病変を認める（▼）．肝内に多発する転移巣，腹水を認めるが，肝内胆管，総胆管，膵管の拡張は認めない．

IX. 膵疾患の超音波画像

a	b
c	d
e	f	g
h	i

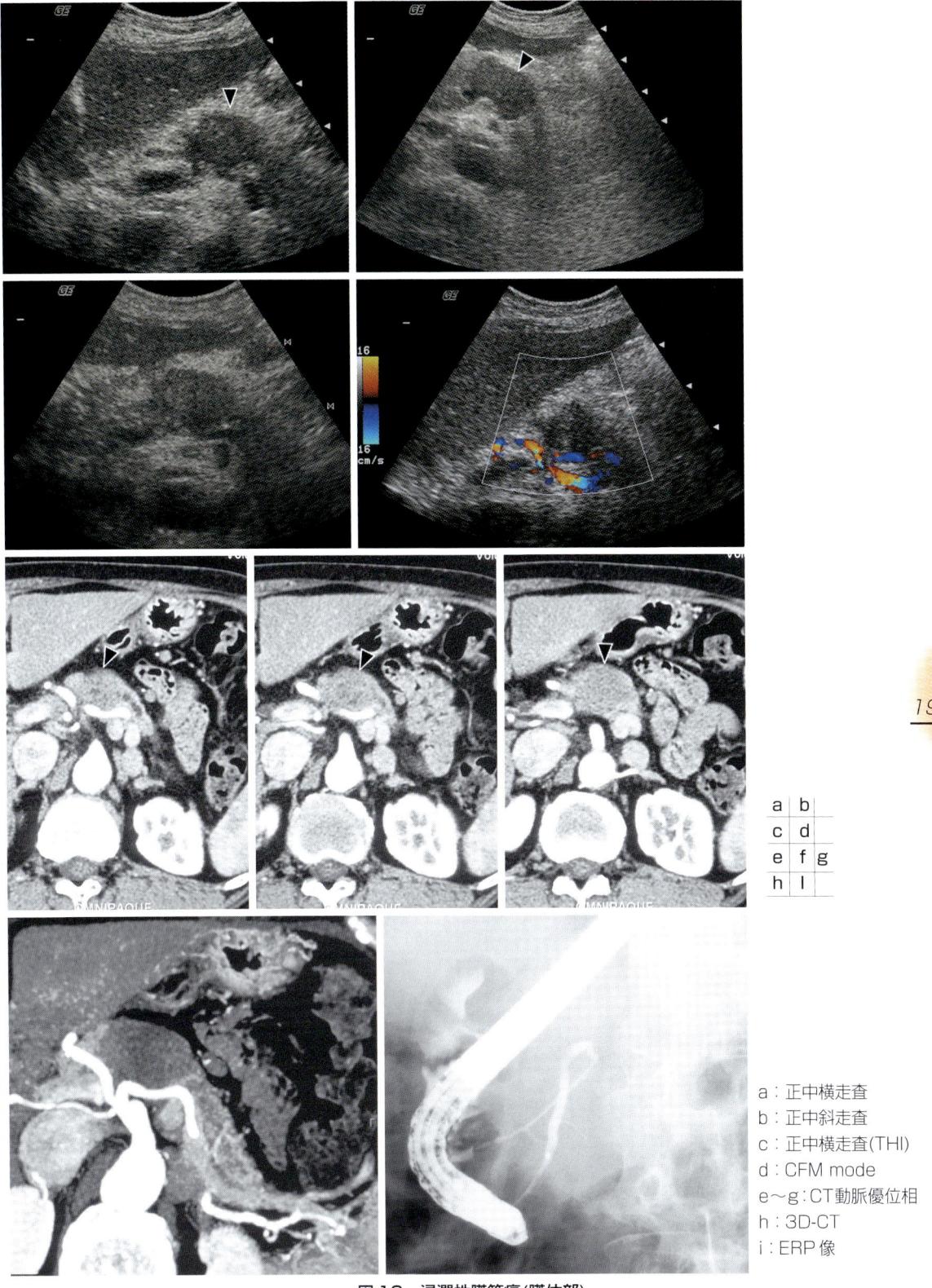

a：正中横走査
b：正中斜走査
c：正中横走査(THI)
d：CFM mode
e〜g：CT動脈優位相
h：3D-CT
i：ERP像

図19　浸潤性膵管癌(膵体部)

　腹部超音波検査では，膵体部に約35mmの低エコー腫瘤を認め（▼），カラードプラでは腫瘍内に血流シグナルは認めず，近傍の脈管の血流は保たれていた．

　造影CT検査では，膵体部に造影効果を認めない約40mmの腫瘍性病変を認め（▼），腫瘍末梢側の主膵管の拡張を認めた．3DCTでは腹腔動脈，上腸間膜動脈は保たれていた．ERCP像では，体部で主膵管の途絶を認め，圧をかけることで副膵管が造影された．

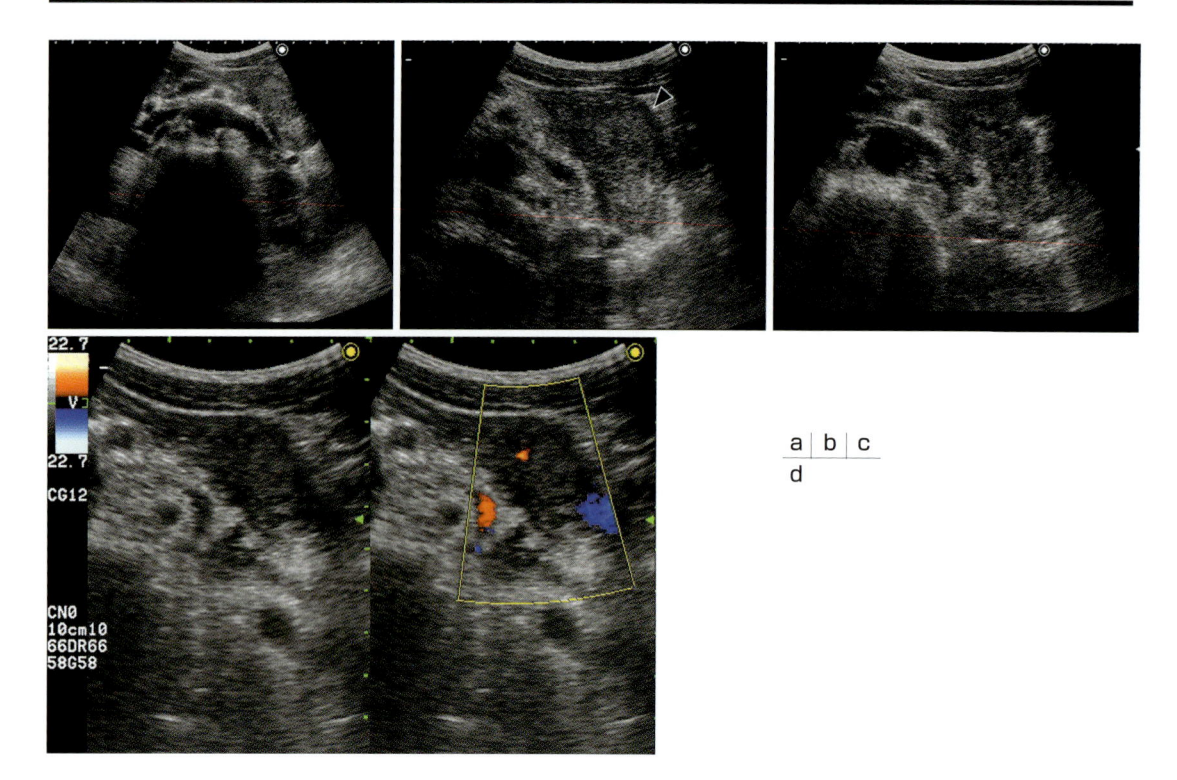

図20 浸潤性膵管癌（膵尾部）
腹部超音波検査 B-mode 像（a：正中横走査，b：正中斜走査拡大像，c：正中斜走査拡大像）
d：CFM 像
腹部超音波検査では膵尾部にφ65×40mmの等〜やや高エコーな腫瘍を認めた（▼）．
腫瘍内の膵管の不整像を認めるも，尾側膵管の拡張は認めなかった．カラードプラ検査では内部に点状血流を認めるのみであった．

2）内分泌腫瘍

　内分泌腫瘍は，islet cell tomor，ラ氏島腫瘍とも呼ばれホルモンの産生の有無により，機能性(functioning)，非機能性(non-functioning)に分類される．産生するホルモンにより，インスリノーマ，ガストリノーマ，グルカゴノーマ，バイポーマ，ソマトスタチノーマ，PPオーマ，などがありそのホルモン産生の程度により様々な症状を呈する．

　超音波像の特徴としては，比較的境界明瞭の低エコー腫瘤として描出され内部エコーも比較的均一であることが多い．内分泌腫瘍の場合には腫瘍の大きさにより症状が強く出現するわけではなく，ほんの数mmの腫瘍であっても機能的であれば強い症状があり，内分泌腫瘍が疑われていても腫瘍がなかなか描出できないこともある．反対に非機能性腫瘍の場合には発見動機がなく，大きい腫瘍で発見されることもあるが，大きな腫瘍では内部に嚢胞部分や石灰化を伴うことがあり，膵癌やsolid and cystic tumorとの鑑別が困難となることもある．内分泌腫瘍でも悪性化の症例があり，特に非機能性腫瘍の場合には癌の合併率が高いとも言われており，膵癌同様手術適応も含めて周囲臓器の観察も丁寧に行う必要がある．

　図21に症例を呈示する．

IX. 膵疾患の超音波画像

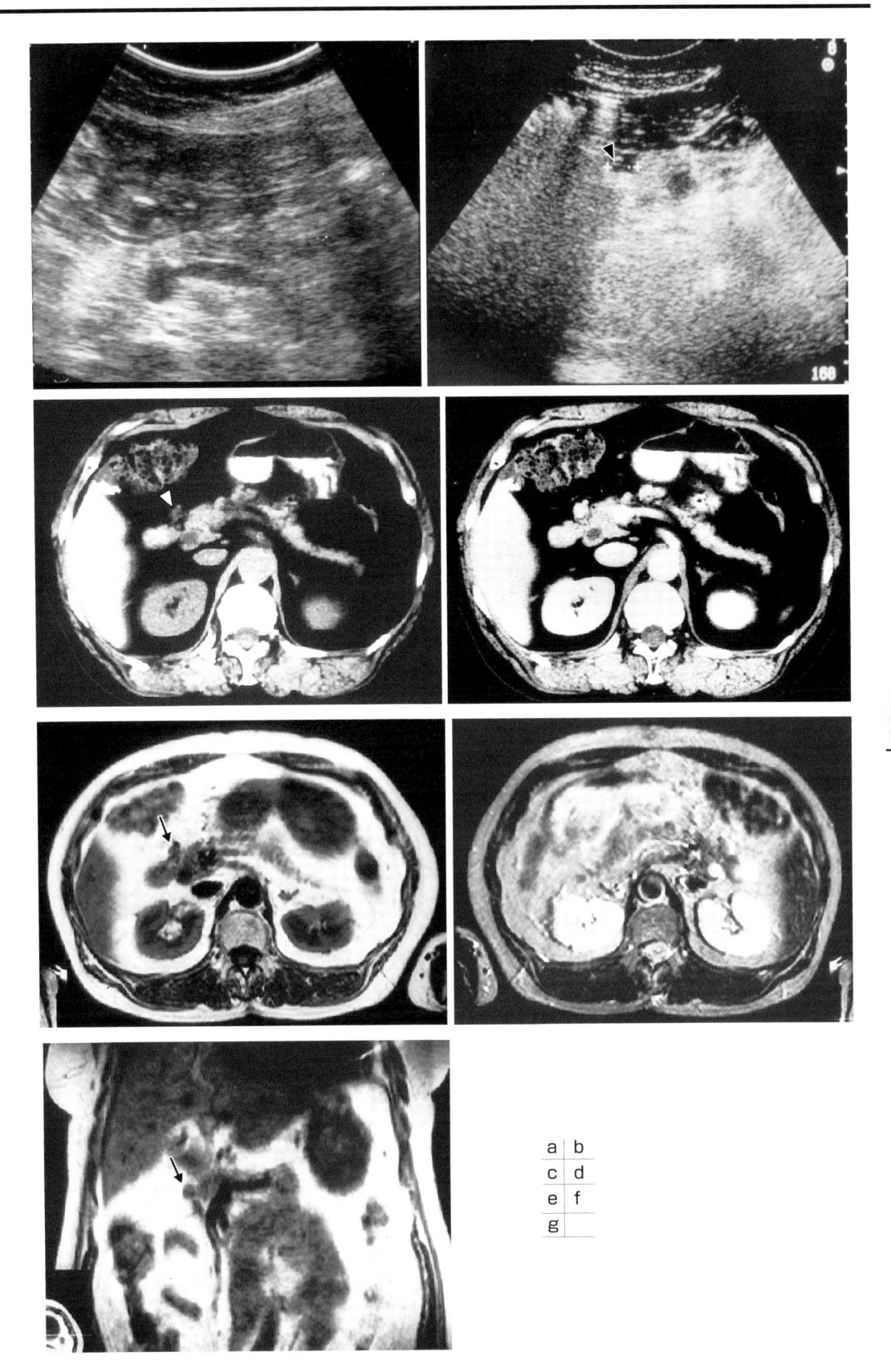

a	b
c	d
e	f
g	

図21a～g (図説明次頁)

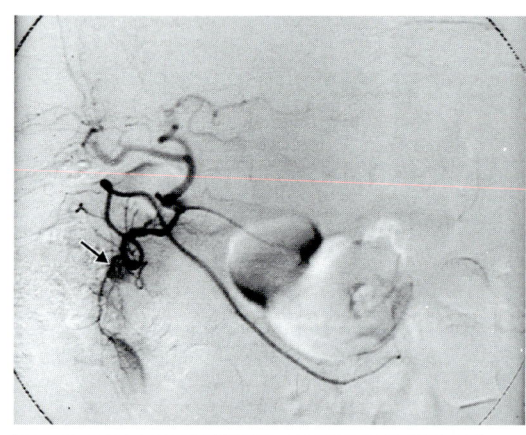

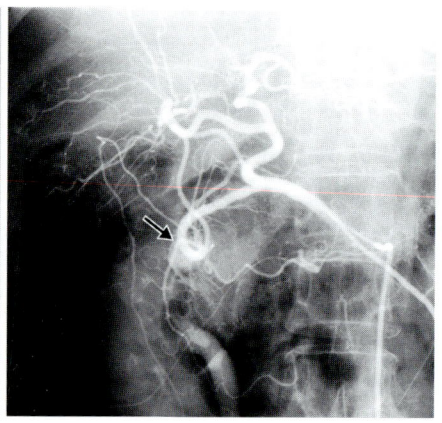

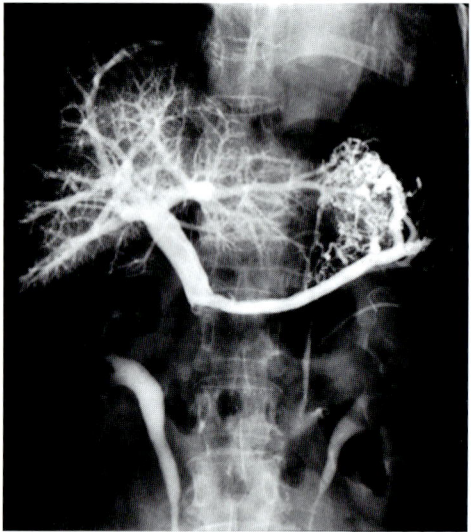

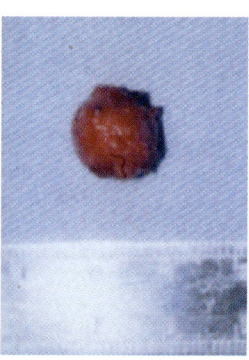

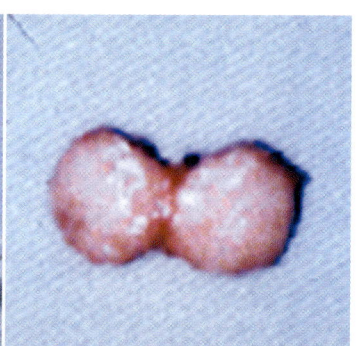

図21　内分泌腫瘍(インスリノーマ)

腹部超音波検査(a:正中横走査, b:正中縦走査)
腹部CT検査(c:単純, d:動脈優位相), 腹部MRI検査(e:T1強調像, f:ガドリニウム造影像, g:T1強調像矢状断), h, i:腹部血管造影検査, j:経皮経肝門脈造影, k, l:切除標本

　腹部超音波検査では一見正常に膵は描出されるが, プローブを充分に振ることで, 膵頭部腹側にφ10mmの低エコー腫瘤が描出された(▼)(b). 造影CT検査では同部位に比較的よく濃染されるφ10mmの腫瘤性病変を認めた(▽)(c). MRI T1強調像では同部位はlow intensity massとして描出され(↓)(e〜g), Gd造影で濃染された. 胃十二指腸動脈造影で腫瘤濃染を認めた. 診断のため経皮経肝門脈造影を行い, 門脈血を採取しインスリン濃度の測定を行った. 切除標本ではφ10mm, 類円形の腫瘤で, 割面は乳白色を呈していた.

　以上, 膵疾患の超音波像を解説した. 膵は正常でもうまく描出しにくい臓器でもあり異常所見を捉えにくいが, 炎症性疾患の場合には, 重症度の判定, 合併症の有無など治療のタイミングを逃さないための経過観察としても重要である. また症状を伴わないような症例や腫瘍性病変の早期発見に対して超音波の占める役割は大きい. できるだけ周囲の解剖を理解し, 膵管や脈管など超音波で描出しやすい部分を目安にオリエンテーションをつけるようにするとともに, 描出に不安を感じた際には体位変換や脱気水の飲水などの手間を惜しまずに検査をするよう心がけることが重要である.

文　　献

1) 内藤聖二, 笹本和啓：解剖・組織. 膵臓の病気, pp.21-34, 中外医学社, 1979.
2) 日本膵臓学会編：膵癌取り扱い規約, 第4版, 金原出版, 1993.
3) 小川道夫, 広田昌彦, ほか：重症膵炎全国調査.「厚生省特定疾患消化器系疾患調査研究班難治性膵疾患分科会. 平成10年度研究報告」, 1998.
4) Lin Y, Tamakoshi A, Matsuno S, et al : Nationwide epidemiological survey of chronic pancreatits in Japan. J Gastroenterol 35：136, 2000.
5) 日本膵臓学会慢性膵炎臨床診断基準検討委員会：慢性膵炎臨床診断基準検討委員会最終報告. 膵臓　10：ＸＸ=cd=70d5, 1995.
6) 山口武人, 税所宏光, 石原　武, ほか：膵仮性嚢胞の治療. クリニカ 21(5)：351-355, 1994.
7) 日本膵臓学会編：膵癌取り扱い規約, 第4版, 金原出版 1993.
8) 日本超音波医学会用超音波診断基準に関する委員会：膵癌診断基準(案). 超音波医学 19：553, 1992.
9) Kimura W, Sasahira N, Yoshikawa T, et al : Duct-ectatic type of mucin Hepato Gastroenterol 43：692, 1996.
10) 竹内正編集：膵臓病学, 南江堂.

X

脾疾患の超音波画像

The ultrasound image of spleen disease

　脾臓は，腹腔の左上深部に存在し，長楕円形100g前後の臓器である．膵尾部と接し脈管系が集合する脾門部により固定されており，前方では胃，下方では横行結腸と左腎に接し，構造的にはリンパ組織である白脾髄と血管構築からなる赤脾髄により形成されている[1]．脾臓を撮影する際には，まず始めに撮影方法が施設により少し異なるため注意をする必要がある．それは，左肋間走査のみ画面の右側を頭側とし脾臓を描出する場合と，他の肋間走査と同様に画面の左側を頭側とし脾臓を描出する場合があることである．画面の左側を統一して頭側にした方が理解しやすいとも考えるが，当施設では脾臓を画面の右側に描出している．その理由としては，静止画で画像を見直すときにボディマークが無くても左肋間走査の写真であると分かりやすいからである．つまり，脾臓の内部エコーは比較的均一な実質エコーで肝臓のエコーレベルと似ており，脾腫症例などで画面の左側に脾臓を撮ると一枚の静止画像では肝臓との区別がつき難い症例が存在するためである．超音波検査は常に客観性の低さが問題となっており，画像から第三者にも左肋間走査であることを分かりやすくするために，左腎も含め画面の右側を頭側として撮影している．つぎに脾の代表的な症例を提示しその超音波所見の解説を行う．

1. 脾　　腫

　若年者では脾腫を呈していることがあり，常に異常とは言えない．脾腫を呈する疾患としては，門脈圧亢進症，右心不全，血液疾患，感染症，代謝性疾患など様々であり，進行度と大きさが相関しているわけでもなく脾臓のエコー像のみでは原因は鑑別できないことが多い．脾腫の測定方法(spleen index：SI)にもいくつかあるが，簡単に言うと通常の走査画面で脾臓が一画面からはみ出すようになると腫大と考えられる．脾臓は常に臓器全体が描出できるわけではなく，われわれの施設では最も簡便であると考えられる大藤らの方法に準じてSIが20以上を脾腫として扱っている(図1)．

　脾腫が門脈圧亢進症により見られる場合には，単に腫大の有無のみでは無く脾門部を良く観察し，脾腎シャントや短胃静脈などの側副血行路の有無も観察することが大切である．また，内部エコーが点状〜線状のstrong echoが散在していることがありGamna-Gandy結節と呼ばれる(図2)．これは，出血によるヘモジデリンや微小石灰化の沈着によるものと言われている．

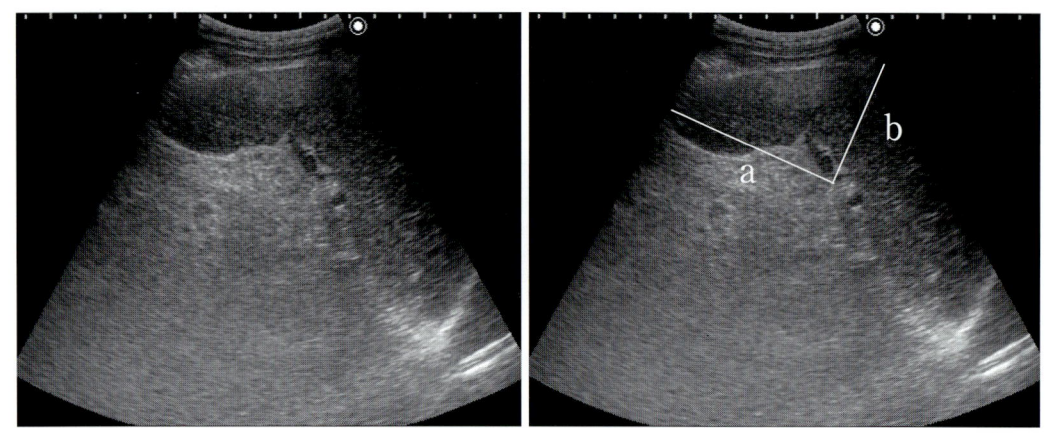

図1 脾腫の計測(大藤らの計測)
B-mode(左肋間走査)脾門部より下端に結ぶ線(a)とその線と直角に脾臓辺縁までの長さ(b)の積をSI(spleen index : SI)とし，SI＝a×b≧20，を脾腫とする．

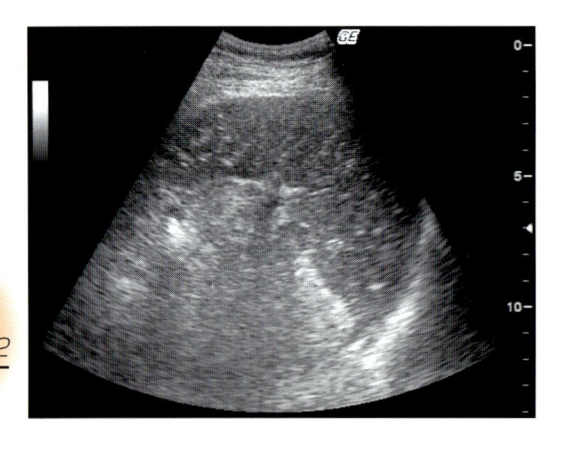

図2 Gamna-Gandy結節
B-mode(左肋間走査)門脈圧亢進の際の脾臓に見られ点状，線上の高エコーが特徴である．

　脾は造血組織でもあり血液疾患に伴い脾腫を呈することも多く，特に慢性骨髄性白血病では著明な腫大を呈することが知られている．

1) 副　　　脾

　正常の約10％の症例に認め，副脾があるからといって特に異常というわけではない．脾門部近くに類円形の境界明瞭な低エコー腫瘤として描出され脾動脈などに沿って存在することが多い(図3)．脾門部のリンパ節転移や血栓化した動脈瘤との鑑別がポイントとなる．

2) 脾 梗 塞

　何らかの原因により脾動脈が梗塞を起こした病態である．超音波像の特徴としては，抹消に向かう楔状(三角形)の低エコー領域が挙げられる．同部の内部エコーは発症してからの時期によっても異なるが，点状〜線上の高エコーを認めることがあり膿瘍との鑑別が困難となることもある．急性期では周囲に腹水などを伴うこともあるが，ある程度時間が経った症例では同部が萎縮するために瘢痕化し脾臓の変形を呈するようになる．
　図4に急性膵炎後の脾梗塞と図5に脾機能亢進症状に対して行った脾動脈塞栓療法後の超音波像を呈示する．

X. 脾疾患の超音波画像

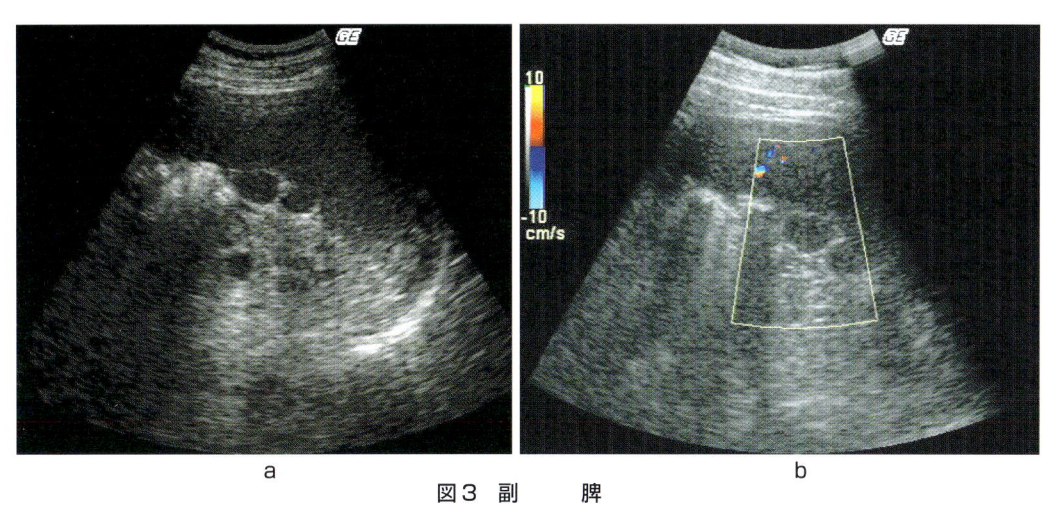

図3　副　脾
　a．B-mode(左肋間走査), b．カラードプラ
　脾門部に類円形の低エコー結節として描出される．単発であることが多いが多発する症例もある．

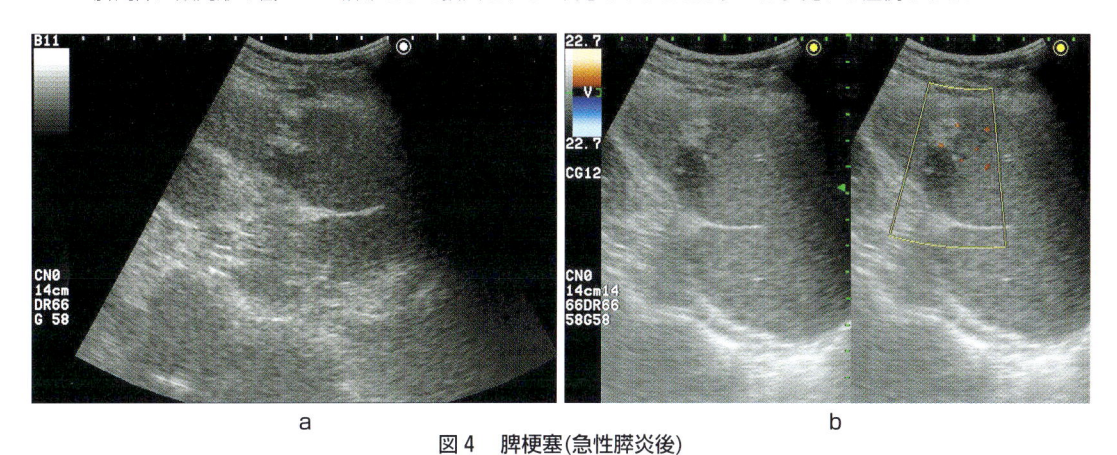

図4　脾梗塞(急性膵炎後)
　a．B-mode(左肋間走査), b．カラードプラ
　ある程度時間がたったものでは本症例のように脾の変形を伴う．また病変部は高エコーの部分や一部 AS を伴うこともある．

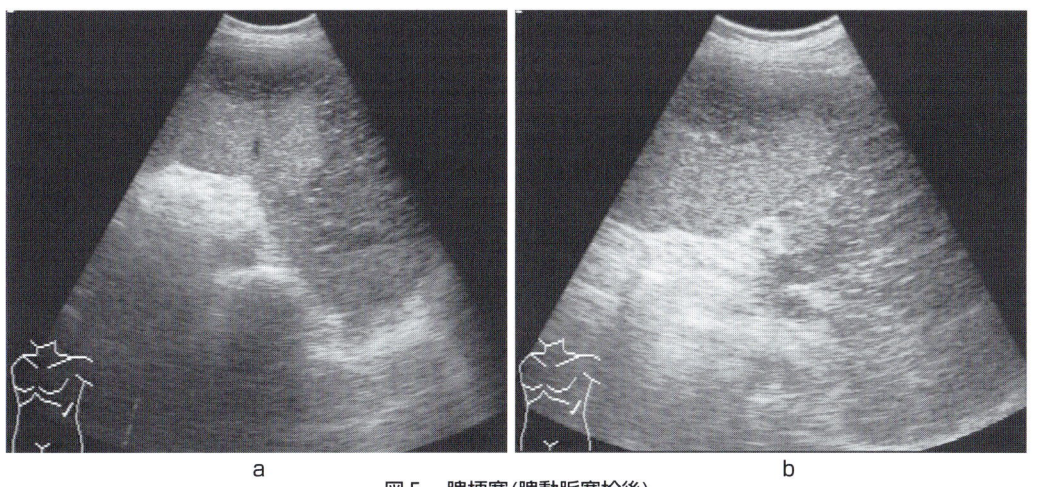

図5　脾梗塞(脾動脈塞栓後)
　a．B-mode(左肋間走査), b．拡大像．
　脾機能亢進のために脾動脈塞栓術を行った後の超音波像である．いわば医原性の脾梗塞である．脾の頭側から外側にかけての低エコーの区域が梗塞部であり，囊胞性病変とは異なり内部に点状の実質エコーも観察される．

2．脾腫瘍性病変

1）脾嚢胞

　脾臓にできる嚢胞の多くは嚢胞壁に上皮のない偽嚢胞である．他臓器の嚢胞と同様超音波所見としては，内部が無エコーの境界明瞭な類円形の占拠性病変と後部エコーの増強(PEE)，外側側方陰影(LS)が特徴でありしばしば壁の石灰化を示すstrong echoを有している(図6)．多発例や多房性の嚢胞も存在するが，この様な場合には寄生虫疾患やリンパ管腫との鑑別が必要となる．また嚢胞内の出血や感染により内部エコーを有し腫瘤性病変との鑑別が困難となる症例もあり，この様な症例では，膵仮性嚢胞との鑑別が必要となる．

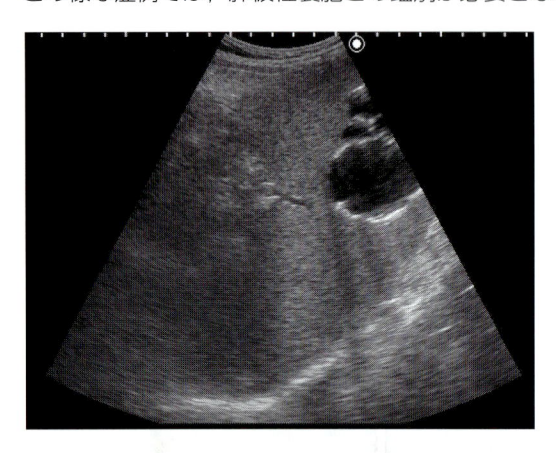

図6　脾嚢胞
　B-mode(左肋間走査)多臓器の嚢胞と同様内部エコーは無エコーである．本症例は壁の石灰化のためにstrong echoを呈している．

2）脾リンパ管腫

　脾臓はリンパ管の発達が悪いためリンパ管腫の頻度は低い．組織学的には内皮細胞を有する嚢腫状管腔内に漿液が入ったものであり，超音波像では内部エコーが無エコーの嚢胞性病変と捕らえられ，単発であれば脾嚢胞との鑑別が困難な所見であるが，多発することが多く多房性嚢胞のような形態を呈するのが特徴である(図7)．

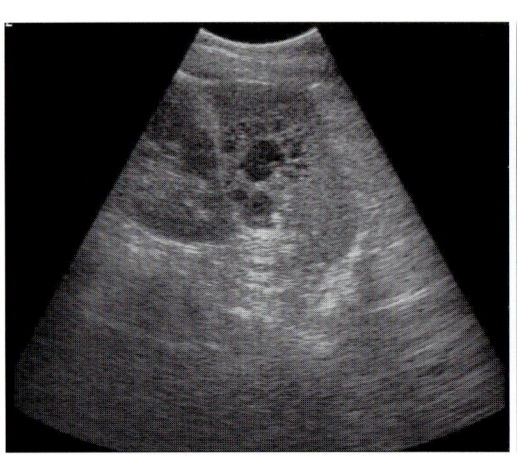

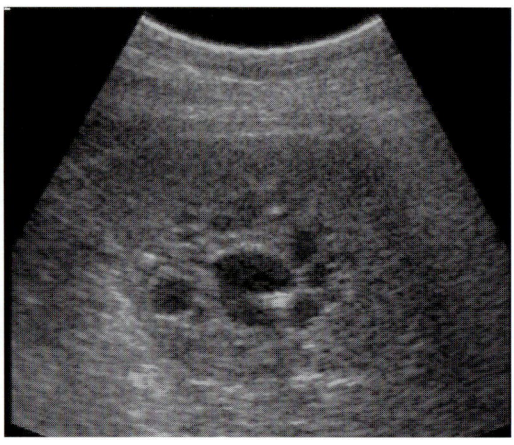

a　　　　　　　　　　　　　　　b
図7　脾リンパ管腫(a, b)

X. 脾疾患の超音波画像

c　　　　　　　　　　　　d　　　　　　　　　　　　e

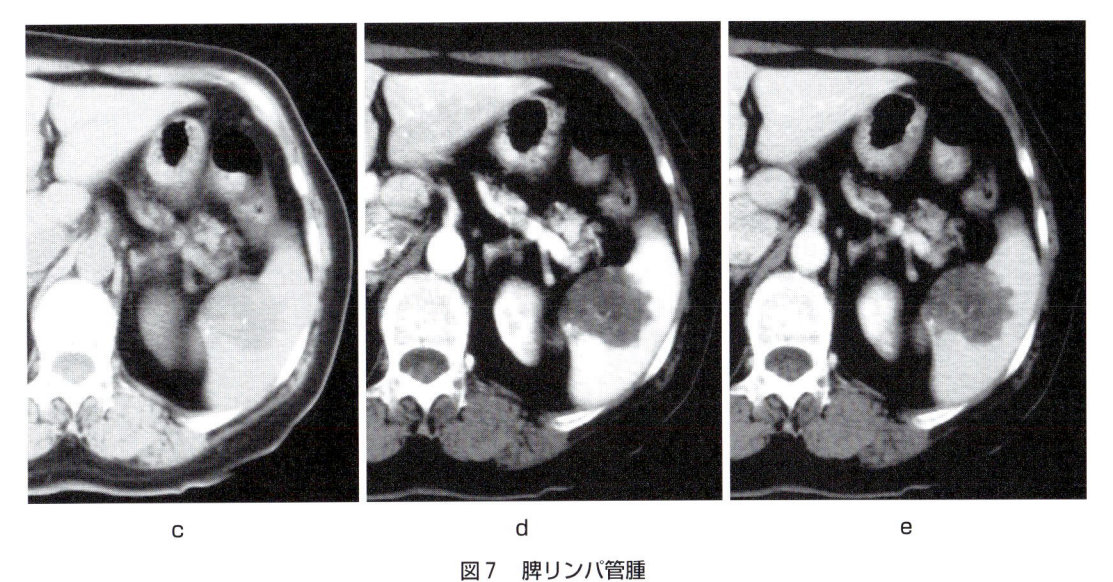

図7　脾リンパ管腫
a．超音波 B-mode 像(左肋間走査)，b．拡大像，c．CT(単純)，d．CT(動脈優位相)，e．(門脈優位相)
小さな囊胞が多数集合した形を取っている．CTでは境界凹凸の低吸収域を呈しており，造影効果は認めない．

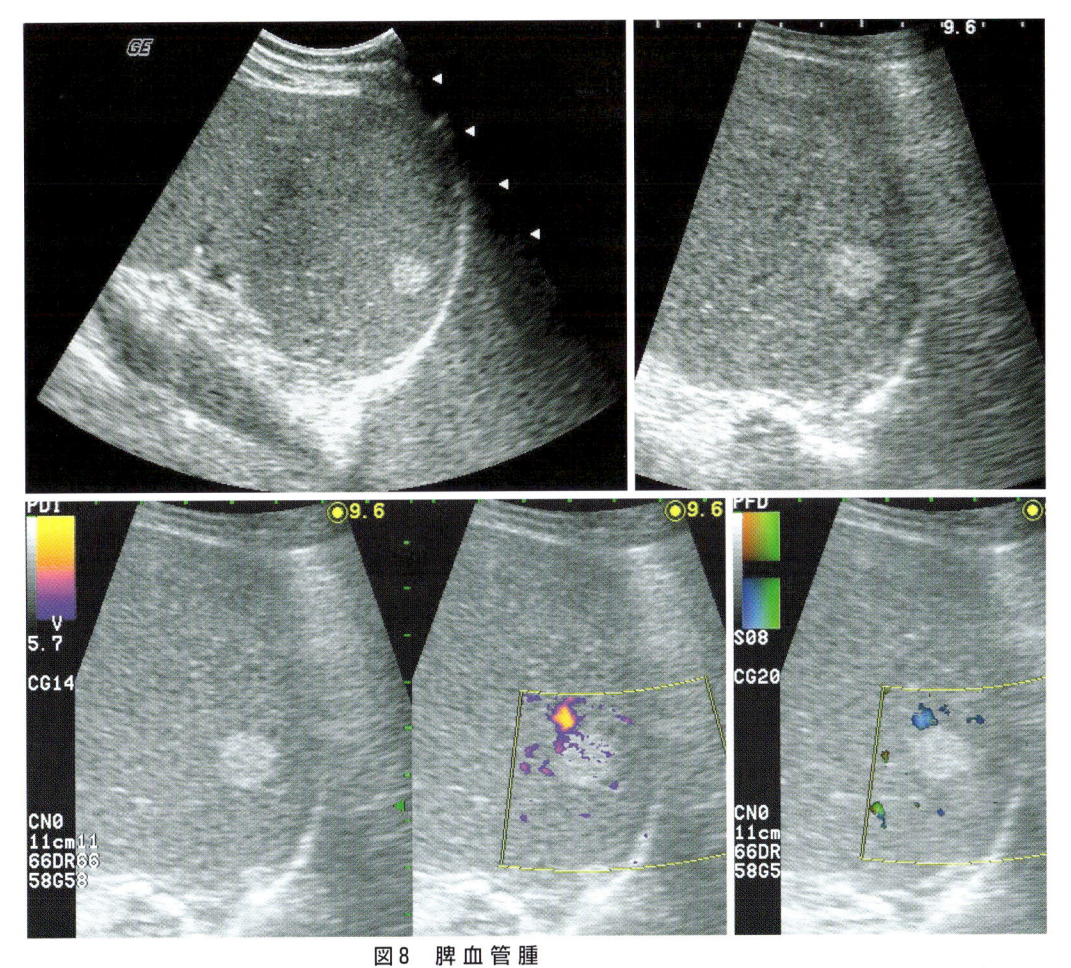

図8　脾血管腫
a．B-mode(左肋間走査)，b．拡大像，c．パワードプラ，d．PFD
脾上極よりに約15mmの境界明瞭な高エコー結節を認めている．カラードプラでは内部に強い血流シグナルは認めない．

a	b
c	d

3) 脾血管腫

血管腫はどの臓器にも合併する可能性があり，脾の良性腫瘍の中でも最も頻度が高い．特に脾に発生したものに組織学的な特徴はなく原則としては，肝血管腫の超音波像と変わらない．多くは比較的境界明瞭な類円形の高エコー結節として描出されるが(図8)，多発例や，出血，変性壊死などの変化に伴い内部が一部無エコーとなり高低エコーの混在する症例，石灰化を伴う症例も存在する．

4) 転移性脾腫瘍

脾に原発する腫瘍は比較的稀である．悪性疾患の全身転移症例などでは，肝より頻度は低いものの転移性の脾腫瘍を認めることがある．図9に腎癌の術後経過中に発見された転移性脾腫瘍の症例を提示する．本症例のように単発の症例もあるが，悪性リンパ腫の脾転移(図10)のように多発する症例もある．

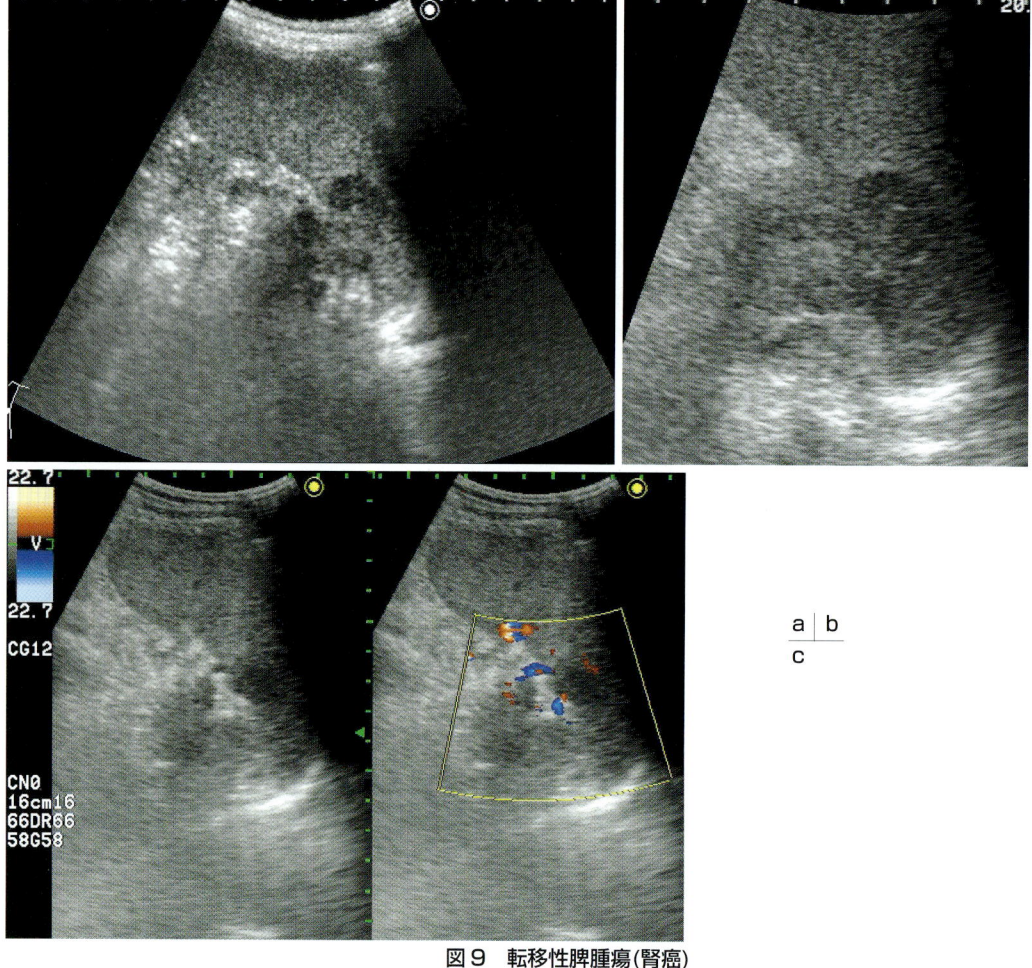

図9　転移性脾腫瘍(腎癌)
a．B-mode像(左肋間走査)，b．拡大像，c．CFM
　腎癌の術後経過中に観察された症例である．脾門部に単発で内部エコーが高低エコーの混在した不正形の腫瘍を認めている．ドプラで腫瘍部および脾門部を観察しているが腫瘍内の血流増加もなく，脾静脈への明らかな浸潤も認めていない．

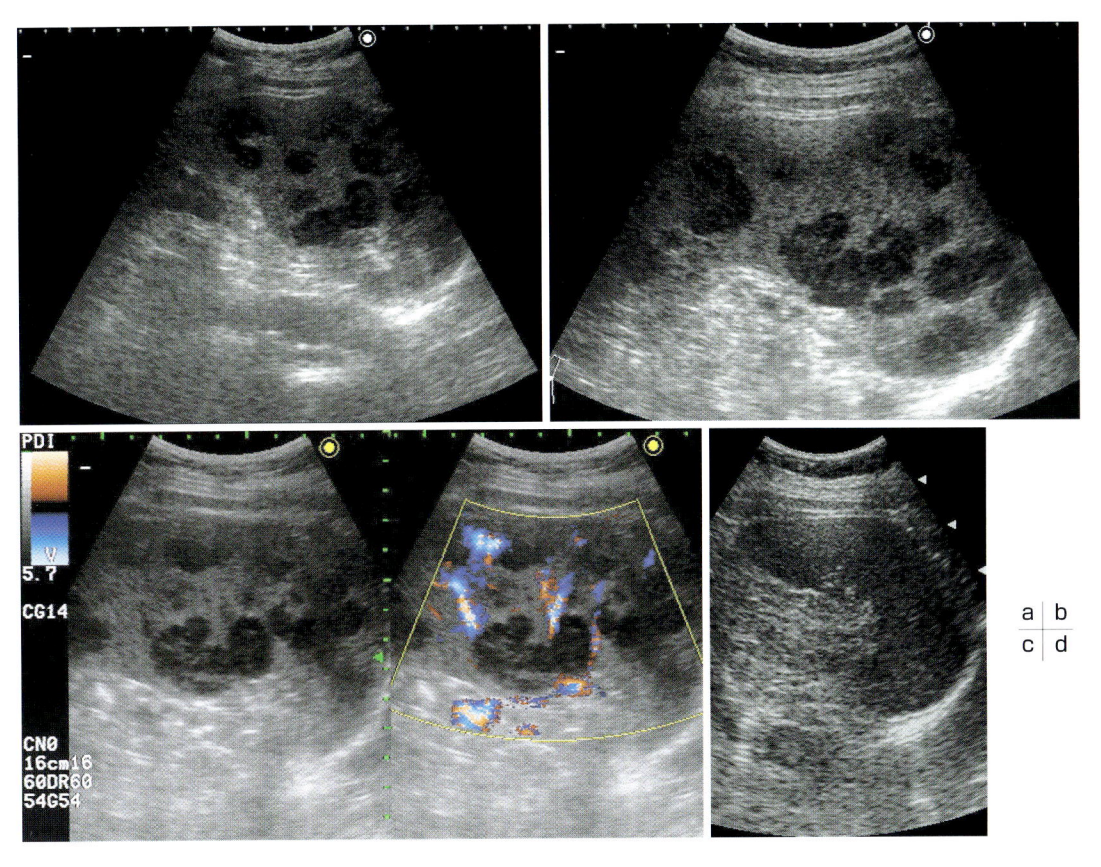

図10 転移性脾腫瘍(悪性リンパ腫)
a. B-mode像(左肋間走査)、b. 拡大像、c. PDI、d. 治療後のB-mode像
腫大した脾臓内に直径10〜20mm大の類円形の低エコー腫瘤が多発している．PDIでも通常の脈管は描出されるが，腫瘤内に流入するような血管は認めない．化学療法後では脾内の腫瘤は消失しており，脾臓の大きさも縮小した．

以上，脾疾患について解説を行った．脾自体の疾患は発生頻度は低く正常例では描出されない症例もあり，スクリーニング検査であまり時間をかける必要はないが，知らないうちに見逃されている疾患も多いため，検査を行う以上は脾腫の有無だけでなくある程度の知識は身につけておくことも重要である．

文　献
1) 石川栄世，遠城寺宗知編：外科病理学(第三版)．文光堂，1999．

XI 腎疾患の超音波画像

The ultrasound image of renal disease

　腎臓は後腹膜臓器であり，第11胸椎から第3腰椎に位置し，左腎では脾，膵尾部，結腸と接し，右腎では肝，十二指腸，結腸と接している．形態はそら豆状で正常の大きさは約10×5×3cmである．中心部に高エコーのCEC(central echo complex)といわれる腎盂腎杯，血管，腎洞部の脂肪より構成されている部分と，その周囲の皮質と髄質で構成される実質エコーの部分，脂肪・線維被膜からなる被膜エコーの部分からなる．腎中央には腎門部があり，腎動脈，腎静脈，腎盂尿管が集合している．腎動脈は大動脈より分岐し腎に入り区域動脈，葉間動脈，弓状動脈，小葉間動脈と分岐し動脈間の交通はほとんど見られない．腎は呼吸性の移動があり，約2～3cmは正常でも移動する．腎髄質は数個の腎錐体からなるが，腎錐体は時に腎嚢胞のように見えてしまうことがあるので注意が必要である．鑑別のポイントは規則的に並んでいる点や後部エコーの増強(PEE)がないことなどが挙げられる[1]．また腎錐体の間に皮質の腎柱(Bertin's column)が入り込んでいるが，肥大したものでは腎盂腫瘍のように見えてしまうことがある．円形ではなく半島状でエコーレベルが腎実質と同様で境界がなく，腎盂や腎杯などの周囲の変化がないことで鑑別を行う(図1)．

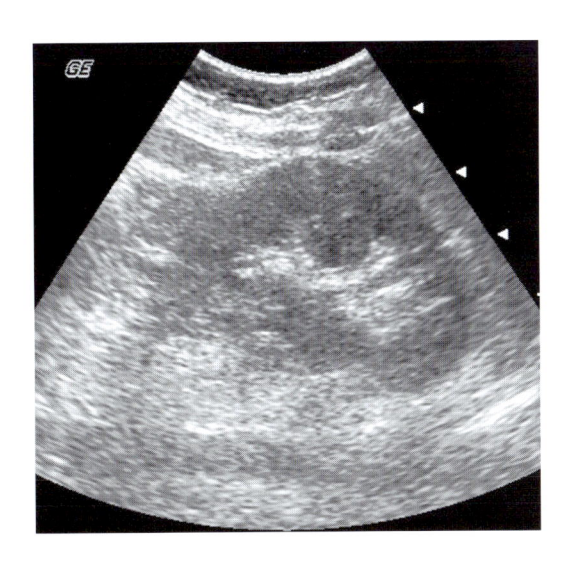

図1　ベルタン柱
B-mode像(左肋間走査).
肥厚したベルタン柱が腎盂内に突出すると一見腎盂腫瘍と間違えそうになるので注意をする．PEEが無いことや実質よりの境界がはっきりしない事が鑑別のポイントとなる.

このほかにも腎はいくつかの正常変異があり腫瘍との鑑別が問題となることがある．重複腎盂でCECが二分されるため中心の腎実質が腫瘍様に見えることや(図2)，分葉腎や左腎に見られる脾臓の圧迫によりできるdromedary hump(ひとこぶらくだ)では腎外に突出した腫瘍のように見えてしまうことがある(図3)．いずれの場合も腎実質とのエコーレベル・エコーパターンが正常の腎実質と同じであり，内側での境界がなく周囲脈管，腎盂，尿管への所見がないことなどが鑑別のポイントとなる．

また腎の下極が腹部大動脈，下大静脈の腹側で癒合しているものを馬蹄腎という(図4)．腎下極が内側に位置し描出しにくく，同部をよく観察すると峡部が描出され腹側からの走査も加え馬蹄腎と診断する．しかし，肋間走査のみでは気づきにくいこともあり常に腎の観察時には腎の全周をすべて観察するよう心がけることが重要である．

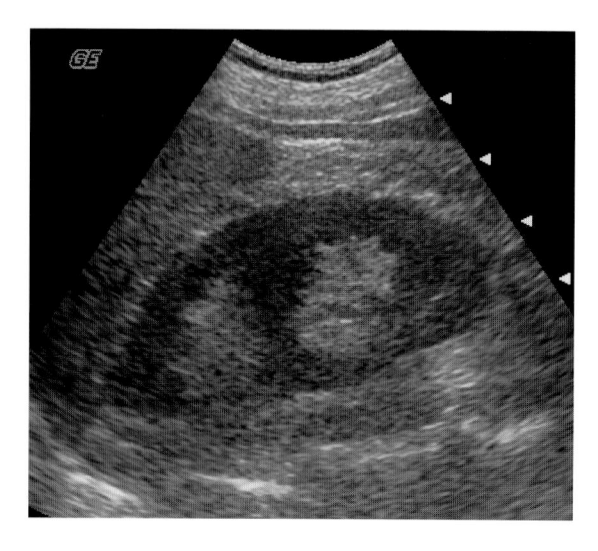

図2　重複腎盂
B-mode(右肋間走査)．
腎はやや長軸方向に腫大しており，二つに分かれた腎盂の間が実質エコーとなるために腫瘍のように見えてしまうことがある．

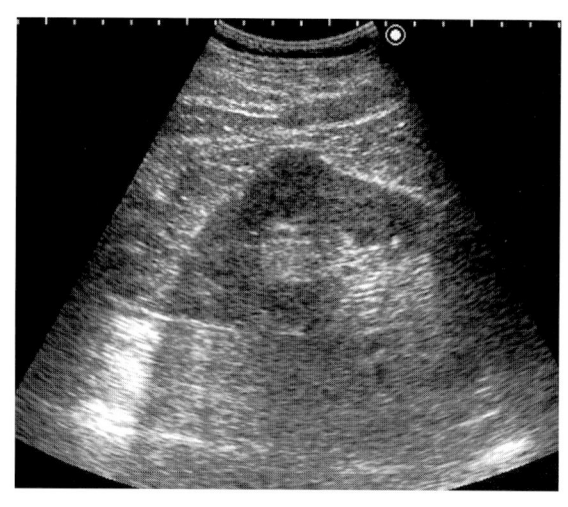

図3　ひとこぶらくだ
B-mode(左肋間走査)．脾臓の物理的な圧迫により脾の下縁部分の腎が外に突出していることを指す．

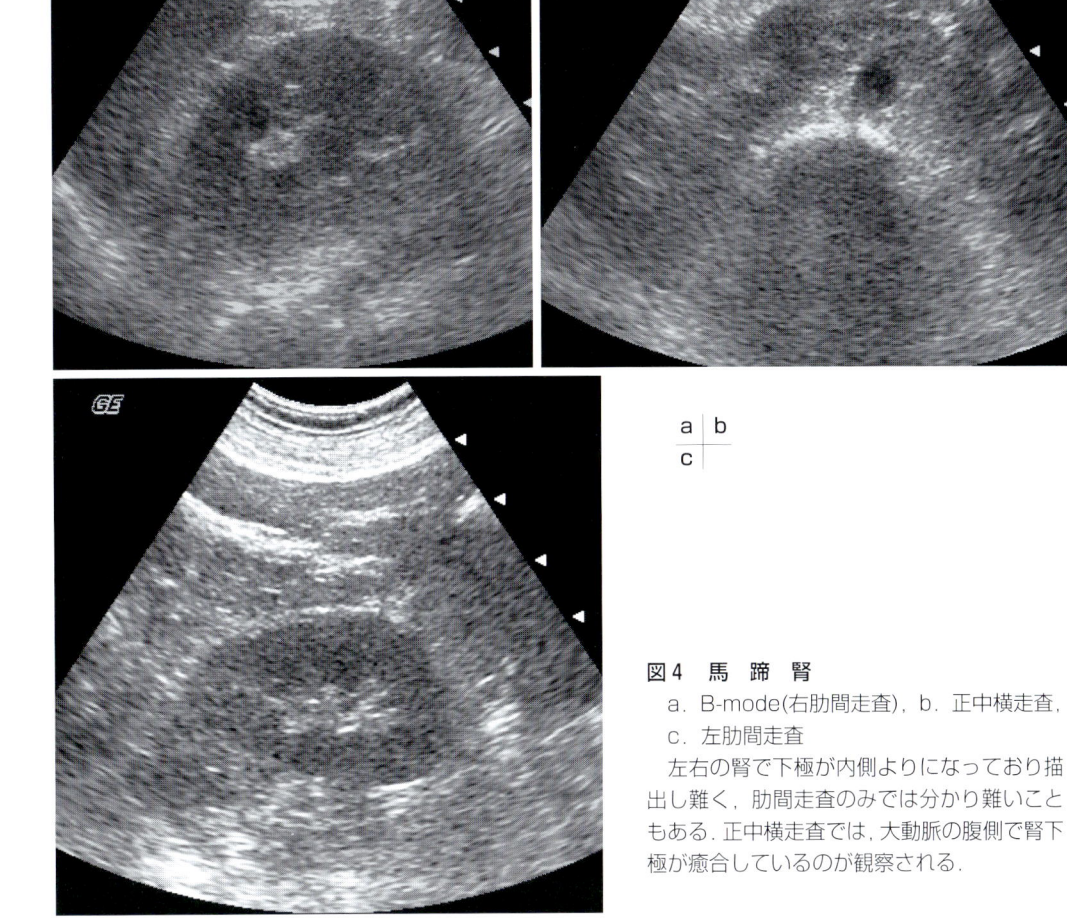

図4 馬蹄腎
 a．B-mode（右肋間走査），b．正中横走査，
 c．左肋間走査
 左右の腎で下極が内側よりになっており描出し難く，肋間走査のみでは分かり難いこともある．正中横走査では，大動脈の腹側で腎下極が癒合しているのが観察される．

次に代表的な腎疾患の解説を行う．

1．嚢胞性疾患

　最も頻度が高いのが単純性嚢胞(simple renal cyst)であり多発例もある．嚢胞は，他の領域のものと同じで，超音波所見は，内部エコーが無エコーの境界明瞭な球形の病変として描出される(図5)．腎嚢胞は，外に突出したような形態を呈するものや，多房性の腎嚢胞も存在する．
　嚢胞内は通常無エコーであるが，比較的大きな嚢胞で内部に出血や感染を伴うと内部エコーが加わり腫瘍性病変と鑑別が困難となることもある．症状は無症状であることが多いが，腎盂・腎杯を圧排して水腎症の原因となる時などは治療の適応となりエタノールの注入療法などが施行されることもある．また通常の嚢胞が腎被膜直下の皮質内にできるのに対し，腎盂内に突出する嚢胞を傍腎盂嚢胞(peripelvic cyst)と呼び，球形でない事も多く，部分的な水腎との鑑別が必要となる(図6)．

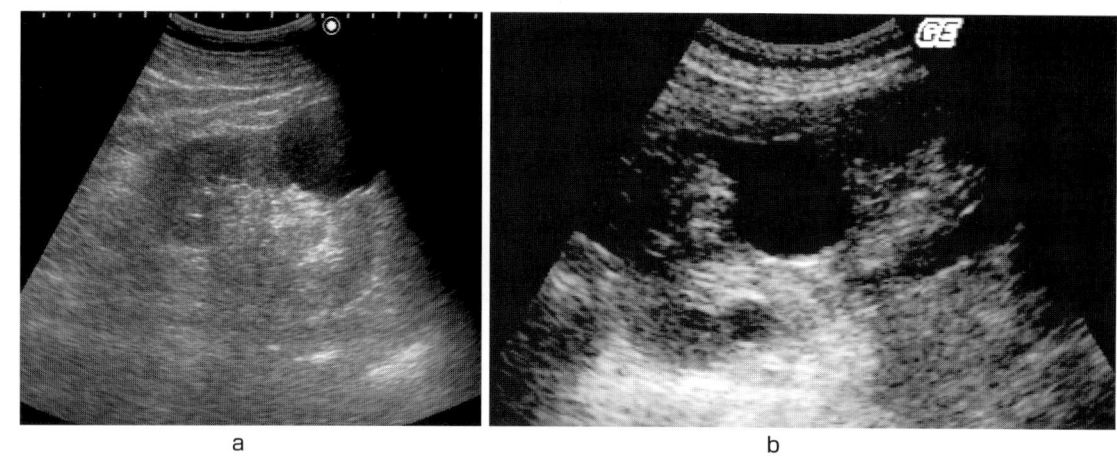

図5 腎嚢胞
a. B-mode(左肋間走査), b. 腎嚢胞拡大像
腎嚢胞は腎の外側に突出していることがあるので腎の外縁を丁寧に追うことで見落としを減らせことができる. 通常の腎嚢胞は図のように内部は無エコーでPEEを伴う.

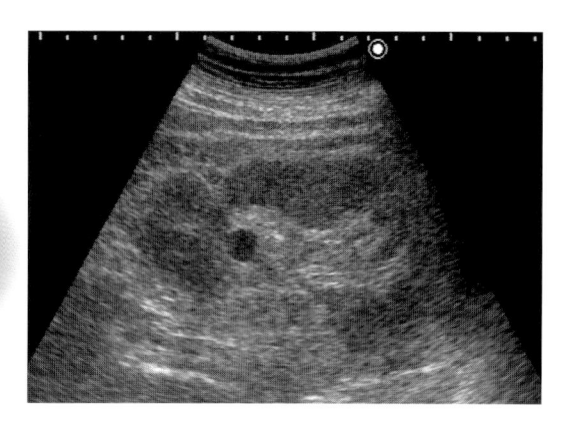

図6 傍腎盂嚢胞
B-mode(左肋間走査)
CEC内に嚢胞性病変を認める. 周囲が高エコーのため分かりにくいがPEEを認めている. 部分的な水腎症との鑑別が重要となるため, 一方向のみの観察ではなく多方向から観察し球形であることを確認することが大切である.

　さらに両側性に大小さまざまな嚢胞が無数に見られることがあり, 嚢胞腎(polycystic kidney)と呼ばれる(図7). 嚢胞腎は, 遺伝性疾患で幼児型(常染色体劣性遺伝)と成人型(常染色体優性遺伝)があり, われわれが通常遭遇するのは成人型である. 超音波所見は, 多発する嚢胞により腎は腫大し, 嚢胞の圧排により中心部のCECは描出されないのが特徴で本疾患を知らない初心者では腎として認識できないこともある.

XI. 腎疾患の超音波画像

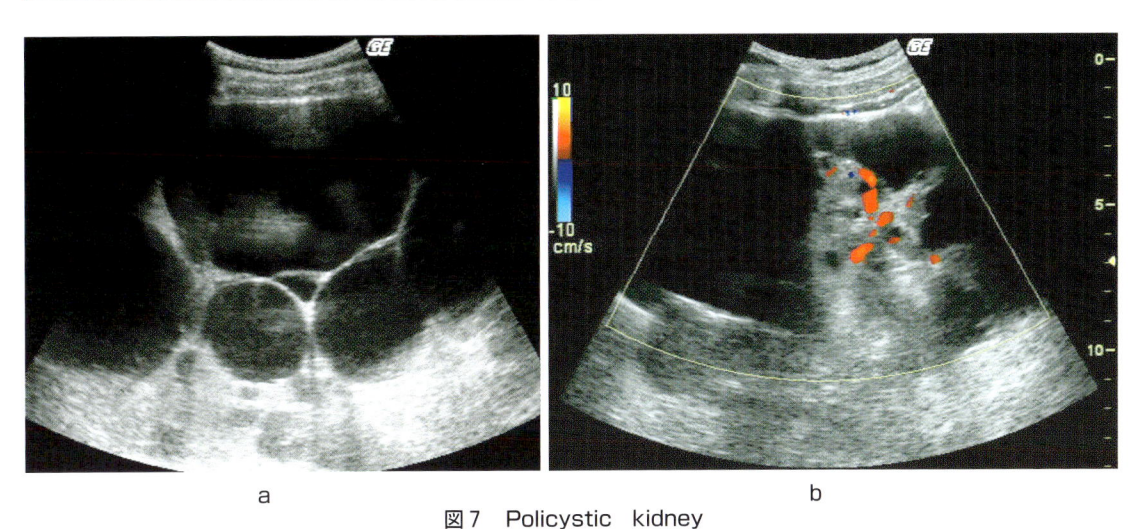

図7 Policystic kidney
a. B-mode(右肋間走査), b. カラードプラ（CFM）
大小多数の嚢胞が集合した形となり腎の形態が把握し難く,CECの部分もはっきりしない．ドプラで観察を行うと嚢胞と嚢胞の間には，血管が走行していることが確認できる．

2. 腎 腫 瘍

　　腎腫瘍の分類は腎癌取り扱い規約による組織学的分類で[2]，上皮性腫瘍として，腎実質性腫瘍は腺腫，腎細胞癌，腎盂腫瘍は移行上皮乳頭腫，移行上皮癌，扁平上皮癌，腎盂腺癌，分類不能の腎盂癌に分類されている．さらに腎芽細胞腫や，非上皮性の良性腫瘍として血管筋脂肪腫，線維腫，血管腫が分類されている．
　　ここでは腎細胞癌，腎盂癌，血管筋脂肪腫についての解説を行う．

1) 腎細胞癌

　　腎細胞癌は，腎実質の悪性腫瘍のほとんどを占める．血尿などが出るまでは自覚症状がなく，腫瘍マーカーもないために検診などの超音波検査で発見されることも多くその役割は大きい．通常腎実質とほぼ等エコーで血流の豊富な腫瘍として描出される(図8)．比較的大きな腫瘍では腫瘍内の出血や壊死を反映し内部に高エコーや無エコーの混在した腫瘍となり，腎の外側へ突出する形態を呈することもある．このような進行した症例では，肝や脾への直接浸潤のほか，副腎やリンパ節への転移や腎静脈から下大静脈への浸潤も合わせて観察することが大切である(図9)．腎癌では，血流の乏しいタイプもあり(図10)，また高エコー型を呈するものでは血管筋脂肪腫との鑑別が困難なことがある(図11)．
　　さらに最近では，造影超音波検査を施行することで腫瘍がより明瞭に描出され，空間分解能の高い超音波検査はますます有用となってきている（図12）．

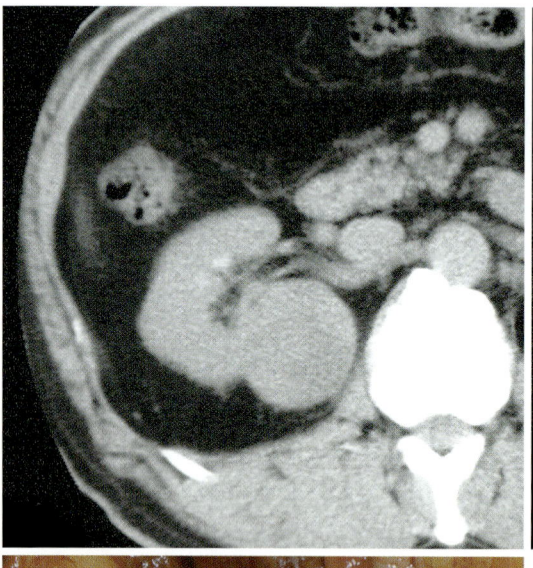

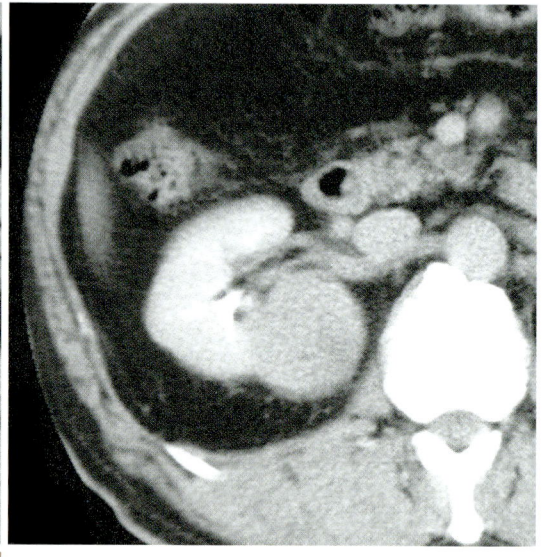

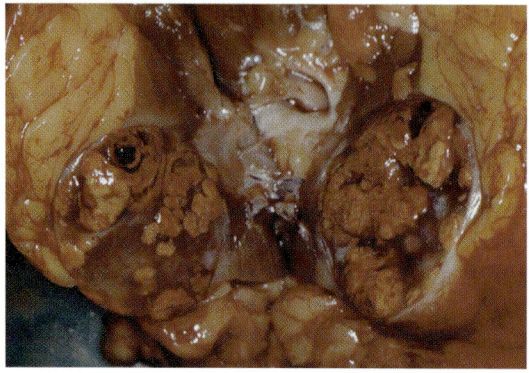

図8　腎癌(等エコー腫瘤)
　a. B-mode(右肋間走査), b. カラードプラ (CFM),
c. カラードプラ (PDI), d. CT(単純), e. CT(造　影),
f. 切除標本
　右腎中央背側よりに約5cmの外側に突出した腫瘤を認める．腫瘍の内部エコーは腎実質とほぼ等エコーであり比較的均一である．カラードプラではあまりはっきりとした血流シグナルは認めないが，パワードプラでは腫瘍を取り囲む血管が一部描出された．造影CTでは，腫瘍全体が均一に濃染される腫瘍であり腎癌に特徴的な所見であった．

XI. 腎疾患の超音波画像

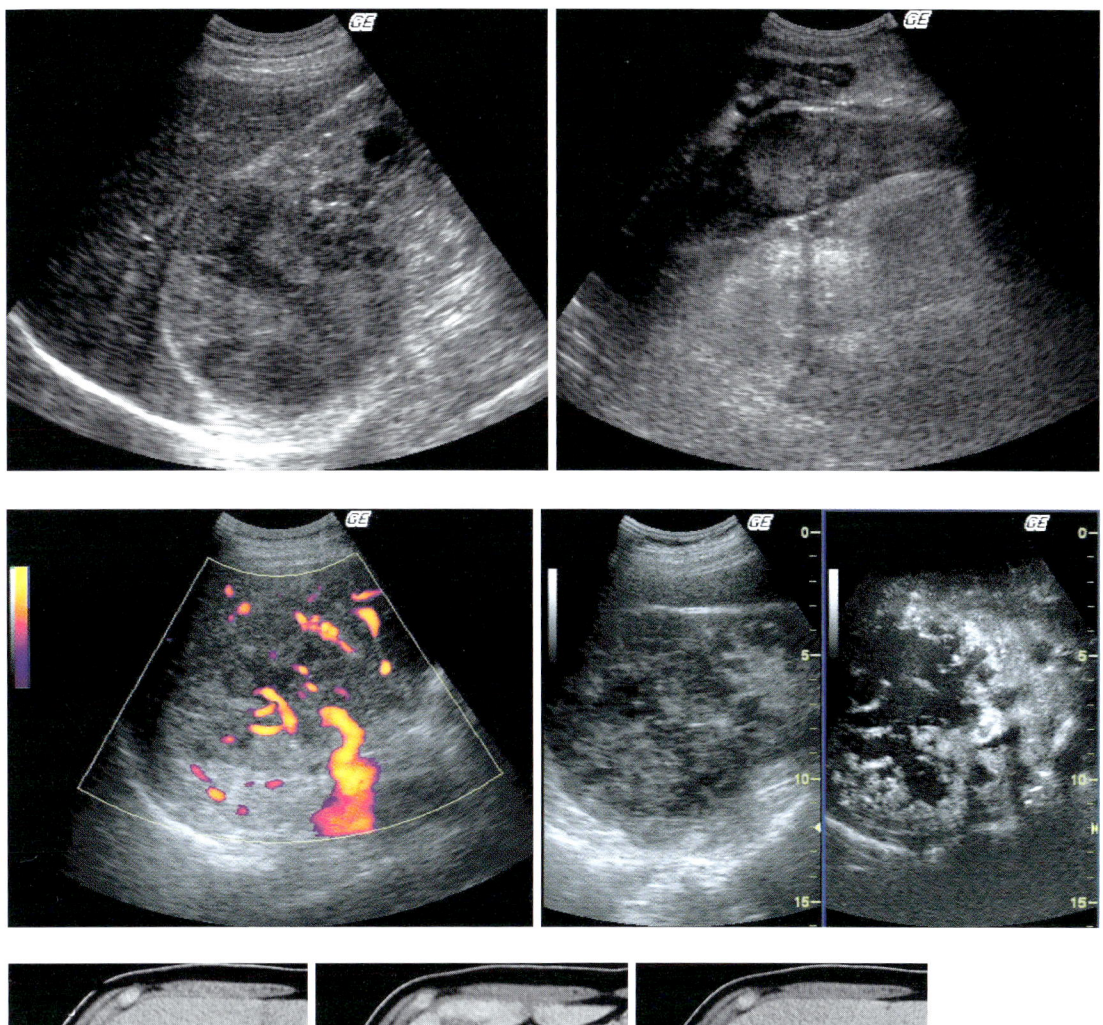

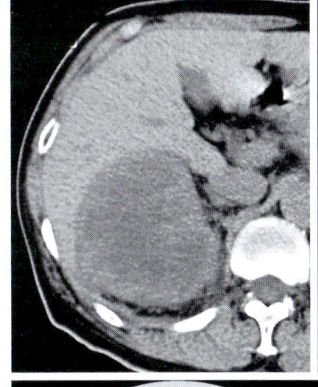

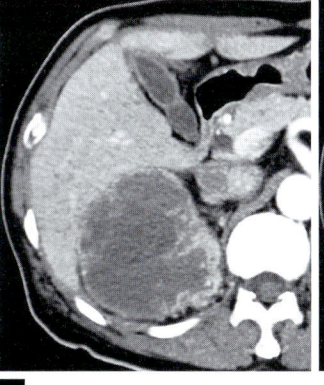

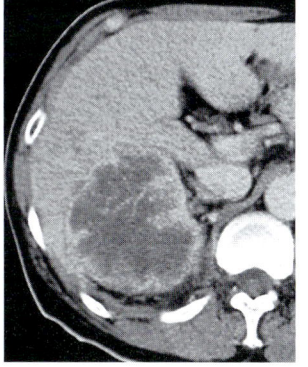

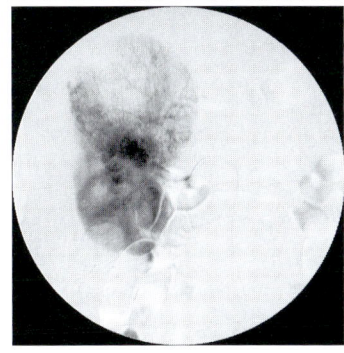

図9 腎癌(進行症例)

a. B-mode(右肋間走査), b. B-mode(正中縦走査), c. パワードプラ(PDI), d. CHA-modeによる造影超音波検査(60秒), e. CT(単純), f. CT(動脈優位相), g. CT(門脈優位相), h. 左腎動脈造影

右腎上極に内部エコーが不均一な大きな腫瘍を認めている.同症例のIVC矢状断像では拡張したIVC内に腫瘍塞栓を認めている.このように腎癌の進行症例では,腎静脈や下大静脈への浸潤も観察する必要がある.カラードプラでは辺縁や内部にわずかに血流シグナルを認めるのみであったが,造影超音波検査では,腫瘍周囲から中心に向かい濃染してくる様子が観察可能であった.CTでも中心はほとんど造影されず辺縁のみの造影効果であった.血管造影では腫瘍周囲に淡い腫瘍濃染像を認めるのみであった.

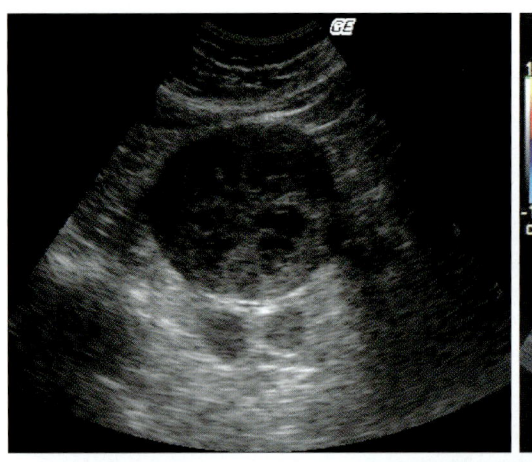

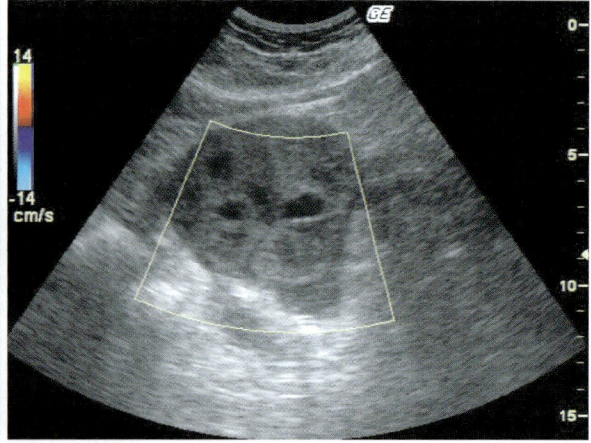

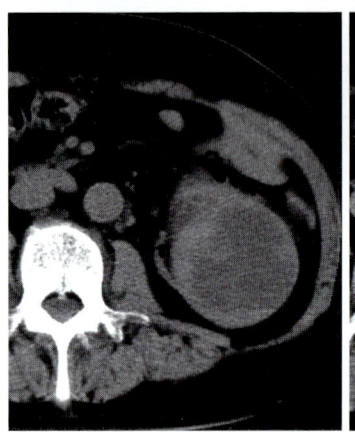

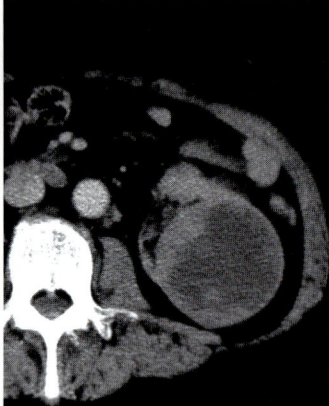

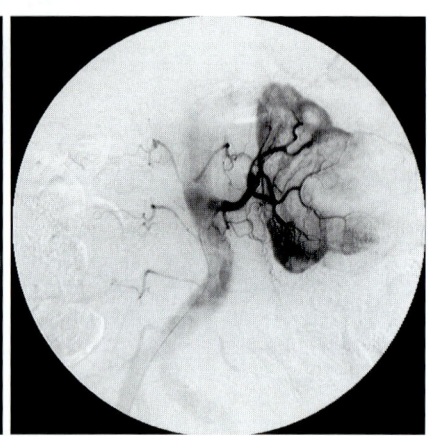

図10 腎癌(血流低下例)
a. B-mode(左肋間走査), b. カラードプラ (CFM), c. CT(単純),
d. CT(動脈優位相), e. 左腎動脈造影

　左腎に直径直径7〜8 cmの腫瘍を認める．腫瘍内部は一部嚢胞状の変化も伴い混合型の形態を呈していた．造影CT，腎動脈造影でも腫瘍濃染像は認めず，大きな腎癌であったが乏血性の腫瘍であった．

a	b	
c	d	e

図11 腎癌(高エコー腫瘤) （次頁▶)
　左腎下極に約20mmの淡い高エコー腫瘤を認める(↓)．超音波所見のみでは血管筋脂肪腫との鑑別は困難である．カラードプラでは血流シグナルを認めず，造影CT，造影MRIでも腫瘤内に血流は認めなかった．MRIで脂肪成分は指摘できず,切除標本にて淡明細胞亜型の腎細胞癌と診断された．

XI. 腎疾患の超音波画像

217

図11　腎癌(高エコー腫瘤)
　　　(図説明前頁)
a. B-mode(左肋間走査)
b. 拡大像
c. CFM
d. CT(単純)
e. CT(動脈優位相)
f. CT(門脈優位相)
g. 左腎動脈造影
h. MRI前額面(Gd造影T1強調像)

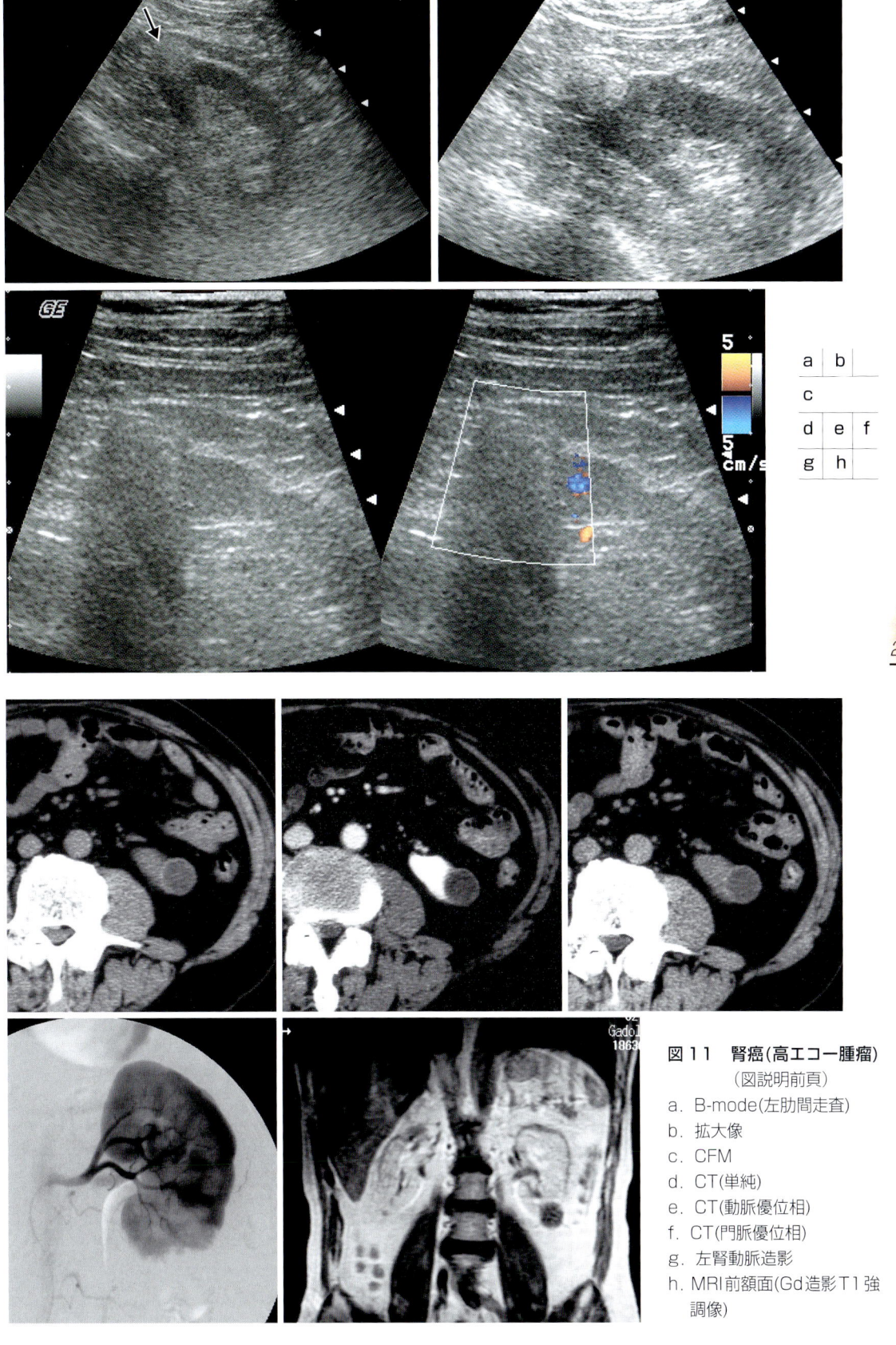

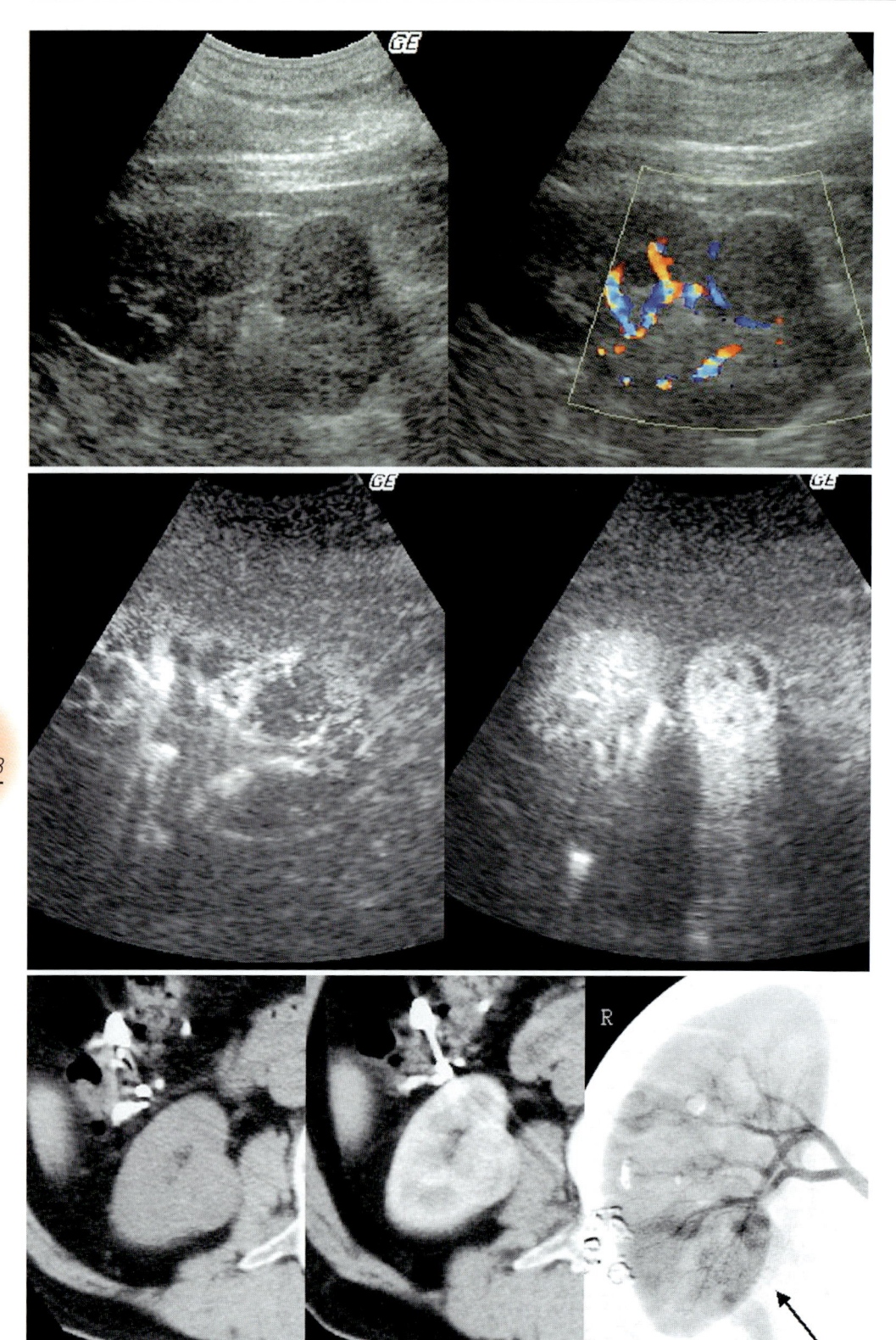

図12 腎癌（低エコー腫瘤）

a：B-mode，b：カラードプラ像（CFM），c：造影超音波検査 CHA-mode（造影15秒後），d：造影超音波検査 CHA-mode（造影20秒後），e, f：CT検査（e．単純，f．門脈優位相），g：腎動脈造影

右腎下極に約20mmの低エコー腫瘤を認めている．カラードプラのみでははっきりとバスケット状の腫瘍血管は描出されなかったが，造影超音波検査では，不整血管と腫瘍濃染，内部の不染領域が描出され，診断に有用であった．CT，血管造影でも濃染像は認めるものの非腫瘍部との差はあまり強くない．

a	b
c	d
e	f	g

2）腎盂腫瘍

　CECの中に低エコー腫瘤があれば腎盂腫瘍を強く疑うが，正常のところでも述べたが，ほかにも腎洞に脂肪組織が沈着した症例でも腫瘤様に見えることがあるので注意が必要である．鑑別のポイントとして部分的な水腎や腫瘤内にcystic lesionを認める場合には腎盂腫瘍として扱うことが重要である．図13に腎盂癌の症例を提示する．

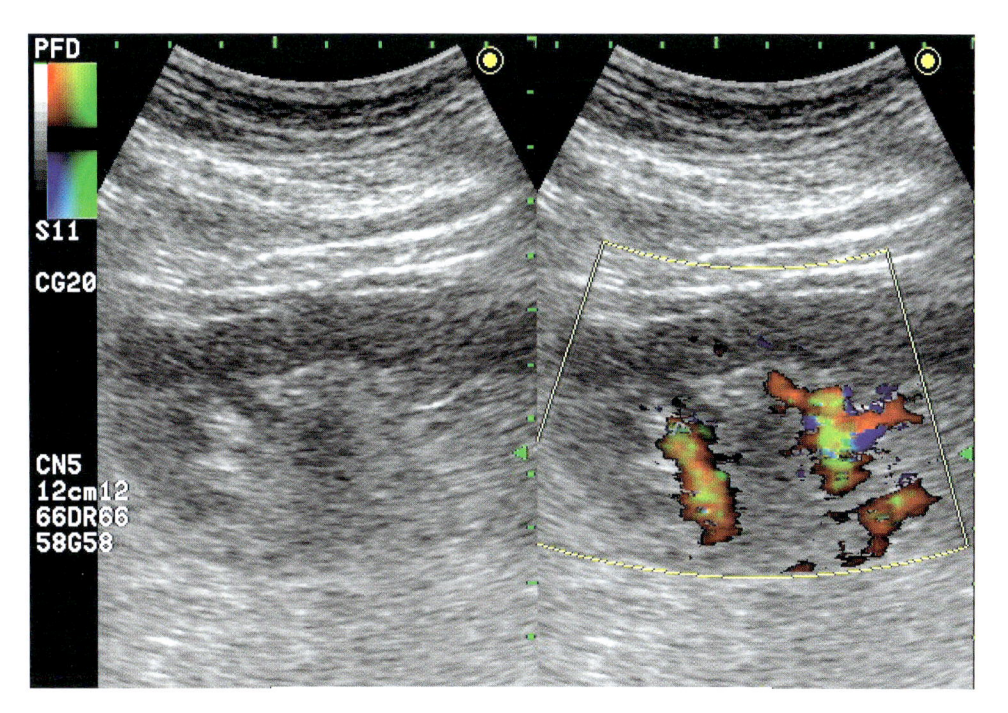

図13　腎盂癌
B-mode像およびPFD三色表示(左肋間走査)
左腎CEC内に約3cmの低エコー腫瘤と，CEC内に部分的な水腎を認めている．PFDでは，腫瘍内の血流シグナルは認めていない．

3）血管筋脂肪腫

　血管筋脂肪腫は，組織学的には血管，筋肉，脂肪成分からなる良性腫瘍である．各成分の多さによりその腫瘍のエコー上の特徴が出るので一概には特徴を述べるわけにはいかないが，超音波では脂肪成分を反映して境界明瞭な高エコー腫瘤として描出されることが多い(図14)．良性腫瘍であるものの時に出血や自然破裂例もあり経過観察は必要であり，腫瘍内出血を起こした症例などは高低エコーが混在した形となり腎癌との鑑別は困難となる．

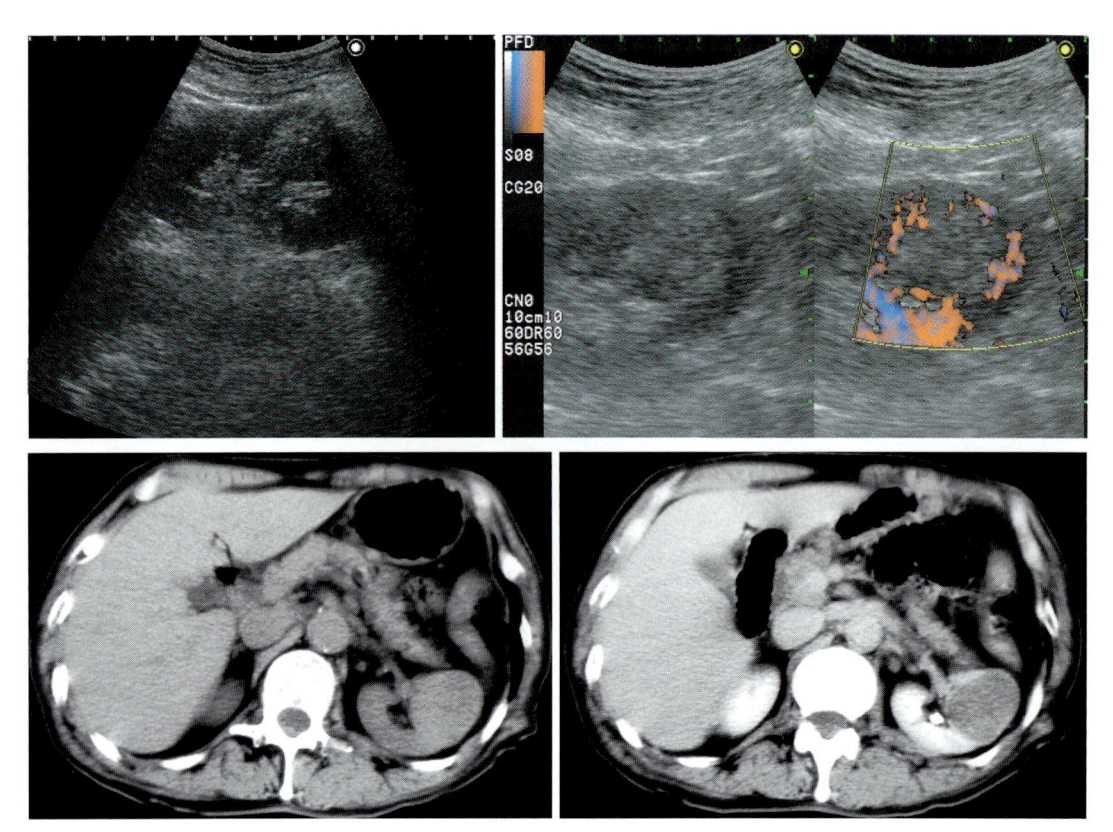

図14 腎血管筋脂肪腫
a. B-mode(左肋間走査), b. PDI(二色表示), c. CT(単純), d. CT(門脈優位相)

a	b
c	d

左腎上極よりに約3cmの境界明瞭の高エコー腫瘤を認める．PFDでは腫瘤内に血流シグナルは認めない．CTでは脂肪成分を反映し低吸収域として描出され，造影でごくわずかな造影効果を認めるのみであった．血管筋脂肪腫は血管成分と脂肪成分の割合により様ざまな血行動態を示す．

3. 水腎症

　何らかの原因により尿の排泄障害が起こった場合に生じる所見である．原因疾患としては，腎盂腫瘍，尿管腫瘍，尿管結石，骨盤腔内の他臓器の手術後や放射線療法後の尿管狭窄，膀胱尿管逆流現象，尿管異所性開口，前立腺肥大・癌をはじめとする下部尿路閉塞などが上げられる．水腎症を見つけた場合には，所見をとるだけにとどまらず，プローブを縦走査にし拡張尿管を長く描出し原因疾患まで分からなくても閉塞部位が同定できるように心がけることが大切である．水腎症の重症度の分類としてはEllenbogenの分類がよく用いられている[3]．

　分類は以下の4段階になっている(図15)．

　　grade 0：水腎症なし，
　　grade 1：軽度水腎症(腎実質の厚さは正常でCEC内に限局した紡錘状拡大)，
　　grade 2：中等度水腎症(腎実質の厚さの減少，CEC内の囊状拡大)，
　　grade 3：高度水腎症(腎実質の菲薄化，高度の囊状の拡大)としている．

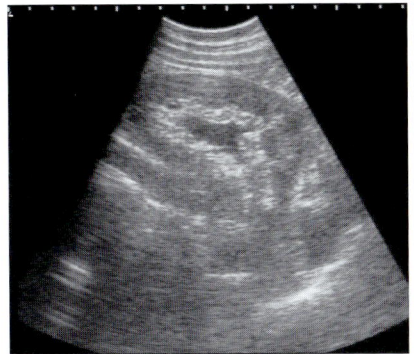

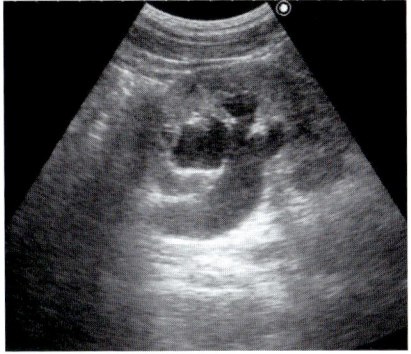

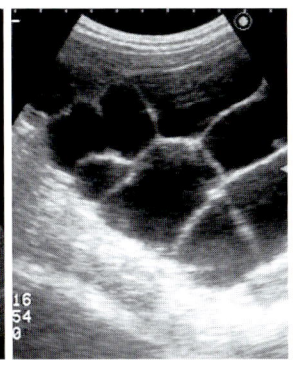

図15 水腎症(B-mode 左肋間走査)(Ellenbogenの分類による)
a. grade1：軽度水腎症, b. grade2：中等度水腎症, c. grade3：高度水腎症

4. 尿路結石

　結石の診断は胆石同様描出さえできれば診断率は高く，ほかの造影剤検査と比較し簡便な検査でもあるため臨床的意義は高い．結石の成分は蓚酸カルシウムやリン酸カルシウムなどのカルシウムを含んだものが約8割を占めるため通常超音波所見としてはStrong echo(SE)とacoustic shadow(AS)が特徴的な所見となる．しかし尿路結石には小結石も多いためASを認めない症例もある．結石は尿路の閉塞のほか感染，長期臥床，代謝性障害が原因でおこると言われている．
　腎結石は結石の存在部位により腎実質結石，腎杯結石，腎盂結石に分けられる．CEC内にある結石は周囲が高エコーであるためにASがないと発見できないものもある(図16)．またCEC内全体が結石で埋め尽くされ全体がASを伴うサンゴ状結石もある(図17)．このように腎全体に結石がある症例では意外にも症状を呈さない症例も多い．
　尿管結石は血尿や下腹部痛などを伴うことがあり，臨床症状がはっきりしているのにもかかわらず結石が描出できないこともあるが，尿管結石は上部尿管にできることが多く，水腎症を伴っている頻度が高いため下部尿管へ拡張尿管を追っていき尿管閉塞部付近に高エコー像を認めることで診断は可能となる(図18)．下部尿管は消化管のガス像が多いために，体位変換などの工夫が必要となることが多い．また，尿管結石ではASを認めないものもあるので注意が必要である．

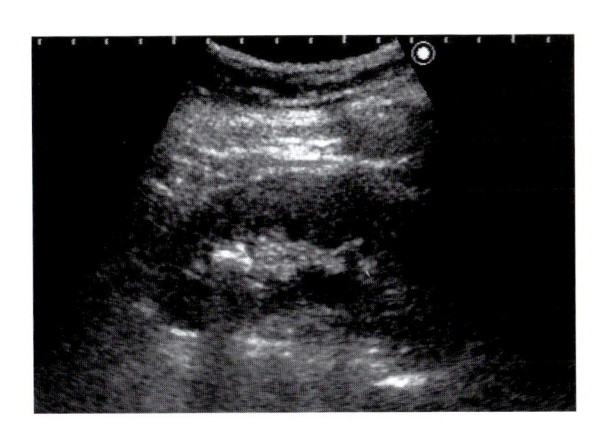

図16 腎結石
B-mode(左肋間走査)
　左腎下極CEC内に結石が存在する場合strong echoのみでは石灰化との区別がつき難くいが，本症例のようにASを認めた場合には腎結石と診断可能である．

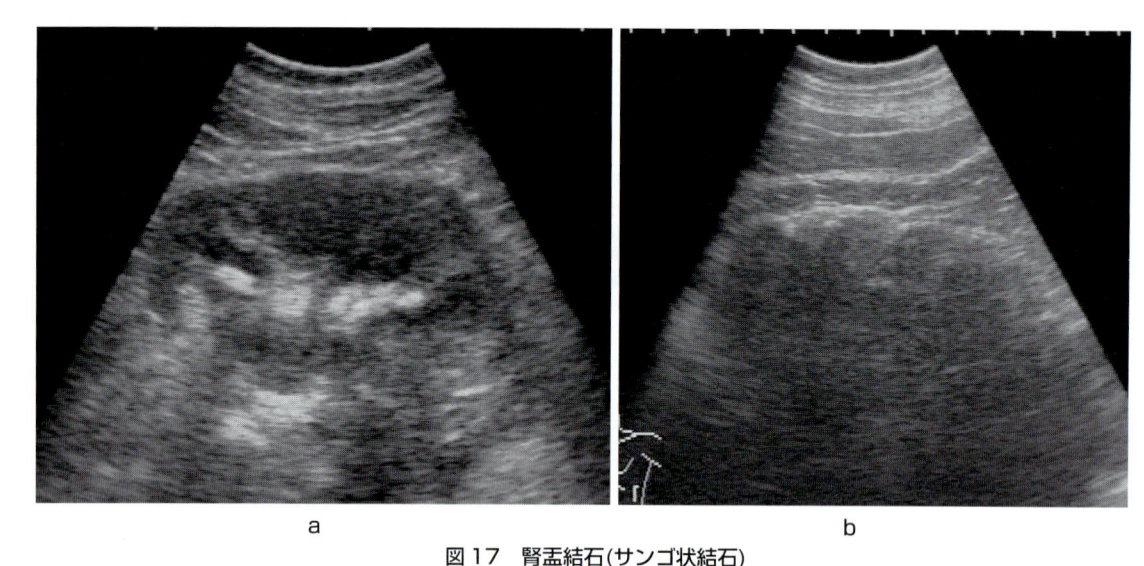

図17 腎盂結石(サンゴ状結石)
a. B-mode(左肋間走査), b. B-mode(左肋間走査)
CEC内すべてが石に置き換わったような状態がサンゴ状結石である．strong echo が目立つ症例や CEC 全体が AS となり良く描出できない症例もある．

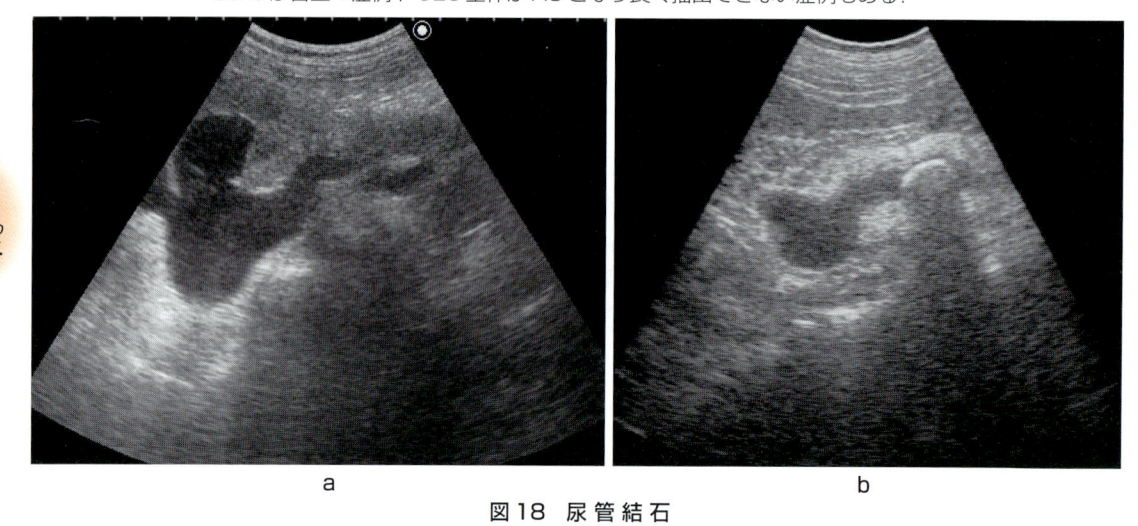

図18 尿管結石
a. B-mode(右肋間走査), b. 拡大像
水腎症を認めたためプローブを縦走査にし尿管を追っていくと，閉塞部にASを伴う strong echo を認め尿管結石と診断された．

5. 腎不全

　腎不全には急性腎不全と慢性腎不全があり，また病期によっても様々な像を呈する．急性腎不全は腎の腫大と皮質，髄質の明瞭化が特徴である．慢性腎不全の特徴は，腎の萎縮，皮質の菲薄化，皮質髄質の不明瞭化，CEC不明瞭化，腎実質の輝度の上昇などが特徴である．また萎縮が高度になると腎嚢胞の合併も認めるようになる(図19)．特に血液透析の年数の増加と共に嚢胞は増加すると言われており，後天性腎嚢胞，後天性多発腎嚢胞と呼ばれている[4]．これに対し糖尿病性腎症は，超音波上腎の形態変化はほとんど正常腎と変わらないことが多い．これはある程度透析症例でも同様であるが，透析年数とともにその形態のまま縮小してくる傾向はある．また糖尿病性腎症による透析腎では腎嚢胞の合併も少ない(図20)．

XI. 腎疾患の超音波画像

図19 慢性腎不全(B-mode 右肋間走査)
a. 軽症例, b. 中等症, c. 中等症, d. 重症例(透析症例)

軽症例では腎辺縁のわずかな凹凸を認めるのみであるが,中等症になると腎実質の菲薄化が進み,さらに重症例に近づくと実質が高エコーとなりCECの境界が不明瞭になり次第に萎縮も認めるようになる.重症例では,腎は萎縮し,CECの境界も不明瞭になり腎自体の描出も困難となることがある.また透析症例では腎嚢胞の合併も認めるようになる.

a	b
c	d

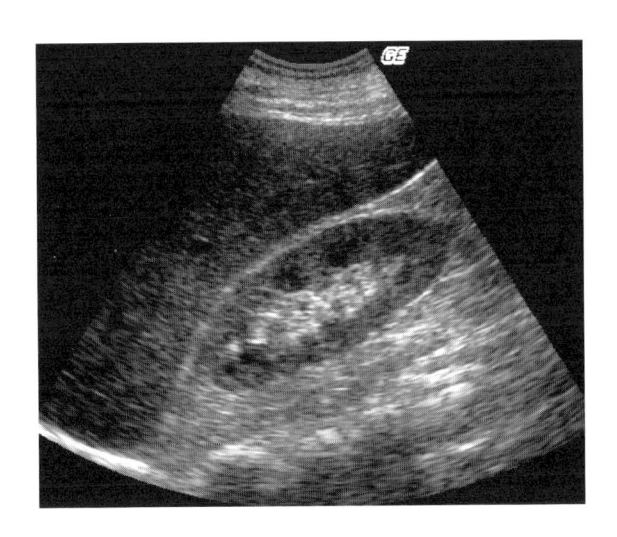

図20 透析腎(糖尿病性腎症)
B-mode 右肋間走査.透析症例であるにもかかわらず,初期では超音波上の形態変化はほとんど認めず,腎嚢胞の合併も少ない.

以上腎疾患の超音波所見について解説を行った．腎の疾患では自覚症状に乏しい症例も多くスクリーニング検査としての超音波検査の役割は大きい．また個体差も多いために疾患や異常所見に気がつかずに検査をしている初診者もいるため十分な知識を貯えて検査を施行することが大切である．

文　　献

1) 日本超音波医学会編：腎・尿管．新超音波医学4：146-150，医学書院,2000
2) 腎癌取り扱い規約：日本泌尿器学会，日本病理学会，日本医学放射線学会(第二版)，1992．
3) EllenogenPH, Scheible FW, Talner et al：Sensitivity of gray scale ultrasound in detecting urinary tract obstruction. Am J Roentgenol 130：731-733,1978.
4) 日台英雄，内田龍生，千葉哲男他：慢性腎不全患者に合併する嚢胞性疾患．腎と透析28：417-424,1990．

XII

消化管疾患の超音波画像

The ultrasound image of the digestive organ

　ここでは消化管の超音波像について解説を行う．超音波検査は実質臓器の観察には優れているが，空気などを含む消化管などの観察には体外式の超音波検査は適していないと思われがちである．しかし，実際に消化管を意識して検査を行うと有用な情報が得られることが多い．特に急性腹症の場合などでは非侵襲的である超音波検査は有用で，種々の消化管疾患の診断に際して有用な情報を与えてくれることが多い．

　そこで　本章では体外式超音波検査でどの程度の消化管疾患が観察可能であるか，どのような疾患でどのような所見が得られるのかを解説する．

　腹部スクリーニング検査では中心周波数が3.5MHzのプローブを用いるが，消化管に異常を認めた場合には，7～10MHzの高周波プローブも用いるようにしている．消化管はさほど深部にないことが多く，また最近の装置の高周波プローブは深部減衰が少なくなってきており，体表より5～7cm程度までの観察が可能であり，特に病変部の細かな観察には積極的に高周波プローブを用いるようにしている．

　次に各臓器ごとに代表的な疾患の解説を行う．

1. 食　　　道

　食道は頸部，胸部，腹部食道に分類され，大部分は胸腔内に入るために超音波内視鏡でないと観察できないが，頸部食道と腹部食道の一部は体外式の超音波検査でも観察可能である．頸部食道は高周波プローブ(7.5～10MHz)で頸部を観察しているときに甲状腺左葉の背側に管腔構造として描出される．

　図1に頸部食道の咽頭食道移行部の圧出性憩室であるZenker憩室の症例を提示する．食道の観察は，はじめからあきらめている人も多いが頸部食道はこのように観察可能の部分もあることを頭に入れておく必要がある．腹部食道は胸骨剣状突起の尾側の縦走査で肝臓の背側に描出される．ここで観察できる疾患は，食道裂孔ヘルニアや腹部食道癌である．特に進行食道癌の場合はスクリーニング検査で指摘されることもあり周囲のリンパ節転移も合わせて観察を行うことが必要である．

　図2に腹部食道癌の症例を提示する．

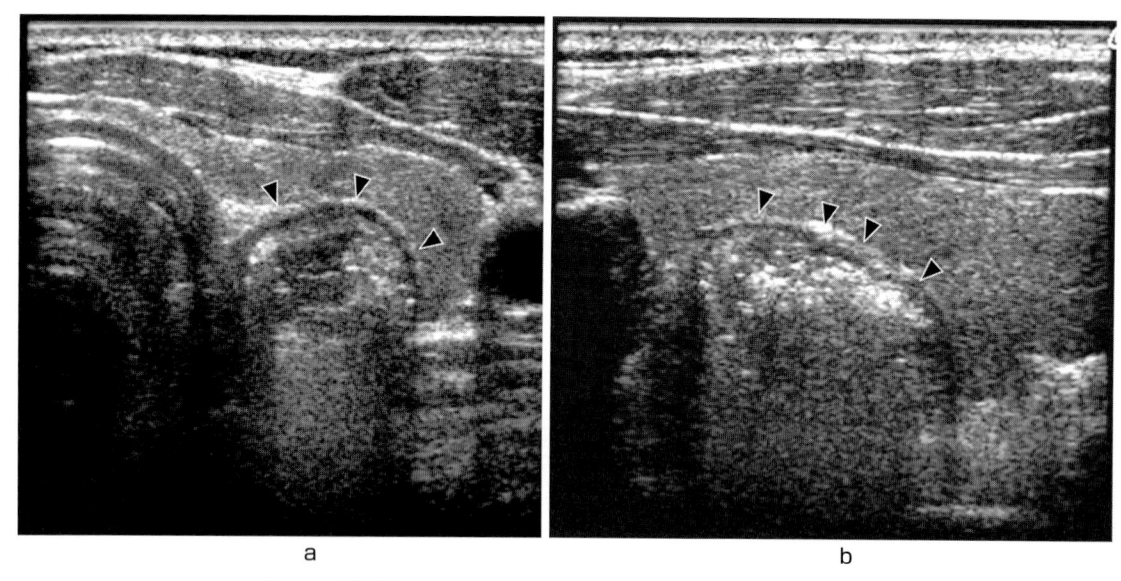

図1 頸部食道憩室(Zenker憩室)(10MHzリニアプローブ)
a．横走査，b．縦走査．
　甲状腺左葉を圧排する形であり食道の壁から突出していることが分かる(▼)．頸部食道との連続性を確認することが大切であるが，良く観察すると内部に消化管のガス像や，唾液などがあり動きがあるために甲状腺腫瘍との鑑別は可能である．

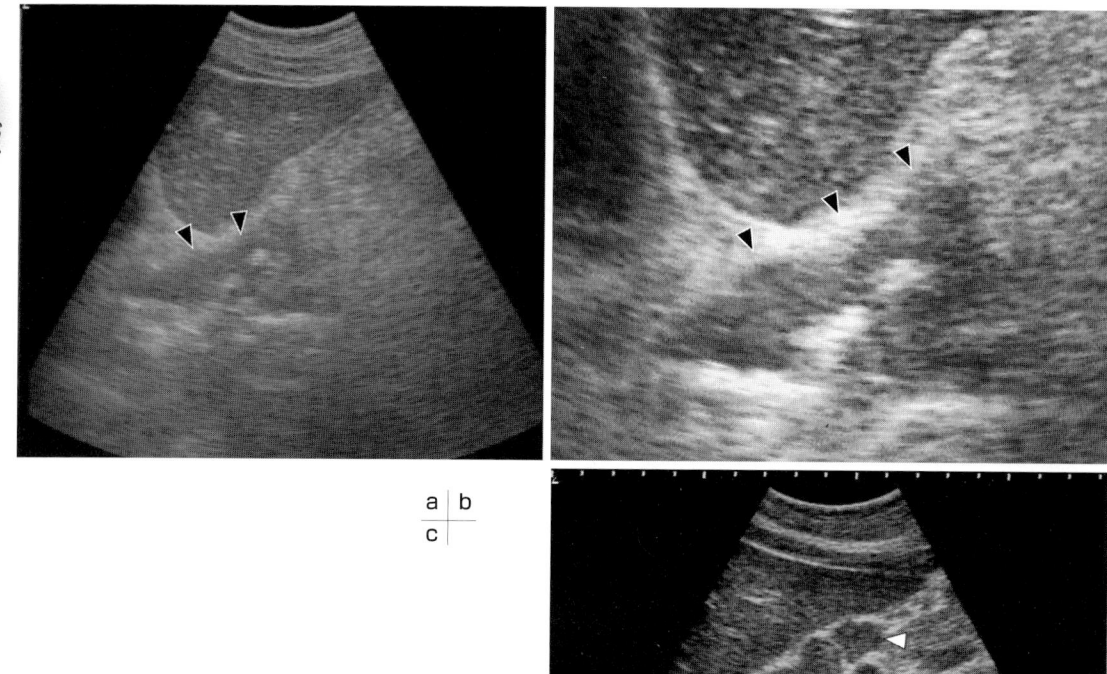

図2 腹部食道癌
a．正中縦走査，b．正中横走査，c．正中縦走査(リンパ節転移)
　肝下面に著明に肥厚した食道壁を認め同部が腹部食道癌の部分である(▼)．腹部食道の観察には吸気時に肝臓越しに観察を行うことがポイントである．また進行食道癌の場合は本症例のようにリンパ節転移(▽)をきたしやすいので病変部のみの観察にとどまらず周囲の観察を行うことが大切である．

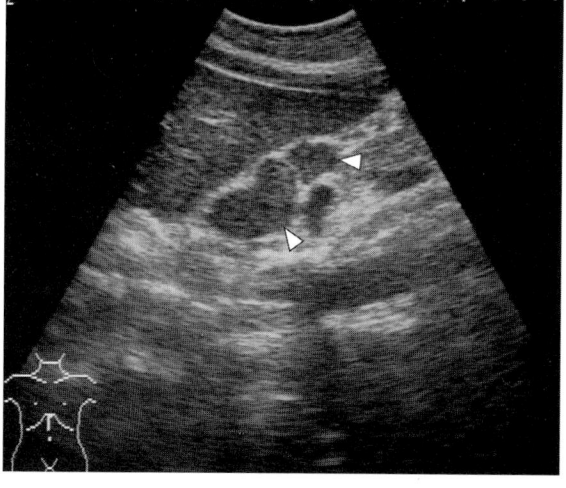

2．胃

　胃の観察は心窩部での縦走査，横走査が基本となるが胃全体の解剖学的な位置を確認したうえで噴門→上部(穹隆部)→中部(胃角部)→下部(前庭部)→幽門と連続性を保ちながら観察していくと理解がしやすくなる．

　胃を観察するときのポイントは，穹隆部は背側に位置するため左肋間走査で脾臓越しに観察することや，胃内には空気が混在するため随時体位変換(左側臥位，右側臥位，坐位など)などを試みることや，脱気水を飲水させて観察を行うことなどがあげられる．特に脱気水の飲水が可能な症例では，胃内の空気の影響が少なくなり観察がしやすくなるだけでなく胃壁が伸展されるために病変の浸潤範囲などの観察が可能となり有用な方法であると考えられる．このように飲水後に観察すると体外式の超音波検査でも胃壁は内側より高・低・高・低・高エコーの5層構造に描出される(図3)．第1，2層の高，低エコーが粘膜層(m：mucosa)，第3層の高エコーが粘膜下層(sm：submucosa)，第4層の低エコーが固有筋層(mp：muscularis propria)，第5層が漿膜(s：serosa)との境界エコーであり健常者では部位にも異なるが3～5mm程度の厚さである．

　胃の疾患としては，急性胃炎(急性胃粘膜病変)，胃潰瘍，胃癌，胃悪性リンパ腫，粘膜下腫瘍などが観察されるので次に症例を提示して解説を行う．

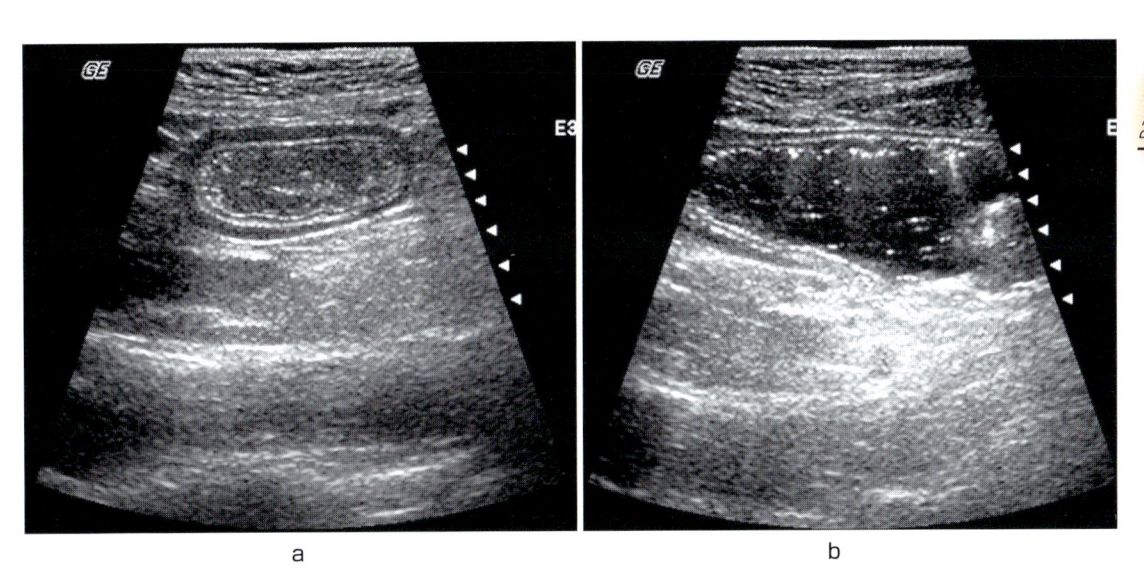

図3　正常の胃壁構造(脱気水飲水による)(10MHzリニアプローブ)
　a．正中縦走査，b．正中横走査．
　胃前庭部および胃体下部の断層像である．脱気水を飲水させることにより内腔のガス像が除かれるだけではなく，胃壁が進展され層構造がより明瞭になる．特に胃には大彎の襞や蠕動運動があり，襞と隆起性病変との鑑別がつき難いときなどには有用な方法である．

1）急性胃粘膜症候群(acute gastric mucosal lesion：AGML)

軽度の胃炎であれば超音波所見として異常所見は認めないが，胃炎性の病変でもAGMLとなると異常所見として現れる．AGMLは，薬剤，アルコール，ストレス，血管性病変などの原因により起こる急激な腹痛を伴うびらん性胃炎，出血性胃炎，潰瘍性病変が混在した所見であり，超音波所見としては全周性の第3層の著明な肥厚と出血や白苔を反映した粘膜面のstrong echoが特徴である(図4)．胃悪性疾患との鑑別が重要となるが，比較的柔らかく観察中に動きがあることや範囲が広い割には第3層の粘膜下層の肥厚に留まり第4，5層の所見が少ない，治療後数日で所見が消失してしまうことなどで鑑別が可能である．

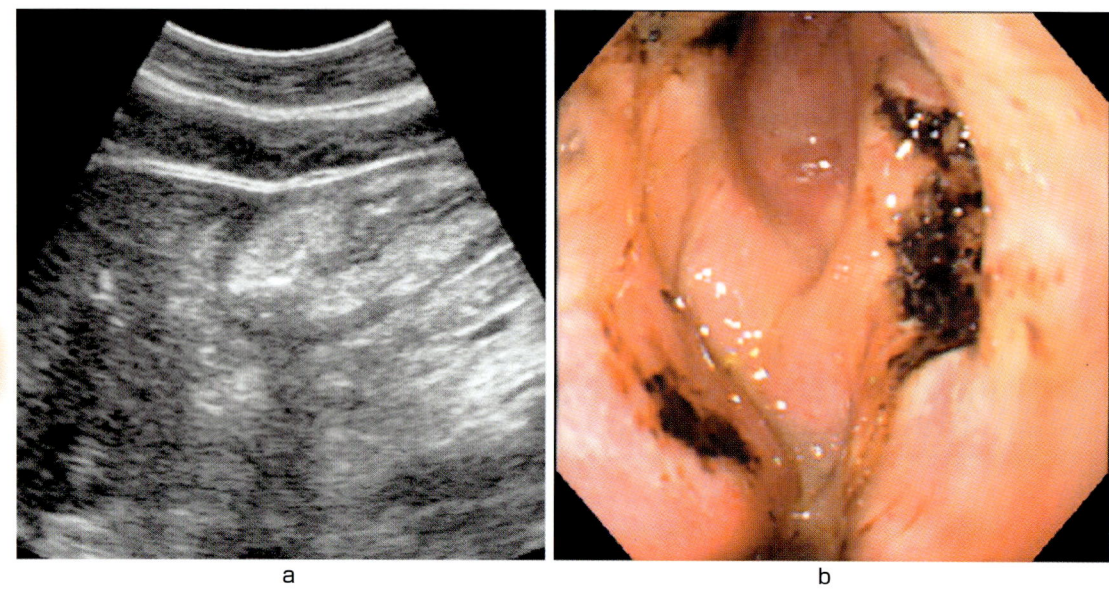

図4 急性胃粘膜症候群(AGML)
a．正中縦走査(3.5MHz)，b．内視鏡像．
胃前庭部に著明な第三層の肥厚を全周性に認めている．内視鏡では前庭部中心に多発する潰瘍，びらんを伴いAGMLの所見であった．

2）胃潰瘍

胃潰瘍は胃の代表的な疾患であり粘膜面の欠損像として超音波画像で捉えられる．胃潰瘍は，潰瘍の深さによりUl-Ⅰ(粘膜層のみの欠損(第1，2層)でびらんといわれるもの)，Ul-Ⅱ(潰瘍が粘膜下層(第3層)に達するもの)，Ul-Ⅲ(潰瘍が固有筋層(第4層)に達するもの)，Ul-Ⅳ(潰瘍が漿膜下層または漿膜(第5層)に達したもの)に分類されている．深達度の診断ももちろん重症度と相関するため重要であるが，体外式超音波検査では，急性腹症として来院することもあり穿孔

の有無を診断することも重要である．穿孔例は，もちろん腹膜刺激症状やレントゲン検査でも確認できるが超音波検査では腹水貯留や，肝前面などに通常では見られない部分に空気を反映した多重エコーが描出されることによりある程度診断可能となる．

　胃潰瘍は病態により，活動期(Active stage)，治癒期(Healing stage)，瘢痕期(Scaring stage)，に分類され病期により形態も異なるため一概に特徴を決めるわけにはいかないが，この周期性の変化が胃癌をはじめとする悪性疾患との鑑別にもなる．通常の検査では瘢痕期にある潰瘍を描出することは困難であり，飲水法を用いても描出できる範囲は限られている．したがって，超音波検査で描出できるのは活動期〜治癒期で潰瘍の白苔が存在する時期で，粘膜面が陥凹している部分に白苔の高エコーや同部に付着した空気の多重エコーがあることで描出可能となることが多い．活動期の潰瘍では周囲組織の浮腫も伴うため描出しやすくなる反面，胃癌との鑑別は困難となる．主な鑑別点としては，潰瘍部を示す低エコー部分が癌と比較し境界が明瞭で平滑であり左右対称的な形態をしていることなどがあげられる．

　図5に活動期の胃潰瘍症例を提示する．

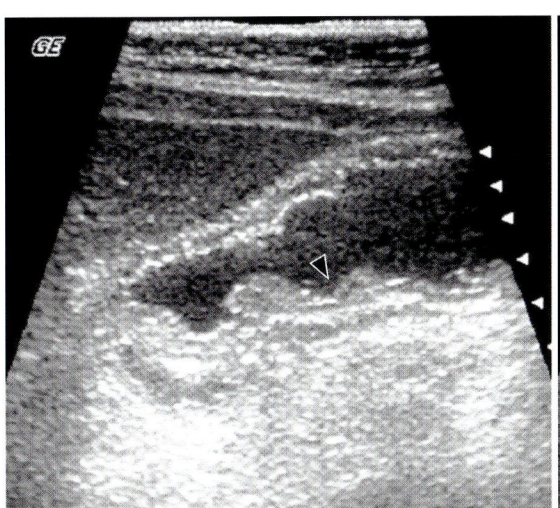

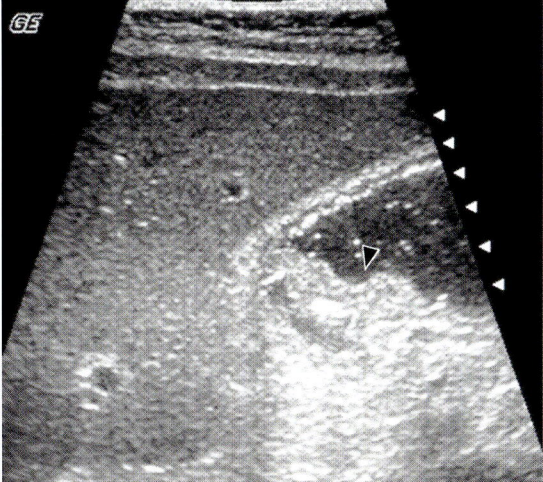

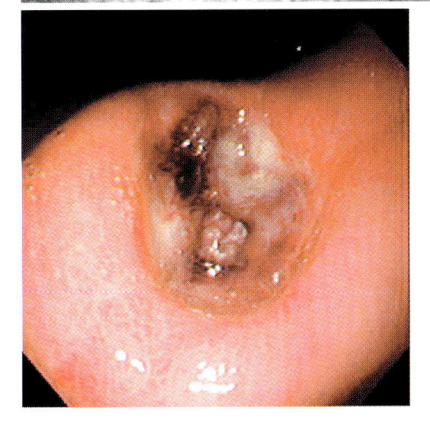

a	b
c	

図5　胃潰瘍(活動期)
　a．正中縦走査(10MHzリニアプローブ)，
　b．正中斜走査(10MHzリニアプローブ)，
　c．内視鏡像．
　脱気水飲水法により，体下部〜胃角後壁に第1，2層中心の潰瘍性病変を認めている(▼)．同症例は内視鏡で露出血管を伴い活動期の潰瘍であることが確認された．

3）胃　　癌

　癌の浸潤が粘膜および粘膜下層に限局する(リンパ節転移の有無は問わない)早期胃癌と，癌の浸潤が固有筋層以下に浸潤している進行胃癌に分類される．また癌の肉眼形態は，進達度に関係なく0型(表在型)，1型(腫瘤型)，2型(潰瘍限局型)，3型(潰瘍浸潤型)，4型(びまん浸潤型)，5型(分類不能)に分類され，このうち0型については，早期胃癌の肉眼分類を準用してType I(隆起型)，II(IIa(表面隆起型)，IIb(表面平坦型)，IIc(表面陥凹型))，III(陥凹型)に分類される．スクリーニング検査で発見される胃癌は多くは進行胃癌であるが，飲水法を用いることで早期胃癌も描出可能となることがある(図6)．

　進行胃癌は腫瘍部を良く描出することである程度型も分かるが，重要なことは病変の浸潤範囲の観察のみではなく，リンパ節転移の有無や，膵，肝，脾への直接浸潤，遠隔転移巣の有無など胃外所見も観察することが重要である．また4型のように粘膜下の浸潤が多い症例では内視鏡よりも超音波検査の方が病変の広がりが把握しやすいこともある．

　図7〜9に胃癌の症例を提示する．

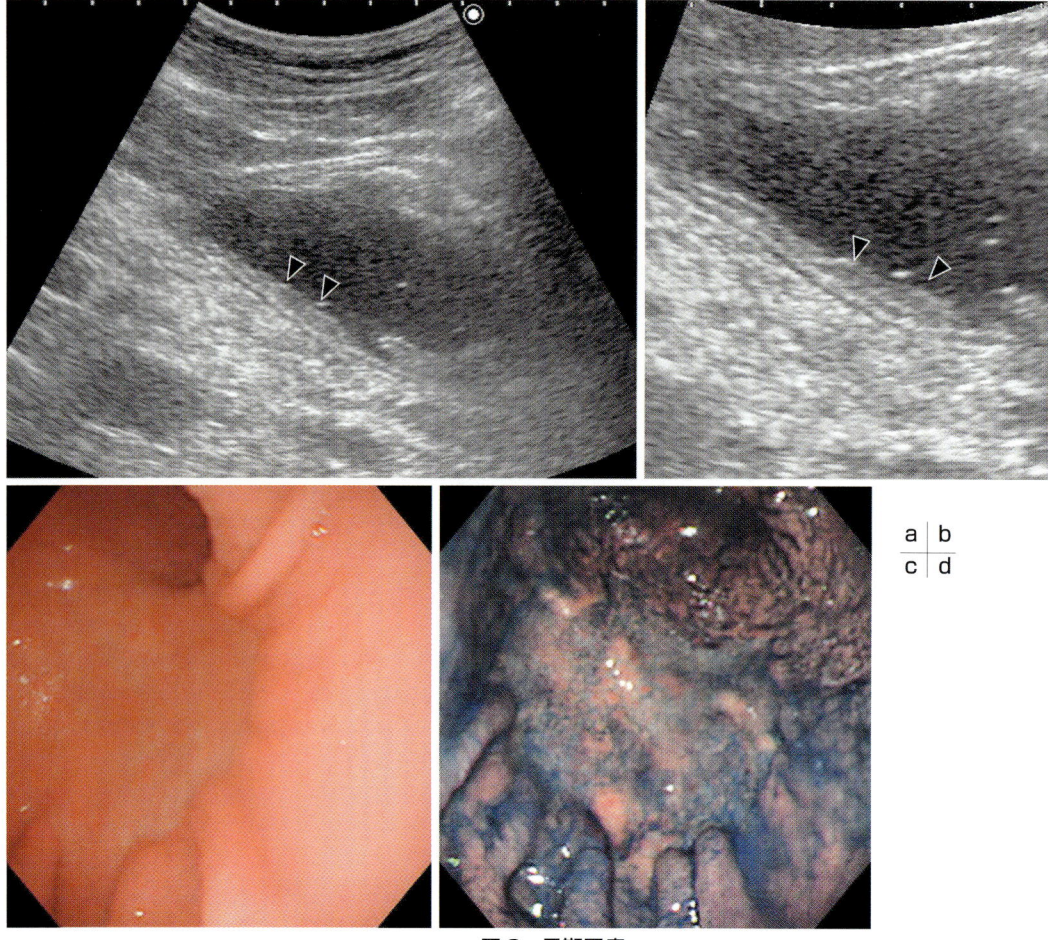

図6　早期胃癌
　a．正中横走査(3.5MHz)，b．拡大像，c．内視鏡像，d．色素内視鏡像．
　第1,2層に限局した肥厚した低エコー域を後壁中心に認め同部が癌部である（▼）．比較的広範囲に認めたが，手術で粘膜癌であることが確認された．内視鏡所見では広範囲なIIc病変を認め，色素内視鏡により病変部が明瞭になっている．襞の癒合や太まりは認めていない．

XII. 消化管疾患の超音波画像

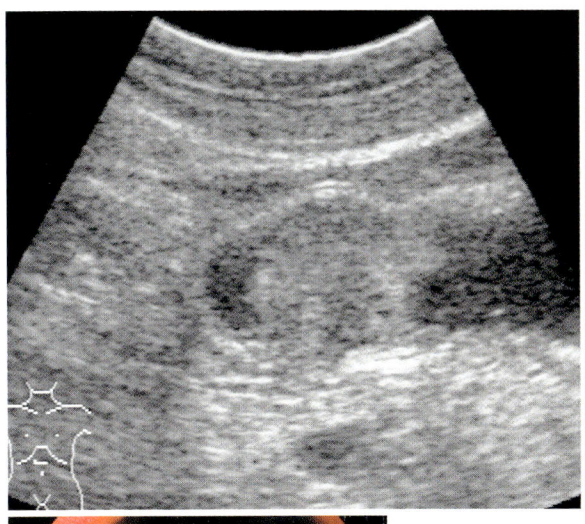

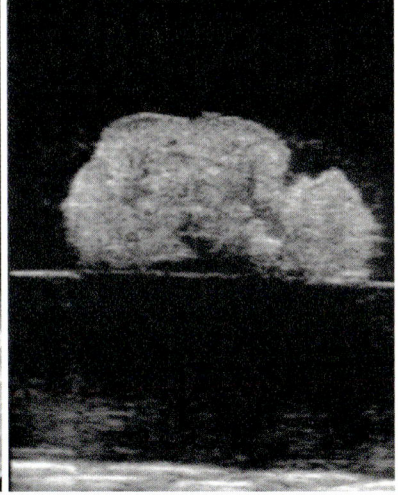

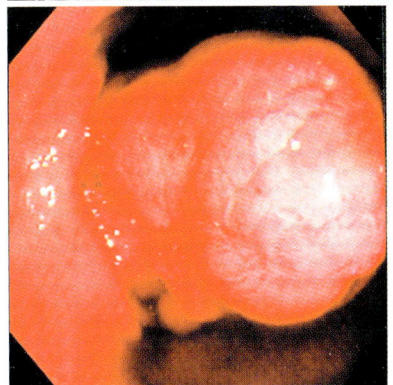

a | b
c |

図7 胃癌(1型)
 a. 正中横走査(3.5MHz)
 b. 切除標本の超音波像
 c. 内視鏡像.
　胃前庭部後壁に隆起性病変を認める.中心の低エコー部は第三層まで達している.内視鏡では腫瘍は太い径を有した腫瘤型を呈していた.

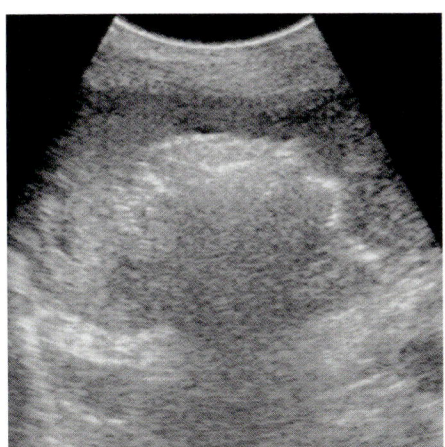

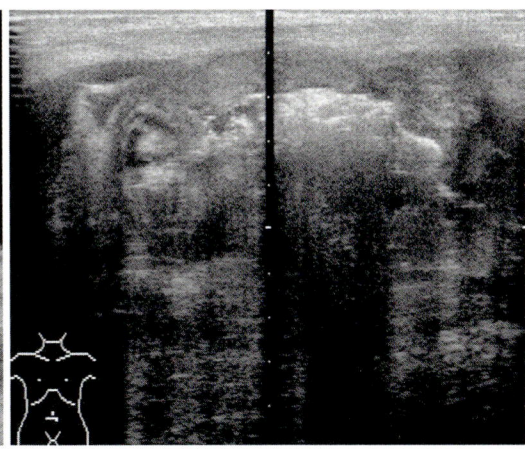

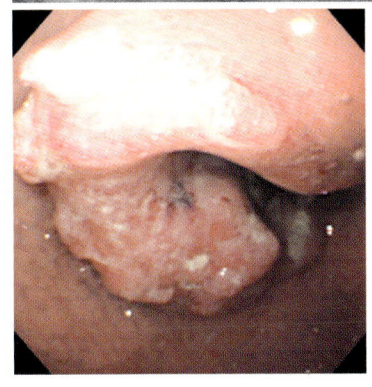

a | b
c |

図8 進行胃癌(2型)
 a. 正中横走査(3.5MHz)
 b. 正中横走査(7.5MHz)(合成像)
 c. 内視鏡像.
　胃前庭部前壁中心に2型の腫瘍を認めている.超音波像では腫瘍の潰瘍底が明らかである.進行癌であり腫瘍部の層構造は消失している.本症例は手術により2型進行胃癌と診断された.

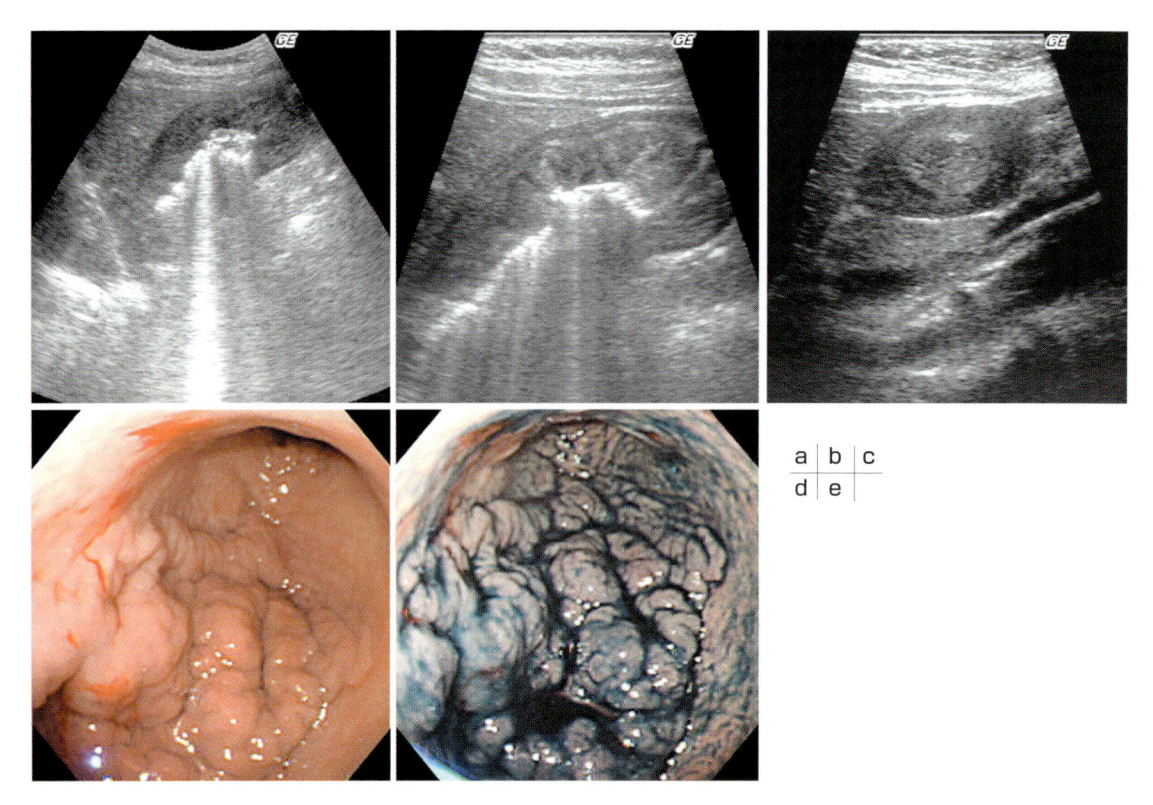

図9 進行胃癌(4型)
a. 正中縦走査(3.5MHz), b. 正中縦走査(10MHz), c. 正中縦走査(10MHz), d. 内視鏡像, e. 色素内視鏡像.

胃体上部から前庭部にかけて全周性の壁の著明な肥厚を認める. 壁は層構造が消失しており4型の胃癌と診断された. 内視鏡では潰瘍は形成しておらず, 襞の太まりが著明であった. このような症例では, 超音波で病変の浸潤範囲を観察することも大切である.

4) 胃悪性リンパ腫

　胃原発の悪性リンパ腫はほとんどがB細胞性の非ホジキンリンパ腫であり, mucosa-associated lymphoid tissue : MALT型リンパ腫がその主体を占めるといわれている. ヘリコバクターピロリの感染と関連性が示唆されており低悪性度のMALT型リンパ腫は除菌治療が有効となる症例もある. 肉眼分類は, 表層型, 潰瘍型, 隆起型, 決壊型, 巨大雛壁型に分類されている. 表層型以外は粘膜下層以下で増殖したもので, 決壊型では進行胃癌の2型との鑑別が重要となるが, 癌と比べ潰瘍周囲の粘膜は平滑であることが特徴となる. 超音波で捕えられる比較的大きな症例の特徴としては, 比較的な均一な低エコー(無エコーに近い低エコー)腫瘤として描出され, 主体は第三層以下にあり, 進行胃癌と比べ深部病変の浸潤性の変化が少ないのが特徴といえる.
　図10に胃悪性リンパ腫の症例を提示する.

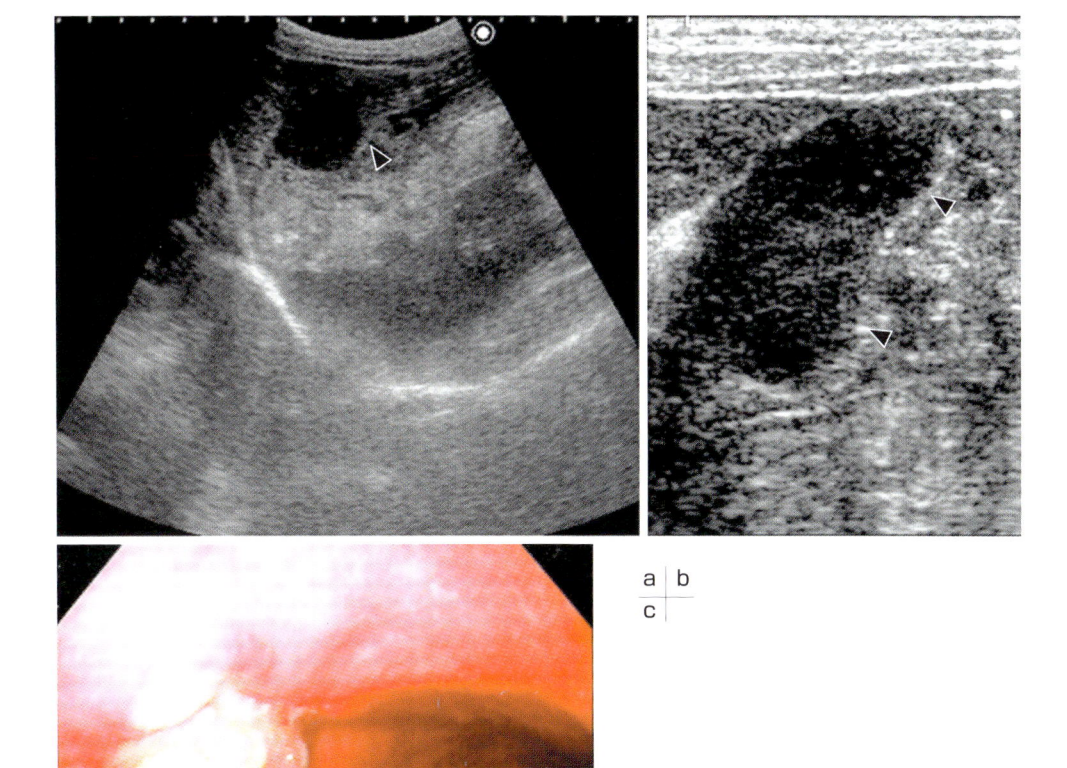

図10 胃悪性リンパ腫
 a．正中縦走査(3.5MHz)．
 b．正中縦走査拡大像(7.5MHz)．
 c．内視鏡像．
　胃体部前壁に約3cm大の腫瘍を認める(▼)．胃癌と比較し腫瘍部は無エコーに近い低エコーを呈しており病変の主体は粘膜下層以深である．内視鏡では隆起型の腫瘍を胃体中部前壁に認めた．

5）胃粘膜下腫瘍

　粘膜下腫瘍(submucosal tumor：SMT)は，粘膜より下層にできた腫瘍の総称であり，一部上皮性の迷入膵，胃嚢胞なども含まれ，平滑筋腫・肉腫，神経鞘腫，悪性神経鞘腫，神経線維腫・肉腫，血管腫・肉腫，リンパ管腫・肉腫，脂肪腫・肉腫，線維腫，悪性リンパ腫，好酸性肉芽腫症などがある．このうち，平滑筋性腫瘍と神経性腫瘍は，間葉系細胞性の腫瘍であり，組織の免疫染色でも明確な細胞分化ができないことや，両者が混在することもあるため，両者を総称してgastrointestinal stromal tumor(GIST)と呼ばれる傾向にある．内視鏡上の特徴は正常の粘膜を保った急峻な立ち上がりの隆起性病変で，ときにBriding foldと呼ばれる腫瘍に向かう粘膜ひだを伴うことである．超音波所見は，悪性腫瘍で中心性の潰瘍を認める以外は粘膜下の隆起性病変として描出されるが，腫瘍の発育形式(胃内型，胃外型，混合型)も診断可能である．さらに超音波検査では，腫瘍の発生部位や内部エコーの変化によりある程度鑑別診断も可能であり，

筋原性腫瘍(平滑筋腫など)であれば，粘膜筋板を含む第2層か固有筋層の第4層に発生し，脂肪腫や囊胞は第3層に発生することや，腫瘍が大きく悪性になると内部エコーは複雑になってくることなどの特徴があげられる．

図11に胃平滑筋腫の症例を提示し，図12に，肝転移を伴ったGISTの症例を呈示する．

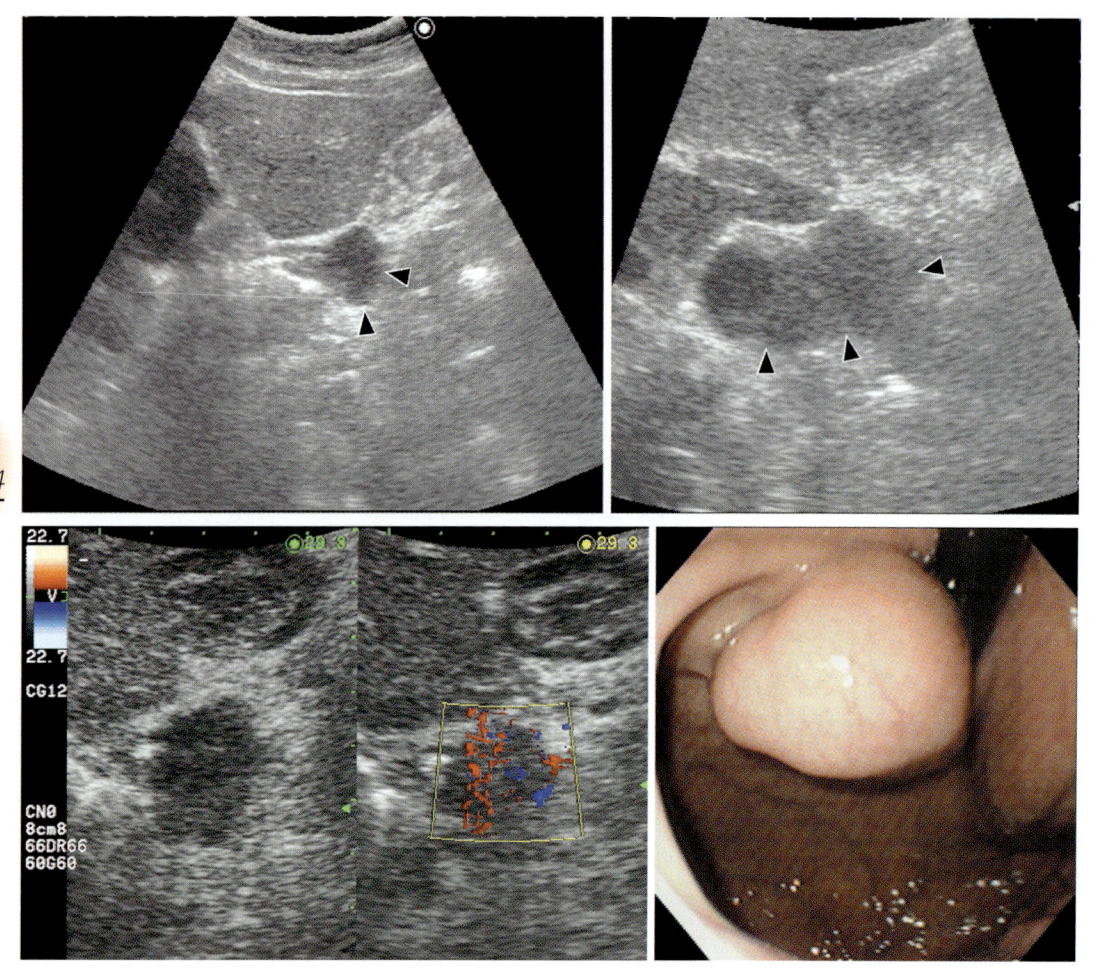

図11 胃平滑筋腫

a．正中横走査(3．5MHz)，b．拡大像，c．カラードプラ(CFM)，d．内視鏡像．
　噴門直下の平滑筋腫の症例である(▼)．胃の上部はガスにより描出困難であるが，噴門周囲は本症例のように比較的描出が容易である．比較的境界明瞭で内部エコーも均一な低エコー腫瘤として描出されている．内視鏡でも粘膜面は正常粘膜であり粘膜下腫瘍と診断された．腫瘍が比較的大きいため切除されたが平滑筋腫の所見であった．

a	b
c	d

XII. 消化管疾患の超音波画像

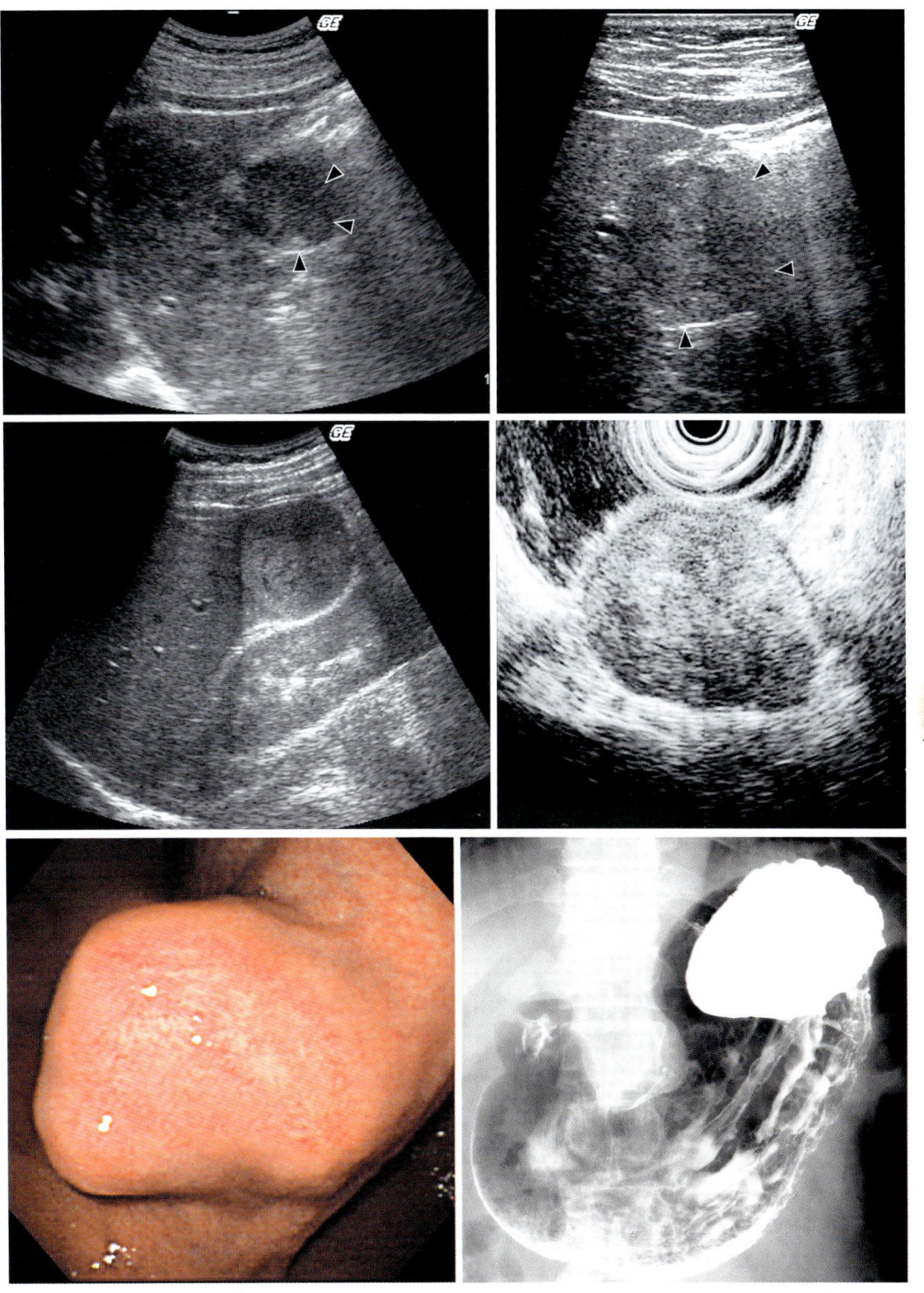

図12 GIST(図説明次頁)

a | b
c | d
e | f

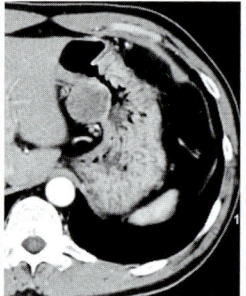

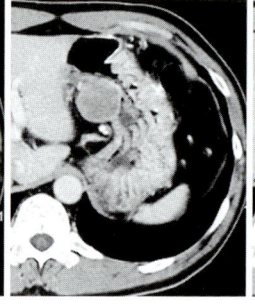

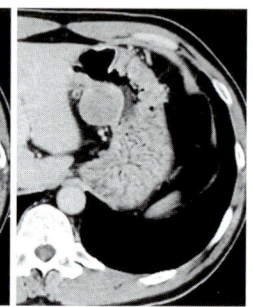

図12　GIST
a. 正中縦走査(3.5MHz)，b. 拡大像(10MHz)，c. 右肋間走査(3.5MHz)，d. 超音波内視鏡像，e. 内視鏡像，f. 上部消化管造影，g〜j 造影CT（g：単純，h：動脈像優位相，i：門脈優位相，j：平衡相），k. 血管造影．胃体上部前壁側に約3cm大の低エコー腫瘤を認めた．内部エコーはやや不均一で一部スポット状の高エコー部も存在した（▼）．本症例は，肝S6に肝内転移巣を認めた．超音波内視鏡で病変は第4層の腫瘤であることが確認された．CT，および血管造影では腫瘍辺縁にわずかに濃染像を認めるのみであった．本症例は手術によりGISTと診断された．

3．十二指腸

　十二指腸は胃と比較すると壁も2mm程度と薄く，また十二指腸球部には空気が混在することもあり，正常では壁構造を描出することは困難であることが多い．十二指腸潰瘍自体の特徴は胃潰瘍のところで述べたことと同様であるためにここでは省略するが，十二指腸の場合は潰瘍があ

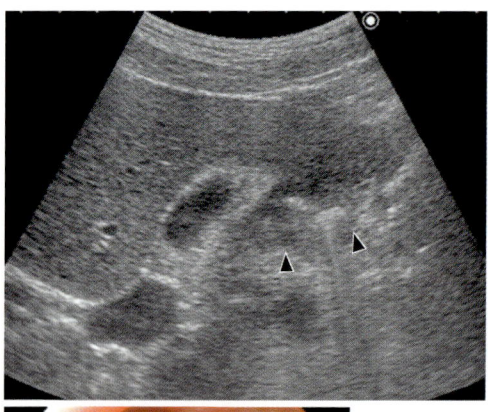

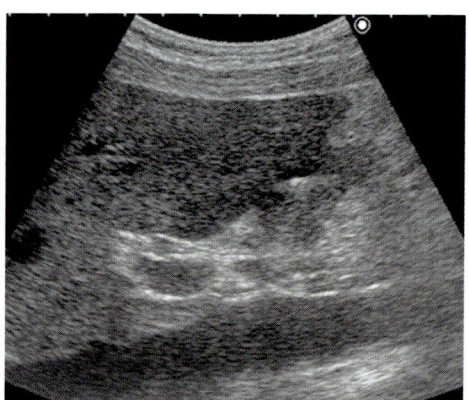

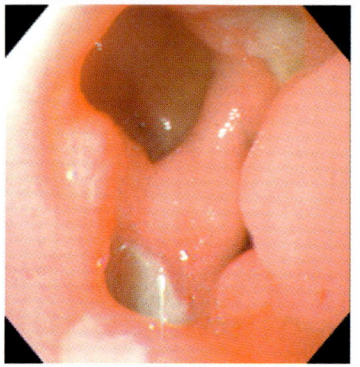

図13　十二指腸潰瘍
a. 正中横走査(3.5MHz)
b. 右季肋下縦走査(3.5MHz)
c. 内視鏡像．
　十二指腸壁の著明な肥厚と中心に白苔，airを反映したstrong echoを認め十二指腸潰瘍と診断された．内視鏡では再発性の十二指腸潰瘍を前後壁に認めた．

るために壁の肥厚があり描出されやすいこともある(図13). 十二指腸潰瘍は前庭部の胃潰瘍と鑑別が困難となることがあるので胃, 十二指腸の観察を連続的に行い解剖学的オリエンテーションをつけながら検査を行うことが大切である. 胃の項目でも述べたが十二指腸潰瘍は穿孔の合併の有無が大切となるため, 腹痛の強い場合には穿孔を頭に入れscanすることが大切である.

図14に十二指腸潰瘍の穿孔症例を提示する.

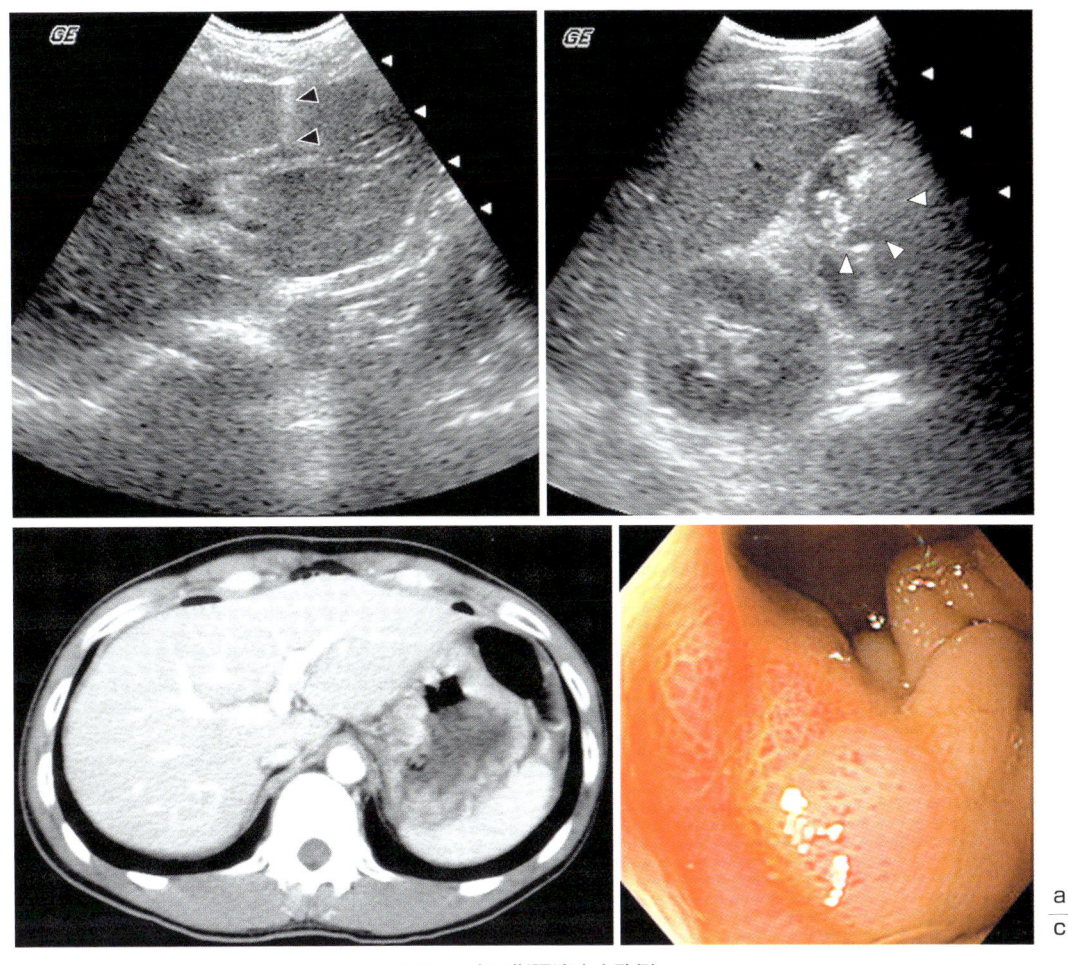

図14 十二指腸潰瘍穿孔例
a. 正中横走査(3.5MHz), b. 右季肋下縦走査(3.5MHz), c. 腹部CT(門脈優位相), d. 内視鏡像.
a. 肝前面に少量ではあるが空気を反映した多重反射を認める(▼). b. 十二指腸球部は肥厚し十二指腸潰瘍の所見(▽)であり, 十二指腸潰瘍の穿孔症例であったが, 腹水も認めず保存的治療で軽快した. CTでも腹壁と肝前面の間に空気を認めている. 本症例は後日に内視鏡を行い十二指腸前壁の潰瘍であることが証明された.

4. 小　　腸

　腸管の描出には通常のスクリーニング検査で使用する3.5MHzでは細かな病変まで描出するには限界があり, また全腸管を連続してscanすることも不可能である. そこで腸管の検査のポイントは, 直接病変を描出するのではなく, 腸液の貯留, 異常ガス像, 腸管壁の肥厚, 腫瘤像, 腹水などの間接的な異常所見を見つけてから主病巣の部位を同定し随時高周波プローブに切り替え

て観察を行うことである．小腸は通常ガス像を認めず静止画で一断層面のみ見ると腫瘤性病変のように見えることがあり注意を有するところであるが，ここに異常な腸液の貯留やガス像を認めるようになると腸閉塞の所見となる．

　腸閉塞は，機械的な閉塞で腸管の血行障害のない単純性イレウスと血行障害を伴う絞扼性イレウス，機能的に腸管が麻痺して起こる麻痺性イレウスに分類される．単純性イレウスでは腸液がto and froとなり動くが，絞扼性になると限局した腸管の拡張で内容物の動きも少なくなり腸管壁の肥厚や腹水が著明となる．貯留した腸液内にケルクリングの襞が浮かんで見える状態はKey board singともいわれる(図15)．まれではあるが小腸に腫瘤性病変も認めることがあり，特に小腸の場合容易に内視鏡検査などは行えないため，このような症例では超音波検査が重要な検査法の一つと考えられる．

　図16に小腸原発悪性リンパ腫の症例を提示する．

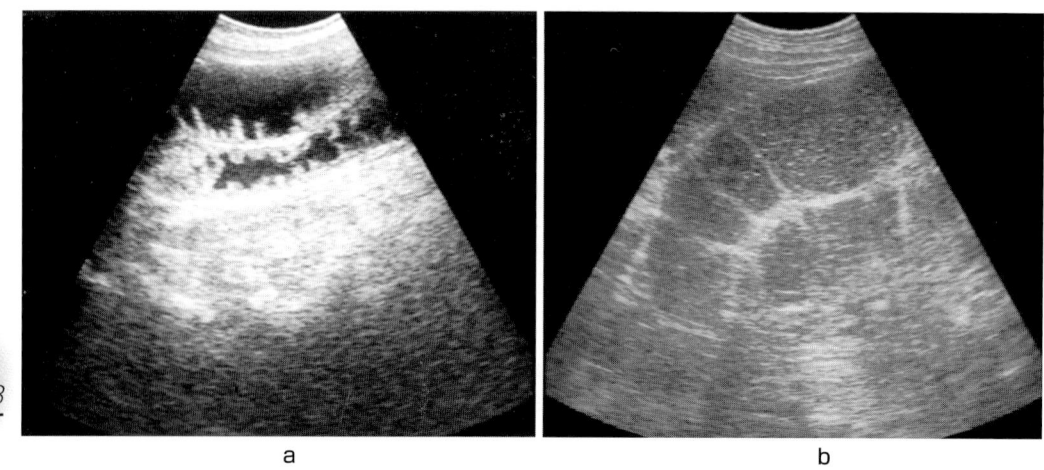

図15　腸閉塞
a．腹部横走査(3.5MHz)，b．腹部斜走査(3.5MHz)．
　小腸に著明な腸液の貯留を認め，ケルクリングの襞が浮いて描出されKey board singといわれる所見である(a)．症状が悪化し長期になってくると内容物に残渣や出血を反映し点状の高エコーも認めるようになる(b)．

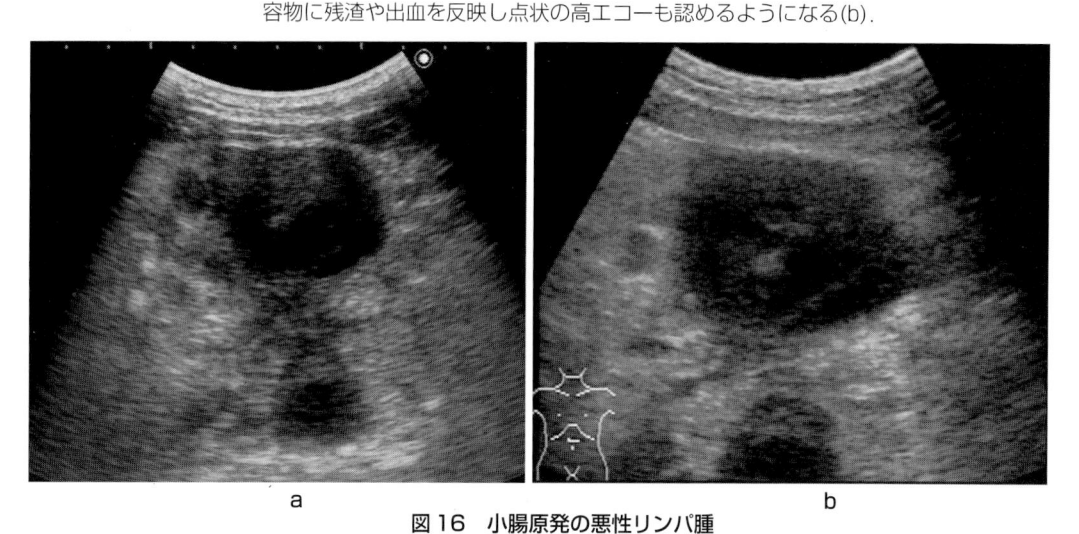

図16　小腸原発の悪性リンパ腫
a．腹部横走査(3.5MHz)，b．拡大像．
　まれではあるが小腸腫瘍を腹部超音波検査で描出できることがある．本症例は小腸に比較的均一な低エコー腫瘤として描出されている．

5. 大　　　腸

　大腸は，内部に消化管のガス像も多く超音波検査ではあまり適していない臓器の一つと考えられている．しかし，腫瘍や炎症がある場合には腸管壁の肥厚や内腔の狭小化などによりスクリーニング検査で使用する3.5MHzプローブでも病変部を描出できることが多くなる．したがって，大腸疾患を疑った場合でもはじめからあきらめないで超音波検査を施行するといろいろな情報が得られ有用である．大腸は上行結腸，横行結腸，下行結腸の中央部などは描出しやすいが，肝彎曲部，脾彎曲部，S結腸〜直腸の一部は他の臓器との関係や深部となるために描出しにくいことも頭に入れておく必要がある．

　腸管壁を高周波プローブで描出すると内腔面より第1層：高エコー，第2層：低エコーが粘膜層，第3層：高エコーが粘膜下層，第4層：低エコーが固有筋層，第5層：高エコーが漿膜下層，漿膜となりこれは小腸も同じである．ここでは急性腹症でもある急性虫垂炎，大腸憩室炎，炎症性腸疾患より虚血性腸炎，感染性腸炎，潰瘍性大腸炎，クローン病，さらに大腸癌，腸重積についての解説を行う．

1）急性虫垂炎

　発熱と右下腹部痛を主訴とする急性腹症の中でも頻度の高い疾患である．正常の虫垂は描出され難いこともあるが，虫垂炎を起こしていると比較的描出率が高く急性腹症の鑑別診断を行ううえで超音波検査が重要な検査法の一つとなり得る疾患である．ただし背側に回りこんでいる症例では描出し難いこともあるので，超音波で病変が指摘できたときには確定診断としても良いが，描出できないといって虫垂炎を完全に否定することはできないので注意が必要である．

　虫垂炎は，組織学上炎症が粘膜下層までに限局しているカタル性虫垂炎，全層性の炎症細胞浸潤を認める蜂窩織炎性虫垂炎，血流障害により梗塞を起こし部分的な壊死を伴う壊疽性虫垂炎に分類される．超音波所見の特徴としては，ソーセージ状に腫大した虫垂があげられるが，重症度に応じ層構造の保たれているものから，第3層の粘膜下層の肥厚を認めるようになり，層構造が消失するようになる．これにしたがい周囲は脂肪織炎により高エコー域が出現するようになり，周囲に腹水も認めるようになる．

　カラードプラでは炎症の波及により血流が上昇し虫垂壁周囲に豊富な血流シグナルを認めるようになるが，壊疽性となり血流障害が出現すると血流シグナルは消失してしまうため，重症度の判定にも有用である．また，穿孔症例では周囲が膿瘍のようになってしまい虫垂自体の形態も不明瞭となることがあるが，このような症例では内圧の上昇が取れ，腹痛自体は軽減されるため虫垂炎の診断がつき難いこともあるので注意が必要である．

　図17に虫垂炎の症例を呈示する．

2）大腸憩室炎

　大腸憩室は腸管内圧の上昇と腸管壁の筋層の脆弱化により，粘膜筋板を含む粘膜が漿膜側に嚢状に突出したものをいい，ここに残渣が溜り炎症を引き起こしたものが憩室炎となる．通常の憩室は超音波で描出できることは少ないが，憩室炎に至り周囲に炎症の波及があると超音波検査でも描出可能となる．憩室炎の超音波像の特徴は，腸管外に突出した低エコー腫瘤として描出さ

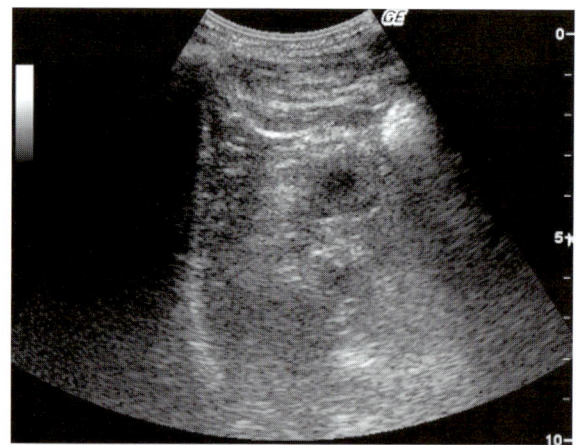

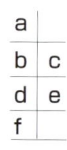

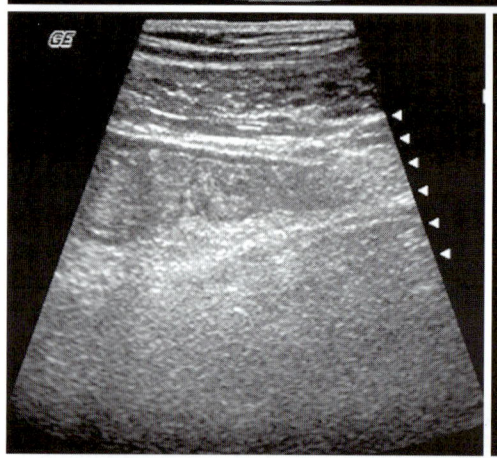

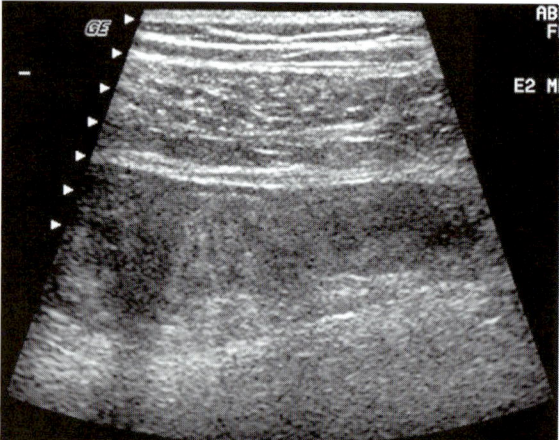

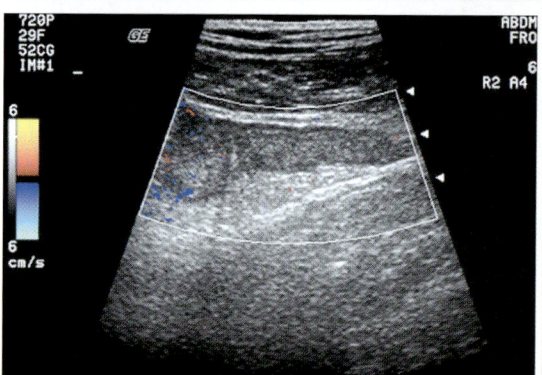

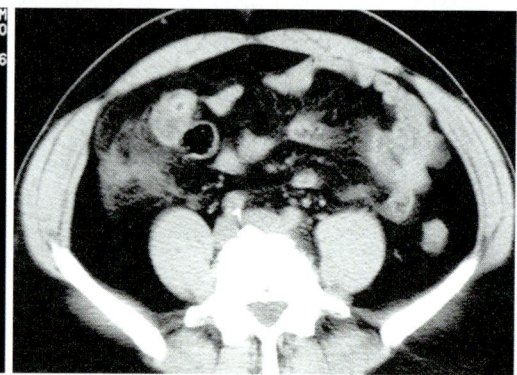

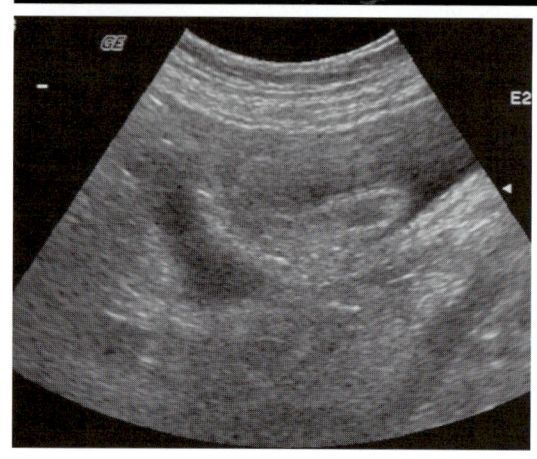

図17 急性虫垂炎
 a. 右下腹部横走査(3.5MHz)
 b. 右下腹部縦走査(10MHz)
 c. 拡大像
 d. カラードプラ(CFM像)
 e. CT(単純)
 f. 右下腹部縦走査(3.5MHz)(腹水貯留症例).

著明に腫大した虫垂を認め一部では層構造も消失しており虫垂炎の所見である．カラードプラでは血流シグナルはあまり認めず壊疽性虫垂炎と考えられた．CTでも周囲に膿瘍を造っているのが確認された．また別の症例であるがこのような穿孔症例では限局性の腹水を認めることもある．

れ，突出部には粘膜の高エコーの流入を認め，周囲腸管を含む粘膜・粘膜下層・筋層の肥厚，さらには憩室内の残渣を反映した高エコー像を伴うことなどがあげられる．さらに周囲に炎症が波及した場合には周囲脂肪層である高エコー層の肥厚を認めるほか，穿孔などの重症例では腹水の貯留を認めるようになる．カラードプラでは炎症により強い血流シグナルを認め憩室周囲からの動脈血流の流入を認める．

　図18に憩室炎の症例を提示する．

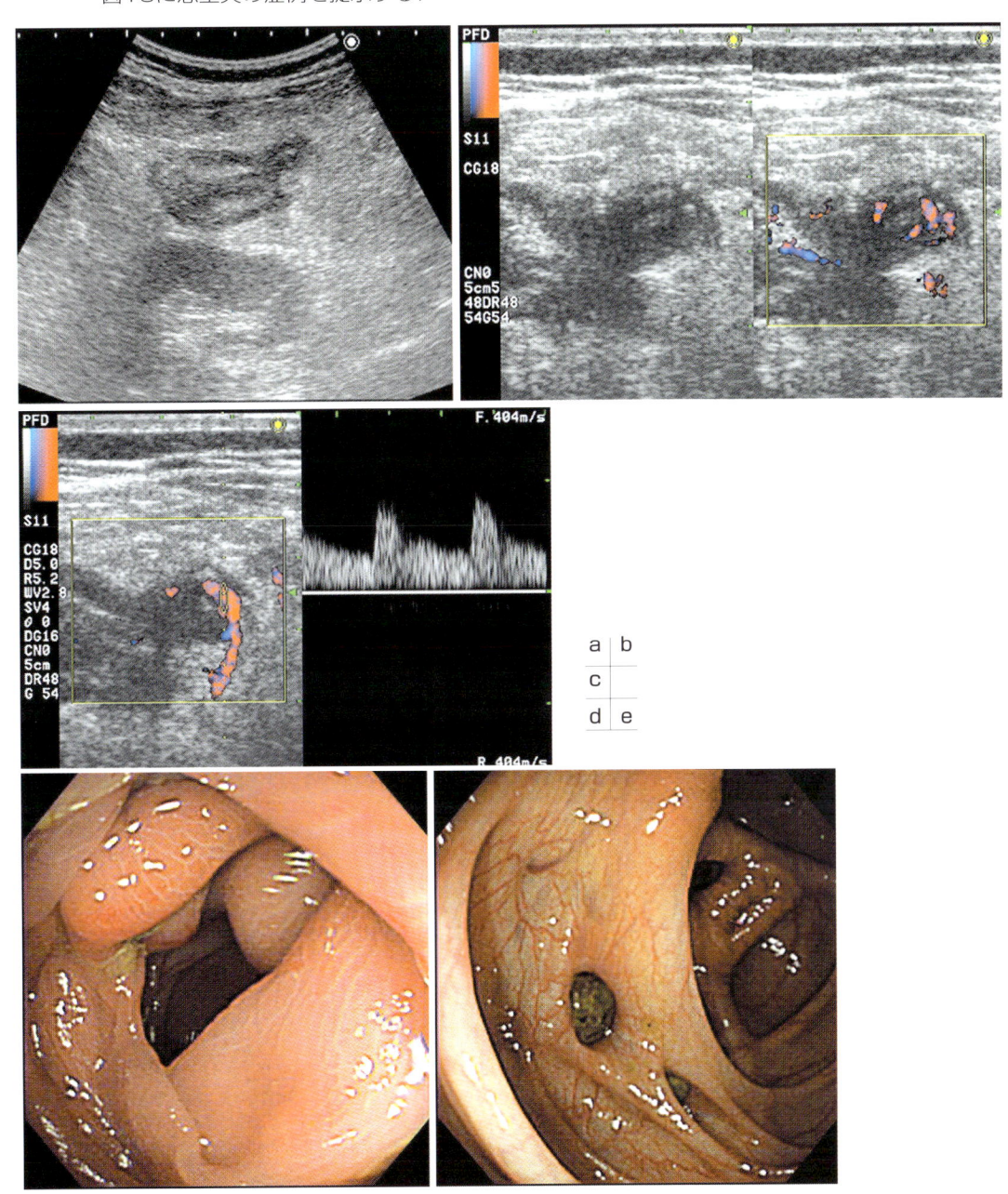

図18　大腸憩室炎
　a．右下腹部横走査(3.5MHz)，b．パワードプラ(PFD)，c．FFT解析，d, e．大腸内視鏡所見．上行結腸に大腸の外側に突出した低エコー部を認め同部には周囲より豊富な血流シグナルが確認された．血流シグナルはFFT解析により動脈であることが確認された．後日施行した大腸内視鏡では上行結腸に憩室が多発しており，そのうちの一つに浮腫を伴う炎症所見を認めていた．

3）炎症性腸疾患

　　種々の原因により腸管の炎症を引き起こす疾患の総称であり，虚血性腸炎，感染性腸炎，薬剤起因性腸炎，潰瘍性大腸炎，Crohn病，腸管Behcet，放射性腸炎などがある．ここでは，虚血性腸炎，感染性腸炎，潰瘍性大腸炎，Crohn病についての解説を行う．

（1）虚血性腸炎

　　可逆性の血行障害により虚血性変化からなる大腸炎で，区域性の連続性病変である．突然の腹痛，下痢，下血が臨床像であり，動脈硬化，血管の攣縮，血管炎，などのほかに便秘などの腸管内圧の上昇なども原因といわれる．一過性型，狭窄型に分類され，好発部位は下行結腸であり次いでS状結腸，横行結腸に多い．超音波像の所見は，病変の主体が粘膜下層のため，第3層の浮腫性肥厚が特徴である．一過性型は早ければ数日で壁の肥厚は消失するため，重症度の判定や経過観察にも用いられる．

　　図19に虚血性腸炎の症例を呈示する．

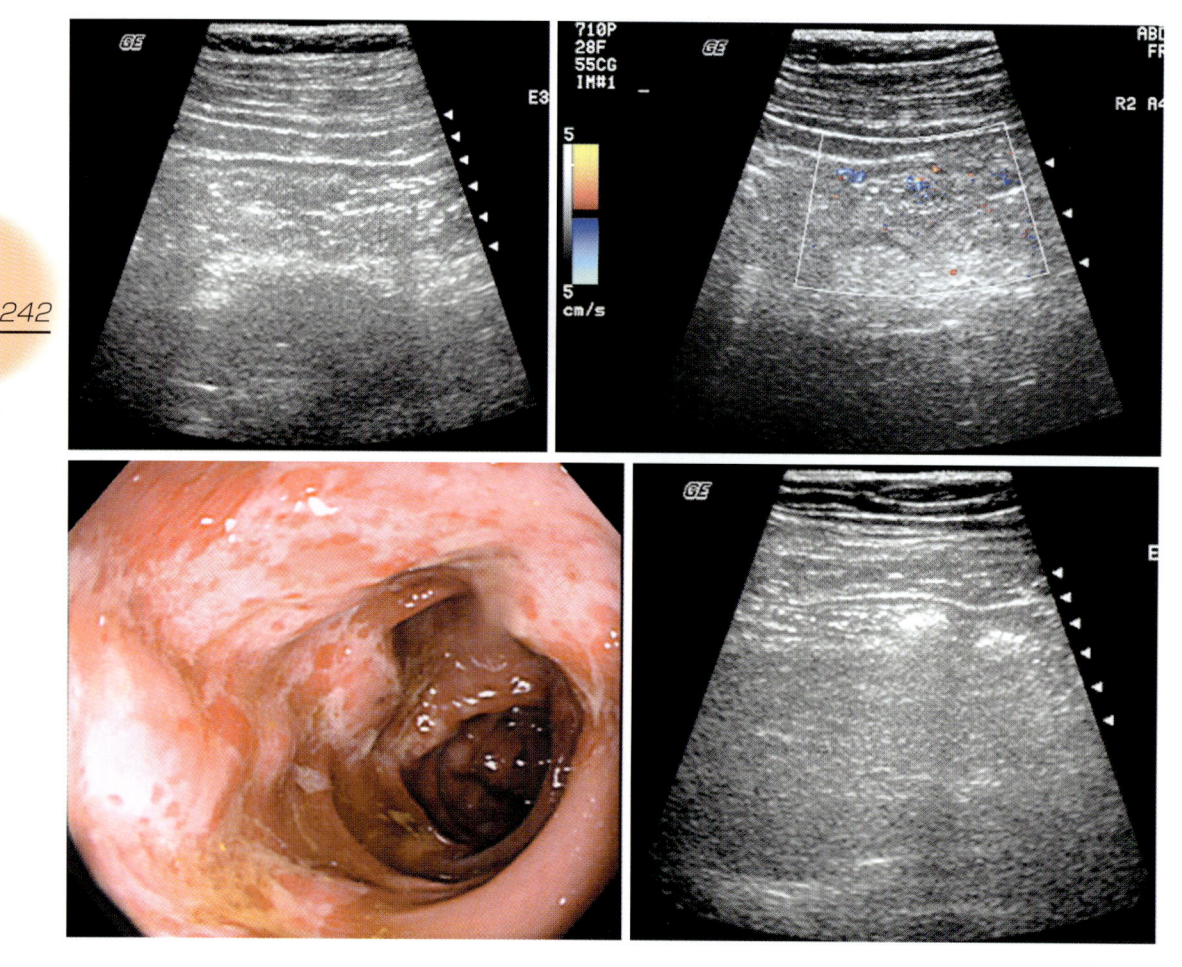

図19　虚血性腸炎

a	b
c	d

　　a．左側腹部縦走査(10MHz)，b．カラードプラ(CFM)，c．大腸内視鏡像，　　d．左側腹部縦走査(10MHz) 5日後．

　　下行結腸に連続性の腸管壁の肥厚を認める．よく観察すると第三層の肥厚が特徴である．大腸内視鏡で虚血性腸炎と診断された．第5病日には，壁の肥厚はほとんど改善されておりこのような経過観察に対しても超音波検査が有用であることも分かる．

（2）感染性腸炎

　　細菌やウィルスなどの原因菌により病変部位に特徴があるが，回盲部から上行結腸に病変部位があることが多い．粘膜主体の壁の肥厚が特徴であり，腸液に近い液状の便と出血などによる内部の点状のstrong echoなどが特徴である．

　　図20に細菌性腸炎の症例を呈示する．

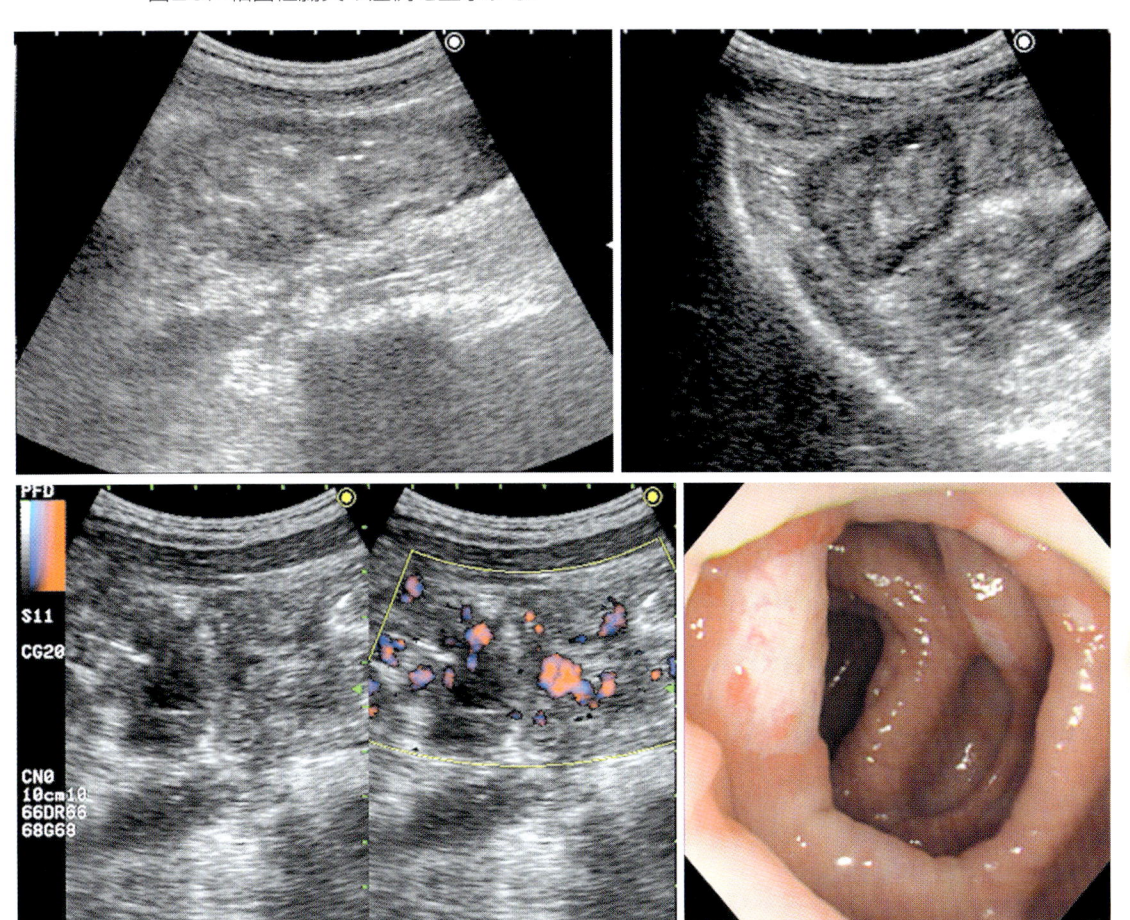

図20　感染性腸炎
　a．右下腹部縦走査(3.5MHz)，b．右下腹部横走査(3.5MHz)，c．パワードプラ(PFD)，d．大腸内視鏡像．
粘膜主体の粘膜の肥厚と内腔の残渣や出血を反映した混合エコーを認めている．カラードプラでは血流の増加に伴い血流シグナルの上昇を認める．大腸内視鏡像では上行結腸に多発したびらんを認めていた．検査の結果本症例はキャンピロバクター腸炎であった．

a	b
c	d

（3）潰瘍性大腸炎

発熱，下痢，下血，腹痛などを主症状とし，直腸から連続性に口側に向かい潰瘍，びらんを形成する原因不明の炎症性疾患である．腸管外の合併症としては，硬化性胆管炎，皮膚病変，眼病変，関節病変などが知られている．病変は粘膜層主体であるが炎症の程度により粘膜下層，固有筋層にも病変が及ぶこともある．病変部位により直腸炎型，左側大腸炎型，全結腸型，右側・区域性大腸炎型に分類されている．超音波像の特徴としては，直腸からの連続性病変，ハウストラが消失し鉛管状の腸管，内腔面の出血や白苔を反映したstrong echo，第2層，第3層の肥厚などがあげられる．とくに重症例ほど壁の肥厚は著明となり腸管の変形のように捕えられることがあり，特に再燃を繰り返すような症例では注意が必要である．

図21に潰瘍性大腸炎の症例を呈示する．

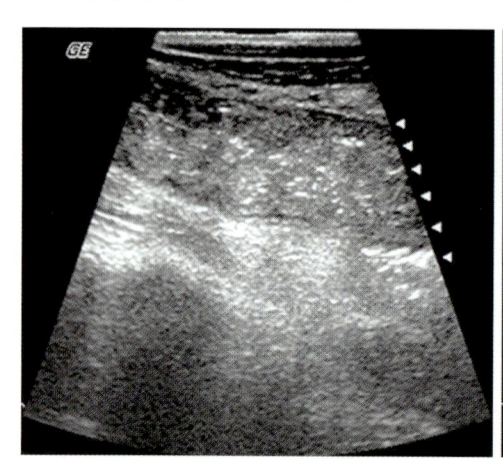

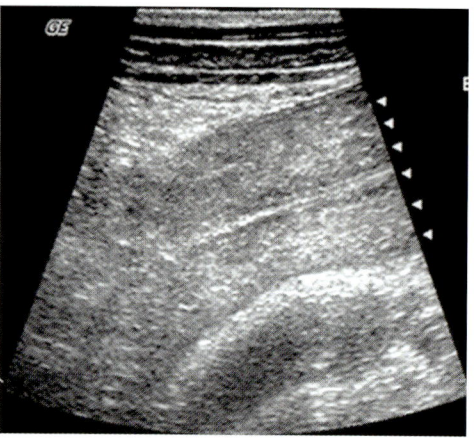

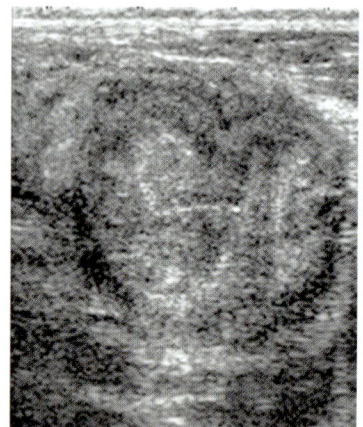

図21　潰瘍性大腸炎
a．左側腹部縦走査(10MHz)，b．左側腹部斜走査(10MHz)，c．左側腹部横走査(9 MHz)，　d．パワードプラ(PDI)，e．大腸内視鏡像．

直腸から連続性に病変は認めるがS状結腸～下行結腸にかけて著明な壁の肥厚を認める．通常は粘膜主体の変化であるが本症例のように重症例になると粘膜下層以下の肥厚も認める症例もある．ドプラ検査では著明な血流の増加により豊富な血流シグナルが確認された．内視鏡検査では，再燃を繰り返しているため偽ポリポーシスを形成しその間の粘膜にびらんを認め潰瘍性大腸炎の再燃の像である．

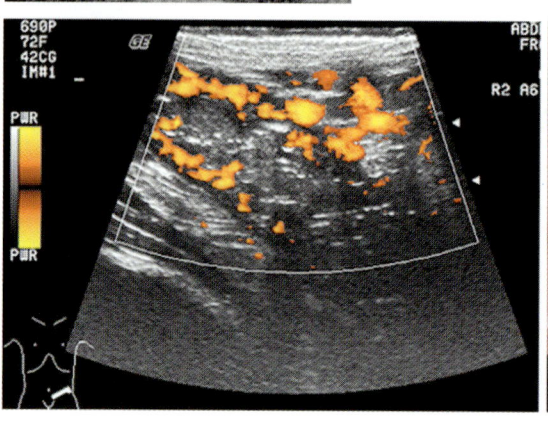

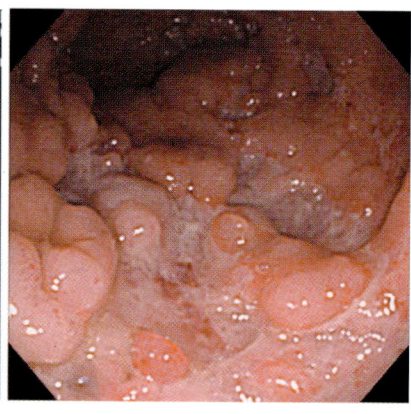

（4）Crohn病

　主症状は，発熱，下痢，腹痛で潰瘍性大腸炎と似ているが，大腸のみではなく全消化管に発生する潰瘍や線維化を伴う肉芽腫性病変であり，回盲部に好発し全層性の非連続性の区域性病変(skip lesion)を呈する疾患である．潰瘍は縦走潰瘍であり，敷石像(cobblestone appearance)が特徴的な所見である．重症例になると出血，狭窄，裂溝，瘻孔，膿瘍，穿孔などを伴い，痔ろうなどの肛門病変も伴うことが多い．超音波像の特徴としては，全層性の非連続性の壁の肥厚性病変として描出され層構造は不明瞭化となる．病変が連続性ではないため腸管を連続性にscanし病変部位が他の部位にも存在しないかを観察することも大切である．

　図22にCrohn病の症例を呈示する．

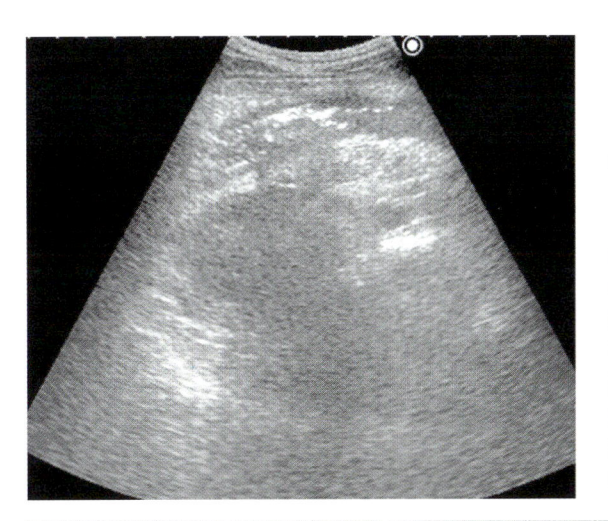

図22　Crohn病
　a．正中横走査(3.5MHz)，b．正中横走査(9 MHz)，c．右側腹部横走査(9 MHz)，d．カラードプラ像(CFM)，e．内視鏡像．
　横行結腸に壁の肥厚を認める．高周波プローブで観察すると壁は全層性の肥厚であり壁の層構造は消失している．また口側の腸管を観察すると腸液の貯留も認めている．ドプラ検査では，血流シグナルの増加は認めなかった．内視鏡検査では，1時方向に縦走潰瘍があり，その周りには敷石状変化も認めている．クローン病再燃の像である．

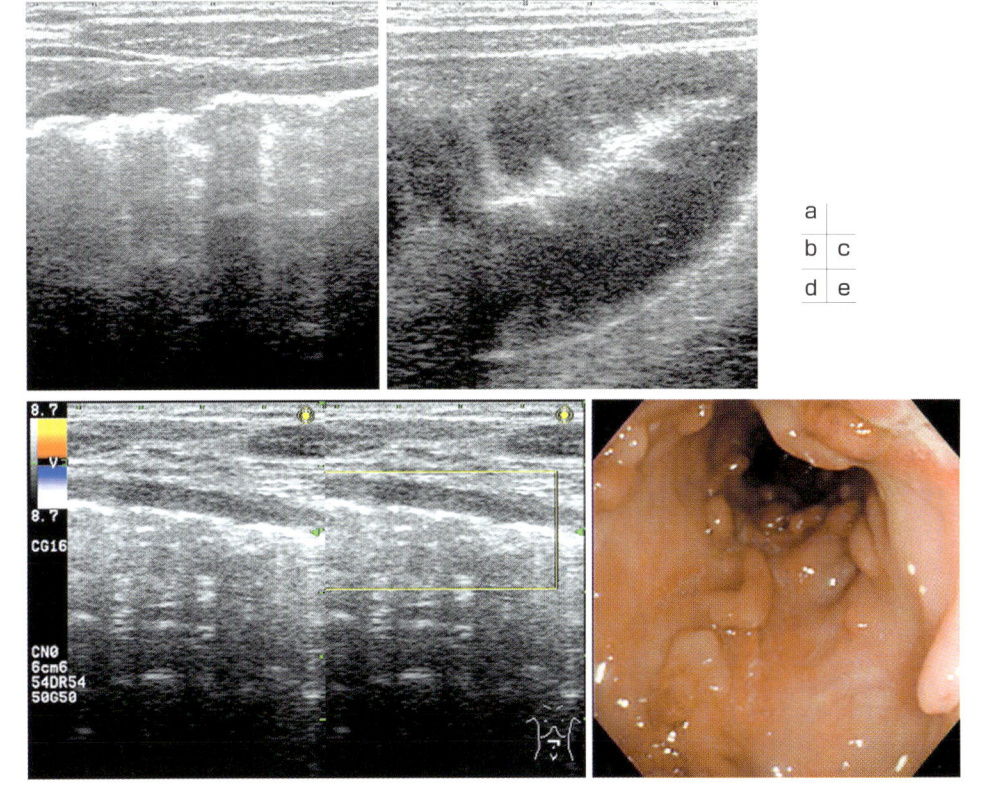

a	
b	c
d	e

4) 大 腸 癌

　大腸癌は，リンパ節転移を問わずに，癌が粘膜・粘膜下層にとどまる早期大腸癌と固有筋層より深部に存在する進行大腸癌に分類される．肉眼分類では，早期癌は隆起型（有茎性，亜有茎性，

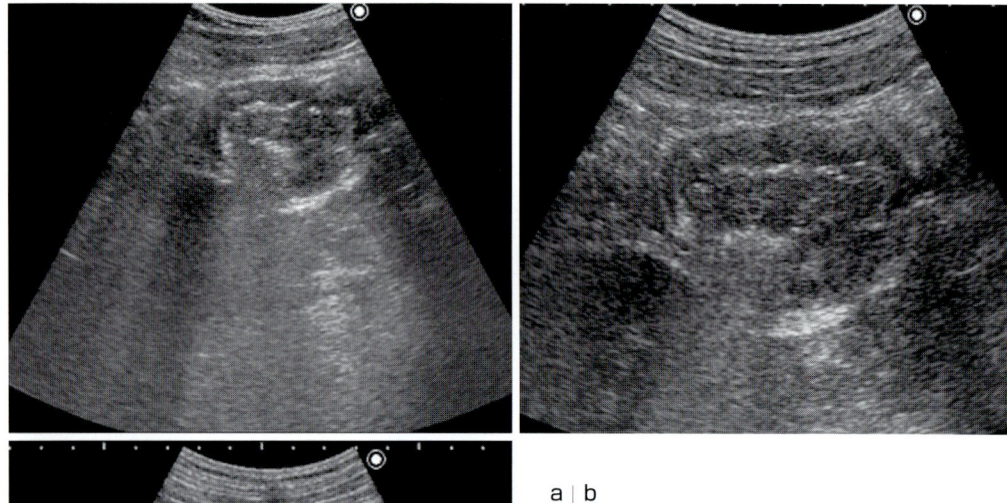

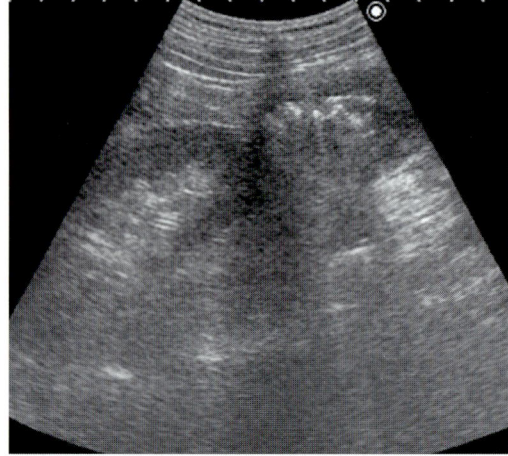

a	b
c	
d	e

図 23
a. 右側腹部横走査(3.5MHZ), b. 拡大像,
c. 右側腹部縦走査, d. 下部消化管造影像,
e. 大腸内視鏡像.
　上行結腸にほぼ全周性の壁の肥厚を伴う腫瘍を認める．拡大像で観察すると壁の層構造は消失しており進行癌と診断可能である．腎近傍の腫瘍であり，腎臓の超音波像と比較すると非常に良く似ており，pseudokidney signと呼ばれることが良く理解できる．注腸検査ではApple core signを認め内視鏡像では上行結腸に2型のほぼ全周性の腫瘍を認めた．

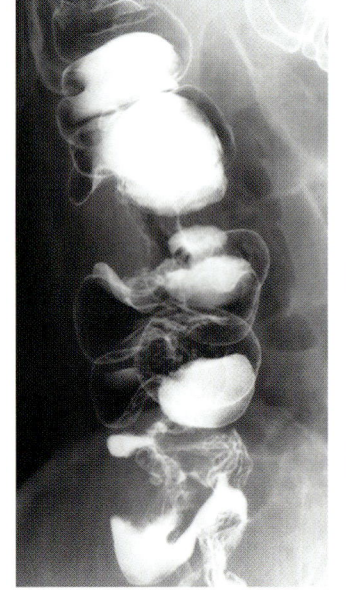

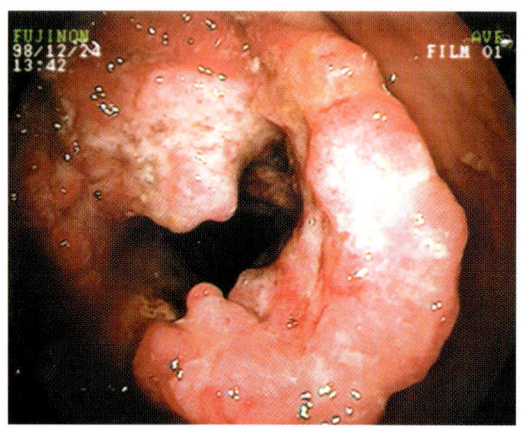

広基性),表面型(扁平,平坦,陥凹)に分類され,進行癌は胃癌と同様に0型(表面型),1型(腫瘤型),2型(限局潰瘍型),3型(浸潤潰瘍型),4型(びまん浸潤型),5型(特殊型)に分類される.大腸は消化管ガス像を含むため通常早期癌の描出は困難であり,進行癌となって初めて中心に高エコー部を含む限局性の低エコー腫瘤(pseudokidney sign)として描出されることが多い.

pseudokidney signは,大腸癌がほぼ全周性の腫瘍で,周囲は腫瘍により腫大し層構造が消失し,狭小化された内腔に消化管内容物と空気が混在し高エコーを呈することより腎臓の超音波像に似た形をとるためにこのように言われ,特に大腸癌に特有の言葉ではなく胃癌でも同じ形態を示すときには用いられる.大腸に限らず,消化管の腫瘍を見つけた場合には腫瘍の発見だけではなく,中枢側の腸管の状態も観察を行い腸液やガス像の貯留の程度により腸閉塞の有無や,消化管穿孔の有無をチェックすることも大切である.特に直腸からS状結腸にかけては深部になるため間接所見のみしか得られないこともあり,注意が必要である.

図23に大腸癌症例を呈示する.

5)腸重積

腸管の一部が連続する腸管内に嵌頓した状態をいい,腸管の浮腫,出血,うっ血などが起こり,血行障害も起こすようになる.成人には少なくほとんどは小児に発生する.超音波所見は,重積した腸管が腫瘍のように見え,横断像が高エコーと低エコーの二重のリング状が存在しmultiple concentric ring signとも言われる.

図24に腸重積の症例を呈示する.

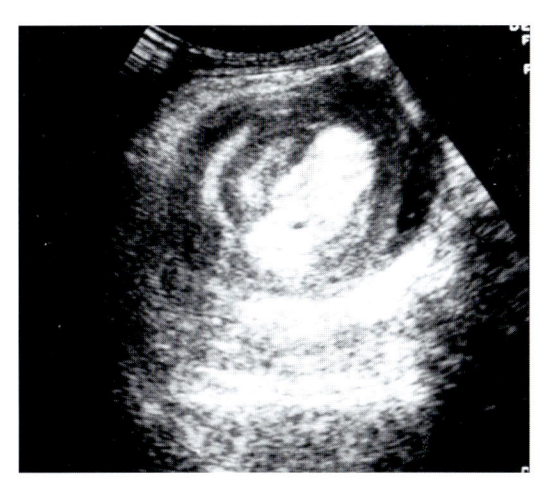

図24 腸重積超音波像
重積した腸管により多数のリング状の層構造に観察され,multiple concentric ring signと言われている.

以上消化管疾患についての超音波像について解説を行った.超音波診断装置の改良に伴いかなりの情報が消化管疾患でも分かるようになってきており,症例によっては治療の経過観察にも用いることが可能となっている.

消化管疾患を疑った場合,はじめから超音波検査をあきらめてしまう外来医もいるようであるが,急性腹症のみでなく消化管疾患に対しても超音波検査は有用であることを認識していただければ幸いである.

文　献

1) 超音波医学 2 消化器：日本超音波医学会編．医学書院．
2) 石川栄世，遠城寺宗知ほか：外科病理学第3版．文光堂．
3) 長谷川雄一，岡田淳一：腹部画像診断アトラス vol. 3 消化管．ベクトル・コア．
4) 食道癌取り扱い規約(第9版)：食道癌研究会編，金原出版．
5) 胃癌取り扱い規約(第13版)：胃癌研究会編．金原出版．
6) 大腸癌取り扱い規約(第6版)：大腸癌研究会編．金原出版．

著者あとがき

　現在，超音波を使用する医療科目は何も消化器領域に限ったものではなく，周りを見渡してみると，使用頻度は別にしても，放射線科，循環器科，外科，泌尿器科，脳外科，整形外科，耳鼻科，皮膚科，眼科，小児科など，ほとんどの科で日々の臨床で使用されており，検査の簡便さも手伝って超音波の必要性はますます高まって行くと考えられるとともに，超音波画像に慣れている医師・検査技師も増えていくと考えられる．よく最近では"超音波診断装置は聴診器の代わり"という言葉を耳にするようになったが，自分は"触診代わり"と考えており，正しい知識を身につけて活用すれば，臨床の場で非常に大きい力となるほか，プローブを手の代わり，手の一部のように操作できれば，きれいな画像が描出可能であると考えている．

　超音波診断装置に限らず，画像診断の分野はコンピューターの進歩とともにめまぐるしく進化してきている．この進化の速さはわれわれが以前より想像していたのをはるかに凌いでいる感がある．さらに造影超音波検査が開始されるようになりその速度は加速し，超音波診断の装置ごとに異なるという一種のサバイバルゲームの様相まで呈している．本書は，約1年6ヵ月にわたり，綜合臨牀グラフ"腹部エコーの撮り方"という欄で連載したのをまとめ直したものであるが，本書に付け加えた最新の造影超音波検査という項目はまさにこの連載中に装置が改良された部分であり，このことからも進歩の速さを実感していただけると思う．超音波検査自体は非侵襲性の検査であることは何ら変わりないが，これらの取り巻く因子を考えると聞き慣れない言葉や略語が飛び交っているのも含めて簡便であるという言葉が使えなくなりそうで，これが若い医師や検査技師の人たちにとって超音波検査離れにならなければ良いと考えている．

　そこで本書は，これから超音波を始める人にとって馴染みやすいように原理的なことは除き，実践ですぐに役立つ簡単な用語の説明と装置の調節法，スクリーニング検査法を解説し，症例編では実際の症例を中心に，総合画像診断のなかでの超音波像を理解しやすいようにCTを始めとする他の画像診断の写真もなるべく入れて編集を行った．超音波診断装置に限ったわけではないが，装置によっても分解能も異なるわけであり，ここに載っている超音波像がすべての装置で同じ画

像が得られる訳ではない．しかし，特に初心者にとって大切なことは，細かなことを覚えるのではなく，疾患概念を学ぶことであり，これが超音波診断にとって重要なことであると考えており，本書が今後皆様方の臨床の一助となることができれば幸いである．

　最後に，このような本を出版することができたのも周囲より多大なる援助を頂いたお陰と考えており，超音波診断装置導入に援助をして頂いた日本大学内科学講座3部門のOB会の諸先生方に深謝するとともに，特に連載時より超音波画像をはじめとする多数の画像の編集を深夜までお付き合いして頂いた超音波班の廣井喜一，藤根里抄先生，また駿河台日本大学病院の内科を始めとする執筆にご協力いただいた諸先生方，超音波室のスタッフ一同，内科のスタッフ一同，本書を完成させるにあたりご尽力頂いた永井書店のスタッフ一同にこの場をお借りして深謝したいと思います．

平成14年12月吉日

小川　眞広

INDEX

ア

アーチファクト　8
アメーバ性肝膿瘍　138
アルコール性のまだら脂肪肝　69
アルコール性肝障害　73

イ

インスリノーマ　196,198
胃の観察
　ポイント　227
胃悪性リンパ腫　232,233
胃癌　230,231
胃潰瘍　229
胃粘膜下腫瘍　233
胃平滑筋腫　234

ウ

ウィルソン病　86
うっ血肝　81
右腎　24

オ

大型の肝嚢胞　136
大型の血管腫　134
大型肝細胞癌　100

カ

カラードプラ法　25
カラードプラ法による造影超音波
　検査　33
下大静脈浸潤
　B-mode 像　108
　CHA 造影　109
下部胆管癌　171
化膿性胆管炎　151
塊状型結石　151
改良型 CHA-mode による造影超
　音波検査　51
潰瘍性大腸炎　244
外側区域　20
感染性腸炎　243
肝サルコイドーシス　87,88
肝の大きさの指標　59
肝外の随伴所見の評価　63
肝外胆管癌　170
肝結核　87
肝結核腫　87
肝血管腫　40,47,129,130
　B-mode 像　47
　CHA 造影　48
　PDI 像　47,132,133
肝硬変症　63,71

肝左葉　15
肝細胞癌　39,43,91
　B-mode 像　35
　CFM 像　35
　CHA 造影　45
　CT 検査　37
　FFT 解析　35
　PDI　44
　塊状型　94
　硬化型　104
　自然史　96
　小結節型　95
　組織学的分類　91
　造影超音波検査　37,56
　多結節癒合型　95
　単結節周囲増殖型　93
　単純結節型　92,93
　胆管浸潤　110
　治療判定効果　52
　肉眼分類　91
　破裂　111
　破裂症例　112
　びまん型　102
　右肝静脈浸潤　109
　脈管浸潤　106
肝静脈　22
　組織学的分類（WHO）　92
　評価　63
　浸潤　108
肝動脈塞栓療法　53
肝内結石　169
肝内胆管癌　114,115,116,
　117
　肉眼型分類　114
肝内部エコーの評価　62
肝内部エコーの変化　61
肝内脈管の評価　62
肝嚢胞　135
肝膿瘍　137
　アメーバ性――　138
　細菌性――　137,139
肝表面の変化　61
肝辺縁の鈍化　59,60
肝門部胆管癌　118
　浸潤型　119
　門脈浸潤症例　120
肝裏面の評価　61

キ

寄生虫疾患　80
急性胃粘膜症候群　228
急性肝炎　69,70
急性胆嚢炎　151,152
急性虫垂炎　239,240

急性膵炎　175,183
　軽症例　176
　重症判定基準　176
　重症例　177
　診断基準　175
急性膵炎に合併した膵仮性嚢胞
　178
虚血性腸炎　242
均一　62

ケ

頸部食道憩室　226
血管筋脂肪腫　218
血管腫
　CHA-mode　131
原発性肝癌取り扱い規約
　肉眼分類　91
原発性硬化性胆管炎　79
原発性胆汁性肝硬変症　73,74,
　75
　Scheuerの病期分類　73,74,
　75
限局性結節性過形成　140
限局性脂肪沈着　69

コ

コレステロールポリープ
　159,160
　胆嚢癌との鑑別　159
　超音波像の特徴　159
コレステロール系結石　148
後下・後上区域　21
後下区域　24
後上区域　24
硬化型肝細胞癌　105
小型肝細胞癌　98
混合型肝癌　121

サ

サルコイド結節　87
左胃静脈　63
細菌性肝膿瘍　137,139

シ

脂肪肝
　典型例　66
自己免疫性肝炎　77
主膵管型膵管内乳頭腺癌　187,
　188
周波数　6
充満結石　149
十二指腸潰瘍　235

十二指腸潰瘍穿孔　237
重症肝炎　71
重複腎盂　210
漿液性嚢胞腫瘍　183,184
色素系結石　149
食道　225
浸潤性膵管癌　191,192,193,
　　　194,195,196
進行胃癌
　　2 型　231
　　4 型　232
進行胆嚢癌　165
腎癌　214
　　血流低下例　216
　　高エコー腫瘤　217,218
　　進行症例　215
腎結石　220
腎血管筋脂肪腫　219
腎細胞癌　213
腎臓　14,209
腎嚢胞　211,212
腎不全　221
腎盂癌　218
腎盂結石　220
腎盂腫瘍　218

ス
スクリーニング走査法　11,12
スペクトル表示　27
膵管狭細型慢性膵炎　181,182
膵管内腫瘍　185
膵癌
　　診断基準　190
膵腫瘍　190
　　組織学的分類　190,191
膵体部　16
膵頭部　17
膵嚢胞　183
膵嚢胞性疾患　182
膵尾部　17
膵鉤部　16
水腎症　220
　　分類　219

セ
石灰乳胆汁　155
先天性胆管拡張症　172
腺腫様過形成　99
前下区域　21,23
前上区域　22,23

ソ
早期胃癌　230
早期胆嚢癌　163
総胆管　19
総胆管結石　169
造影超音波検査　33
　　3D Imaging　56
　　B モード法による——　41
　　カラードプラ法による——　33
　　改良型 CHA-mode による——
　　　51

　　有用性　34
側副血行路　63,64,82
速度表示　28

タ
体位変換　3,5
堆積型結石　150
大腸癌　246
大腸憩室炎　239,241
単純性嚢胞　182
短胃静脈　63
胆管結石　168
胆石症　147
胆道気腫　169
胆嚢　145
胆嚢ポリープ　159
胆嚢炎　151
胆嚢癌　162,166,167
　　肉眼的分類　162
胆嚢腺筋症　155,156
　　底部限局型　157
　　分節型　157,158
胆嚢腺腫　161
胆嚢体部　18,19
胆嚢底部　18
胆嚢底部の胆嚢癌　164
胆嚢内 debris　153
胆嚢壁の肥厚　65
胆嚢隆起性病変　159
胆嚢頸部　18

チ
腸重積　247
腸重積超音波像　247
腸閉塞　238　超音波解剖　8
超音波造影剤　35

テ
低エコー結節　46
転移性肝癌　48
転移性肝癌　123
　　CHA-mode　125,126
転移性肝癌超音波像　124
転移性脾腫瘍　206
　　悪性リンパ腫　207
　　腎癌　206

ト
糖尿病性腎症　222
透析腎　222
陶器様（磁器）胆嚢　153,155

ナ
内側区域　20
内分泌腫瘍　196

ニ
肉芽腫性肝疾患　87
日本住血吸虫症　80
尿管結石　221

尿路結石　220

ネ
粘液性嚢胞腫瘍　183
粘液性嚢胞腺癌　185

ノ
嚢胞腎　213
嚢胞性疾患　211
嚢胞性腫瘍　183

ハ
パワードプラ法　29
馬蹄腎　210,211
馬鈴薯肝　78

ヒ
ひとこぶらくだ　210
脾リンパ管腫　204,205
脾血管腫　205,206
脾梗塞　202
　　急性膵炎後　203
　　脾動脈塞栓後　203
脾腫　201
　　計測　202
脾腎短絡　63
脾臓　14,201
脾嚢胞　204
尾上葉の腫大　60

フ
フォーカスポジション　6
プローブ　2,6
　　tilting　3,4
　　持ち方　3
　　適切な圧迫　3
不均一　62
浮遊型結石　150
副脾　202,203
腹部食道癌　225,226
分枝膵管型膵管内乳頭腺腫　186

ヘ
ヘモクロマトーシス　85
　　Wilson 病　86
ベルタン柱　209
平滑筋性腫瘍　233
閉塞性黄疸　168

ホ
傍腎盂嚢胞　211,212
傍臍静脈　63

マ
まだら脂肪肝　68
　　アルコール性の——　69
慢性 C 型肝炎 (B-mode 像)　71
慢性肝炎　71
慢性腎不全　222

INDEX

慢性胆嚢炎　153,154,155
慢性膵炎　178,180,181
　　観察のポイント　178
　　膵石合併例　179

ミ

右肝静脈　24
脈管　15

モ

門脈腫瘍塞栓
　　CHA造影　108
　　B-mode　106
　　カラードプラ像　107

ユ

遊離型結石　150

ラ

ラジオ波熱凝固療法　53
　　治療効果判定　54

リ

リンパ節の腫大　65

レ

レボビスト　35,54

3D Imaging
　　造影超音波検査による──　56
3D mode　31,56,57

A

acoustic window　3,5
acute cholecystitis　151
adenomyomatosis　155
AGML (acute gastric mucosal lesion)　228
AIH (autoimmune hepatitis)　77

B

Bモード法による造影超音波検査　41
B型肝硬変症　72
B-mode 法　41
Bertin's column　209
Budd-Chiari 症候群　82,83,84

C

C型肝硬変症　72
　　B-mode 像　72
CFM (color flow mapping)　26, 28
CHA mode (coded harmonic angio mode)　41
　　信号処理手順　41
CHA 造影　45, 48
CHA-mode　51
　　Background の on/off　51
cholecystitis　151
cholesterol gallstone　148
cholesterol polyp　159
chronic cholesystitis　153
color mapping　26
combined hepatocellular and cholangiocarcinoma　121
congestive liver　81
contrast second harmonic imaging　33
Crohn 病　245

D

dromedary hump　210
dynamic range　7,8

F

FFT (fast fourier transform) 解析　27
FNH (focal nodular hyperplasia)　140
　　B-mode 像　141
　　CO2 angio-US　144
　　CHA-mode　143
　　PFD-mode　142
　　腹部CT造影検査　143
　　腹部血管造影検査　144
　　手術所見　140

G

gain　7
gallstone　147
Gamna-Gandy 結節　201,202
GIST (gastrointestinal stromal tumor)　233, 235

H

harmonic imaging　33, 41,49
hemangioma of liver　129
hemochromatosis　85
hepatic abscess　137
hepatic cyst　135
hepatic sarcoidosis　87
hepatic tuberclosis　87
heterogeneous　62
homogeneous　62

I

invasive ductal carcinomas　191

M

metastalic liver tumor　123
MIP (maximum intensity projection) 法　31
motion artifact　26

P

PBC (primary biliary cirrhosis)　73, 74, 75
PDI (power doppler image)　26, 29,45
PFD (pulsatile flow detection)　25,26,30
　　三色表示　26
　　二色表示　26
pigment stone　149
policystic kidney　212, 213
potate liver　78
PSC (Primary sclerosing cholangitis)　79

R

ROI 設定　26

S

Scheuer の病期分類　73, 74, 75
shell sign　153,155
solid-psedopapillary tumor　188,189
spared area　67
STC (sensitivity time control)　6, 7

T

THI (tissue harmonic imaging)　33
TruAgient Detection mode　56

V

velocity mode　28
volume rendering 法　31

W

Wilson disease　86

Z

Zenker 憩室　225,226

253

腹部エコーを視て・診る
Bモードから造影モードまで[実践編]　ISBN4-8159-1654-3　C3047

| 平成15年1月20日 | 第1版 | 発行 | ＜検印省略＞ |
| 平成17年5月20日 | 第1版第2版 | 発行 | |

監　　修	———	荒　川　泰　行
編　　集	———	小　野　良　樹
		後　藤　伊　織
著　　者	———	小　川　眞　広
発　行　者	———	松　浦　三　男
印　刷　所	———	角森印刷株式会社
発　行　所	———	株式会社 永　井　書　店

〒553-0003　大阪市福島区福島8丁目21番15号
電話大阪(06)6452-1881(代表)/Fax(06)6452-1882

東京店
〒101-0062　東京都千代田区神田駿河台2-10-6
御茶ノ水Sビル
電話(03)3291-9717/Fax(03)3291-9710

Printed in Japan　　　　　　　　　　　　　　©OGAWA Masahiro, 2003

・本書の複製権・翻訳権・上映権・譲渡権・公衆送信権（送信可能化権を含む）は株式会社永井書店が保有します．
・[JCLS]＜(株)日本著作出版権管理システム委託出版物＞
本書の無断複写は著作権法上での例外を除き禁じられています．
複写される場合には，その都度事前に(株)日本著作出版権管理システム(電話03-3817-5670，FAX 03-3815-8199)の許諾を得て下さい．